Surgical Spinal Oncology

Contemporary Multidisciplinary Strategies

脊柱肿瘤外科学

现代多学科策略

［美］Kern Singh 原著

［美］Matthew Colman

郭 卫 主审

高延征 廖文胜 主译

中国科学技术出版社

·北 京·

图书在版编目（CIP）数据

脊柱肿瘤外科学：现代多学科策略 /（美）科恩·辛格 (Kern Singh)，（美）马修·科尔曼 (Matthew Colman)
原著；高延征，廖文胜主译 . — 北京：中国科学技术出版社，2024.7

书名原文：Surgical Spinal Oncology：Contemporary Multidisciplinary Strategies

ISBN 978-7-5236-0618-6

Ⅰ.①脊… Ⅱ.①科… ②马… ③高… ④廖… Ⅲ.①脊柱—肿瘤—外科学 Ⅳ.① R739.42

中国国家版本馆 CIP 数据核字 (2024) 第 073091 号

著作权合同登记号：01-2023-3710

策划编辑	丁亚红　孙　超	
责任编辑	丁亚红	
文字编辑	韩　放	
装帧设计	佳木水轩	
责任印制	徐　飞	

出　　版	中国科学技术出版社	
发　　行	中国科学技术出版社有限公司	
地　　址	北京市海淀区中关村南大街 16 号	
邮　　编	100081	
发行电话	010-62173865	
传　　真	010-62179148	
网　　址	http://www.cspbooks.com.cn	

开　　本	889mm×1194mm　1/16	
字　　数	451 千字	
印　　张	18.5	
版　　次	2024 年 7 月第 1 版	
印　　次	2024 年 7 月第 1 次印刷	
印　　刷	北京盛通印刷股份有限公司	
书　　号	ISBN 978-7-5236-0618-6/R·3246	
定　　价	258.00 元	

译者名单

主　审　郭　卫

主　译　高延征　廖文胜

副主译　贺宝荣　皮国富　王红强　梅　伟

译　者　（以姓氏汉语拼音为序）

曹　臣　陈书连　丁　帅　高　坤

高嵩涛　毛克政　邵　佳　盛伟超

施新革　王建超　杨　光　余正红

张广泉　张敬乙　张　锴

内容提要

本书引进自 Springer 出版社，是一部系统介绍脊柱肿瘤外科学的实用著作。全书共四篇 22 章，不仅详细介绍了脊柱肿瘤的解剖、现代病理学、分类分期、影像学诊断等基础知识，还介绍了脊柱原发性肿瘤、脊柱转移瘤及特殊解剖部位肿瘤的现代治疗理念、治疗技术和现代微创治疗技术。书中所述内容均基于真实病例和术者经验，同时配有大量影像学和手术前后高清照片，为临床医师提供了丰富的参考资料，对国内从事脊柱外科临床工作的医师大有裨益。本书内容实用、图片丰富、言简意赅、重点突出，既可作为住院医师和入门脊柱外科医师的指导书，又可作为中、高级脊柱外科医师了解新技术、新理念的参考书。

科学无国界
绘验登峰世享

戴尅戎
二〇二三年六月

戴尅戎院士为中文版题字

译者前言

随着人口老龄化的加剧，以及 CT、MRI、PET-CT、同位素扫描等影像学技术的不断发展和普及应用，脊柱肿瘤的发病率呈逐年增长的趋势。脊柱肿瘤的特点是早期诊断困难、手术治疗风险高、切除重建难度高。与此同时，脊柱肿瘤的诊断治疗领域的发展日新月异，因此亟须一部专业而系统的著作为临床医生提供参考。我第一次翻阅 Kern Singh 教授和 Matthew Colman 教授所著的这部 *Surgical Spinal Oncology: Contemporary Multidisciplinary Strategies*，便被此书丰富的内容所吸引。本书翔实介绍了各种脊柱肿瘤的当代分期系统、解剖学和影像学特点、多学科治疗概念，强调了脊柱原发性肿瘤和转移性肿瘤的治疗策略有极大不同，并涉及特殊解剖区域的肿瘤（如颅颈交界区和骶尾部），同时介绍了最新的脊柱肿瘤外科技术（如脊柱微创、导航、机器人、3D 打印和其他用于脊柱肿瘤治疗技术等），是近年来脊柱肿瘤领域比较全面和新颖的专业著作，具有很高的临床参考价值，让人爱不释手。

为了将此书与国内广大同仁分享，我们编译团队组织国内知名的脊柱外科、肿瘤内科及影像科领域相关专家认真讨论，在尊重原著的基础上，仔细理解英文原著，字斟句酌潜心翻译，力求使国内读者阅读顺畅且易于理解。但由于中外术语规范及语言表达习惯有所不同，书中可能有疏漏或欠妥之处，恳请各位同仁批评指正。

我们真诚希望本书能够帮助国内脊柱外科医生拓展脊柱肿瘤学领域的专业知识和临床思维，提高多学科团结协作的治疗水平，为脊柱肿瘤患者带来更多益处。

本书的翻译得到了北京大学人民医院郭卫教授的大力协助和指导，并担任主审，在此表示衷心感谢！

河南省人民医院脊柱脊髓中心

原书前言

  Springer 出版集团的 *Spine Oncology* 刊发了硬膜外骨和软组织恶性肿瘤领域经验最丰富的医学专家专业知识。鉴于疾病的复杂性，多学科的交汇性与协作性，以及在极端困难情况下，干预措施可延长生活质量的潜力，我们对脊柱肿瘤学充满了热情和期待。

  由于脊柱肿瘤比其他肌肉骨骼疾病更为罕见，人们可能会想当然地认为该领域的研究进展缓慢。事实恰恰相反，脊柱肿瘤的治疗涉及医学、放射治疗和外科领域之间复杂的相互作用，这些学科中的每个学科所取得的细微进步，都会为其他领域的进步打开大门。本书汇集了我们团队的努力成果，旨在向读者展示硬膜外脊柱肿瘤学每个重要子学科的前沿技术。

  我们希望帮助读者深入了解脊柱肿瘤的治疗。因此，我们细分了关于当代肿瘤分期系统、高级解剖学、影像检查和多学科方法理念的章节。此外，我们也认识到原发性肿瘤与转移性肿瘤的治疗策略有着极大不同，因此每个子学科都设有单独章节。对于原发性肿瘤，书中涵盖了良性和恶性肿瘤，以及涉及特殊专业技术的独特解剖区域（如骶骨和颅底的肿瘤）。对转移性肿瘤，我们讨论了至关重要的预后理念，并试图回答"我们应该做多少，为谁做"这一永恒的问题。我们还探索了有关肾、肺、乳腺、前列腺、甲状腺的最新治疗技术，其中还加入了一个重要章节来强调单纯手术和联合治疗新标准——放疗与外科手术。

  虽然这些主题不可或缺，在任何脊柱肿瘤著作中都无法忽视，但我们的内容独具特色。我们完整描绘了不断发展的外科技术，其中涵盖微创技术、导航、机器人、3D打印和其他用于脊柱肿瘤治疗的技术。我们还介绍了一些鲜有学者讨论的主题，如怎样评估类似肿瘤的病变、如何考虑脊柱肿瘤手术的经济价值等内容。

  我们真诚希望本书能让读者拥有脊柱肿瘤学领域必备的最佳技术和思维，进而运用这种多向思维、团结协作的方法更好地处理临床难题。

Matthew Colman, MD

Chicago, IL, USA

Kern Singh, MD

Chicago, IL, USA

（张敬乙 吕东波 译）

献　词

　　我想把本书献给很多人。首先，我要感谢我的妻子 Kathryn 和我的家人，他们一直以来的支持使这部著作的问世成为可能。此外，感谢我的导师和跟我一起并肩奋斗的合作伙伴，他们的智慧、指导和传授使我成为今日的外科医生。最后，感谢我的患者和他们的家属，我很荣幸能与你们一起历经艰难、成功或失败，这些宝贵经验都将传递给未来有需要的患者。

Matthew Colman, MD

Spine Surgery & Musculoskeletal Oncology

Director, Midwest Orthopaedics Spine Tumor Institute

Assistant Professor

Rush University Medical Center

　　本书展现了我的搭档兼同事 Matthew Colman 付出的巨大努力。我很自豪地看到他将有关脊柱肿瘤外科学的想法变成了现实。没有他，本书可能无法完成。在当下充满挑战的特殊时期，我写下这篇献词。一场改变了所有人命运的全球性流行病震惊了我们。幸运的是，我的妻子、两个孩子和父母等家人都很健康安全。生活中简单的事情也会带来巨大的影响，只有在绝望的时候，你才能真正意识到生命中弥足珍贵的东西。

Kern Singh, MD

Co-Director, Minimally Invasive Spine Institute

Professor, Department of Orthopaedic Surgery

Rush University Medical Center

目　录

第二篇　原发性脊柱肿瘤

第三篇　转移性脊柱肿瘤

第四篇　微创方法和最新技术

第一篇
诊断方法、应用解剖学和多学科治疗
Diagnostic Approach, Applied Anatomy, and Multidisciplinary Care

Joshua Patt　著

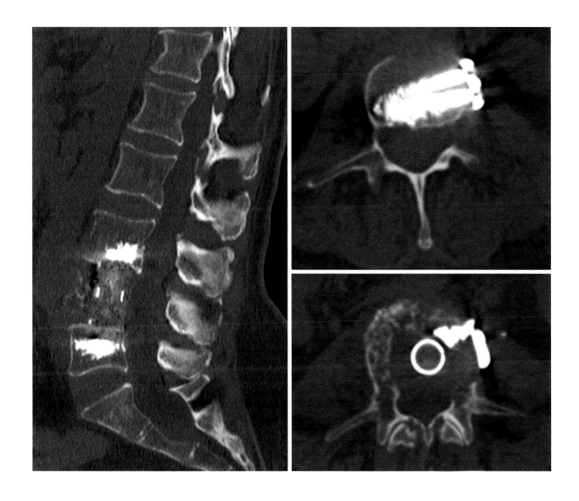

第1章　脊柱肿瘤高级脊柱解剖和应用
Advanced Spinal Anatomy and Applications for the Spine Tumor Surgeon

Elie Massaad　John H. Shin　著

影响脊柱、脊髓和中枢神经系统的肿瘤种类繁多，包括硬膜内肿瘤、原发性脊柱肿瘤和转移性肿瘤。硬膜内肿瘤包括髓内肿瘤或髓外肿瘤。髓内肿瘤是来源于脊髓本身的肿瘤，包括星形细胞瘤和室管膜瘤等。髓外肿瘤是发现于硬膜内的肿瘤，但并非起源于脊髓本身，可能起源于硬膜、神经或神经鞘膜，包括脊膜瘤、神经鞘瘤和神经纤维瘤。硬膜内肿瘤的解剖及其相关的手术入路不在本章讨论范围内。

最常见的影响脊柱的肿瘤是转移性肿瘤。尽管任何影响实体器官的肿瘤都可能转移到脊柱，但转移至脊柱的肿瘤通常来自乳腺、肺、前列腺和肾。由于肿瘤转移扩散的性质，根据疾病的生理学特点，这些肿瘤可能涉及一个或多个椎体，并可能影响脊柱的所有区域。这就意味着手术是一项挑战，外科医生必须考虑手术干预造成的伤害与手术相关潜在并发症。最直接到达脊柱病变的入路可能也是最复杂的，因此，在决策过程中必须仔细考虑入路相关的伤害。

这些原则同样适用于原发性脊柱肿瘤，尽管它们不像转移瘤那样常见。对于原发性脊柱肿瘤，如肉瘤，所需的手术类型和切除范围与转移瘤患者明显不同。对这些肿瘤，通常需要广泛的整块切除以最大限度地控制局部肿瘤并提高生存率。尽管对于此类肿瘤的外科技术讨论已超出了本章范围，但我们还是介绍了其概念框架，因为这有助于理解为什么及何时考虑不同入路。

整体而言，脊柱肿瘤手术是复杂的，不仅需

要掌握减压技术、稳定技术和重建技术，而且还需要了解每个区域的解剖结构。一般来说，脊柱可以通过前路、侧路或后路显露。鉴于局部复杂的血管、神经和内脏器官的解剖结构，前路手术可能更具挑战性。对于这些入路，脊柱外科医生通常需要其他外科医生（头颈部、血管、胸部或普通外科）的协助，他们可以帮助安全地显露所需脊柱节段。然而，脊柱外科医生必须了解预期入路的解剖，以尽量减少血管损伤、神经损伤、术中和术后并发症。因此，和这些外科医生的沟通至关重要。

随着外科技术和微创手术的进步，胸腰段脊柱侧路使显露和重建前柱的损伤降低，同时无须进行广泛的软组织分离和切除。另外，大部分外科医生都熟悉整个脊柱的后侧入路，这是脊柱肿瘤手术的基础，可以减少其他外科医生辅助。在一些临床工作中，可以使用多种不同的方法来实现手术目标，包括神经减压和脊柱稳定。鉴于影响中枢神经系统和脊柱的病理因素种类繁多，彻底了解外科技术、手术入路及其相关解剖关系至关重要。

本章讨论与脊柱肿瘤手术相关最常用的解剖入路，并为脊柱外科医生提供实用的技巧。

一、颈椎入路

颈椎的每个区域都有重要的解剖学考虑。无论是颅颈交界区、下颈椎区或颈胸交界区，每个区域都有潜在的结构性"地雷"，可能会破坏任何善意和良好计划的手术。

（一）颈椎前路

颈椎前路手术在脊柱外科中很常见，为大多数外科医生所熟悉，因其在脊柱退行性变和创伤性疾病中常规使用。由于可直接到达脊柱，这被认为是一种显露下颈椎（$C_3 \sim C_7$）的万能入路。为了安全解剖和显露下颈椎，外科医生应熟悉该区域重要结构的解剖特性和外科考虑，主要是颈动脉鞘、气管和食管。

颈椎前路主要用于显露下颈椎[1]。经口入路、经下颌入路和经下颌下入路到达颅颈交界处和C_2，这些入路将在本书的其他章节进行讨论。手术入路的侧边由外科医生决定，并可能受到喉返神经（recurrent laryngeal nerve，RLN）的影响。与右侧喉返神经相比，左侧喉返神经在气管食管沟内的上升较陡直，右侧喉返神经在经食管沟外的上升更倾斜[2]。

颈部筋膜层次的解剖在颈椎前路手术中至关重要。颈部筋膜有助于区分颈部结构。最前面的是颈阔肌周围的颈浅筋膜[3]。颈阔肌可以纵向分开，也可以沿皮肤切口方向切开。此时，可以分辨出胸锁乳突肌（sternocleidomastoid，SCM）的内侧边界。向外牵开SCM有助于进一步分离、显露。舌骨肌如果穿过该解剖平面也可以切开，通常在$C_5 \sim C_7$平面。在这个区域切开舌骨肌有助于显露下颈椎节段，并且不会过度牵开或牵拉周围的软组织。切开后，无须再重新原样缝合舌骨部分，因为这很少导致美容或吞咽问题。颈深筋膜最浅的一层是包绕筋膜[2, 3]。它前面覆盖SCM，后面覆盖斜方肌。沿SCM前内侧缘进行分离，可直达颈动脉鞘。应小心移动颈动脉鞘，以尽量减少颈动脉损伤和脑血管事件的风险[4]。通常情况下不需要进入颈动脉鞘，以减少迷走神经损伤的可能性。特别是对于容易出现颈动脉粥样硬化斑块的老年患者，应注意避免过度牵开或在颈动脉鞘内操作。触诊有助于定位颈动脉鞘。

在解剖层面内侧，可以区分气管、食管和束带肌。这些结构由颈深筋膜的内侧脏层覆盖，也称气管前筋膜[5]。喉返神经通常位于气管前筋膜的后方。这些结构应和喉返神经一起轻柔地被推动和牵开，以避免损伤神经[6]。牵开后，解剖平面的外侧是颈动脉鞘，内侧是食管和气管，可触及脊柱，术中透视可确定解剖节段。分离推开位于椎前筋膜两边的肌肉，可到达椎体。交感神经干走行于钩突外侧的颈长肌前表面，通常难以看到[7]。长时间或暴力牵拉颈长肌可能导致交感神经干受损，产生短暂或不可逆的霍纳综合征[8, 9]。在颈椎前路间盘切除减压融合术（anterior cervical discectomy and fusion，ACDF）病例中，霍纳综合征的发生率为0.1%～0.3%，但在前外侧入路中更为常见[10]。

对于大多数脊柱转移瘤的前路手术，通常不需要对某一侧的颈长肌进行广泛切除或牵拉，因为手术的目的是姑息性治疗。在这些情况下，前路手术非常适合直接抵达椎间盘、椎体和硬膜外间隙，以实现最大程度的减压、重建和稳定。在转移性肿瘤的治疗中，前路手术通常用于治疗病理性骨折或椎体塌陷引起的脊髓压迫或疼痛。

然而，对于脊索瘤等原发性肿瘤，可能需要在单个或多个节段广泛切除或推开颈长肌。对较大的肿瘤，可能需要双侧进行手术。在这种病例中，肿瘤造成解剖结构的扭曲变形，交感神经链不容易被识别。在这些病例中，最受关注的解剖结构是椎动脉。在计划和准备此类病例时，必须确定和预测椎动脉在目标节段的近端和远端分布。在任何颈椎手术中，了解椎动脉的位置和走行都是至关重要的。

（二）颈椎后路

颈椎后路手术被认为比前路手术更安全，因为在解剖过程中没有主要的血管和脏器，并且相对容易显露。后路可以极好地显露棘突、椎板和关节突关节。分离并牵开斜方肌、背阔肌、菱形肌和颈项韧带的筋膜后可显露脊柱。使用 Cobb 骨膜剥离器和（或）电刀烧灼将椎旁肌从椎板骨膜下剥开。通过后路，包括椎板切除术、小关节切除术在内的减压和内固定均可实施（图 1-1）。由于后路可以轻松快速地显露多个节段，快速进行多节段的减压和内固定。在下颈椎中，侧块螺钉是固定颈椎的极好方法。同样，如果由于肿瘤的破坏，椎小关节不适合固定时，可以植入颈椎椎弓根螺钉。

（三）颈椎血管问题

脊髓的血供由两套动脉系统提供，包括脊髓前动脉和成对的脊髓后动脉。在颈部，脊髓前动脉主要接受来自椎动脉和肋颈干的血液供应[7]，与枕动脉、颈深动脉和颈升动脉形成动脉吻合[11]。

椎动脉（vertebral artery，VA）起源于左右锁骨下动脉。它通常在 C_6 水平进入横突孔，但也会在 C_5 或 C_7 水平进入，并在寰椎出横突孔[7]。椎动脉的解剖在颈椎肿瘤中非常重要，尤其是在肿瘤切除术前考虑栓塞时。椎动脉、颈动脉和肿瘤动脉供体之间复杂的动脉连接和吻合，可导致医源性颅内血管阻塞[12, 13]。在栓塞前和栓塞过程中，通过诊断性血管造影对椎动脉、锁骨下动脉、甲

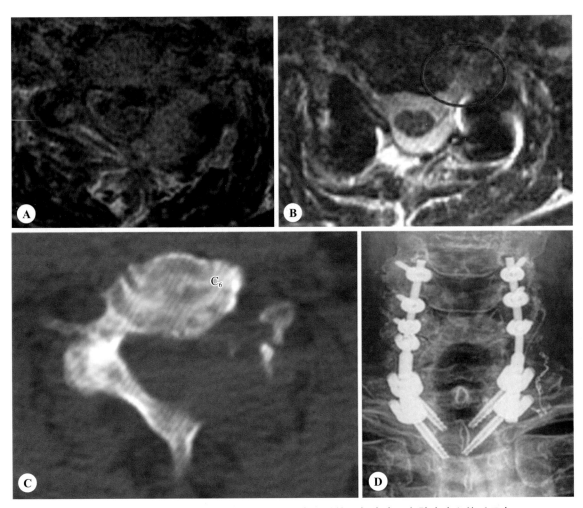

▲ 图 1-1　67 岁转移性肾细胞癌患者，表现为严重的颈部疼痛、左臂疼痛和伸肘无力

A. 磁共振成像（magnetic resonance imaging，MRI）T_2 轴位相显示左侧椎板、小关节和椎弓根转移破坏，并向硬膜外和椎间孔扩张。MRI 显示左侧 C_6～C_7 水平的神经根出口完全闭塞，C_7 神经根受压。B. 术前计算机断层扫描（computer tomography，CT）轴位相显示溶骨性破坏程度。溶骨性破坏延伸至左侧椎孔。C. 术后 MRI T_2 轴位相显示，在肿瘤分离、切除、中央椎管和左侧 C_7 神经根减压后，C_6～C_7 左侧的神经根出口的恢复。脑脊液可见于中央管和双侧神经根出口。D. 术后站立 X 线正位片显示 C_3～T_2 内固定，均通过后正中入路完成

状腺颈动脉和肋颈干进行预评估至关重要。尽管如此，关于椎动脉永久性栓塞的必要性还没有明确的解剖学定义或指征，关于这方面的报道也不尽相同。Vetter 等（1997 年）在 38 例颈椎肿瘤患者中，有 23 例通过弹簧圈栓塞阻断了一条椎动脉[14]。相反，Patsalides 等在 49 例颈椎肿瘤患者中很少实施永久性椎动脉阻断[13]。

认识脊柱肿瘤的栓塞并不是没有风险的，这一点非常关键，必须考虑到这种介入手术真正的潜在收益。脊柱血管造影有助于在栓塞前明确血管解剖结构，以最大限度地降低关键血管如脊髓前、后动脉闭塞的风险[15]。如果计划进行栓塞，重要的是要与血管外科医生讨论预期手术计划是什么，以有利于手术实施的方式进行栓塞。例如，如果计划对胸椎或腰椎进行前路或侧路，那么栓塞对侧的节段血管和供血血管可能非常有用，因为对侧很深，外科医生往往难以看到。

二、上胸椎入路

（一）锁骨上入路

锁骨上入路允许暴露于低位颈椎及 T_1 和 T_2 椎体节段[16]。在锁骨上方，从 SCM 的中线到后上缘做一个横向切口，垂直切开颈阔肌[16]。颈外静脉走行于 SCM 表面并斜穿过 SCM[2, 17]。副神经脊髓支在 SCM 的后侧面向斜方肌的止点方向走行。副神经脊髓支的识别对于保护斜方肌的功能非常必要[18]。SCM 和舌骨下肌覆盖颈内静脉，其在颈动脉鞘内通过锁骨下方。当处理肌肉下方的颈内静脉时，SCM 应分离为内侧和外侧。此时，入路的底部由颈筋膜中层组成，其包绕了肩胛舌骨肌和胸骨舌骨肌。下一步需分辨前斜角肌。前斜角的表面由椎前筋膜的外层组成[2, 11]。膈神经可在前斜角肌腹侧分辨处小心地移动，膈神经对于保持膈肌的功能非常重要[19]。因为椎前筋膜很厚，有时很难识别膈神经，这时，建议在前斜角肌表面对膈神经进行神经刺激[20]。应小心识别颈动脉鞘并向内侧推动。

前斜角肌起源于 C_3～C_6 横突的前结节，止于第一肋骨的上表面[2, 21]。这种解剖学特性可用于确定 C_3 椎体的位置。前斜角深层的筋膜称为 Sibson 筋膜，它形成了胸膜的上部，是覆盖胸膜颈部表面的胸内筋膜的延伸[22]。在近端分离前斜角肌并在横突处切开 Sibson 筋膜，即可到达脊柱。臂丛和锁骨下动脉位于前斜角肌和中斜角肌之间[2]。在此节段，椎动脉 V_1 的近段可以在 C_6 水平识别。椎动脉进入 C_6 的横突孔，位于内侧的颈长肌和外侧的前斜角肌之间[23]。如果手术在左侧进行，注意不要损伤胸导管。在胸膜顶上方，胸导管位于椎动脉和椎体前方，注入左颈内静脉和左锁骨下静脉之间的静脉角。

（二）胸骨切开术和前内侧入路

前内侧入路可扩大手术范围，提供通向颈胸交界区的前方通道。需要前方手术时，胸骨正中切开术或胸骨截骨术可以更好地显露 T_3 和 T_4 节段。考虑到相关损伤，这些入路很少用于转移性脊柱肿瘤手术，通常用于原发性肿瘤的切除，如脊索瘤和软骨肉瘤。

胸骨舌骨肌和胸骨甲状肌分别起源于胸锁关节和胸骨柄的背侧。从这些肌肉起点处离断游离，切除一部分胸骨柄和锁骨内侧部分，以更好地显露脊柱。应谨慎进行胸骨锁骨处的切除，以避免损伤左侧或右侧锁骨下动脉。事实上，右锁骨下动脉起源于头臂干，其位于胸锁关节的后方。左锁骨下动脉起源于主动脉弓，并上升至颈基底部。喉返神经也有不同的解剖走行，在右侧绕右锁骨下动脉转向，在左侧绕主动脉弓转向。因此，为避免损伤喉返神经，通常建议采用左侧入路。由于主动脉弓和左头臂静脉位于上纵隔，经胸骨锁骨入路进入 T_3 和 T_4 椎体的通道有限。T_3 和 T_4 节段通常在食管和气管内侧，以及左侧颈总动脉或头臂动脉（brachiocephalic artery，BCA）的外侧进行显露。

（三）标准胸廓切开术

胸腔由两侧的 12 根肋骨组成，肋骨向后连接于 12 节胸椎。在前方，前 7 根肋骨与胸骨相连称为真肋，后 5 根肋骨称为假肋。第 8～10 肋骨与第 7 肋通过软骨相连。第 11、12 肋骨自由浮动，与前部没有任何连接。神经血管束沿着每根肋骨的下侧走行，从上到下包括肋间动脉、肋间静脉和肋间神经。肋间肌分为三层（肋间外肌、肋中间肌和肋间最内肌），其纤维垂直于肋骨。

T_4～T_{12} 节段可通过标准胸廓切开术从前侧显露。在此过程中，患者通常置于左侧卧位，从右侧进行胸廓切开，以免损伤左侧的主动脉。胸廓切开术通常在病灶上方切除 1～2 节段的肋骨，这样可以便于显露。更直接的方法是在 X 线正位片上选择水平于椎体的肋骨。切除肋骨后，沿肋骨线切开壁层胸膜。在麻醉师辅助下将通气从右肺转移到左肺，从而使肺萎陷，这样可以向内侧和腹侧牵开肺。

在右侧，奇静脉在脊柱右侧向上走行。半奇静脉在 T_9 椎体水平从左到右穿过并注入奇静脉。交感神经链有 11 个神经节，分别位于每一节段的肋骨颈。内脏神经沿着中、下胸椎体的侧面走行。

(1) 胸椎微创外侧入路：胸椎椎体切除术也可以通过微创技术来实现。患者置于适当的侧卧位，椎体方向可以通过透视得到确认。在目标椎体相对应的肋骨上方做一个 2～3cm 的小切口。显露肋骨并切除，注意保护肋骨下侧的血管神经束。肋骨的切除应尽量靠后，以便最大限度地显露后侧的脊柱。沿着肋骨内壁分离胸膜，在胸腔内层筋膜和胸膜之间形成一个空间。在此空间内，沿着肋骨钝性分离至相应的椎体。术中透视可确认正确的椎体，识别与相应椎体连接的肋骨头。使用高速钻头磨除肋骨头，可显露其下的椎弓根侧壁，显露节段血管并电凝凝闭。切除部分椎间盘可更好地确定椎体的边界。为了避免神经损伤，从后侧识别椎间孔是至关重要的。高速钻头也用于减压椎间孔和显露硬膜外腔隙，椎体切除后应保留相邻椎体的后部和下部的终板。

(2) 胸腰椎交界区前外侧入路：胸腰椎交界区的前路是通过 T_{10} 或 T_{11} 胸廓切开术来完成的。第 11 根肋骨是浮肋，因此切除第 11 肋后重建胸廓可能比切除第 10 肋更困难。外科医生可以通过膈肌上入路到达 T_{12} 椎体。然而，如果想显露的更向尾侧达到 L_1～L_2 水平，通常需要推动膈肌[24]。膈肌附于第 11 肋和第 12 肋的下表面，它将胸腔和腹膜后间隙分开，分离膈肌时沿着其在第 11 肋和第 12 肋的止点进行，这种入路容易损伤膈神经[25]。翻开膈肌腹侧，可识别外侧和内侧弓状韧带。内侧弓状韧带穿过腰大肌止于 L_1 椎体。与之平行的，外侧弓状韧带穿过腰方肌止于 L_1 椎体的横突。鉴于外侧弓状韧带和内侧弓状韧带的解剖止点均位于 L_1，因此需要对其进行充分分离，以便到达胸腰交界区。

术前评估和描述 Adamkiewicz 动脉的起始和路径是避免术中血管损伤和继发损伤的重要步骤。大多数情况下，Adamkiewicz 动脉起源于左段肋间动脉和腰动脉（80% 的病例），位于 T_9～T_{12}（75% 的病例），但也有起源于 L_1～L_2（10% 的病例）。

三、胸椎后路

胸椎后路是脊柱肿瘤外科医生的"主"入路。这种入路提供了显露脊髓及脊髓背侧解剖结构，用于多节段固定和重建（图 1-2 至图 1-4）。

（一）经椎弓根入路

经椎弓根入路是椎板切除术的延伸，允许到达病变腹侧，如突出的椎间盘和硬膜外肿瘤等。经定位后，椎弓根螺钉通常放置在病变上下两个椎体。根据骨质情况，可能需要在其上方和下方置入额外的螺钉。广泛减压和椎板切除显露脊髓和神经根出口根，椎弓根通常位于横突和上关节突的交界处。有时，牺牲一根神经根可能是增加操作空间的必要条件。当通过单侧或双侧经椎弓根入路进行椎体切除术时，需切除病变椎体上方和下方的椎间盘，处理相邻的终板。椎弓根可以通过咬骨钳或高速钻切除。

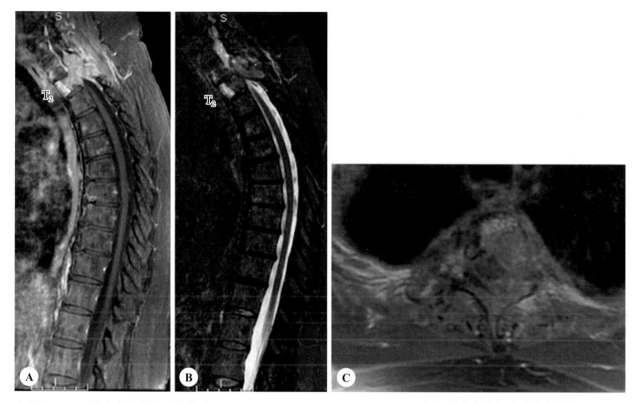

▲ 图 1-2　64 岁表皮生长因子受体（epidermal growth factor receptor，EGFR）阳性的非小细胞肺癌患者出现严重的背痛、腿部无力 3/5 级、无法行走和严重的脊髓压迫。该患者此前曾因肺癌接受过胸椎和胸部的放疗

A. 术前 MRI 矢状位增强 T_1 相对比显示 T_2 病理性骨折和脊髓严重压迫。脊柱前部和后部均受累，并伴有脊髓环形压迫；B. 术前 MRI 矢状位 T_2 相示脊髓受压程度明显。C. 术前 MRIT_1 轴位增强相示硬膜外脊髓严重受压伴脑脊液完全闭塞和脊髓扭曲

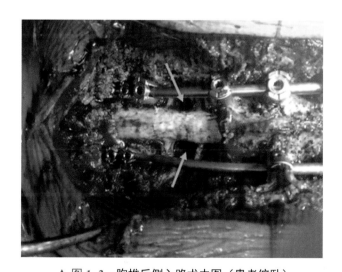

▲ 图 1-3　胸椎后侧入路术中图（患者俯卧）

图中箭显示 T_2 经双侧椎弓根钻孔及该节段脊髓环形减压。脊柱内固定在 T_2 压缩平面上下进行，箭指向经椎弓根钻入 T_2 椎体形成的空洞。上部是患者的右侧，底部是左侧，左侧是头侧，右侧是尾侧。在受压平面上下最大程度地进行脊髓减压

在此过程中，还可以选择导航技术引导椎弓根内的钻孔，以避免损伤前方的结构，如主动脉、前方血管、膈肌和脏器。此外，导航技术的应用也有助于引导切除的范围。此外，前纵韧带和前方皮质为保护前方的脏器提供了重要的解剖学标志。切除椎体后，放置用于重建的骨笼需要有足够的通道。通常需要磨除或切除该侧肋骨头侧近的一部分，以留出足够的空间安全地将骨笼置入椎体切除后的缺损处。Chou 等描述了一种被称为"用于可膨胀笼置入的活板门截骨术"的技术，该技术通过在肋椎关节外侧进行小段截骨，从而推动肋椎连接处的肋骨[26]，允许肋骨头向前移动。骨笼可以在脊髓和肋骨头之间的通道处推入，然后让肋骨向后摆回至适当位置[26]。这种方法也可以微创的方式进行[27]。椎弓根螺钉通过多个皮肤

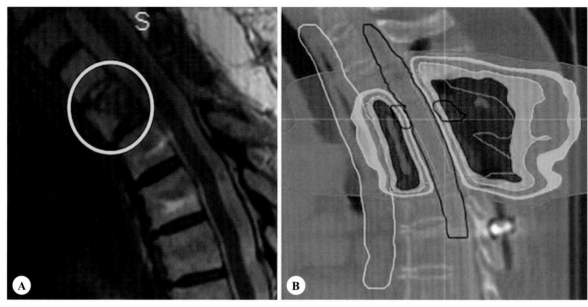

▲ 图 1-4 胸椎后侧入路术后检查及治疗

A. 术后 MRI 矢状位 T_2 相显示术后残留的 T_2 椎体，硬膜外肿瘤明确切除。脑脊液在术后重新流通，进一步达到了将肿瘤从硬膜和脊髓分离的目的。B. 术后立体定向放射外科放射治疗计划截图。在最大程度减压和将肿瘤从脊髓分离的情况下，术后分 2 次给药 24Gy。脊髓呈深蓝色显影

切口经皮置入，或通过单切口穿筋膜置入。单皮肤切口法可防止切口多处裂开[28]。

（二）肋横突切除术和侧方胸腔外入路

肋横突切除术（costotransversectomy，CTE）允许同时从前方和后方显露脊柱，进行环形减压，对于脊柱肿瘤手术来说这是一个优势。通常可用于 $T_2 \sim L_1$ 水平。除了肋骨切除范围及抵达脊柱的策略不同，侧方胸腔外入路（lateral extracavitary approach，LECA）与 CTE 非常相似。在 CTE 中，通路位于竖脊肌内侧，而 LECA 更靠外侧或从肌肉中通过。两种入路都需要切除肋骨头才能到达脊柱。CTE 肋骨切除的长度小于 6cm；LECA 通常在 6~12cm。鉴于此，牵开或横断胸椎旁肌，LECA 可以比 CTE 侧方显露的范围更大。LECA 对于全椎体切除非常方便，它允许通过一个体位在前方放置移植物或骨笼，在后方进行内固定。在 T_3 水平，肩胛骨会限制 LECA 到达脊柱，可在术前将手臂外旋以获得足够的空间。

CTE 入路是从后方进行减压和重建胸椎的极好入路。通过切除横突、近端肋骨头和椎弓根，可以实现完整的椎体切除术，通过单侧或双侧入路实现。牺牲胸椎的神经根有助于椎体和后纵韧带的切除（图 1-5 和图 1-6）。使用这种入路时必须知道椎间盘的位置，这样其上方和下方的终板就不会遭到破坏，对于前柱的重建和椎间融合器的放置影响重大。如果侵犯到下终板，可能导致移植物下沉和潜在的内固定失败。胸椎间隙可能钙化或狭窄，因此需要仔细解剖。一个手术技巧是通过椎体内向椎间隙内钻孔。一旦钻头从椎体钻到椎间盘，可以明显感受到椎间盘与椎体的组织一致性不同，表明已经进入椎间隙，接近下一终板。这时，使用反向刮匙非常有助于处理终板进行椎间融合和移植物的置入。

四、腹膜后外侧入路

外科医生应用腹膜后外侧入路时能够到达腰椎并显露椎体，切口的设计对直接抵达目标椎体非常重要。为显露 $L_1 \sim L_2$ 节段，切口应从所需显露节段的上方开始，止于肋缘与脐连线中点的上方和腹直肌鞘的外侧边界处。显露 $L_2 \sim L_5$ 节段的

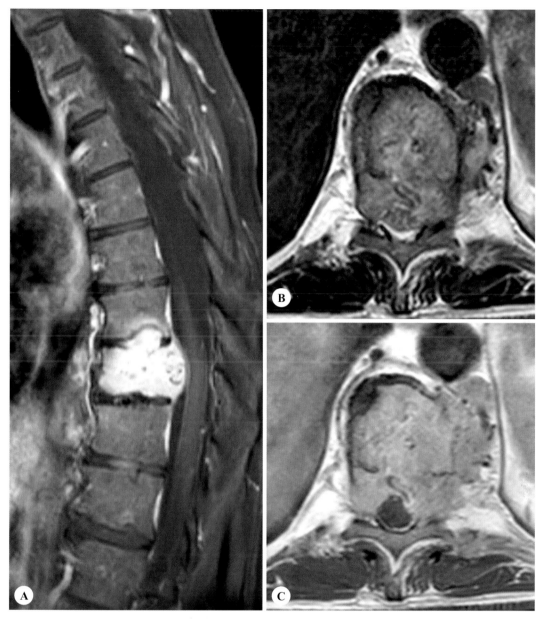

▲ 图 1-5　**49 岁转移性肾细胞癌 s/p 患者，10 年前行肾切除术，出现严重背痛和下肢无力 3/5 级。患者因疼痛和无力而无法行走**

A. 术前 MRI T_1 矢状位增强相显示 T_{10} 病理性骨折和脊髓受压；B 和 C. 分别为 T_2 轴位相和 T_1 轴位增强相，显示脊髓受压程度。注意轴位相上 T_2 暗流空洞穿过椎体，肿瘤在椎体旁左侧延伸。不应低估此类病变的血管分布及其与主动脉的接近程度

切口始于肋缘和髂嵴之间的腋后线，显露 $L_2 \sim L_4$ 时切口向脐部延伸，显露 $L_4 \sim L_5$ 时切口向脐部和耻骨联合之间延伸[29]，切口通常可在透视下定位。接下来，腹壁肌肉（腹内斜肌、腹外斜肌和腹横肌）的分离应沿其解剖平面进行。腹横筋膜切开后，应仔细辨认腹膜后间隙的结构并牵开。从腹侧的肾筋膜与后侧的腰方肌 / 腰大肌群之间钝性剥离，抵达脊柱。

腰大肌起始于 $T_{12} \sim L_5$ 椎体的前外侧部分、椎间盘和腰椎的横突[2]。40% 的患者没有腰小肌，如果其存在，则位于腰大肌前方[30]。腰丛穿过腰大肌。股外侧皮神经在 $L_3 \sim L_4$ 水平离开腰大肌，走行于腰大肌外缘。生殖股神经通常位于腰大肌内侧[31]。因此，应向背侧牵开腰大肌而不是向腹侧，

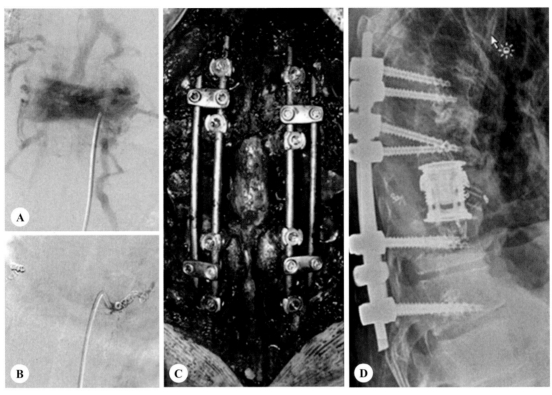

▲ 图 1-6　肋横突切除术入路

A. 术前血管造影显示选择性导管置入 T_{10} 椎体的一个节段血管。注意造影剂注射后的血管显影和肿瘤充血程度。B. 弹簧圈栓塞术后造影显示充血程度减少；C. 术中照片显示通过双侧肋骨横突切除术实现的重建和减压。T_{10} 椎体已切除，前柱已用可膨胀钛笼重建。D. 术后站立位 X 线片显示内固定和重建

以避免牵拉和损伤腰丛。此外，输尿管的腹部段位于 L_2 横突水平[32]，通常与生殖股神经有关，可通过输尿管蠕动（称为 Kelly 征）轻易识别[33]。在确定腰大肌后，主要的腹膜后结构需要通过钝性分离腹膜后囊来确定。常见的髂动脉在腰大肌内侧表面向下外侧延伸，在腰骶平面分叉为髂内动脉和髂外动脉。髂静脉通常在 L_4 尾端平面分叉，但最好通过术前的影像学检查确定其在 L_4 头端还是尾端分叉[34]。在右侧，下腔静脉位于右侧髂总动脉的外侧。腰交感链位于椎体前方、腰大肌内侧[30, 35]。腰静脉位于椎体和横突的夹角处，深至腰大肌[36]。

五、腹膜后侧前方入路

当髂嵴限制经外侧入路显露下腰椎时，通常采用腹膜后侧前入路显露[37, 38]。在腹部做一个中线直切口。解剖前直肌鞘和白线显露腹膜腔。显露横结肠，并将其和小肠一起向上牵开，进而显露后腹膜[39]，通过腹膜背侧识别主动脉分叉和骶骨岬[40]。这时，识别输尿管和腹下丛是非常重要的，以避免这些结构的损伤。事实上，右髂总动脉和左髂总动脉的末端都有输尿管穿过[32]。上腹下丛位于骶骨岬前，腹主动脉分叉前方，稍靠下方。乙状结肠系膜和直肠系膜上部的后方可见下腹下丛，并继续分为左右下腹下丛[41]。为了显露 $L_5 \sim S_1$ 节段，必须推动大血管，主动脉和下腔静脉可向内侧移动。$L_4 \sim L_5$ 的手术更具挑战性，因为主动脉分叉和髂血管在椎体前方分叉，血管撕裂或髂动脉 / 静脉血栓形成的风险很高。因此，显露 $L_4 \sim L_5$ 椎体最安全的方法通常是识别和结扎髂腰静脉[42]。

六、胸腰椎和腰椎微创外侧腹膜后入路

对于预期寿命较短的肿瘤患者，通过小切口腹膜后入路、腹腔镜经腹腔入路或内镜腹膜后外

侧入路，可以在术后最少并发症的情况下实现腰椎前路椎间融合以稳定脊柱[43, 44]（图1-7至图1-10）。为避免损伤和并发症，在考虑实施腰椎微创外侧（minimally invasive lateral，MIS）入路之前和实施过程中，需要考虑许多因素。首先，摆放体位以便于经外侧入路直接抵达手术节段，并前后位透视确认。在X线前后位片上，棘突要完全居中于各自的椎弓根之间，上下终板平行。这对于脊柱畸形（如脊柱侧凸）患者尤其重要。接下来，钝性分离腹肌和腹膜，分辨髂腹下神经和髂腹股沟神经。需注意的是，髂腹下神经从腰大肌的外上缘发出，然后沿腰方肌下外侧走行至髂嵴，在那里，它穿过靠近髂前上棘（anterior superior iliac spine，ASIS）处的腹横肌。在髂前上棘下方，髂腹下神经正好位于腹直肌的外侧[45]。髂腹股沟神经通常与髂腹下神经相邻。这些神经的损伤会导致术后腹部不对称、假疝或生殖区麻木[46]。

神经监测（肌电图神经根监测）是避免神经损伤的关键。此外，通过术前影像学检查预评估腰大肌的解剖结构对安全操作是非常重要的。Uribe等界定了腰椎融合中远离腰丛的安全手术通道和安全工作区[47]。他们依靠放射学和尸体研究来研究椎体Ⅰ区、Ⅱ区、Ⅲ区和Ⅳ区的安全性。根据这项研究，Ⅲ区显露 $L_1 \sim L_4$ 节段的是安全的。在 $L_4 \sim L_5$ 节段，从X线前后位片椎体中点进行分离是最安全的[47]。浅接合技术是一种有用的技术，在进行劈开腰大肌时可以识别神经和血管[48]。

牵开腰大肌时应以非常谨慎和及时的方式进行，因为牵拉腰大肌的时间与术后神经损伤或麻痹的风险增加有关[49]。例如，在 $L_4 \sim L_5$ 水平过长的时间牵拉会合并 $L_4 \sim L_5$ 节段股神经的损伤，并增加随后的股四头肌神经功能障碍风险[49]。与经腰大肌入路相比，腰大肌前路神经损伤风险较小。对于腰大肌前路，皮肤切口需要更偏前，此入路生殖股神经有受伤的风险，因为它在腰大肌的前表面上走行[31]。此外，浅对接技术会给前方的血管结构和交感链带来风险。

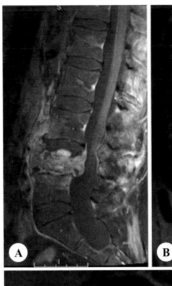
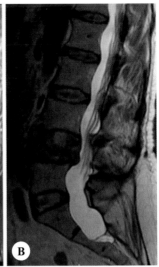
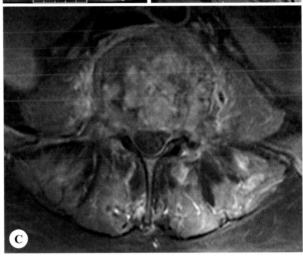

▲ 图 1-7　56 岁乳腺转移癌患者出现严重的背部和左腿疼痛

A 和 B. 术前 T_1 增强和矢状位 T_2 显示 L_4 病理性骨折；C. 左侧 L_4 神经根严重受压

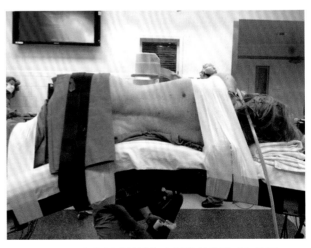

▲ 图 1-8　患者侧卧位进行左侧微创腹膜后入路至 L_4

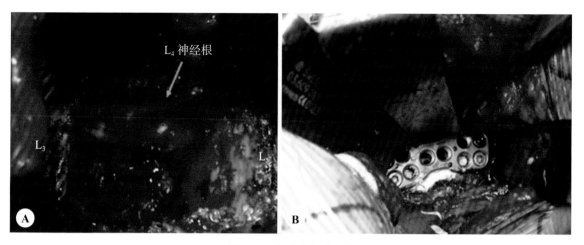

▲ 图 1-9　腹膜后入路术中图
A. 显示硬膜囊和神经根的减压；B. 术中使用可膨胀钛笼、钢板和水泥螺钉进行重建

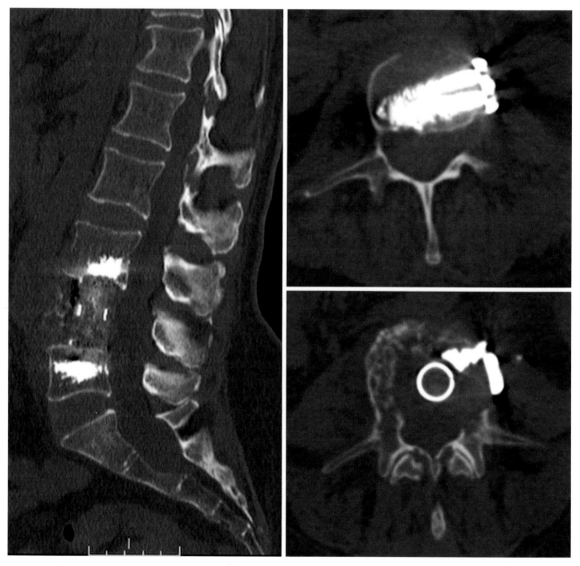

▲ 图 1-10　术后 CT 显示减压和重建的范围，骨水泥用于加强螺钉固定

七、腰椎后路

腰椎后路为脊柱外科医生提供了相当多的手术途径，可以显露马尾神经、神经根及多种内固定的骨性标志。

腰椎后路的主要优点是可以通过单一入路抵达多个腰椎节段，进而施行减压、稳定和固定。无论肿瘤累及后部或前部结构，它都允许对转移性肿瘤进行完全病灶内减压。通过切除小关节和椎弓根，很容易实现腹侧的减压和抵达椎间隙。经椎弓根钻孔可进入椎体和脊髓腹侧的其他解剖结构。通过这种方式，后路提供了到达脊柱前侧的通道，并有助于避免前路可能出现的并发症。当一些解剖的因素存在时，外科医生不得不选择后路，这包括内脏转移性肿瘤的范围、先前的手术瘢痕及使用化疗或放疗辅助剂，这些因素会使前路复杂化。例如，在腹水、腹胀、静脉高压、淋巴结肿大、瘢痕组织过多、主要血管难以识别及其他可能原因的情况下，从后路可能更容易进入腰椎。大多数脊柱外科医生都熟悉后路手术，不需要其他外科医生的辅助。对于大多数涉及脊柱转移瘤的情况，病变内肿瘤大块切除的策略可以用于神经根减压，分离肿瘤与硬膜，同时稳定脊柱。后路手术的优点是可以同时完成这些操作，而无须牺牲神经。

与通常用于原发性脊柱恶性肿瘤的根治性整块切除不同，对于转移性肿瘤，其治疗目标通常不是根治。因此，该区域所需的手术范围和空间通常是有限的。在这方面，后路手术是有效的，因为它最大限度地减少了从前路或侧路进行腰椎和骶骨手术的相关并发症。鉴于姑息治疗的目标是在以破坏性最小的方式解决肿瘤相关的生物学和机械性疼痛，后路有助于最大限度地减少其他入路相关的潜在并发症。

八、小结

脊柱肿瘤患者可能需要神经减压、稳定和重建，以减轻疼痛和提高生活质量。尽管存在许多外科治疗方式，但大多数是通过后路进行手术。脊柱外科医生最熟悉后路，通过一个入路可以根据需要对脊柱进行减压和固定。脊柱肿瘤手术的主要目的是减压神经根，分离肿瘤与硬膜，并稳定脊柱。在转移性患者中，这通常通过病变内切除椎体及椎体和肿瘤的分段切除。因为对这些患者手术目的不是进行根治性切除，所以病灶内切除策略是安全有效的。因此，可以避免前路和侧路手术，后两种会引起更广泛的潜在的软组织、器官和血管相关并发症。

对计划整体切除的原发性肿瘤，分期切除及联合前路或侧路可能是有利的。这些类型手术分期实施，可以仔细地规划截骨术，有目的地切开骨和软组织，以最大限度地扩大切除边缘和手术可视性。考虑到局部肿瘤的控制和扩散，这些入路并发的损伤可能是合理的。在这些情况下，必须避免病灶内切除，需要仔细的手术规划。

对于癌症和转移的患者，因为患者可能已经遭受化疗或治疗的其他不良反应，前路手术可能并不理想，会影响其他器官系统。例如，肝转移患者可能有反复的腹水、腹胀和静脉高压等问题，需要频繁地腹腔引流，因此避免经腹部的入路是至为重要的。弥漫性腺病患者也可能出现静脉充血，影响静脉回流和循环。对于既往接受过肠道手术或腹膜后手术的患者，与这些入路相关的瘢痕组织也会降低前路手术的吸引力，并可能增加危险性，需要解剖大血管结构也是前路手术的禁忌证。

同样，外侧入路是显露腰椎的一种很好的方法，但是对于转移性肿瘤患者，需要仔细考虑局部的解剖。侧路是一种很好的重建和固定腰椎的方法。随着微创技术的发展，侧路在肿瘤疾病中必定发挥一定的作用，但通常在腰骶交界处比较困难，因为该区域与髂嵴和髂血管的解剖关系。累及腰椎的肿瘤，也累及周围的腰大肌，这是一个需要考虑的问题，尤其是像肾癌之类的血管肿瘤。肿瘤广泛累及腰大肌，通常难以控制出血。

实际上，由于脊柱的位置和与外科医生的距离，在技术上从侧方处理 L_5 和 S_1 也是困难的。考虑到骶骨的方位和解剖结构，从侧方固定骶骨也很困难。此外，髂嵴通常也会阻碍经外侧入路显露骶骨。

总之，尽管随着放射技术和肿瘤治疗的进步，外科医生仍然需要在硬膜和神经根周围进行手术。选择损伤最小和最微创的手术入路实现手术目的，这是治疗脊柱肿瘤的标准。

参考文献

[1] Soliman H, Fridley J, Oyelese A, Gokaslan ZL. 32 – Management of spinal metastatic tumors. In: Ellenbogen RG, Sekhar LN, Kitchen ND, da Silva HB, editors. Principles of neurological surgery. 4th ed. Philadelphia: Elsevier; 2018. p. 510–7.e2.

[2] Williams DJ. Grant's atlas of anatomy, Eleventh Edition by Anne M.R. Agur and Arthur F. Dalley. Clin Anat. 2006;19(6):575.

[3] Petruzzelli GJ. Surgical anatomy of the head and neck. Otol Neurotol. 2002;23(2):237–8.

[4] Hartl R, Alimi M, Abdelatif Boukebir M, Berlin CD, Navarro-Ramirez R, Arnold PM, et al. Carotid artery injury in anterior cervical spine surgery: Multicenter Cohort Study and Literature Review. Global Spine J. 2017;7(1 Suppl):71S–5S.

[5] Thompson JC, Netter FH. Netter's concise orthopaedic anatomy E-book, updated edition. 2nd ed. Philadelphia: Elsevier; 2015.

[6] Gokaslan ZL, Bydon M, De la Garza-Ramos R, Smith ZA, Hsu WK, Qureshi SA, et al. Recurrent laryngeal nerve palsy after cervical spine surgery: a Multicenter AOSpine Clinical Research Network Study. Global Spine J. 2017;7(1 Suppl):53S–7S.

[7] Spetzler RF, George B, Bruneau M. Pathology and surgery around the vertebral artery. Paris: Springer; 2011.

[8] Balak N, Baran O, Denli Yalvac ES, Esen Aydin A, Tanriover N. Surgical technique for the protection of the cervical sympathetic trunk in anterolateral oblique corpectomy: a new cadaveric demonstration. J Clin Neurosci. 2019;63:267–71.

[9] Than KD, Mummaneni PV, Smith ZA, Hsu WK, Arnold PM, Fehlings MG, et al. Brachial plexopathy after cervical spine surgery. Global Spine J. 2017;7(1 Suppl):17S–20S.

[10] Traynelis VC, Malone HR, Smith ZA, Hsu WK, Kanter AS, Qureshi SA, et al. Rare complications of cervical spine surgery: Horner's syndrome. Global Spine J. 2017;7(1 Suppl):103S–8S.

[11] Goodwin CR, Boone C, Sciubba DM. 31 – Anterior cervical spine surgery complications. In: Kumar M, Kofke WA, Levine JM, Schuster J, editors. Neurocritical care management of the neurosurgical patient. London: Elsevier; 2018. p. 315–22.

[12] George B, Laurian C. Surgical approach to the whole length of the vertebral artery with special reference to the third portion. Acta Neurochir. 1980;51(3–4):259–72.

[13] Patsalides A, Leng LZ, Kimball D, Marcus J, Knopman J, Laufer I, et al. Preoperative catheter spinal angiography and embolization of cervical spinal tumors: outcomes from a single center. Interv Neuroradiol. 2016;22(4):457–65.

[14] Vetter SC, Strecker EP, Ackermann LW, Harms J. Preoperative embolization of cervical spine tumors. Cardiovasc Intervent Radiol. 1997;20(5):343–7.

[15] Kee ST, Madoff DC, Murthy R. Clinical interventional oncology E-book: expert consult. London: Elsevier; 2013.

[16] Neal A, David LF, Merwyn B. Anterior cervical fusion by the Smith-Robinson approach. J Neurosurg. 1968;29(4):397–404.

[17] Dalip D, Iwanaga J, Loukas M, Oskouian RJ, Tubbs RS. Review of the variations of the superficial veins of the neck. Cureus. 2018;10(6):e2826.

[18] Kierner AC, Zelenka I, Heller S, Burian M. Surgical anatomy of the spinal accessory nerve and the trapezius branches of the cervical plexus. JAMA Surg. 2000;135(12):1428–31.

[19] Felten DL, O'Banion MK, Maida MS. 9 – Peripheral nervous system. In: Felten DL, O'Banion MK, Maida MS, editors. Netter's atlas of neuroscience. 3rd ed. Philadelphia: Elsevier; 2016. p. 153–231.

[20] Malessy MJA, Pondaag W. Chapter 9 – Nerve repair/reconstruction strategies for neonatal brachial plexus palsies. In: Chung KC, Yang LJS, McGillicuddy JE, editors. Practical management of pediatric and adult brachial plexus palsies. Philadelphia: W.B. Saunders; 2012. p. 86–102.

[21] Bordoni B, Varacallo M. Anatomy, head and neck, scalenus muscle. Treasure Island: StatPearls Publishing; 2018.

[22] Bennett EE, Benzel EC. Procedure 34 – The lateral extracavitary approach for vertebrectomy. In: Baron EM, Vaccaro AR, editors. Operative techniques: spine surgery. 3rd ed. Philadelphia: Elsevier; 2018. p. 311–6.

[23] Jabbour PM. Neurovascular surgical techniques. New Delhi: Jaypee Brothers Medical Publishers; 2013.

[24] Schuchert MJ, McCormick KN, Abbas G, Pennathur A, Landreneau JP, Landreneau JR, et al. Anterior thoracic surgical approaches in the treatment of spinal infections and neoplasms. Ann Thorac Surg. 2014;97(5):1750–6; discussion 6–7.

[25] Fell SC. Surgical anatomy of the diaphragm and the phrenic nerve. Chest Surg Clin N Am. 1998;8(2):281–94.

[26] Chou D, Wang VY. Trap-door rib-head osteotomies for posterior placement of expandable cages after transpedicular corpectomy: an alternative to lateral extracavitary and costotransversectomy approaches. J Neurosurg Spine. 2009;10(1):40–5.

[27] Chou D, Lu DC. Mini-open transpedicular corpectomies with expandable cage reconstruction. Technical note. J Neurosurg Spine. 2011;14(1):71–7.

[28] Phillips FM, Lieberman I, Polly D. Minimally invasive spine surgery: surgical techniques and disease management. Springer New York: New York; 2014.

[29] Fessler RG, Sekhar LN. Atlas of neurosurgical techniques: spine and peripheral nerves. New York: Thieme; 2016.

[30] Cramer GD, Darby SA. Clinical anatomy of the spine, spinal cord, and ANS. 3rd ed. St. Louis: Mosby; 2013.

[31] Tubbs RS, Loukas M, Hanna AS. Surgical anatomy of the lumbar plexus. New York: Thieme Medical Publishers, Incorporated; 2018.

[32] Smith AD, Badlani GH, Preminger GM, Kavoussi LR. Ureteral anatomy. In: Smith's textbook of endourology. Hoboken: Wiley; 2019. p. 355–64.

[33] Joffre F, Otal P, Soulie M. In: Springerlink, editor. Radiological imaging of the ureter: Berlin, Heidelberg, Springer Berlin Heidelberg; 2003.

[34] Tezuka F, Sakai T, Nishisho T, Takata Y, Higashino K, Takao S, et al. Variations in arterial supply to the lower lumbar spine. Eur Spine J. 2016;25(12):4181–7.

[35] Hansen JT, Netter FH, Machado CAG, Craig JA, Perkins JA. Netter's clinical anatomy. 3rd ed. Philadelphia: Saunders; 2014.

[36] Valentine RJ, Wind GG. Anatomic exposures in vascular surgery. 3rd ed. Philadelphia: Wolters Kluwer Health/Lippincott Williams & Wilkins; 2013.

[37] Lane JD Jr, Moore ES Jr. Transperitoneal approach to the intervertebral disc in the lumbar area. Ann Surg. 1948;127(3):537–51.

[38] Kawahara N, Tomita K, Murakami H, Demura S, Yoshioka K, Kato S. Total en bloc spondylectomy of the lower lumbar spine: a surgical techniques of combined posterior-anterior approach. Spine (Phila Pa 1976). 2011;36(1):74–82.

[39] RFM W, Snooks SJ. Fundamental anatomy for operative general surgery. London/New York: Springer-Verlag; 1989.

[40] Benzel EC, Steinmetz MP. Benzel's spine surgery: techniques, complication avoidance, and management. 4th ed. Philadelphia: Elsevier; 2017.

[41] Eid S, Iwanaga J, Chapman JR, Oskouian RJ, Loukas M, Tubbs RS. Superior hypogastric plexus and its surgical implications during spine surgery: a review. World Neurosurg. 2018;120:163–7.

[42] Dardis RM, Saxena A, Shad A, Chitnavis B, Gullan R. Chapter 154 – Disc replacement Technologies in the cervical and lumbar spine. In: Quiñones-Hinojosa A, editor. Schmidek and sweet operative neurosurgical techniques. 6th ed. Philadelphia: W.B. Saunders; 2012. p. 1777–88.

[43] Wong AP, Lall RR, Dahdaleh NS, Lawton CD, Smith ZA, Wong RH, et al. Comparison of open and minimally invasive surgery for intradural-extramedullary spine tumors. Neurosurg Focus. 2015;39(2):E11.

[44] Pennington Z, Ahmed AK, Molina CA, Ehresman J, Laufer I, Sciubba DM. Minimally invasive versus conventional spine surgery for vertebral metastases: a systematic review of the evidence. Ann Transl Med. 2018;6(6):103.

[45] Craig A. Chapter 48 – Nerve compression/entrapment sites of the lower limb. In: Tubbs RS, Rizk E, Shoja MM, Loukas M, Barbaro N, Spinner RJ, editors. Nerves and nerve injuries. San Diego: Academic Press; 2015. p. 755–70.

[46] Elias D, Tien VL, Ali AB, Anh XL, William DS, Behrooz AA, et al. Abdominal wall paresis as a complication of minimally invasive lateral transpsoas interbody fusion. Neurosurg Focus. 2011;31(4):E18.

[47] Uribe JS, Arredondo N, Dakwar E, Vale FL. Defining the safe working zones using the minimally invasive lateral retroperitoneal transpsoas approach: an anatomical study. J Neurosurg Spine. 2010;13(2):260–6.

[48] Wang MY, Sama AA, Uribe JS. Lateral access minimally invasive spine surgery. Cham: Springer International Publishing; 2017.

[49] Matthew DC, Steven V, Allan DL, Yong Y, Michael YW. An analysis of postoperative thigh symptoms after minimally invasive transpsoas lumbar interbody fusion. J Neurosurg. 2011;15(1):11–8.

第 2 章　脊柱肿瘤的现代病理学
Modern Pathology in Spinal Tumors

Brett M. Mahon　Ira J. Miller　著

准确的病理诊断需要多团队协作，包括与病理学家充分沟通，选择临床及影像特征明显、需要病理检查明确诊断的特定病变部位，进行正确活检和组织保存[1]。例如，对于典型的骨样骨瘤，与射频消融手术治疗程序相比，术中行病灶取样并不重要；而对于影像诊断有多种可能的病变，需要取出具有代表性且未损毁的标本；对诊断困难的病例，可能需要重复取样活检。一般来说，不伴钙化的实性病变可通过影像引导下穿刺活检有效取样。而骨质硬化病变通常需要开放活检或采用大孔空心骨钻取样以保留非骨成分。在某些情况下，全面的影像检查可能会发现某些更适合活检的骨性病灶。

一、技术和操作

在现代实验室中，多种工具可用于准确地诊断病理标本。例如，大多数医院实验室通过对制备的细胞液或"冷冻切片"进行分析判断来提供术中病理诊断。这是指在显微镜下对吸出的细胞液和组织的"冷冻切片"进行染色和立即观察记录。干燥细胞标本的 Diff-Quik 或 Wright-Giemsa 染色可以在 20min 内轻松完成并进行诊断评估，这些检查对淋巴瘤的诊断特别有帮助。一些操作室配备了用于评估切片染色和标本完整性的显微镜设备。术中冰冻切片是由病理学家将一部分组织冷冻在介质中，这种介质可被切成组织薄片，然后将该组织薄片固定在载玻片上染色，随后在显微镜下进行观察分析。快速分析包括诊断、切缘受

累情况及评估进一步特殊检测的标本是否充足。将冷冻的其他部分肿瘤组织处理并储存在甲醇或乙酸中，是后续荧光原位杂交（fluorescence in situ hybridization，FISH）检测的理想选择。

在向病理科提交标本之前，应告知病理学家患者先前所有的肿瘤诊断，并检查先前的诊断标本。有时活检前后的差异可以指导病理学家在最初处理时制订一些特定的免疫组化染色来加速诊断。判断肿瘤残留和区分肿瘤的细胞学分类和预后情况，可能需要使用免疫组织化学（immunohistochemistry，IHC）染色，这通常由之前的肿瘤病理决定。低级别或不确定的恶性肿瘤转移可能与正常组织相似，如果不回看先前的病理结果，可能不会引起重视。活检前还需要考虑合适的微生物培养。在转移性肿瘤诊断可能性很大的情况下，细针穿刺术（fine-needle aspiration，FNA）足以简单地确认诊断。如果治疗方案要参考肿瘤遗传特征或免疫表型，那么按照检测需求，可能需要与病理学家和肿瘤学家提前沟通以提供有用的标本。如骨组织的脱钙可能会妨碍准确评估乳腺癌激素受体情况。

活检组织、切除的标本通常都是从手术室提交到病理实验室进行检查诊断的。这些组织由病理学家及其助理和住院医师处理，以确定要取样的组织区域。考虑到平衡实验室资源、避免浪费，同时最大限度地利用组织，实验室收到病理标本后应进行分类。许多肿瘤外科医生会亲自将标本带到病理科，对标本进行定位并与病理学家

一起核查。目前病理诊断的首选仍然是甲醛固定后石蜡包埋（formalin-fixed paraffin-embedded，FFPE）常规苏木精 – 伊红（hematoxylin and eosin，HE）染色切片。由于 FFPE 组织块来源丰富，尽管 IHC 和基因检测有局限性，但它们已经常规应用到临床了。在某些情况下，触摸组织材料的质地可能有助于缩小免疫组织检测的范围。流式细胞术和核型分析偶尔也会应用，但不是骨淋巴瘤诊断的必查项目；因此，如果要采集多个样本，质量最高的样品应立即放入甲醛溶液中。其他的样本可能会保持新鲜状态被送去进行病理检查。这些样本应用盐水浸湿的衬垫包裹后放在密封的容器中，以防变干。然而，将样本浸入过量的盐水中会引起组织肿胀和变形，从而导致误诊。如果术中确定取样足够，即使冰冻切片分析确定为恶性肿瘤，如果没有甲醛固定程序，也不可能做出最终准确的病理诊断。对于流式细胞术和核型分析，将样本直接置于无菌组织培养基中是可取的。

一旦选择好活检或切除的组织切片后，将它们放入组织处理器中，根据所使用的技术，可以在 6.5～21h 提供 HE 染色的切片 [2, 3]。在处理和石蜡包埋组织后，在切片机上切除组织块表面部分，当到达中央 1/3 时进行切片 [4]。在专业的组织学实验室中，如果在初始切片时将其从块上切下，则直径 0.75mm 的组织芯将允许进行 HE 切片染色，并制作 10～15 个连续未染色切片进行其他测试。由于在进行其他切片之前需要对蜡块进行修复，因此剩余肿瘤的直径将窄得多，如果最初只要求做 HE 染色，那么可以更少地切割蜡块，以尽可能节省组织，尤其是在需要其他特殊检测时，否则可能需要重复活检。对于较大孔径的样品，有更多的余地。提前和实验室进行良好沟通，对于减少切片数量或次数而最大限度地利用组织至关重要。

对 FFPE 组织切片进行免疫组化染色，不同抗体用于评估抗原在肿瘤细胞上的表达。IHC 可用于确定组织转移的起源、分化谱系、肉瘤的特定亚型及预后，并作为预测治疗的生物标志物 [5]。IHC 的准确性取决于是否有足够的组织用于检测，甲醛固定和组织处理是否规范及选择的免疫染色剂是否合适。例如，低分化骨肿瘤与任何正常组织类型不同，而且原发肿瘤的临床病史未知，即使单独使用显微镜也无法区分癌和肉瘤。在这种情况下，甲状腺转录因子 1（thyroid transcription factor 1，TTF-1）、细胞角蛋白 7（cytokeratin 7，CK7）和黏卡胺阳性提示转移性肺癌，而尾型同源盒转录因子 2（caudal type transcription foctor-2，CDX-2）和细胞角蛋白 20（cytokeratin 20，CK20）阳性提示下消化道肿瘤，可能是结肠肿瘤。同样，程序性死亡配体 1（programmed death ligand 1，PD-L1）阳性可能预示着免疫治疗有效 [5]。此外，高增殖指数（Ki-67）通常与淋巴瘤中更具侵袭性的行为有关 [6]。IHC 的有用性取决于选择合适的染色方法，足够的组织进行检测，以及结合相关的临床、放射学和手术史。

IHC 重要性的一个例子是脊索瘤。脊索瘤是一种局部侵袭性肿瘤，发生在斜坡和椎体中，主要发生在骶骨中。该肿瘤通常为黏液间充质，内含索状、巢状和小叶状的特征性大细胞，其胞质丰富，呈泡沫状、嗜酸性、核轻度多形性，即所谓的空泡细胞。在某些病例中，基质可能是软骨样，肿瘤可能类似软骨性肿瘤，或者肿瘤细胞可能在没有基质的情况下呈纺锤形，并产生广泛的组织学差异。脊索瘤和良性脊索肿瘤显示出短尾类的核染色（图 2–1）[7]，因此可以很容易地与其他实体区分开来。

二、细胞遗传学和分子检测

细胞遗传学和分子检测可以泛指多种不同的检测方法，但应该做出重要的区分。核型分析和 FISH 通常被称为"细胞遗传学"检测，而肿瘤组织的测序被称为"分子"检测。肿瘤的核型是对细胞染色体和可能存在的任何异型改变的镜下发现。这需要新鲜组织，必须在染色和观察之前刺激细胞生长。FISH 使用特定探针，可在新鲜或固定组织上进行识别基因扩增、缺失和特定易位（即转移性乳腺癌中的 *HER2* 基因扩增或尤因肉瘤中的 *EWSR1-FLI1* 基因重组）。FISH 制备的载玻片在带有专用光源和过滤器的显微镜下读取。考虑到 FISH 测试的鉴别诊断很重要，因此必须使用特定的探针。

现代分子检测大致分为两类：单基因检测和二代测序（next-generation sequencing, NGS）面板。单基因检测需要较少的组织并且易于解释，仅评估单个改变的存在与否。NGS 通常需要更多的组织，可用于评估大量基因，并可用于查询整个基因组，提供整体肿瘤突变负荷（tumor mutational burden, TMB）[8]。然而，NGS 结果的解释可能很

复杂，需要专业计算科学家完成。此外，测序可能会发现与疾病易感性相关的种系改变，这需要遗传顾问的帮助。NGS 的使用使肿瘤遗传学的综合评估成为可能，并帮助发现靶向的生物标志物和治疗耐药标志物[8, 9]。现在已知许多脊柱肿瘤具有特定的遗传改变（表 2-1）[7, 10-13]。用于 DNA 测序的相同测序平台也可用于 RNA 测序，允许人们查询脊柱肿瘤的"功能"方面，包括融合分析和基因表达谱[14]。

辅助检测在小的活检组织或细胞学标本中是有帮助的，特别是在来自异常解剖部位的病例中。例如，对于来自脊柱的具有非典型特征的巨细胞瘤，小的活检组织可能很难区分与包括骨肉瘤在内的其他肿瘤[15, 16]。然而，这种区别对于治疗/预后至关重要。在绝大多数巨细胞瘤和成软骨瘤

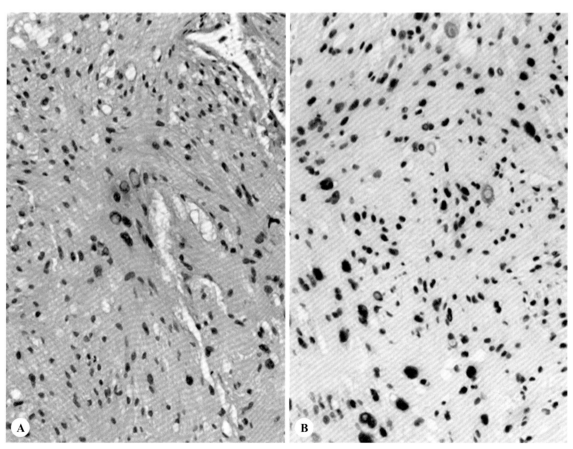

▲ 图 2-1　脊索瘤的病理诊断

A. 具有梭形细胞形态和核异型性的脊索瘤 HE 染色，在活组织检查（425×）中没有看到嗜酸细胞；B. 免疫组化染色的特异性标志物短尾类阳性，确定脊索瘤的诊断（425×）

中发现了 *H3F3A* 和 *H3F3B* 驱动突变，但动脉瘤性骨囊肿或富含巨细胞的骨肉瘤[15] 中未发现。此外，绝大多数肿瘤是通过免疫组化染色检测到的（图 2-2）[15, 17]。

三、小结

随着实验室诊断和肿瘤分析领域的技术和新发现不断发展，对每个脊柱肿瘤患者进行多方协作检查将变得越来越重要。

表 2-1　常见脊柱肿瘤的免疫组织化学标志物和遗传学发现		
诊　断	免疫组化	遗传学
骨巨细胞瘤	H3.3 G34W	*H3F3A* 突变
软骨母细胞瘤	H3.3 K36M	*H3F3* 突变
脊索瘤	Brachyury	*PIK3*, *LYST*, 短尾（T）突变
原发性动脉瘤性骨囊肿		*CDH11-USP6* 易位
低度骨肉瘤	MDM2 和 CDK4	*MDM2/CDK4* 扩增
纤维发育不良		*GNAS* 突变

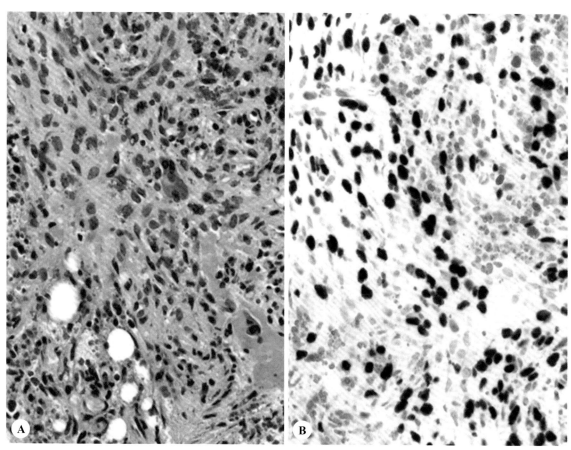

▲ 图 2-2　肿瘤组织的病理诊断

A. 该肿瘤穿刺活检的 HE 染色显示非特异性梭形细胞增殖和广泛的含铁血黄素沉积（850×）；B. 肿瘤细胞核显示 H3AG34W 免疫染色的表达，证实骨巨细胞瘤的诊断（850×）

参考文献

[1] Burke MD. Laboratory medicine in the 21st century. Am J Clin Pathol. 2000;114(6):841–6.

[2] Devi RB, Subhashree AR, Parameaswari PJ, Parijatham BO. Domestic microwave versus conventional tissue processing: a quantitative and qualitative analysis. J Clin Diagn Res. 2013;7(5).835–9.

[3] Leong AS, Price D. Incorporation of microwave tissue processing into a routine pathology laboratory: impact on turnaround times and laboratory work patterns. Pathology. 2004;36(4):321–4.

[4] Spencer LT, Bancroft J. Microtome: paraffin and frozen. In: Bancroft's theory and practice of histological technique. 7th ed. London: Churchill Livingstone; 2013.

[5] Patel SP, Kurzrock R. PD-L1 expression as a predictive biomarker in cancer immunotherapy. Mol Cancer Ther. 2015;14(4):847–56.

[6] Naz E, Mirza T, Aziz S, Ali A, Danish F. Correlation of Ki-67 proliferative index with clinical and pathological features on tissue sections of non Hodgkins lymphoma by immunostaining. J Pak Med Assoc. 2011;61(8):748–52.

[7] Tirabosco R, Mangham DC, Rosenberg AE, Vujovic S, Bousdras K, Pizzolitto S, De Maglio G, den Bakker MA, Di Francesco L, Kalil RK, Athanasou NA, O'Donnell P, McCarthy EF, Flanagan AM. Brachyury expression in extra-axial skeletal and soft tissue chordomas: a marker that distinguishes chordoma from mixed tumor/myoepithelioma/parachordoma in soft tissue. Am J Surg Pathol. 2008;32(4):572–80.

[8] Goodman AM, Kato S, Bazhenova L, Patel SP, Frampton GM, Miller V, Stephens PJ, Daniels GA, Kurzrock R. Tumor mutational burden as an independent predictor of response to immunotherapy in diverse cancers. Mol Cancer Ther. 2017;16(11):2598–608.

[9] Norberg SM, Movva S. Role of genetic and molecular profiling in sarcomas. Curr Treat Options in Oncol. 2015;16(5):24.

[10] Oliveira AM, Perez-Atayde AR, Inwards CY, Medeiros F, Derr V, Hsi BL, Gebhardt MC, Rosenberg AE, Fletcher JA. USP6 and CDH11 oncogenes identify the neoplastic cell in primary aneurysmal bone cysts and are absent in so-called secondary aneurysmal bone cysts. Am J Pathol. 2004;165(5):1773–80.

[11] Amary MF, Berisha F, Mozela R, Gibbons R, Guttridge A, O'Donnell P, Baumhoer D, Tirabosco R, Flanagan AM. The H3F3 K36M mutant antibody is a sensitive and specific marker for the diagnosis of chondroblastoma. Histopathology. 2016;69(1):121–7.

[12] Cleven AH, Höcker S, Briaire-de Bruijn I, Szuhai K, Cleton-Jansen AM, Bovée JV. Mutation analysis of H3F3A and H3F3B as a diagnostic tool for giant cell tumor of bone and chondroblastoma. Am J Surg Pathol. 2015;39(11):1576–83.

[13] Tarpey PS, Behjati S, Young MD, Martincorena I, Alexandrov LB, Farndon SJ, Guzzo C, Hardy C, Latimer C, Butler AP, Teague JW, Shlien A, Futreal PA, Shah S, Bashashati A, Jamshidi F, Nielsen TO, Huntsman D, Baumhoer D, Brandner S, Wunder J, Dickson B, Cogswell P, Sommer J, Phillips JJ, Amary MF, Tirabosco R, Pillay N, Yip S, Stratton MR, Flanagan AM, Campbell PJ. The driver landscape of sporadic chordoma. Nat Commun. 2017;8(1):890.

[14] Zhang H, He L, Cai L. Transcriptome sequencing: RNA-Seq. Methods Mol Biol. 1754;2018:15–27.

[15] Schaefer IM, Fletcher JA, Nielsen GP, Shih AR, Ferrone ML, Hornick JL, Qian X. Immunohistochemistry for histone H3G34W and H3K36M is highly specific for giant cell tumor of bone and chondroblastoma, respectively, in FNA and core needle biopsy. Cancer Cytopathol. 2018;126(8):552–66.

[16] Behjati S, Tarpey PS, Presneau N, Scheipl S, Pillay N, Van Loo P, Wedge DC, Cooke SL, Gundem G, Davies H, Nik-Zainal S, Martin S, McLaren S, Goodie V, Robinson B, Butler A, Teague JW, Halai D, Khatri B, Myklebost O, Baumhoer D, Jundt G, Hamoudi R, Tirabosco R, Amary MF, Futreal PA, Stratton MR, Campbell PJ, Flanagan AM. Distinct H3F3A and H3F3B driver mutations define chondroblastoma and giant cell tumor of bone. Nat Genet. 2013;45(12):1479–82.

[17] Amary F, Berisha F, Ye H, Gupta M, Gutteridge A, Baumhoer D, Gibbons R, Tirabosco R, O'Donnell P, Flanagan AM. H3F3A (Histone 3.3) G34W immunohistochemistry: a reliable marker defining benign and malignant giant cell tumor of bone. Am J Surg Pathol. 2017;41(8):1059–68.

第 3 章　脊柱肿瘤的分类和分期系统
Tumor Classification and Staging Systems in Orthopaedic Spine Surgery

Michael T. Nolte　Matthew Colman　著

根据国际抗癌联盟的定义，肿瘤分期和分类的目标是：①协助规划治疗方案；②评估患者预后情况；③帮助评估治疗效果；④促进协会间交流；⑤有助于对恶性肿瘤的持续研究[1]。肿瘤分期和分类系统在骨科肿瘤学及脊柱外科学中发挥的作用是相似的。鉴于脊柱解剖的复杂性、脊柱生理功能的重要性、可选治疗的多样性，以及多个高级专业团队的参与，这些分期和分类系统显得尤为重要。理想情况下，脊柱肿瘤学的分期和分类应具有实用性、可重复性，并能提示预后。它最终目的是帮助各专业的医生能够有效地沟通和制订治疗计划，包括化疗、放疗及手术。

很多学者已经制订了几套适用于中轴骨和四肢骨的肌肉骨骼肿瘤分类系统，其中最常用和最广为人知的是用于恶性和良性肿瘤的 Enneking 分期系统。目前，美国癌症联合委员会（American Joint Commission on Cancer，AJCC）也制订出用于对骨和软组织肉瘤进行分类的 AJCC 系统。Weinstein-Boriani-Biagini（WBB）分类系统是一种原发性脊柱肿瘤独特的分类系统，旨在描述脊柱肿瘤的详细解剖分区。相对于原发性脊柱肿瘤，也制订了描述脊柱转移性肿瘤解剖学和生物学行为的分类系统，它包括脊柱不稳定性肿瘤评分（Spinal Instability Neoplastic Score，SINS）、神经肿瘤力学系统（Neurologic Oncologic Mechanical and Systemic，NOMS）决策框架，以及转移性硬膜外脊髓压迫分级系统（Metastatic Epidural Spinal Cord Compression，MESCC）或 Blisky 量表。

尽管这些脊柱肿瘤分期和分类系统有很多优点，但仍存在不少缺陷。罕见的潜在情况、异质的肿瘤生物学行为、可变的多种治疗方式及疾病相关死亡风险导致缺乏长期随访，所有这些都会降低形成这些系统数据的可靠性。多数分期和分类系统的最初制订是依靠专家意见、长期的临床经验和数量有限的患者。幸运的是，许多后续研究分析了这些系统的可靠性、重复性和有效性。了解可用的分类和分期系统及相关证据水平和它们的整体优势和劣势至关重要。本章的目标是为读者提供最广泛认可的分类和分期系统及其潜在价值的简要概述。

一、原发性脊柱肿瘤病理学

（一）原发性良性肿瘤的 Enneking 分期

1977 年，William Enneking 博士根据佛罗里达大学 1968—1976 年收集的数据，发表了最初的肌肉骨骼肿瘤分期系统。良性肿瘤和恶性肿瘤分别有不同的分期系统。基于肿瘤边界的放射学特征，良性肿瘤分为三期[2]（表 3-1）。病灶边界清楚、生物学行为静止符合潜伏期的 1 期病变；而明确的边界模糊、生物学行为活跃及出现对宿主骨的局部渗透更符合 2 期肿瘤；而具有侵袭性的病变则是最高级别的肿瘤（3 期），其典型的特征是侵及骨外软组织和生长快速。随着分期的增加，这些病变的局部侵袭性和复发率也会增加[3]。一般来说，这些良性病变的转移并不常见，但巨细胞瘤和软骨母细胞瘤可能发生转移[4]。

表3-1　原发性良性肿瘤的 Enneking 分期	
分 期	定 义
1	潜伏性病变
2	活跃性病变
3	侵袭性病变

（二）原发性恶性肿瘤的 Enneking 分期

恶性肿瘤的 Enneking 分期系统考虑 3 个关键因素，即手术级别、局部病变范围（骨内与骨外）及是否存在转移[2]。这些因素结合起来将病变分为三期（表3-2）。Ⅰ期和Ⅱ期都是没有转移的病变，根据肿瘤的组织学分级确定是"低"（Ⅰ期）或"高"（Ⅱ期）。根据肿瘤累及的局部范围，Ⅰ期和Ⅱ期都细分为 A 类和 B 类：间室内（A）与间室外（B）。Ⅲ期病变是发生远处转移的所有肿瘤。分期系统是手术切除范围、手术切缘和总体预后的主要决定因素。

表3-2　原发性恶性肿瘤的 Enneking 分期			
分 期	分 级	部 位	转 移
Ⅰ A	G_1	T_1	M_0
Ⅰ B	G_1	T_2	M_0
Ⅱ A	G_2	T_1	M_0
Ⅱ B	G_2	T_2	M_0
Ⅲ	G_1 或 G_2	T_1 或 T_2	M_1

G_1. 低度恶性；G_2. 高度恶性；T_1. 间室内；T_2. 间室外；M_0. 无局部或远处转移；M_1. 局部或远处转移

根据 Enneking 系统进行肿瘤分期的第一步是将病变确定为低（G_1）或高（G_2）级。低级别病变的特征是有丝分裂率低、核质比率低及异型性程度有限（Broder 1 级或 2 级）[2]。这些病变远处扩散的风险很低，通常低于 25%。另外，高级别

病变的特点是有丝分裂率高、核仁突出和高度异型性（Broder 3 级或 4 级）。这些病变明显具有更高的转移率。虽然组织学是肿瘤分级的主要决定因素，但某些肿瘤，如去分化软骨肉瘤，根据定义属于高级别[5]。

根据 Enneking 分期系统，肿瘤分期还考虑了基于轴向放射学特征的肿瘤局部累及范围，局部累及范围是根据是否局限于骨骼肌肉解剖间室来辨别的。这些解剖间隔是阻隔肿瘤扩散的自然屏障，包括筋膜间隔和骨骼结构。局部范围的累及程度，以及肿瘤在间室内还是间室外，对于确定手术入路和手术切缘至关重要。根据 Enneking 分类系统，肿瘤切除的首要目标是肿瘤的完整切除。广泛切除术是指切除肿瘤及肿瘤周围正常组织边缘。边缘切除术是指将肿瘤连同假包膜一起完整切除。手术切除过程中切到肿瘤内部时，被称为病灶内切除术。

在这个标志性分期系统首次发布后，Enneking 等通过分析佛罗里达大学收治的 258 名患者和 13 个受骨骼肌肉肿瘤协会监管的医疗机构收治的 139 名患者，验证了其分期方法[2]。通过每年对患者随访他们发现，397 名高级别 Enneking 分期患者群体的生存率较低（$P<0.01$）。值得注意的是，在外院医疗机构研究的病例中，有 5.5% 报道分期困难，而几乎所有问题都与局部累及范围是在间室内还是间室外有关。基于这些发现，他们认为使用该分期系统能成功地预测不同分期的患者的预后，适当地指导治疗，并在不同医疗机构之间实现既高效又有效的沟通。

虽然 Enneking 分期系统主要为四肢肿瘤的分期制订，但它已应用于中轴骨骼系统。1982—2008 年，Fisher 等对 147 名接受手术切除的原发脊柱肿瘤的患者进行多中心队列分析[6]。根据对手术记录和最终病理报告的回顾性研究，把患者标记为"Enneking 推荐"（Enneking 分类系统推荐的手术切缘）或"Enneking 不推荐"（Enneking 分类不推荐的手术切缘）。他们发现 Enneking 不推荐

的 77 名患者中有 57 名经历了局部肿瘤复发，但 Enneking 推荐的 70 名患者中只复发 14 名。他们还发现，与 Enneking 推荐相比，Enneking 不推荐的手术方法显著造成了更高的死亡风险［危险比（hazard ratio，HR）=3.10，P=0.0485］，这为该重要分期系统的推广提供了额外支持。

为了研究该分期系统的可靠性和可重复性，Chan 等通过 18 名患者的放射影像记录考察了 15 名脊柱肿瘤研究组成员，以评估观察者内和观察者间的可靠系数，为该系统的使用提供进一步的指导[7]。他们发现 Enneking 分级（K=0.82）、肿瘤累及范围（K=0.22）、分期（K=0.57）和 Enneking 推荐的手术切缘（K=0.47），都具有近乎完美、公正和稳定的观察者间可靠性。这些研究表明，虽然肿瘤分级在不同观察者之间是可靠的，但肿瘤局部累及范围的争议造成了 Enneking 分期的困难，这反过来又引发了 Enneking 分期系统推荐的手术切除方案的争议。

（三）美国肿瘤联合委员会骨和软组织肉瘤分期系统

AJCC 是一个由多个医学领域的顶尖专家和临床医生组成的团体。该委员会的核心目标之一是发布特定医学领域特异的癌症分期系统，以帮助指导诊断、评估预后和选择治疗方案。骨和软组织肉瘤分期系统基于 3 个关键因素，即肿瘤累及范围（T）、附近淋巴结扩散（N）和远处转移（M）。与 Enneking 分期系统不同，AJCC 分期系统包括特有的脊柱骨性病变标准（表 3-3）[8]。这些都反映在 T 级别中。如果肿瘤局限于 1 个椎体节段或 2 个相邻节段，则肿瘤分级为 T_1，3 个相邻节段为 T_2，4 个或更多相邻节段或累及非相邻椎体节段的任何肿瘤为 T_3。最后，如果肿瘤以侵袭到椎管（T_{4a}）或大血管（T_{4b}）为特征，则将其分级为 T_4。鉴于 AJCC 脊柱特定分期指南刚刚问世，还没有任何研究分析该系统的功效或可重复性。

表 3-3 美国肿瘤联合委员会（AJCC）脊柱骨和软组织肉瘤分期系统	
T 分期	**标　准**
T_X	原发肿瘤无法评估
T_0	无原发肿瘤
T_1	肿瘤局限于 1 个节段椎体或 2 个相邻节段
T_2	肿瘤局限于 3 个相邻的椎体节段
T_3	4 个或更多相邻节段或累及非相邻椎体节段的任何肿瘤
T_4	侵袭到椎管或大血管
T_{4a}	侵袭到椎管内
T_{4b}	大血管侵犯或肿瘤血栓
N 分期	
N_X	无法评估区域淋巴结
N_0	无区域淋巴结转移
N_1	区域淋巴结转移
M 分期	
M_0	无远处转移
M_1	远处转移
M_{1a}	肺转移
M_{1b}	骨骼或其他远处转移

尽管 AJCC 和 Enneking 分期系统拥有共同的目标，但它们也有独特的差别。一项根本区别是 AJCC 分期系统一般根据肿瘤大小进行分级，而 Enneking 分期系统则根据间室内外进行分级。后者依据间室内外对肿瘤进行分类的策略是基于手术概念，即与完全局限于骨内的大肿瘤相比，骨外侵袭的小肿瘤患者可能仍需要更大的手术。为了比较这两种分期系统，Heck 等对 250 名在芝加哥大学治疗长达 12 年的骨肉瘤患者进行回顾性分析[9]。该研究发现，这两种系统对于预测预后都非常有效，随着分期的增加而生存率降低。然而，在直接对比这两种分期系统时，他们发现两者在

预测预后方面没有明显差别。未来的研究仍需要确定 AJCC 脊柱特异性分期指南的有效性。

（四）Weinstein-Boriani-Biagini 分期系统

Weinstein-Boriani-Biagini 分期系统最早于 1997 年发布，基于脊柱的解剖结构复杂性，旨在有效地对原发性脊柱肿瘤进行分期。该分期系统主要用于描述原发性脊柱肿瘤必要手术切除的可行性和切除类型。它提示了诸如手术入路、椎管打开的必要性和硬膜边缘处理等问题，所有这些对于原发性脊柱肿瘤的手术治疗规划都至关重要。WBB 分期根据解剖层次，将椎体及椎旁组织分为 A~E 层，脊椎的横断面按顺时针方向划分为 12 个扇形区[10]。Hart、Boriani、Biagini 和 Weinstein 等根据他们诊治 24 名原发性脊柱巨细胞瘤患者的经验建立了他们的分期系统。尽管肿瘤的组织来源相同，但他们发现肿瘤在脊柱内的位置不同，肿瘤的局部复发率也不同。具体而言，与仅位于椎体前部的肿瘤相比，同时涉及椎体和椎体后部的肿瘤的复发率更高（24% vs. 0%）。他们还发现，肿瘤从骨外侵袭椎管或椎旁肌肉组织与较高复发率有关。依据这些发现，研究人员得出结论，病变所在的轴向位置应作为具体手术方式、入路和范围的主要决定因素。对于椎体病变，推荐采用前后联合入路椎体切除术作为最佳治疗方法。类似地，涉及椎体外侧的病变，特别是从椎体的后外侧到同侧小关节的病变适用于通过前后联合入路进行矢状切除术。最后，单独的后部病变表明需要通过后路行后弓切除术。这些指导原则的根本目标是，在不影响肿瘤的边缘的前提下保护脊髓。

该分期系统已被证明既安全又可行[11, 12]。Boriani 等发表了 29 例根据 WBB 分期系统接受脊柱病变手术切除患者的初步结果[12]，其中椎体病变 13 名，后弓病变 9 名，部分椎体和后弓病变 7 名。20 名患者手术切缘广泛而成功，8 名患者手术切缘刚好包括完整肿瘤，1 名患者手术切缘在

病灶内。重要的是没有患者因手术切除而出现神经系统损害（除非出于切除肿瘤目的而切除神经根），而且在平均 30 个月的随访中未发现局部复发。同样地，Yamazaki 和脊柱肿瘤学研究组成员根据 WBB 和 Enneking 分期系统，对接受整块切除术的原发性脊柱肿瘤患者进行了系统评价[13]。他们的主要目标是确定无瘤切除率、发病率、死亡率和卫生资源利用率。在符合纳入标准的 6 项研究中，共纳入 300 名患者，发现 WBB 分期准确预测了 88% 病例的广泛切除或边缘切除，此外，成功获得较大的边缘切除与降低复发率和死亡率有关。最近，Amendola 等发表了一项连续前瞻性研究，介绍他们根据 WBB 和 Enneking 分期系统对 103 名原发性脊柱肿瘤患者进行手术切除治疗的经验[14]。在术后平均 39 个月的随访中，22 名患者局部肿瘤复发。他们发现边缘切除和病灶内切除是局部复发的显著独立危险因素（HR=9.45 和 38.62）。此外，WBB 分期系统成功预测了 75.7% 患者的手术切缘。

如前所述，为了确定 WBB 分期系统的可靠性[7]，Chan 等通过 18 名患者的放射学记录对 15 名脊柱肿瘤研究组成员进行考察。他们发现 WBB 区（K=0.31）、WBB 层（K=0.58）和 WBB 推荐的手术方式（K=0.54）在观察者间可靠性分别为一般、中等和中等。他们认为，使用该系统的困难最常见原因是轴向成像的局限性，椎体旋转或椎体不对称及不能精确确定受累区域。尽管存在这些缺点，但该系统在指导手术入路和手术步骤方面有重要的价值。

二、脊柱转移性疾病

骨骼系统转移性疾病的患病率高得惊人，仅在美国就影响了约 300 000 名患者[15, 16]。约 60% 的骨转移是脊柱转移，在所有诊断为癌症的患者中，20%~40% 出现脊柱转移瘤。此外，将近 20% 的脊柱转移瘤患者会出现有症状的脊髓压迫[17]。这种转移性疾病最常影响胸椎（70%），其

次是腰椎（20%），最后是颈椎（10%）[16, 18]。鉴于面临癌症风险的老龄化人口在相对增长，靶向治疗延长了许多癌症患者的生存期及诊断方式的不断改进，转移性脊柱疾病的患病率预计也会增加[19]。

脊柱转移瘤患者的治疗目标包括改善神经功能，维持或恢复脊柱稳定性，有效控制局部肿瘤及提高整体生活质量。医疗技术的进步带来了现在无数的治疗选择，包括手术、化疗、常规放射治疗、立体定向放射外科手术和其他微创手术[20]。得益于这些医学进步和多个治疗团队的参与，目前已经开发了许多临床工具和分期系统来协助指导治疗决策。

（一）神经肿瘤力学系统决策框架

NOMS 决策框架旨在通过评估 4 个关键要素，即神经系统、肿瘤、机械稳定性和全身性疾病，为转移性脊柱疾病患者提供治疗指导[21]。NOMS 分期系统最早于 2013 年发布，根据大量文献和来自纪念斯隆 – 凯特琳癌症中心的多学科脊柱团队超过 15 年的临床经验。该系统的目标是结合四大关键领域来指导治疗，尤其是放射、全身治疗及手术干预。

神经系统评估用来分析脊髓损害的程度，包括脊髓疾病和神经根疾病的临床评估，即对 MESCC 程度的放射学评估。脊柱肿瘤学研究组（Spine Oncology Study Group，SOSG）设计并随后验证了六点分级系统，以量化转移性硬膜外脊髓压迫的程度，在本章后面将会介绍[22, 23]。

肿瘤学评估是指放疗或化疗对局部和全身肿瘤控制的有效性评估。根据肿瘤对常规外照射放射治疗（conventional external beam radiation therapy，CEBRT）的反应，可将其视为放射敏感或放射抵抗。如淋巴瘤、骨髓瘤和生殖细胞肿瘤已被证明对放射治疗非常敏感[24]。因此，即使有一些神经系统损害的因素存在，这些肿瘤的适当初始治疗可能是一个疗程的放射治疗和适当的全

身药物治疗。然而，实体瘤对辐射的敏感性不同。乳腺癌、前列腺癌和卵巢癌代表对放疗相对敏感的病理类型。相反，肾癌、甲状腺癌、肝细胞癌、结肠癌、非小细胞肺癌、肉瘤和黑色素瘤代表强烈放射抵抗的肿瘤[24]。尽管如此，这些典型放射抵抗病理类型也对高剂量精准放疗模式有效，这些模式可以通过立体定向放射外科（stereotactic radi-osurgery，SRS）或其他不影响正常结构的精准放疗模式获得。化疗方案选择因人而异，但在靶向治疗、免疫治疗和其他新型抗癌药治疗方面，多科会诊讨论至关重要。

无论神经系统或肿瘤学如何评估，NOMS 中的力学稳定性评估是独一无二的，因为它代表了手术治疗及骨水泥强化的潜在独立指征。SOSG 将不稳定定义为"由于与运动相关的疼痛、症状性或进行性畸形和（或）生理负荷下的神经损伤相关的肿瘤进展导致脊柱完整性丧失"。因此，它取决于临床和放射学检查结果。为帮助临床医生做出相应的诊断，SOSG 设计了脊柱不稳定性肿瘤评分（Spinal Instability Neoplastic Score，SINS），本章稍后将对其进行介绍[25]。系统评估通过全面考虑患者的诊断和预后。在继续治疗之前，必须考虑患者的整体肿瘤负荷及其他并发症对干预治疗的耐受能力。换句话说，对于预期寿命较短的患者，可能无法实现一般能带来长期效果的侵入性、适时或昂贵的手术。此外，对很多患者而言，积极的治疗可能弊大于利。许多预后评分系统已被制订以估计患者的预后和生存率，从而帮助医生确定特殊干预（通常是手术）是否值得进行[26-30]。这些将在本书后面的单独章节中详细介绍。但糟糕的是，这些评估可能会受到医生高估生存期的倾向或药物治疗有效而疾病持续进展的误导。因此，脊柱外科医生应该最深刻地考虑患者是否有机会从制订的手术方案中充分恢复并返回药物治疗，以便进行全身肿瘤治疗。当然，这需要患者、家人和多个治疗团队间的充分沟通。

虽然 NOMS 决策框架尚未经过前瞻性试验

的正式验证，但已被证实它能有效而适当地指导脊柱转移患者的治疗决策。这些治疗包括切除手术[31, 32]、传统放疗[33]和SRS的新方法[34]。该分期系统已成为脊柱外科医生和肿瘤学家等广泛认可和接受治疗辅助工具。Pratt和国际脊柱肿瘤学联盟最近发布了一个与NOMS决策框架类似的算法，这也反映了多学科协作和交流的必要性[35]。该决策框架被称为力学稳定性（mechanical stability）、神经系统风险（neurological risk）、肿瘤学参数（oncological parameters）和首选治疗（preferred treatment）算法（MNOP），它涵盖了NOMS决策框架的关键部分，同时还建议更好地让医学肿瘤学家和癌症康复专家参与进来。

（二）脊柱不稳定性肿瘤评分

2010年，SOSG发表了SINS系统，旨在帮助预测脊柱肿瘤病变稳定性[25]。此外，根据NOMS治疗决策框架，SINS评分是机械稳定性的主要决定因素。总之，SINS评分是一张18分制的量表，基于病变的部位、机械疼痛、骨病变类型、脊柱力线影像学表现、椎体塌陷和脊柱的后外侧结构受累（表3-4）[25]。根据总分情况分为稳定（分数0～6）、潜在不稳定（分数7～12）或不稳定（分数13～18）的分类。对于潜在不稳定范围内的患者的治疗仍然存在争议。Pennington等完成了对51名转移性脊柱疾病患者在单中心医疗机构为期1年评估的回顾性研究，以更好地描述潜在不稳定的范围[36]。他们发现，SINS评分达到10或更高的患者接受脊柱稳定性手术的可能性大于50%，而评分为9或更低的患者仅有11%接受了脊柱稳定性手术。他们得出结论，尽管必须为每位患者权衡个体化的临床和放射学治疗标准，但SINS评分为9分或更低的患者可能不需要进行脊柱稳定性手术。

对于SINS的有效性，Versteeg等在引入SINS分类期间（2009—2013年），对接受手术或放疗的脊柱转移瘤患者进行了回顾性研究[37]。他们发

表3-4 脊柱不稳定性肿瘤评分	
项　目	评　分
部位	
交界节段（枕颈部；C_7～T_2；T_{11}～L_1；L_5～S_1）	3
活动节段（C_3～C_6；L_2～L_4）	2
半固定节段（T_3～T_{10}）	1
固定节段（S_2～S_5）	0
机械疼痛	
有	3
偶尔，非活动性痛	2
无	1
骨病变类型	
溶骨性	2
混合性（溶骨/成骨性）	1
成骨性	0
脊柱力线影像学表现	
半脱位/脱位	4
畸形（后凸/侧弯）	2
正常	0
椎体塌陷	
>50%塌陷	3
<50%塌陷	2
椎体受累>50%，但无塌陷	1
无	0
后外侧结构受累	
双侧	3
单侧	1
无	0
总分	
稳定	0～6
潜在不稳定	7～12
不稳定	13～18

现，与 2011 年之前就诊的患者相比，在 2011 年引入 SINS 评分系统之后，两个治疗组的患者的 SINS 评分都有更加显著改善。他们还发现，在 2011 年引入 SINS 系统后，两组就诊时的平均评分都显著降低（手术组为 10.3 vs. 11.2，放疗组为 7.2 vs. 8.4）。这些发现表明，SINS 可以极大地提高对脊柱肿瘤不稳定性的认识，并有助于适当告知不稳定的患者更早地转诊接受手术干预。同样地，SINS 已被证实在骨外科医生和非骨科的肿瘤学专家中都是可靠和可重复的，Campos 等报道整体观察者间可靠性为 0.79，观察者内可靠性为 0.96[38]。Fisher 等还完成了对 37 名放射科医师和 30 名脊柱转移瘤患者的前瞻性分析，发现放射科医师能够根据 SINS 识别 98.7% 的脊柱不稳定患者，从而适当地邀请外科会诊[39]。

Hussain 等发表了一项 2018 年 SINS 验证研究，他们对 131 名接受脊柱转移稳定手术的患者进行前瞻性队列分析[40]。他们发现，增加 SINS 分类与术前疼痛和术前残疾程度之间存在显著的正相关（通过简短的疼痛量表行走评分及 MD Anderson 症状量表活动和行走评分）。对于潜在不稳定的和不稳定的患者，稳定手术给几乎所有患者的结果带来显著改善，并且当神经系统情况得到控制时，这些相关性仍然显著。

（三）转移性硬膜外脊髓压迫分级系统

转移性疾病压迫脊髓有相当高的残疾率和死亡率。如前所述，SOSG 制订并随后验证了一项六点分级系统来量化 MESCC 的程度[22, 23]。在压迫最明显层面上使用磁共振成像（magnetic resonance imaging，MRI）轴向 T_2 加权图像：0 级定义为肿瘤仅局限于骨骼；1 级，肿瘤侵犯到硬膜外，脊髓无变形；2 级，脊髓受压，可见脑脊液；3 级，脊髓受压，无可见脑脊液。这些被进一步细分为：1a 级，硬膜外撞击而无硬膜囊变形；1b 级，脊髓信号连续的硬膜囊变形；1c 级，硬膜囊变形与脊髓信号不连续，但没有压迫。如果没有机械不

稳定性，应考虑将常规放射治疗作为 0、1a 和 1b 级的初始治疗。对于 2 级和 3 级（定义为高级别 ESCC），在放疗前应考虑手术减压。1c 级肿瘤的初始治疗仍有争议，但可能是选择 SRS 手术来限制脊髓损害程度的指征[41]。Bilsky 等通过 25 名患者的影像由 SOSG 的 7 名成员进行前瞻性研究，证实目前的 6 点 ESCC 分级量表既可靠又可重复[23]。此外，与含钆和不含钆的 T_1 加权图像相比，T_2 加权图像是 ESCC 更优异的检查方法。

Ryu 等随后制订了该量表的修改版本，以反映患者在放射影像学中脊髓受压不同程度情况下的神经系统状态[42]。神经功能分级由 5 级（A～E 级）组成，具体取决于症状的严重程度。A 级，无症状；B 级，局灶性轻微症状（即轴向或根性疼痛）；C 级，由于神经根或脊髓受压引起的不完全麻痹，肌力为 4 级以上；D 级，不完全麻痹，肌力为 3 级以下；E 级，完全瘫痪或尿失禁和大便失禁。该团队对 62 名患者进行了前瞻性研究，这些患者共有 85 个导致转移性硬膜外压迫的病变，神经系统状态为 A、B 或 C 级。他们发现对这些患者进行放射外科手术后，肿瘤平均体积减小了 65%，81% 的患者神经功能改善，从而支持采用他们改进的系统。

三、小结

用高质量的分类和分期系统有助于指导脊柱肿瘤患者的治疗，同时重视脊髓和脊柱复杂的和关键的解剖结构（图 3-1）。多年来，该领域一直缺乏公认的标准，但临床辅助工具最近推动着治疗决策的改善和跨学科交流，导致形成了许多分类和分期系统。然而，这些辅助工具的循证发展本质上受到患者数量有限、临床表现多样及随访程度有限的限制。因此，了解现有和广泛使用的分类系统的价值和证据至关重要。Enneking 和 WBB 分期系统已被证明是脊柱原发病变分期和手术规划的重要工具。同样，通过 SINS 和 ESCC 评估，NOMS 决策框架已成为指导脊柱转移性

系　统	研究工具	预　后	临床沟通	治疗指南
原发性良性肿瘤的 Enneking 分期				
原发性恶性肿瘤的 Enneking 分期				
AJCC 分期				
Weinstein-Boriana-Biagini（WBB）分期				
神经肿瘤力学系统（NOMS）决策框架				
脊柱不稳定性肿瘤评分（SINS）				
转移性硬膜外脊髓压迫（MESCC）				
骨骼肿瘤研究组（SORG）列线图				

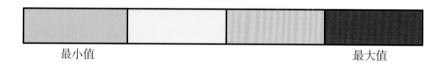

最小值　　　　　　　　　　　　　　　　　　最大值

▲ 图 3-1　分类和分期系统在四个关键临床领域的相对价值

肿瘤治疗的基石。正在进行的多中心研究，如脊柱肿瘤学的流行病学过程和结果（Epidemiology Process and Outcomes in Spine Oncology，EPOSO）队列及原发性肿瘤研究和结果网络（Primary Tumor Research and Outcomes Network，PTRON）正在收集全面的前瞻性数据，这些数据可能有助于完善当前的分类系统。随着对脊柱骨科肿瘤学的理解及这一复杂领域内分类系统的价值不断增长，临床医生将能够为不断扩大的患者群体提供更高质量的服务。

参 考 文 献

[1] Gospodarowicz M, Benedet L, Hutter RV, Fleming I, Henson DE, Sobin LH. History and international developments in cancer staging. Cancer Prev. 1998;2(6):262–8.

[2] Enneking WF, Spanier SS, Goodman MA. A system for the surgical staging of musculoskeletal sarcoma. Clin Orthop Relat Res (1976–2007). 1980;153:106–20.

[3] Ragsdale BD, Madewell JE, Sweet DE. Radiologic and pathologic analysis of solitary bone lesions. Part II: periosteal reactions. Radiol Clin N Am. 1981;19(4):749–83.

[4] Harrop JS, Schmidt MH, Boriani S, Shaffrey CI. Aggressive "benign" primary spine neoplasms: Osteoblastoma, aneurysmal bone cyst, and giant cell tumor. Spine. 2009;34(22S):S39–47.

[5] Dickey ID, Rose PS, Fuchs B, et al. Dedifferentiated chondrosarcoma: the role of chemotherapy with updated outcomes. JBJS. 2004; 86(11):2412–8.

[6] Fisher CG, Saravanja DD, Dvorak MF, et al. Surgical management of primary bone tumors of the spine: validation of an approach to enhance cure and reduce local recurrence. Spine. 2011;36(10):830–6.

[7] Chan P, Boriani S, Fourney DR, et al. An assessment of the reliability of the enneking and weinstein-boriani- biagini classifications for staging of primary spinal tumors by the spine oncology study group. Spine. 2009;34(4):384–91.

[8] Tanaka K, Ozaki T. New TNM classification (AJCC eighth edition) of bone and soft tissue sarcomas: JCOG bone and soft tissue tumor study group. Jpn J Clin Oncol. 2018;49(2):103–7.

[9] Heck RK Jr, Stacy GS, Flaherty MJ, Montag AG, Peabody TD, Simon MA. A comparison study of staging systems for bone sarcomas. Clin Orthop Relat Res. 2003;415:64–71.

[10] Hart RA, Boriani S, Biagini R, Currier B, Weinstein JN. A system for surgical staging and management of spine tumors: a clinical outcome

study of giant cell tumors of the spine. Spine. 1997;22(15):1773–82.

[11] Fisher CG, Keynan O, Boyd MC, Dvorak MF. The surgical management of primary tumorsof the spine: initial results of an ongoing prospective cohort study. Spine. 2005;30(16):1899–908.

[12] Boriani S, Biagini R, Bertoni F, Malaguti MC, Di Fiore M, Zanoni A. En bloc resections of bone tumors of the thoracolumbar spine: a preliminary report on 29 patients. Spine. 1996;21(16):1927–31.

[13] Yamazaki T, McLoughlin GS, Patel S, Rhines LD, Fourney DR. Feasibility and safety of en bloc resection for primary spine tumors: A systematic review by the spine oncology study group. In: 50 landmark papers every spine surgeon should know. Boca Raton: CRC Press; 2018. p. 61–4.

[14] Amendola L, Cappuccio M, De Iure F, Bandiera S, Gasbarrini A, Boriani S. En bloc resections for primary spinal tumors in 20 years of experience: effectiveness and safety. Spine J. 2014;14(11):2608–17.

[15] Portenoy RK. Cancer pain. Epidemiology and syndromes. Cancer. 1989;63(11):2298–307.

[16] Perrin RG, Laxton AW. Metastatic spine disease: epidemiology, pathophysiology, and evaluation of patients. Neurosurg Clin N Am. 2004;15(4):365–73.

[17] Jacobs WB, Perrin RG. Evaluation and treatment of spinal metastases: an overview. Neurosurg Focus. 2001;11(6):1–11.

[18] Wong DA, Fornasier VL, MacNab I. Spinal metastases: the obvious, the occult, and the impostors. Spine. 1990;15(1):1–4.

[19] Bilsky MH. New therapeutics in spine metastasis. Expert Rev Neurother. 2005;5(6):831–40.

[20] Gerszten PC, Mendel E, Yamada Y. Radiotherapy and radiosurgery for metastatic spine disease: what are the options, indications, and outcomes? Spine. 2009;34(22S):S78–92.

[21] Laufer I, Rubin DG, Lis E, et al. The NOMS framework: approach to the treatment of spinal metastatic tumors. Oncologist. 2013;18(6):744–51.

[22] Bilsky M, Smith M. Surgical approach to epidural spinal cord compression. Hematol Oncol Clin North Am. 2006;20(6):1307–17.

[23] Bilsky MH, Laufer I, Fourney DR, et al. Reliability analysis of the epidural spinal cord compression scale. J Neurosurg Spine. 2010;13(3):324–8.

[24] Williams JR, Zhang Y, Zhou H, et al. A quantitative overview of radiosensitivity of human tumor cells across histological type and TP53 status. Int J Radiat Biol. 2008;84(4):253–64.

[25] Fisher CG, DiPaola CP, Ryken TC, et al. A novel classification system for spinal instability in neoplastic disease: an evidence-based approach and expert consensus from the spine oncology study group. Spine. 2010;35(22):E1221–9.

[26] Yamashita T, Siemionow KB, Mroz TE, Podichetty V, Lieberman IH. A prospective analysis of prognostic factors in patients with spinal metastases: use of the revised tokuhashi score. Spine. 2011;36(11):910–7.

[27] Ulmar B, Naumann U, Catalkaya S, et al. Prognosis scores of tokuhashi and tomita for patients with spinal metastases of renal cancer. Ann Surg Oncol. 2007;14(2):998–1004.

[28] Tokuhashi Y, Matsuzaki H, Oda H, Oshima M, Ryu J. A revised scoring system for preoperative evaluation of metastatic spine tumor prognosis. Spine. 2005;30(19):2186–91.

[29] Bauer HC, Wedin R. Survival after surgery for spinal and extremity metastases: prognostication in 241 patients. Acta Orthop Scand. 1995;66(2):143–6.

[30] Pereira NRP, Janssen SJ, van Dijk E, et al. Development of a prognostic survival algorithm for patients with metastatic spine disease. JBJS. 2016;98(21):1767–76.

[31] Han S, Wang T, Jiang D, et al. Surgery and survival outcomes of 30 patients with neurological deficit due to clear cell renal cell carcinoma spinal metastases. Eur Spine J. 2015;24(8):1786–91.

[32] Arrigo RT, Kalanithi P, Cheng I, et al. Predictors of survival after surgical treatment of spinal metastasis. Neurosurgery. 2011;68(3):674–81.

[33] Komatsu T, Kunieda E, Oizumi Y, Tamai Y, Akiba T. An analysis of the survival rate after radiotherapy in lung cancer patients with bone metastasis: is there an optimal subgroup to be treated with high-dose radiation therapy? Neoplasma. 2012;59(6):650–7.

[34] Sellin JN, Reichardt W, Bishop AJ, et al. Factors affecting survival in 37 consecutive patients undergoing de novo stereotactic radiosurgery for contiguous sites of vertebral body metastasis from renal cell carcinoma. J Neurosurg Spine. 2015;22(1):52–9.

[35] Spratt DE, Beeler WH, de Moraes FY, et al. An integrated multidisciplinary algorithm for the management of spinal metastases: an international spine oncology consortium report. Lancet Oncol. 2017;18(12):e720–30.

[36] Pennington Z, Ahmed AK, Westbroek EM, et al. SINS score and stability: evaluating the need for stabilization within the uncertain category. World Neurosurg. 2019;128:e1034.

[37] Versteeg AL, Van der Velden JM, Verkooijen HM, et al. The effect of introducing the spinal instability neoplastic score in routine clinical practice for patients with spinal metastases. Oncologist. 2016;21(1):95–101.

[38] Campos M, Urrutia J, Zamora T, et al. The spine instability neoplastic score: an independent reliability and reproducibility analysis. Spine J. 2014;14(8):1466–9.

[39] Fisher CG, Versteeg AL, Schouten R, et al. Reliability of the spinal instability neoplastic scale among radiologists: an assessment of instability secondary to spinal metastases. Am J Roentgenol. 2014;203(4):869–74.

[40] Hussain I, Barzilai O, Reiner AS, et al. Patient-reported outcomes after surgical stabilization of spinal tumors: symptom-based validation of the spinal instability neoplastic score (SINS) and surgery. Spine J. 2018;18(2):261–7.

[41] Yamada Y, Bilsky MH, Lovelock DM, et al. High-dose, single-fraction image-guided intensity-modulated radiotherapy for metastatic spinal lesions. Int J Radiat Oncol Biol Phys. 2008;71(2):484–90.

[42] Ryu S, Rock J, Jain R, et al. Radiosurgical decompression of metastatic epidural compression. Cancer. 2010;116(9):2250–7.

第 4 章　成人脊柱肿瘤评估和分期的影像学技术

Advanced Imaging Technologies in the Evaluation and Staging of Adult Spine Tumors

Anick Nater　Michael G. Fehlings　著

针对脊柱肿瘤患者的临床管理，旨在尽可能提高治愈率，降低发病率，并最大限度地提高长期生存率。大多数有症状的原发性脊柱肿瘤需要系统评估，以确定是否适合完全切除，任何原发性或继发性脊柱肿瘤的诊断都需要进行详细的局部检查和全身系统性检查，以便详细进行分期。事实上，脊柱肿瘤的临床治疗依赖于局部累及范围的准确判断，淋巴结扩散的检测，转移的部位和范围。本章影像学评估方法提供了重要的基线资料，可用于评估局灶性疾病进展、治疗反应，以及评估原发性肿瘤和所有继发性恶性肿瘤复发，指导后续的重新分期和治疗决策。特别对于脊柱转移性肿瘤具有重要的意义，因为它深刻地影响着疾病的进程、预后、治疗方案制订和计划及患者的生活质量。

本章围绕 3 个主题进行阐述。一旦成年患者被诊断为脊柱肿瘤，需要考虑以下问题。

(1) 目前可用的影像学方法有哪些？它们如何用于评估病变的初始特征和肿瘤总体特点？目前有哪些证据支持在一般情况下和在特定疾病的基础上应用它们？

(2) 手术和（或）放射治疗后有哪些特别注意事项？

(3) 影像技术在成人脊柱肿瘤的评估和分期方面有何进展？

一、背景

脊柱肿瘤按其来源分为原发性肿瘤和转移性肿瘤。脊柱转移瘤比原发性脊柱肿瘤更常见。最近一项基于 2009—2011 年人群的流行病学资料分析显示，成人原发性良性和恶性脊柱肿瘤的发病率分别为 2.35/100 000 和 0.70/100 000，而脊柱转移瘤的发病率为 25.96/100 000[1, 2]。位于硬膜外的肿瘤多为转移性肿瘤，而硬膜内和髓内的肿瘤多为原发性[3]。尽管目前的研究主要集中在转移性疾病上，但对于所有原发肿瘤，不管其起源部位，评估和分期的原则在本质上基本一致。

骨骼系统不断地重塑，在合成和降解之间保持动态平衡。成骨细胞可产生类骨质，然后通过羟基磷灰石晶体矿化。原发性和继发性肿瘤干扰骨形成和矿化及骨吸收。虽然一些原发肿瘤细胞（如骨肉瘤）本身可产生骨基质[4]，但原发和骨转移瘤中的大多数骨矿化活性是由成骨细胞间接刺激骨合成或直接修复反应性亢进引起的。另外，骨质溶解是由破骨细胞介导的骨降解引起的。因此，脊柱肿瘤的诊断、评估和分期的最佳影像学技术取决于潜在的病理生理变化（骨矿化、骨溶解或混合性改变）和肿瘤病变的影像学表现[5]。

虽然计算机断层扫描（computed tomography，CT）和 MRI 已成为结构成像的主要工具，但 X 线片和 CT 脊髓造影仍有特定的临床价值。超声学检查可提供实时解剖学信息，核医学成像可获取全身骨骼系统的生化变化信息。

二、脊柱肿瘤的评估和分期

目前尚没有公认的评估和分期脊柱肿瘤的金标准。临床上使用的评估方法各有不同的优点和缺点，评估者选择时通常取决于可用性、成本、脊柱肿瘤类型、敏感性、特异性、辐射剂量、获取时间、临床医生的经验和偏好及患者的一般情况和相对、绝对禁忌证。

（一）常规 X 线检查

X 线检查是脊柱肿瘤诊断时常规的检查方法，其易于获取、成像时间快且价格低廉，普遍用于评估就诊于基层医疗机构或出现颈部或背部疼痛的急诊患者，尤其是具有癌症病史的患者。其缺点是敏感性较低，只能显示骨溶解（低密度）或骨硬化（高密度）区域[6]。与骨骼肿瘤相关的典型放射学表现包括椎体塌陷、椎弓根侵蚀（"猫眼"征）、椎旁软组织阴影（即椎旁肿块）及骨硬化和骨溶解（通常不涉及椎间盘边缘）[7]。一般来说，良性肿瘤往往生长缓慢，界限清晰，呈局灶性病变，而骨溶解破坏可能表明肿瘤的侵袭性[8]。

然而 X 线检查获取脊柱肿瘤解剖信息的局限性也已引起关注。Edelstyn 等[9] 报道 50%～75%的松质骨破坏才能在侧位 X 线片上明显发现，而在正位 X 线片上椎体需要破坏更多才可发现明显改变。17%～26% 的椎体转移瘤在脊柱 X 线片上没有表现出放射学证据[10, 11]。由于重叠效应，在诊断颅骨、脊柱和骨盆肿瘤过程中更具挑战性[12]。当皮质受累和椎体矿化程度高时，X 线检查较容易发现[9]。然而，在病理性[9]和骨质疏松性[13]骨折中，皮质很少受累。随着年龄的增长，椎体矿化趋于下降[9]。此外，22% 的癌症患者在 X 线片上发现的椎体塌陷与肿瘤侵犯无关[11]。X 线检查并不能充分评估和分期脊柱肿瘤。

尽管如此，X 线仍然具备一些临床优势。虽然对于脊柱不稳还没有公认的定义，但在时间紧急情况下，X 线片通常用于评估整体序列和脊柱力学稳定性。此外，在转移性检查中，胸部 X 线片是一种简单和廉价的筛查工具。在一项纳入 40 名骨转移瘤来源不明患者的前瞻性研究中，43% 的患者在胸部 X 线片上的发现有助于肺癌诊断的确立[14]。

在脊柱肿瘤学领域，X 线片可用于评估和检查：①脊柱稳定性和畸形（直立、屈曲、伸展和侧弯）；②整体脊柱平衡（站立位脊柱全长位、矢状位和冠状位图）；③畸形；④关节融合术（即融合）；⑤脊柱力线及术后器械和植入系统的位置和完整性；⑥虽然 X 线检查结果正常不能排除转移瘤的存在，但四肢骨骼的异常 X 线表现提示进一步评估的必要性[12]。

（二）计算机断层扫描

带有静脉注射和口服造影剂的 CT 具有相对较低的成本、广泛的实用性和快速的图像获取速度，是肿瘤、淋巴结和全身转移（tumor, nodal, and systemic metastasis，TNM）分期系统的首选影像学检查。事实上，TNM 分期系统是目前临床上最为常用的肿瘤分期系统[12, 15]。

在骨骼系统方面，CT 的优点是没有解剖结构的叠加效应，更高的空间分辨率，通过调整合适的窗宽，窗位优化骨骼和软组织的对比度，以及使用低剂量技术暴露最大限度减少辐射的同时获得全身图像信息的能力。此外，由于数据是从由多次连续或一次螺旋扫描组成的单个成像程序中获取的，因此可以获得轴向、矢状、冠状重建断层图像及局部表面三维图像，这为确定肿瘤性质、分期，明确肿瘤与周围组织解剖关系，设计合理的手术方案提供了详细的信息。CT 获取图像时，无论测量方向如何，容积采集都具有相同的值，重建的图像与源图像具有相同的数值[16]。因此，CT 在评估脊柱肿瘤方面具有显著优势[6]。事实上，CT 被认为是评估骨性组织的最佳影像学手段[17]。

在脊柱肿瘤的评估中，在大多数情况下，普通 CT 检查有较大视野，无须使用造影剂。CT 能以高分辨率显示骨小梁和皮质骨，可以很好地显示骨结构。CT 评估骨硬化、骨溶解和骨膜反应及椎管中骨碎片的存在具有很大优势，特别是 CT 血管造影（CT angiography，CTA）可以提供关于肿瘤血供及其与周围血管关系的详细信息，从而避免常规血管造影[16]。此外，对于不能进行 MRI 检查的患者（如有起搏器或患有严重幽闭恐惧症的患者）或有金属内植物的患者，CT 脊髓造影时脑脊液的显影可有助于发现脑脊液分布异常的结构性原因，如硬脊膜内病变或硬膜外肿块病变压迫硬膜囊的病例[18]。值得注意的是，在严重脊髓压迫患者使用造影剂会导致急性神经功能恶化，这种情况下应谨慎使用[19]。

然而，CT 对骨髓浸润的敏感性有限[12, 20]。这是 CT 评估脊柱转移瘤的一个重要缺点，因为脊柱转移瘤常发生在椎体骨髓[16]。此外，骨质疏松症或退行性变患者的皮质改变可能难以鉴别[7]。最后，电离辐射暴露始终是 CT 难以规避的缺点[20]。当 X 线检查正常时，若出现阳性摄取，CT 是对可疑的核素扫描或 MRI 结果进行进一步评估的首选技术[7]。此外，CT 有助于描述病变的空间形态，这在制订包括肿瘤切除和内固定植入的手术方案时尤为重要。此外，CT 在研究脊柱稳定性（如 SINS 分类）、骨化过程和骨折风险方面也有很大价值[12, 18]。CT 是评估融合术后效果、脊柱序列、内固定系统位置和完整性的最佳方法。

（三）磁共振成像

采用 TNM 分期系统在对脊柱肿瘤进行合理全面评估时，几乎总是需要 CT 辅以 MRI。迄今为止，MRI 是脊柱肿瘤早期诊断和解剖评估的金标准[21]。

MRI 是目前发现和检查脊柱肿瘤的首选方法。MRI 能详细显示肿瘤的血供特征及骨髓和椎管受损害程度。MRI 还可反映肿瘤与周围血管和神经组织的相互关系，对脊髓信号异常的显像也更加精确[22]。MRI 对软组织和骨髓具有良好的分辨能力，且具有较高的三维分辨率，即使在皮质和小梁骨成分仍然完整的情况下，也可以观察到骨髓组织的肿瘤性改变[12]。进行常规 MRI 检查时，通常获得 T_1WI、T_2WI、短时反转恢复序列（short-tau inversion recovery，STIR）和增强 T_1WI 脂肪饱和序列[18]。脊柱肿瘤病灶在 T_1WI 像上为中低信号，而正常骨髓为高信号，这产生较好的对比，因此 T_1WI 可以更好地呈现肿瘤在松质骨内的侵袭范围[18]。脊柱肿瘤在 T_2WI 像上多为中高信号影，较脑脊液和正常椎间盘组织信号低，而高于周围软组织信号，因此观察椎旁软组织中肿瘤侵袭范围及脊髓和神经根受累情况以 T_2WI 像为主。在临床治疗上具有良好指导作用的硬膜外脊髓压迫（epidural spinal cord compression，ESCC）量表[23]主要基于轴向 T_2WI 信息进行分级评估的。增强 T_1WI 可以更好地显示肿瘤在硬膜外组织中的侵袭范围及肿瘤组织在椎管内的解剖定位（硬膜外、硬膜内—髓外和硬膜内—髓内），这些影像学信息有助于进行鉴别诊断[22]。增强 MRI 检查时侵袭性肿瘤常明显强化，而坏死区域与良性肿瘤中囊性病变常无明显强化，这些差别有助于制订更加合理的病理活检计划，提高细针抽吸、空心针活检或手术快速切片过程中获取阳性标本的概率。其中，以脂肪饱和 T_1WI 像增强效果最好。然而，在进行颈椎或胸椎成像时，由于呼吸或吞咽动作导致的相位编码运动伪影可能导致脂肪信号的不均匀抑制，从而可能影响整体图像质量[16]。此外，与标准 T_2 加权序列相比，STIR 像具有较差的信噪比和对运动的更高敏感性，可能限制其在评估髓内肿瘤中的应用[3]。

在均匀介质中，任何方向的弥散系数都相等，这种弥散称为各向同性弥散；在非均匀的介质中，各方向的弥散系数不同，这种弥散称为各向异性弥散。弥散系数除反映分子的弥散运动特性外，尚与弥散环境的介质有关。弥散加权成像技术（diffusion-weighted imaging，DWI）是一种基于测量生物分子（主要是水）在组织内的随机运动（即扩散）的定量 MRI 形式。细胞膜（即高细胞密度）、细胞肿胀、血管和纤维组织通常限制扩散，从而表现出较低的扩散系数，并在 DWI 中显示出相对较高的信号强度。DWI 对 T_1 和 T_2 的弛豫仍然敏感，T_2 穿透效应是造成 DWI 假高信号的已知原因。因此，扩散受限在 DWI 中表现为高信号，而在表观扩散系数（apparent diffusion coefficient，ADC）图像上表现为低信号，即扩散受限异常。由于肿瘤组织通常由密集的细胞和高度血管化的结构组成，具有扩散受限特点，因此对脊柱肿瘤进行 DWI 技术研究日益引起关注[24]。特别是浸润骨髓的肿瘤，如浆细胞瘤或多发性骨髓瘤，使用传统的 MRI 技术很难发现，而 DWI 技术可将其与增生性或其他良性病变鉴别[18]。

DWI 的技术缺陷与脊髓体积小、磁性环境不均匀及脊柱内部和周围的固有运动有关。尽管 DWI 技术在脊柱肿瘤的临床应用还缺乏明确的指南性文件，但这项技术已经引起了广泛的兴趣。例如，DWI 对脊髓的缺血性损伤和改变很敏感，这可以帮助区分不完全骨折是由良性或恶性病变引起。当然，DWI 技术在这种情况下的应用还有待更多临床实践的验证[25]。

正如前面提到的 CTA，在制订手术方案时，MR 血管造影（MR angiography，MRA）亦可提供肿瘤与周围组织的有价值的血管解剖学信息，基本可替代常规血管造影检查[16]。除了对骨髓、软组织等有更好的成像效果外，MRI 相较于 CT 的另一个优势是没有电离辐射。此外，鉴于 T_1WI 和 STIR 序列已可提供足够的骨髓成像效果，对于谨慎使用钆显影剂的肾功能差的患者仍可以进行检查[12]。

得益于技术的进步，包括快速图像采集、安装在常规 MRI 工作台顶部的滚动平台扩展器及专用软件的成功开发，现已可以完成在 1h 内全身 MRI 扫描[3]。

（四）核医学和分子影像

Kircher 等[26]将肿瘤学中的分子成像定义为"对恶性状态至关重要的关键生物分子和基于分子的事件的体内特征和测量"。分子成像技术已成功应用于许多领域，包括核医学、放射学、药理学、分子和细胞生物学、工程学、物理学和数学。核医学中也使用了多种分子成像技术，可提供具有二维或三维描绘的生理（即功能）成像[26]。在核医学领域，量化是指可靠地量化活动的能力[27, 28]。

（五）放射性核素骨显像和单光子发射计算机断层扫描

骨成像需要使用放射性核素，最常用的是 ^{99m}Tc，在体内与双膦酸盐结合，通常是亚甲基二磷酸盐（methylene diphosphonate，MDP），形成放射性示踪剂 ^{99m}Tc-MDP。在骨形成过程中与羟基磷灰石晶体结合的 ^{99m}Tc-MDP 的数量，与局部血流和成骨细胞活性成正比。^{99m}Tc-MDP 可快速定位到骨灌注和合成区域，并从人体中快速代谢[29]。

平面骨成像包括全身、区域和三相图像。平面全身图像，即骨闪烁扫描或骨扫描（bone scan，BS），在临床上已经使用了几十年。骨扫描可以在一次检查中快速检查整个骨骼系统，且成本相对较低而灵敏度良好[29]。骨扫描一直是进行脊柱肿瘤分期的主要检查手段之一，尽管其在诊断特异性方面存在局限性，但仍广泛用于临床实践[30]。由于骨扫描具有更高的分辨率，采用区域骨骼图像模式可以对特定身体部位进行更详细的评估。在核素三相骨扫描模式中，放射性示踪剂随着时间的变化而获得的连续图像信息，可以很好地呈现骨骼和软组织中局部动脉和静脉血流的动态变化。此外，这种骨扫描没有明显的禁忌证，是一种患者耐受性良好的影像学检查手段[29]。

尽管骨扫描具备高度的敏感性，但由于骨扫描主要反映成骨细胞活性而非肿瘤细胞增生情况，因此在特异性方面表现相对较差。事实上，良性和恶性原发肿瘤、转移性肿瘤、骨折愈合、佩吉特病、感染过程和炎症过程（如活动性退行性骨关节炎）都与放射性核素摄取有关，即结果为阳性或"热"扫描。此外，某些肿瘤的骨扫描结果常表现出假阴性，即"冷"扫描或摄取降低，如以骨溶解为主的肿瘤（侵袭性高的骨溶解性肿瘤，几乎没有反应性的高代谢性骨合成发生），极少诱导骨形成的肿瘤（脊索瘤），孤立性骨髓浸润（肾细胞癌、淋巴瘤、白血病或浆细胞瘤/多发性骨髓瘤）及局部骨质血流中断（骨梗死）[12, 31]。另外还有一种被称为超扫描的现象，是前列腺癌的典型表现。具体表现为整个骨骼系统的弥漫性摄取增加，有时在无提示肾脏活动降低的情况下（即肾脏中没有放射性核素的生理蓄积），扫描结果可能不表现出任何"热点"，并可能被误认为阴性[29]。

目前临床上，骨扫描常辅之以单光子发射计算机断层扫描（single-photon emission computed tomography，SPECT）或SPECT/CT技术以获取更加全面的信息。SPECT技术使用更新的伽马相机和软件，可以进行断层扫描，从而可以提供特定区域的三维表征。这为椎体内骨合成旺盛区域的病理生理学评估和定位提供了更精确的方法。SPECT特别适用于检查周围软组织丰富的结构，如胸腰椎和骨盆。它还有助于鉴别恶性病变与部分良性病变，如退行性小关节病、活动性部分缺损或其他良性病变[7]。

（六）正电子发射断层扫描

正电子发射断层扫描（positron-emission tomography，PET）计算正电子发射器标记的放射性示踪剂所发射的放射性的三维分布。葡萄糖类似物 ^{18}F-氟脱氧葡萄糖（^{18}F-fluoro-2–deoxy-D-glucose，^{18}F-FDG）是常用的影像学检查PET/CT最常用的显像剂，特别适用于评估转移性骨肿瘤。^{18}F-FDG在细胞内的累积与葡萄糖摄入量成比例，是葡萄糖代谢升高的标志物[6]。

^{18}F-FDG对肿瘤细胞没有特异性，然而，糖代谢的改变是癌症发生的早期事件之一。事实上，大多数肿瘤代谢高度活跃，细胞膜中葡萄糖转运体和糖酵解酶己糖激酶的表达和活性均增加。代谢旺盛的肿瘤也会启动厌氧糖酵解途径，以满足

迅速增加的葡萄糖需求。以上代谢方面的需求增加导致肿瘤细胞相对于周围的非肿瘤细胞，聚集并累积更高水平的 ^{18}F-FDG[26]。

通常情况下，椎体、椎旁肌肉、脑脊液、硬膜外脂肪、软脑膜和神经根的 ^{18}F-FDG摄取相对较低，因此是评估脊柱肿瘤 ^{18}F-FDG摄取率良好的背景组织。虽然脊髓通常也被认为是背景组织，但在颈椎段和腰椎段常出现摄取增加，此现象被描述为一种生理变异。此外，非肿瘤性摄取率增加导致的假阳性结果是 ^{18}F-FDG PET的一个缺点。癌症患者由于内源性或外源性造血刺激因子的反应可能表现出骨髓增生[32]；一些肿瘤治疗方案包含粒细胞集落刺激因子，它可刺激骨髓中的代谢活动[6]，由此产生的 ^{18}F-FDG PET摄取增加可能被误解为弥漫性肿瘤骨髓浸润。此外，在脊柱中由于部分体积效应，这种骨髓增生也可能导致椎管内邻近结构对 ^{18}F-FDG的摄取增高。因此，考虑到脊柱内 ^{18}F-FDG摄取率易受生理性活动影响，脊柱肿瘤的诊断需要CT或MRI提供的解剖学成像的证据支持[32]。

一些肿瘤表现与低水平的 ^{18}F-FDG摄取有关。事实上，PET检测病变的能力取决于多种生物学和技术因素，包括病变的大小、细胞数量和整体糖酵解活性、周围组织 ^{18}F-FDG摄取背景、患者的准备情况及使用的扫描仪类型。对于原发性骨肿瘤，^{18}F-FDG的摄取率是可变的。虽然恶性肿瘤比良性肿瘤具有更高的 ^{18}F-FDG摄取率，但这一原则在相同组织学类型的肿瘤中更具有一致性[33]。如骨巨细胞瘤中 ^{18}F-FDG的平均摄取量与骨恶性淋巴瘤相似[34]。有研究报道，尤因肉瘤[35]、低级别骨肉瘤及低级别软骨肉瘤和骨软骨瘤的 ^{18}F-FDG摄取量较低[34]。同样，低度恶性肺腺癌、肾细胞癌和神经内分泌肿瘤也常具有低的 ^{18}F-FDG摄取率[36]。此外，成骨细胞转移瘤通常表现出较低的代谢活性，因此PET往往无法检测到阳性改变[37]。

最终，与基于解剖结构变化来鉴定肿瘤的CT、MRI、骨扫描和SPECT等影像学检查手段不

同，^{18}F-FDG PET 是基于直接的生理活动来检测和定位肿瘤，甚至在解剖成像研究中出现任何形态学改变之前就可以发现肿瘤病变证据[38]。此外，相较于骨扫描和 SPECT，^{18}F-FDG PET 不仅可以检测骨骼系统的肿瘤性改变，还可以检测其他多个器官系统的肿瘤过程。因此，^{18}F-FDG PET 可用于进行全身分期评估，并可用于确定有转移但既往无癌症史的患者原发肿瘤的病灶。

高级别证据表明，对于包括肝癌、低级别淋巴瘤和前列腺癌的多种肿瘤，^{18}F-FDG 摄取率与预后不良和治疗反应差相关。例如，^{18}F-FDG 摄取高的患者往往表现出更高的疾病分期和更快的转移扩散，也意味对放疗、经动脉化疗栓塞和肝移植患者效果较差[36]。

尽管 ^{18}F-FDG PET 具有众多优点，但其价格昂贵、空间分辨率差、示踪剂摄取高特点，且特异性有限[38]。注意，除非另有规定，下文中 PET 均指 ^{18}F-FDG PET。

尽管 1972 年美国食品药品管理局（Food and Drug Administration，FDA）批准 ^{18}F- 氟化钠（^{18}F-NaF）用于检测成骨活性，但由于 ^{99m}Tc 对伽马相机的成像能力优于 ^{18}F-NaF，很快便将其取代。与 ^{99m}Tc-MDP 相似，^{18}F-NaF 在骨合成过程中根据局部血流和成骨细胞活性的比例与羟基磷灰石晶体结合。PET 和 CT 结合使用的增加可能会激发医生以 ^{18}F-NaF PET/CT 的形式在骨肿瘤成像临床应用中的兴趣[39]。

（七）交叉融合技术

临床上目前使用的融合技术包括 SPECT-CT、PET/CT 和 PET/MRI。以上技术将可视化骨代谢功能信息与解剖成像结合起来，巧妙地把互补图像融合在一起。两种技术的结合产生的特异性优于单独使用任何一种方式，以协同的方式提高了整体诊断率[6]。传统上，PET/CT 和 PET/MRI 的最终图像是通过两台独立设备的回顾性数据融合产生的，但与 SPECT-CT 类似，现在 PET/CT 和

PET/MRI 的功能可由一个集成设备实现[40]。值得注意的是，尽管通过同时采集得以消除时间和空间配准变化，从而提高了图像质量。但与单个 PET 或 MRI 系统相比，融合影像技术临床应用效率下降，且软件解决方案和扫描仪的稳定性较差[41]。此外，PET/CT 和 PET/MRI 可以估计代谢肿瘤体积（metabolic tumor volume，MTV）和总病变糖酵解（total lesion glycolysis，TLG）[27]。在 PET 技术中，定量是测量最大标准摄取值（maximum standardized uptake value，SUV_{max}）的过程，SUV_{max} 对应于给定病变中骨性放射性浓度最活跃体素的单个像素值[27, 28]。MTV 是肿瘤中 SUV 超过阈值的体素体积之和[42]，而 TLG 是 MTV 与 MTV 平均 SUV 的乘积[43]。

三、影像学研究证据

到目前为止，尚没有肿瘤总负荷的特征和测定的标准化方案。尽管临床上制订选择哪些技术组合的决策过程需要根据原发肿瘤的类型来决定，并最终针对每个患者量身定制最优方案，多项研究试图对当前不同的影像学技术进行比较，但这些研究绝大多数是针对转移性椎体肿瘤开展的。必须强调的是，由于系统和普遍的活检既不可行，也不符合伦理，因此对检测肿瘤的影像学比较缺乏金标准。例如，许多成像方法的比较研究使用不同的扫描仪器、协议和替代参数作为诊断参考标准。此外，也有研究报道结合了组织病理学分析和影像学的成像技术。因此，很难对目前的研究结果进行概括。本章中包含的研究成果肯定是不完整的，其目的是提出总的趋势和持续的不确定性，以突出采用多模式方法的必要性。

除非另有规定，本书中所有 MRI 研究均在 1.5T 设备上进行。诊断准确度通常量化为：①所有评估病例中真阳性和真阴性的比例，即标准准确性；②诊断优势比（diagnostic odds ratio，DOR），如在有骨转移的患者中显示骨转移概率与在没有骨转移的患者中显示骨转移概率的比

值；③受试者操作特征曲线下的面积（area under receiver operating characteristic，AUROC），它是灵敏度和特异度的组合测量，描绘了所有可能的特异性值的灵敏度平均值[44-46]。

（一）原发性脊柱肿瘤

Yang 等[47] 报道，与 CT 和 X 线片相比，尽管 MRI 在诊断原发性脊柱肿瘤中分别显示了更高的灵敏度（92.75% vs. 86.96% vs. 76.81%）、特异度（89.86% vs. 88.41% vs. 68.96%）和准确度（91.30% vs. 86.96% vs. 78.26%），但只有灵敏度和准确度存在统计学差异。Franzius 等[48] 分别评估了 32 名和 38 名组织学证实为骨肉瘤和尤因肉瘤的患者。值得注意的是，该研究没有明确说明原发恶性肿瘤的部位，共纳入 54 例骨转移瘤，49 例尤因肉瘤，5 例骨肉瘤。骨扫描检测到所有骨肉瘤转移瘤，而 PET 没有检测到。然而 PET 在鉴别尤因肉瘤转移瘤方面具有优势（灵敏度：100% vs. 68%；特异度：96% vs. 87%；准确度：97% vs. 82%），PET 对淋巴瘤脊柱转移的灵敏度和特异度高于骨扫描[49]。

Lütje 等[50] 在一项综述中得出结论，对于多发性骨髓瘤的诊断和筛查，PET 辅助低剂量全身 CT 或 MRI 比 X 线片更敏感。PET 比全身 MRI 更能评估疗效。18F-FDG 的摄取在有效治疗后数小时内下降，持续的 PET 阳性结果与早期复发相关，而在 MRI 图像上病灶需要 9~12 个月才能消退。

（二）骨转移瘤

据报道，PET 对溶骨性病变的灵敏度高于骨扫描，而对骨硬化病变的灵敏度低于骨扫描[37, 51]。因此，临床上骨扫描常用来诊断乳腺癌、前列腺癌和肺癌的转移，因为这些肿瘤通常表现为骨硬化活动。另外，主要表现为溶骨性改变的转移瘤，如肾细胞癌或甲状腺癌及浆细胞瘤或多发性骨髓瘤，PET 能更好地进行检测[52]。PET/CT 在检测癌症患者骨转移方面比骨扫描更敏感，在识别未知原发肿瘤和内脏转移方面更有优势[52]。此外，虽 PET/CT 和骨扫描具有相同的特异度（98%），但 PET/

CT 在检测癌症患者的骨骼转移方面具有更高的灵敏度（97% vs. 83%）和准确度（98% vs. 93%）[53]。

99mTc-MDP 骨扫描和 18F-NaF PET/CT 的诊断阳性率基本一样。18F-NaF PET/CT 显示 89% 的参与者有更多的病理病灶。18F-NaF PET/CT 既能显示溶解性病变，也能显示原始性病变，并且由于断层成像具有更好的分辨率和更高的目标 / 背景比的优势，可以更好地显示微小病变。与 99mTc-MDP 骨扫描相比，18F-NaF PET/CT 在检测呈更多发生转移病变的患者（83%）。另外 2 例患者，骨转移仅通过 18F-NaF PET/CT 显示。在原发性病变中 18F-FDG 的摄取是不同的，在一些病例中，由于生理骨代谢，18F-NaF PET/CT 未检测到颅骨受累。

在检测癌症患者骨转移方面，一项 Meta 分析显示，在每个患者和每个病灶的基础上，PET/CT 和 PET 具有相似的特异度，而 PET/CT 的灵敏度和诊断准确度显著更高；SPECT 和骨扫描具有相似的灵敏度、特异度，SPECT 诊断准确率较高。总的来说，PET 和 MRI 的准确度相似，但明显优于骨扫描和 CT（表 4-1）[54]。

虽然全身 PET/CT 和全身 PET/MRI 对骨转移瘤均有较高的诊断能力，但 PET/MRI 在正确识别恶性病变方面略占优势[55]。另一项研究也得出了类似的结果，在比较全身 MRI 和 PET/CT 时，虽然全身 MRI 检测骨骼转移的灵敏度（94% vs. 78%）和准确度（91% vs. 78%）高于 PET/CT，但两者的特异度相近（76% vs. 80%）[56]。Eiber 等[57] 报道全身 PET/CT 和全身 PET/MRI 的总体性能相当。

在一项 Meta 分析研究中，Wu 等[58] 强调了全身 MRI 并不优于骨扫描。事实上，尽管全身 MRI 具有更高的 DOR，全身 MRI 和骨扫描具有相似的灵敏度和特异度（分别为 84% vs. 83% 和 96% vs. 94%）[58]。另一项 Meta 分析显示，全身 DWI 和全身 MRI 与 DWI 具有相当的灵敏度、特异性和准确度，作者认为可以将全身 DWI 作为鉴别骨转移的独立影像学检查[59]。

值得注意的是，Ellmann 等[6] 在其综述中论断，

^{18}F- 氟化物是一种很有前途的放射性核素示踪剂，可用于脊柱肿瘤的评估和分期。这是因为与 ^{99m}Tc-MDP 相比，它更容易早期发现骨转移，更大的骨积累，且不存在饮食或身体活动限制的优点。最后，与 FDG 基团不同的是，^{18}F- 氟化物并不会导致血糖浓度的总体升高。

特异性疾病研究： SPECT 比骨扫描更敏感，在诊断乳腺癌骨转移患者的可疑病变方面也更具有优势[60]。在每个病灶的基础上，SPECT 在统计学上也比 PET 更敏感（85% vs. 17%）和更准确（96% vs. 85%），而两种方法在检测乳腺癌骨转移方面具有相似的特异度（99% vs. 100%）。尽

表 4-1　诊断骨转移瘤的研究证据	
作者，年份，研究类型	检测骨转移瘤
Yang（2011）Meta 分析	<ul><li>癌症患者</li><li>每例患者基础</li><li>混合灵敏度评估 – PET/CT（93.7%）＞MRI（90.6%）=PET（89.7%）＞BS（86.0%）= SPECT（82.6%）＞CT（72.9%）</li><li>混合特异度评估 – PET/CT（97.4%）=PET（96.4%）=MRI（95.4%）=CT（94.8%）＞SPECT（92.8%）＞BS（79.9%）</li><li>混合优势比评估 – PET/CT＞PET=MRI=CT＞SPECT＞BS</li><li>每个病灶基础</li><li>混合灵敏度评估 – PET/CT（94.2%）＞MRI（90.4%）＞PET（80.1%）＞CT（77.1%）=SPECT（76.8%）＞BS（74.5%）</li><li>混合特异度评估 – PET/CT（97.2%）=PET（96.9%）＞SPECT（96.3%）=MRI（96.0%）＞BS（92.1%）＞CT（83.2%）</li><li>混合优势比评估 – PET/CT＞PET=MRI＞SPECT＞ BS＞CT</li></ul>
Liu（2011）Meta 分析	<ul><li>乳腺癌</li><li>每例患者基础</li><li>混合灵敏度评估 – MRI（97.1%）＞PET（83.3%）=BS（87.0%）</li><li>混合特异度评估 – MRI（97.0%）=PET（94.5%）＞BS（88.1%）</li><li>混合优势比评估 – MRI＞PET=BS</li><li>诊断准确度（AUROC 总结） – MRI＞PET＞BS</li><li>每个病灶基础</li><li>混合灵敏度评估 – BS（87.8%）＞PET（52.7%）</li><li>混合特异度评估 – PET（99.6%）＞BS（96.1%）</li><li>混合诊断优势比评估 – PET＞BS</li></ul>

（续表）

作者，年份，研究类型	检测骨转移瘤
Shen，2014，Meta 分析	• 前列腺癌 • 每例患者基础（没有足够的数据来分析 SPECT） • 混合灵敏度评估 　– MRI（95%）＞胆碱 –PET/CT（87%）＞BS（79%） • 混合特异度评估 　– 胆碱 –PET/CT（97%）＞MRI（96%）＞BS（82%） • 混合优势比评估 　– MRI（343.16）＞胆碱 –PET/CT（150.70）＞BS（20.32） • AUROC 总结 　– MRI（0.9870）＞胆碱 –PET/CT（0.9541）＞BS（0.8876） • 每例病灶基础（没有足够的数据来分析 SPECT） • 混合灵敏度评估 　– SPECT（90%）＞胆碱 –PET/CT（83%）＞BS（59%） • 混合特异度评估 　– 胆碱 –PET/CT（95%）＞SPECT（85%）＞BS（75%） • 混合优势比评估 　– 胆碱 –PET/CT（99.78）＞SPECT（78.16）＞BS（6.21） • AUROC 总结 　– 胆碱 –PET/CT（0.9494）＞SPECT（0.9381）＞BS（0.7736）
Takenaka，2009，前瞻性队列研究	• 非小细胞肺癌 • 每例患者基础 • 灵敏度评估 　– PET/CT（96.0%）、BS（96.0%）、全身 MRI+DWI（96.0%）和 WB-DWI（96.0%）＞无 DWI 的全身 MRI（64.0%） • 特异度评估 　– 无 DWI 的全身 MRI（90.0%）= 全身 MRI+DWI（90.0%）= PET/CT（85.6%）＞BS（83.3%）＞全身 DWI（78.9%） • 诊断准确度 　– 全身 MRI+DWI（91.3%）＞PET/CT（87.8%）=BS（86.1%）＞无 DWI 的全身 MRI（84.3%）= 全身 DWI（82.6%） • 每个病灶基础 • 灵敏度评估 　– PET/CT（97.0%）＞BS（95.5%）= 全身 MRI+DWI（95.5%）= 全身 DWI（95.5%）＞无 DWI 的全身 MRI（73.1%） • 特异度评估 　– 无 DWI 的全身 MRI（96.4%）= 全身 MRI+DWI（96.1%）＞PET/CT（95.4%）=BS（95.0%）＞全身 DWI（93.7%） • 诊断准确度 　– 全身 MRI+DWI（96.1%）＞PET/CT（95.5%）=BS（95.0%）= 无 DWI 的全身 MRI（94.8%）＞全身 DWI（93.9%）

（续表）

作者，年份，研究类型	检测骨转移瘤
Liu（2017）Meta 分析	<ul><li>脊柱转移瘤</li><li>每例患者基础</li><li>灵敏度 – MRI（94.1%）= SPECT（90.3%）= PET（89.8%）＞BS（80.0%）= CT（79.2%）</li><li>特异度 – MRI（94.2%）= CT（92.3%）= BS（92.8%）＞SPECT（86.0%）＞PET（63.3%）</li><li>诊断优势比 – MRI（151.7）＞SPECT（57.2）＞BS（36.4）＞CT（19.3）=PET（12.5）</li><li>诊断能力（* 由于仅纳入两项研究，无法计算 CT 的汇总 ROC 曲线） – MRI（0.9693）＞SPECT（0.9525）＞BS（0.8968）＞PET（0.8295）</li><li>每个病灶基础</li><li>灵敏度 – SPECT（92.3%）=MRI（90.1%）=PET（88.7%）＞BS（80.2%）＞CT（66.7%）</li><li>特异度 – MRI（96.9%）=CT（95.4%）＞SPECT（72.0%）=BS（73.5%）=PET（70.9%）</li><li>诊断优势比 – MRI（286.1）＞SPECT（43.4）＞CT（24.2）=PET（18.8）＞BS（8.6）</li><li>诊断能力 – MRI（0.9887）＞BS（0.8297）＞SPECT（0.8281）= PET（0.8281）＞CT（0.7255）</li></ul>

＞. 统计上显著差异

管 PET 在识别骨硬化病变方面的灵敏度远低于 SPECT（分别为 6% 和 92%），但 PET 更容易发现骨溶解病变（90% vs. 35%）[61]。因此，Uematsu 等[61] 强调不应将 PET 作为一种独立的影像学检查使用。Liu 等[62] 得出结论，对于乳腺癌患者骨转移的诊断，MRI 优于 PET 和骨扫描，尽管 PET 的敏感性低得多，但在每个病灶的基础上，PET 的特异性和准确性高于骨扫描（表 4-1）。另一项 Meta 分析报道在检测乳腺癌患者骨转移方面的灵敏度、特异度和准确度方面，PET/CT 的 AUROC（93%、99%、98%）均高于骨扫描（81%、96%、94%）[63]。Azad 等[5] 发表的综述中强调了与前列腺癌骨转移相关的低糖酵解率，因此使用传统 ^{18}F-FDG PET 开展的研究很少。他们还报道，虽然临床上存在多种放射性示踪成像方法，如 ^{11}C- 胆碱 –PET/CT、^{18}F- 胆碱 –PET/CT 或 ^{18}F- 氟化物 –PET/CT 可用于检测前列腺癌骨转移，但尚没有一项是被证明具有显著优势的方法[5]。Shen 等[64] 进行的 Meta 分析，比较了胆碱 –PET/CT、MRI、SPECT 和骨扫描在前列腺癌骨转移诊断中的价值。虽然新型 PET 示踪剂在检测前列腺癌骨转移方面具有较高的准确性，但迄今为止 ^{11}C- 胆碱和 ^{18}F- 胆碱仍是临床上最常用的示踪剂。作者还报道，MRI 显示出比胆碱 –PET/CT 和骨扫描更好的诊断准确性（$P<0.05$），胆碱 –PET/CT 优于骨扫描（$P<0.05$）。作者得出结论，MRI 和胆碱 –PET/CT 在检测前列腺癌患者的骨转移方面比 SPECT 和骨扫描更准确（表 4-1）。

Skelta 临床试验前瞻性评估了全身 MRI-DWI、^{18}F-NaF PET/CT、SPECT-CT 和骨扫描在检测 26 例乳腺癌和 27 例前列腺癌患者中骨转移的能力。总的来说，当图像中不明确的病灶发现被分类为转移或非转移来源时，全身 MRI-DWI 和 ^{18}F-NaF PET/CT 对患者和病灶显示出相似的灵敏度、特异度和准确度，且均优于 SPECT-CT 和骨扫描[65]。

Lee 等[66]报道的一项前瞻性研究中纳入了 95 名小细胞肺癌患者，其中 30 名存在骨转移。对于患者，PET/CT 显示 100% 的灵敏度、特异度和准确度，而对于骨扫描，分别为 37%、92% 和 75%，并且对于单个病灶，PET/CT 的灵敏度、特异度和准确度分别为 86.9%、100% 和 88.4%，而骨扫描的灵敏度、特异度和准确度分别为 28.6%、0% 和 25.3%。因此该研究得出结论，PET/CT 检查可以替代骨扫描进行脊柱肿瘤筛查。同样，一项 Meta 分析报道称，与 MRI 和骨扫描相比，PET/CT 对肺癌患者诊断的灵敏度（92% vs. 77% vs. 86%）和特异度（98% vs. 92% vs. 88%）更高[67]。然而，Tekenaka 等开展的一项前瞻性研究基于 25 例非小细胞肺癌骨转移患者，评估了骨扫描、PET/CT、全身 DWI（即冠状面和矢状面对比增强 DWI）、无 DWI 的全身 MRI（即对比增强前后期 T_1 梯度回波、对比增强前期 T_1 梯度回波、冠状面 / 矢状面对比增强 STIR 选择梯度回波）及全身 MRI 与 DWI（即全身 DWI 与全身 MRI 联合）扫描。作者得出结论，在检测非小细胞肺癌患者骨转移方面，全身 MRI 与 DWI 联合扫描相比骨扫描和 PET/CT 更具有特异性和准确性（表 4-1）[68]。最近的一项系统综述强调，尽管多数研究存在异质性且缺乏独立的参考标准，但与 PET/CT 相比，全身 MRI 具有更高的识别多发性骨髓瘤骨质病变的能力，其灵敏度为 68%～100%，而 PET/CT 为 47%～100%，然而，全身 MRI 的特异度较低（37%～83% vs. 62.0%～85.7%）[69]。

（三）脊柱转移瘤

在最近的一项 Meta 分析研究中，Liu 等[7]比较了 MRI、CT、PET、骨扫描和 SPECT 检测椎体转移瘤的能力。DOR 是衡量诊断测试有效性的指标，它是在有椎体转移的患者中检测出椎体转移的概率与在有椎体转移的患者中未检出椎体转移的概率的比值。作者得出结论，无论是基于每个患者还是每个病变，MRI 是诊断椎体转移的最佳影像检查，其次是 SPECT（表 4-1）。

（四）分期

Antoch 等[70]报道 PET/CT 在应用于 TNM 分期方面优于全身 MRI，在 T 分期（80% vs. 52%）和 N 分期（93% vs. 77%）方面具有更高的准确性，但在 M_0 和 M_1 疾病之间具有相似的检查能力（94% vs. 93%）。然而，Heusch 等[71]报道 PET/CT 和 PET/MRI 对实体肿瘤患者进行 TNM 分期制订方面具有一致性。

（五）治疗疗效评估

骨转移瘤治疗 4～12 周后，成功的治疗可能与骨硬化活性增加有关，在骨扫描检查图像上出现典型的耀斑现象，先前隐藏的病变以新沉积物的形式出现。这种现象使得在治疗开始长达 6 个月后鉴别疾病进展和暂时性成骨细胞反应仍具有挑战性[6, 12]。然而，据报道，只有 52% 的治疗应答者显示核素闪烁扫描改善，62% 的无应答者显示闪烁图恶化[72]，这可能会推迟将治疗方案改为更有效的治疗方案的决定[5]。

金属脊柱内固定装置会影响 CT 和 MRI 扫描的图像采集和重建，从而降低图像质量，阻碍对周围结构的全面评估[73]。通过吸收辐射，金属植入物不仅妨碍了光子，特别是质子或较重离子术后经皮放疗的计划，而且也阻碍了手术的执行[74]。金属内固定在 CT 检查时会导致射束硬化、展布伪影、散射效应和沿其边缘的非线性局部体积效应，而在 MRI 检查时产生的不均匀磁场会导致虚假的空间读出，导致几何失真、信号丢失和堆积效应及均匀脂肪抑制失败[75]。就像更高的磁场强度会产生更突出的伪影一样，使用超过 4 个通道的扫描仪获得的 CT 图像也会加重伪影[73]。

本节未讨论与 CT 和 MRI 扫描仪、采集协议和重建算法相关的特性，因为大多数外科医生无法控制这些因素。在 CT 成像中，金属相关伪影通常在软组织窗口更为严重。当有金属内植物时，通过交互式改变窗宽和窗位来对软组织进行最佳评估。此外，窗口设置应调整至最适合查看图像的程度。具有较低 X 线束衰减系数的材料产生的伪影较少：塑料［聚醚醚酮（polyetheretherketone，PEEK）］＜钛＜不锈钢＜钴铬合金[73]。

人体组织和金属内植物的磁性之间的巨大差异会产生更多的局部磁场不均匀性，这会改变局部自旋的相位和频率，从而增加图像伪影，其中仪器的组成、大小和方向会影响伪影的严重程度。与金属内植物相关的伪影，可通过以下方法尽量减小，使用非铁磁性或顺磁性仪器，如碳纤维增强 PEEK 和钛，而不是不锈钢制成的铁磁性植入物，可以通过选择最小的植入物和结构（如更小的螺钉和更薄的板），并通过内置物平行于主磁场方向。虽然快速自旋回波脉冲序列对金属相关伪影的抗干扰能力最强，但梯度回波（gradient-recalled echo，GRE）序列的抗干扰能力最低。此外，脂肪饱和技术对脊柱器械的磁化率伪影特别敏感，因此，在评估有内植物植入的脊柱时应当优先选择 STIR。考虑到可能无法使用较低磁场强度的 MRI 扫描，选择成像参数，如小视场、高分辨率图像矩阵、薄切片、增加回波序列长度，对于小体素尺寸的高梯度强度有助于减少高场强磁体获得的 MRI 图像中伪影的扩展[73]。此外，金属内植物的电离辐射或粒子的散射效应与相邻结构过度照射的风险相关，因此限制了术后放射治疗的使用。Jackson 等[76] 在一个尸体转移瘤模型中测量了 2 个脊柱部位（上胸椎和下胸椎）4 个三节段结构的辐射剂量。他们比较了四组，所有组都包括相同的后路内固定，包括前路 PEEK 笼、前路钛笼、前路骨水泥笼［聚甲基丙烯酸甲酯（polymethylmethacrylate，PMMA）］和单独的后路内固定组。结果显示 PEEK 结构的放射治疗分布明显更加均匀[76]。大量研究支持碳纤维增强 PEEK 固定系统，如螺钉杆，在术中并发症、负重稳定

性和功能恢复方面的安全性和有效性。此外，它们的放射穿透性和最小剂量的改变允许制订和执行更准确的治疗计划及在后续成像中发现早期局部复发病灶[74, 77-79]。

放疗会引起骨髓变化，这取决于患者的年龄、吸收剂量、辐射场的大小、束能量和分割方法，以及治疗和 MRI 图像采集之间的间隔。尽管在 T_1WI 和 T_2WI 上接受 30Gy 剂量后的前 2 周，骨髓未显示明显变化，但 STIR 显示信号强度增加，通常与骨髓水肿相关[18, 80]。然而，骨髓在放射治疗开始 2 周后显示出早期和短暂的增强，随后在 4 周显著下降[81]。脂肪替代通常在治疗后 3 周开始，在 T_1WI 相上表现为越来越不均匀的信号。在慢性期（第 6 周），骨髓可能显示两种成像模式：均质脂肪替代，即均质 T_1WI 高信号，或中央高 T_1WI 区域被带状 T_1 信号包绕（"三明治"椎体），这被认为是被红骨髓再生包围的中央脂肪核[18, 80]。

肉芽、瘢痕组织或硬膜外纤维化，在术后 6 周至 6 个月内可能会在 MRI 上显示增强，特别是发生在硬膜外和神经周围间隙内时，这使得鉴别肿瘤复发或进展变得困难[82]。因此，肿瘤切除后的早期影像学检查有助于为患者建立术后基线，但也可能最大限度地区分残余强化肿瘤和术后变化。此外，STIR 可以简化对增强组织的评估，特别是在存在金属植入物和脂肪抑制受损的情况下[3]。

（六）研究进展与展望

目前针对脊柱肿瘤的影像学研究，集中在创建更有效的软件程序，以提高由较不可靠的数据集、较低的电离辐射剂量和较短的成像周期生成的诊断图像质量。然而，在脊柱肿瘤的检测和分期成像方面的下一步研究中应包括继续改进现有的硬件模式和研究新技术。

(1) 高分辨率 MRI：鉴于脊髓的大小和范围仍然是脊柱 MR 图像采集的重要挑战。脊柱的高磁场成像是一种潜在的解决方案，这项技术不仅提高了需要快速采集的序列（如 MRA）的分辨

率，而且与传统的 1.5T 相比，7T MRI 提供了超过 4 倍的基线信噪比（signal-to-noise，SNR）。因此，像脊髓这样的小结构可以得到更好的成像。与高场强相关的缺点包括增加了比吸收率（specific absorption rate，SAR），如前所述，金属植入物对磁化率畸变的敏感性更强。值得注意的是，SAR 对应于传递到组织的电磁能量，以 W/kg 表示，这会在 MRI 检查期间导致组织过分发热。

优化和新的 MRI 序列旨在提高对病变的识别和呈现及对肿瘤组织学和分级的区分。例如，T_2WI 的改善可以通过减少患者运动和脑脊液搏动造成的伪影来增强病变的可视化，尤其是在脊髓和脑脊液空间内该应用更具前景。此外，优化和新的 MRI 序列显示出巨大的前景，不限于基本的检测和脊柱肿瘤的分期。例如，在未来，它们可能会更好地帮助区分残余/复发肿瘤和治疗后的变化，评估治疗的反应，并更精确地确定关键脊髓传导束的毗邻关系，这对制订手术计划和评估预后具有巨大帮助[3]。

(2) 弥散张量成像：另一项具有前景的是弥散张量成像（diffusion tensor imaging，DTI）。虽然 DTI 与 DWI 在评估水分子扩散限制水平方面相似，它也包含扩散方向检测。目前它已被用于研究中枢神经系统中的白质束，其中水分子的扩散受到轴突髓鞘的限制。因此，扩散通常在白质纤维的长轴方向上更大，而在垂直于纤维束的方向上则受到限制。这种被称为各向异性的特性既可以被量化，也可以用来生成说明白质束的三维图像，即弥散张量束成像[18, 83]。

Liu 等[83] 在一项综述中称，根据白质束与脊髓肿瘤之间的 3 种主要关系，各向异性分数可能有助于识别和评估脊髓病变：①纤维移位；②纤维穿过肿瘤；③纤维完全包裹在肿瘤内。白质纤维的移位被认为是良性脊髓肿瘤的特征并且是全切除术的一个指征。髓内室管膜瘤往往被包裹，形成一个分离面，将肿瘤与脊髓分离，从而使白质纤维移位。同样 75%～85% 的髓内星形细胞瘤

是低级别的纤维细胞瘤或神经胶质瘤，并倾向于移位传导束。相反，高级别星形细胞瘤通常浸润在神经组织附近，因此倾向于包裹白质纤维[83]。

(3) 动态对比增强 MRI：动态对比增强 MRI（dynamic contrast-enhanced MRI，DCE-MRI） 是一种非侵入性灌注成像技术，涉及模拟钆通过组织吸收时的动力学特性。它可用于检查和监测由血管生成和脊髓肿瘤血管通透性变化引起的骨髓微循环变化[50]。DCE-MRI 可使用多种方法测量肿瘤血管，如毛细血管通透性（k trans）和血浆体积（Vp）。然而，其潜在的诊断效用是有争议的，主要是因为有限的视野和灌注成像策略在不同机构差异较大[21]。Liu 等[84] 对 12 例髓内肿瘤患者和 13 例颈髓交界区及颈脊髓肿瘤样患者进行 DTI 和 DCE-MRI 灌注检查。Liu 等[84] 发现肿瘤与显著较低的平均各向异性分数值相关，而平均示踪表观扩散系数和峰高值与肿瘤样病变相比显著较大。AUROC 曲线的峰高最高，使用 4.523 的临界值来区分肿瘤和肿瘤样病变，灵敏度为 90.9%，特异性为 80%。最后作者得出结论，DTI 和 DCE-MRI 灌注可以帮助区分髓内肿瘤和颈髓延髓交界区和颈髓的肿瘤样病变[84]。DCR-MRI 的其他潜在优势包括，确定哪些患者会受益于抗血管生成药物（如贝伐单抗），评估疾病活动性和对治疗的反应效果[50]。事实上，DCR-MRI 可以通过评估微血管系统的消融程度来促进区分存活和坏死的肿瘤坏死物[6]。另外，多种快速采集序列的发展，包括并行成像和触发技术，显示了提高图像质量的前景。这将大大促进 DTI 和 DCR-MRI 在临床脊柱肿瘤学中的应用。例如，经过优化和约束的无失真单镜头（FOCUS）是基于二维空间选择性射频脉冲的最新 DWI 序列，该序列在相位编码方向上采用了缩小的视场，从而减少了失真[83]。然而，到目前为止，许多较新的 MRI 方法，如灌注、扩散、功能或光谱成像，仍需要进一步的发展及完善，才能在临床上广泛应用于脊柱肿瘤检查。此外，这些技术的固有较长的扫描时间是制约其临

床应用的长期因素[3, 83]。

(4) 新型 PET 放射性标记分子：目前已有几种代谢和肿瘤导向的 PET 示踪剂正在研究中。例如，3- 氟 -3- 脱氧 -L- 胸苷（3-fluoro-3-deoxy-L-thymidine，[18]F-FLT）是 DNA 合成的标志物，在增殖率高的细胞中表现出更高的摄取。因此，[18]F-FLT 可能通过在骨髓中显示高循环活性来帮助区分血液系统疾病[50]。此外，多种肿瘤定向药物也正在使用和评估，如放射性标记的铃蟾肽类似物、DOTATATE，针对胃泌素释放肽受体（gastrin-releasing peptide receptor，GRPr）、生长抑素受体和雌激素受体的 ^{18}F-FES。靶向分子成像显示出检测、分期和监测治疗反应的潜力。目前这种方法应用的局限性包括肿瘤间和肿瘤内的异质性、任何治疗后分子靶点表达的改变及与可用性和成本效益相关的问题[21]。

四、小结

目前还没有评估和分期脊柱肿瘤的金标准影像学方法或方案。对于每位患者，最佳的诊断和分期成像方法或技术的选择是通过包括外科医生、放射学家、医学肿瘤学家和放射肿瘤学家的多学科联合研究确定的。影像学检查的选择基于可用性、成本、脊柱肿瘤的类型、敏感性、特异性、辐射剂量、采集时间、临床医生的经验和偏好、患者的一般状况及相对和绝对禁忌证。

脊柱转移的影像学诊断和分期的进展主要是针对硬件设计及序列、数据采集、采样、处理和重新格式化软件的改进，以提高灵敏度、特异度和准确性。这将有助于在形态、功能和分子水平上评估各种参数和生物标志物。其他影像学检查改进措施包括最大限度地减少扫描持续时间、扫描成本和电离辐射暴露。

参 考 文 献

[1] Sohn S, Kim J, Chung CK, Lee NR, Park E, Chang UK, et al. A nationwide epidemiological study of newly diagnosed spine metastasis in the adult Korean population. Spine J. 2016;16(8):937–45.

[2] Sohn S, Kim J, Chung CK, Lee NR, Sohn MJ, Kim SH. A nationwide epidemiological study of newly diagnosed primary spine tumor in the adult Korean population, 2009–2011. J Korean Neurosurg Soc. 2017;60(2):195–204.

[3] Vertinsky AT, Krasnokutsky MV, Augustin M, Bammer R. Cutting-edge imaging of the spine. Neuroimaging Clin N Am. 2007;17(1):117–36.

[4] Orguc S, Arkun R. Primary tumors of the spine. Semin Musculoskelet Radiol. 2014;18(3):280–99.

[5] Azad GK, Cook GJ. Multi-technique imaging of bone metastases: spotlight on PET-CT. Clin Radiol. 2016;71(7):620–31.

[6] Ellmann S, Beck M, Kuwert T, Uder M, Bauerle T. Multimodal imaging of bone metastases: from preclinical to clinical applications. J Orthop Translat. 2015;3(4):166–77.

[7] Liu T, Wang S, Liu H, Meng B, Zhou F, He F, et al. Detection of vertebral metastases: a meta-analysis comparing MRI, CT, PET, BS and BS with SPECT. J Cancer Res Clin Oncol. 2017;143(3):457–65.

[8] Bloomer CW, Ackerman A, Bhatia RG. Imaging for spine tumors and new applications. Top Magn Reson Imaging. 2006;17(2):69–87.

[9] Edelstyn GA, Gillespie PJ, Grebbell FS. The radiological demonstration of osseous metastases. Experimental observations. Clin Radiol. 1967;18(2):158–62.

[10] Bach F, Larsen BH, Rohde K, Borgesen SE, Gjerris F, Boge-Rasmussen T, et al. Metastatic spinal cord compression. Occurrence, symptoms, clinical presentations and prognosis in 398 patients with spinal cord compression. Acta Neurochir. 1990;107(1–2):37–43.

[11] Wong DA, Fornasier VL, MacNab I. Spinal metastases: the obvious, the occult, and the impostors. Spine (Phila Pa 1976). 1990;15(1):1–4.

[12] Heindel W, Gubitz R, Vieth V, Weckesser M, Schober O, Schafers M. The diagnostic imaging of bone metastases. Dtsch Arztebl Int. 2014;111(44):741–7.

[13] Waterloo S, Ahmed LA, Center JR, Eisman JA, Morseth B, Nguyen ND, et al. Prevalence of vertebral fractures in women and men in the population-based Tromso Study. BMC Musculoskelet Disord. 2012;13:3.

[14] Rougraff BT, Kneisl JS, Simon MA. Skeletal metastases of unknown origin. A prospective study of a diagnostic strategy. J Bone Joint Surg Am. 1993;75(9):1276–81.

[15] Hicks RJ, Ware RE, Lau EW. PET/CT: will it change the way that we use CT in cancer imaging? Cancer Imaging. 2006;6:S52–62.

[16] Rodallec MH, Feydy A, Larousserie F, Anract P, Campagna R, Babinet A, et al. Diagnostic imaging of solitary tumors of the spine: what to do and say. Radiographics. 2008;28(4):1019–41.

[17] Ciftdemir M, Kaya M, Selcuk E, Yalniz E. Tumors of the spine. World J Orthop. 2016;7(2):109–16.

[18] Chokshi FH, Law M, Gibbs WN. Conventional and advanced imaging of spine oncologic disease, nonoperative post-treatment effects, and unique spinal conditions. Neurosurgery. 2018;82(1):1–23.

[19] Mullan J, Evans JP. Neoplastic disease of the spinal extradural space; a review of fifty cases. AMA Arch Surg. 1957;74(6):900–7.

[20] Shah LM, Salzman KL. Imaging of spinal metastatic disease. Int J Surg Oncol. 2011;2011:769–753.

[21] Soliman M, Taunk NK, Simons RE, Osborne JR, Kim MM, Szerlip NJ, et al. Anatomic and functional imaging in the diagnosis of spine metastases and response assessment after spine radiosurgery. Neurosurg Focus. 2017;42(1):E5.

[22] Mechri M, Riahi H, Sboui I, Bouaziz M, Vanhoenacker F, Ladeb M. Imaging of malignant primitive tumors of the spine. J Belg Soc Radiol.

2018;102(1):56.

[23] Bilsky MH, Laufer I, Fourney DR, Groff M, Schmidt MH, Varga PP, et al. Reliability analysis of the epidural spinal cord compression scale. J Neurosurg Spine. 2010;13(3):324–8.

[24] Del Vescovo R, Frauenfelder G, Giurazza F, Piccolo CL, Cazzato RL, Grasso RF, et al. Role of whole-body diffusion-weighted MRI in detecting bone metastasis. Radiol Med. 2014;119(10):758–66.

[25] Tanenbaum LN. Clinical applications of diffusion imaging in the spine. Magn Reson Imaging Clin N Am. 2013;21(2):299–320.

[26] Kircher MF, Hricak H, Larson SM. Molecular imaging for personalized cancer care. Mol Oncol. 2012;6(2):182–95.

[27] Matsumoto Y, Baba S, Endo M, Setsu N, Iida K, Fukushi JI, et al. Metabolic tumor volume by ^{18}F-FDG PET/CT can predict the clinical outcome of primary malignant spine/spinal tumors. Biomed Res Int. 2017;2017:8132676.

[28] Van den Wyngaert T, Strobel K, Kampen WU, Kuwert T, van der Bruggen W, Mohan HK, et al. The EANM practice guidelines for bone scintigraphy. Eur J Nucl Med Mol Imaging. 2016;43(9):1723–38.

[29] Brenner AI, Koshy J, Morey J, Lin C, DiPoce J. The bone scan. Semin Nucl Med. 2012;42(1):11–26.

[30] Cook GJ, Azad GK, Goh V. Imaging bone metastases in breast cancer: staging and response assessment. J Nucl Med. 2016;57(Suppl 1):27S–33S.

[31] Knoeller SM, Uhl M, Gahr N, Adler CP, Herget GW. Differential diagnosis of primary malignant bone tumors in the spine and sacrum. The radiological and clinical spectrum: minireview. Neoplasma. 2008;55(1):16–22.

[32] Batouli A, Braun J, Singh K, Gholamrezanezhad A, Casagranda BU, Alavi A. Diagnosis of non-osseous spinal metastatic disease: the role of PET/CT and PET/MRI. J Neuro-Oncol. 2018;138(2):221–30.

[33] Costelloe CM, Chuang HH, Chasen BA, Pan T, Fox PS, Bassett RL, et al. Bone windows for distinguishing malignant from benign primary bone tumors on FDG PET/CT. J Cancer. 2013;4(7):524–30.

[34] Schulte M, Brecht-Krauss D, Heymer B, Guhlmann A, Hartwig E, Sarkar MR, et al. Grading of tumors and tumorlike lesions of bone: evaluation by FDG PET. J Nucl Med. 2000;41(10):1695–701.

[35] Dimitrakopoulou-Strauss A, Strauss LG, Heichel T, Wu H, Burger C, Bernd L, et al. The role of quantitative ^{18}F-FDG PET studies for the differentiation of malignant and benign bone lesions. J Nucl Med. 2002;43(4):510–8.

[36] Flavell RR, Naeger DM, Aparici CM, Hawkins RA, Pampaloni MH, Behr SC. Malignancies with low fluorodeoxyglucose uptake at PET/CT: pitfalls and prognostic importance: resident and fellow education feature. Radiographics. 2016;36(1):293–4.

[37] Cook GJ, Houston S, Rubens R, Maisey MN, Fogelman I. Detection of bone metastases in breast cancer by ^{18}FDG PET: differing metabolic activity in osteoblastic and osteolytic lesions. J Clin Oncol. 1998;16(10):3375–9.

[38] Kircher MF, Willmann JK. Molecular body imaging: MR imaging, CT, and US. Part I. Principles. Radiology. 2012;263(3):633–43.

[39] Bastawrous S, Bhargava P, Behnia F, Djang DS, Haseley DR. Newer PET application with an old tracer: role of ^{18}F-NaF skeletal PET/CT in oncologic practice. Radiographics. 2014;34(5):1295–316.

[40] Jones T, Townsend D. History and future technical innovation in positron emission tomography. J Med Imaging (Bellingham). 2017;4(1):011013.

[41] Marner L, Henriksen OM, Lundemann M, Larsen VA, Law I. Clinical PET/MRI in neurooncology: opportunities and challenges from a single-institution perspective. Clin Transl Imaging. 2017;5(2):135–49.

[42] Biehl KJ, Kong FM, Dehdashti F, Jin JY, Mutic S, El Naqa I, et al. ^{18}F-FDG PET definition of gross tumor volume for radiotherapy of non-small cell lung cancer: is a single standardized uptake value threshold approach appropriate? J Nucl Med. 2006;47(11):1808–12.

[43] Larson SM, Erdi Y, Akhurst T, Mazumdar M, Macapinlac HA, Finn RD, et al. Tumor treatment response based on visual and quantitative changes in global tumor glycolysis using PET-FDG imaging. The visual response score and the change in total lesion glycolysis. Clin Positron Imaging. 1999;2(3):159–71.

[44] Park SH, Goo JM, Jo CH. Receiver operating characteristic (ROC) curve: practical review for radiologists. Korean J Radiol. 2004;5(1):11–8.

[45] Simundic AM. Measures of diagnostic accuracy: basic definitions. EJIFCC. 2009;19(4):203–11.

[46] Glas AS, Lijmer JG, Prins MH, Bonsel GJ, Bossuyt PM. The diagnostic odds ratio: a single indicator of test performance. J Clin Epidemiol. 2003;56(11):1129–35.

[47] Yang L, Zhang S, Gu R, Peng C, Wu M. Imaging features of primary spinal osseous tumors and their value in clinical diagnosis. Oncol Lett. 2019;17:1089–93.

[48] Franzius C, Sciuk J, Daldrup-Link HE, Jurgens H, Schober O. FDG-PET for detection of osseous metastases from malignant primary bone tumours: comparison with bone scintigraphy. Eur J Nucl Med. 2000;27(9):1305–11.

[49] Moog F, Kotzerke J, Reske SN. FDG PET can replace bone scintigraphy in primary staging of malignant lymphoma. J Nucl Med. 1999;40(9):1407–13.

[50] Lutje S, de Rooy JW, Croockewit S, Koedam E, Oyen WJ, Raymakers RA. Role of radiography, MRI and FDG-PET/CT in diagnosing, staging and therapeutical evaluation of patients with multiple myeloma. Ann Hematol. 2009;88(12):1161–8.

[51] Uchida K, Nakajima H, Miyazaki T, Tsuchida T, Hirai T, Sugita D, et al. ^{18}F-FDG PET/CT for diagnosis of osteosclerotic and osteolytic vertebral metastatic lesions: comparison with bone scintigraphy. Asian Spine J. 2013;7(2):96–103.

[52] Ozulker T, Kucukoz Uzun A, Ozulker F, Ozpacac T. Comparison of ^{18}F-FDG-PET/CT with (99m) Tc-MDP bone scintigraphy for the detection of bone metastases in cancer patients. Nucl Med Commun. 2010;31(6):597–603.

[53] Chang CY, Gill CM, Joseph Simeone F, Taneja AK, Huang AJ, Torriani M, et al. Comparison of the diagnostic accuracy of 99 m-Tc-MDP bone scintigraphy and ^{18}F-FDG PET/CT for the detection of skeletal metastases. Acta Radiol. 2016;57(1):58–65.

[54] Yang HL, Liu T, Wang XM, Xu Y, Deng SM. Diagnosis of bone metastases: a meta-analysis comparing ^{18}FDG, PET, CT, MRI and bone scintigraphy. Eur Radiol. 2011;21(12):2604–17.

[55] Beiderwellen K, Huebner M, Heusch P, Grueneisen J, Ruhlmann V, Nensa F, et al. Whole-body ^{18}F FDG PET/MRI vs. PET/CT in the assessment of bone lesions in oncological patients: initial results. Eur Radiol. 2014;24(8):2023–30.

[56] Schmidt GP, Schoenberg SO, Schmid R, Stahl R, Tiling R, Becker CR, et al. Screening for bone metastases: whole-body MRI using a 32–channel system versus dual-modality PET-CT. Eur Radiol. 2007;17(4):939–49.

[57] Eiber M, Takei T, Souvatzoglou M, Mayerhoefer ME, Furst S, Gaertner FC, et al. Performance of whole-body integrated ^{18}F-FDG PET/MR in comparison to PET/CT for evaluation of malignant bone lesions. J Nucl Med. 2014;55(2):191–7.

[58] Wu Q, Yang R, Zhou F, Hu Y. Comparison of whole-body MRI and skeletal scintigraphy for detection of bone metastatic tumors: a meta-analysis. Surg Oncol. 2013;22(4):261–6.

[59] Liu LP, Cui LB, Zhang XX, Cao J, Chang N, Tang X, et al. Diagnostic performance of diffusion-weighted magnetic resonance imaging in bone malignancy: evidence from a meta-analysis. Medicine (Baltimore). 2015;94(45):e1998.

[60] Ben-Haim S, Israel O. Breast cancer: role of SPECT and PET in imaging bone metastases. Semin Nucl Med. 2009;39(6):408–15.

[61] Uematsu T, Yuen S, Yukisawa S, Aramaki T, Morimoto N, Endo M, et al. Comparison of FDG PET and SPECT for detection of bone metastases in breast cancer. AJR Am J Roentgenol. 2005;184(4):1266–73.

[62] Liu T, Cheng T, Xu W, Yan WL, Liu J, Yang HL. A meta-analysis of [18]FDG-PET, MRI and bone scintigraphy for diagnosis of bone metastases in patients with breast cancer. Skelet Radiol. 2011;40(5):523–31.

[63] Rong J, Wang S, Ding Q, Yun M, Zheng Z, Ye S. Comparison of 18 FDG PET-CT and bone scintigraphy for detection of bone metastases in breast cancer patients. A meta-analysis. Surg Oncol. 2013;22(2):86–91.

[64] Shen G, Deng H, Hu S, Jia Z. Comparison of choline-PET/ CT, MRI, SPECT, and bone scintigraphy in the diagnosis of bone metastases in patients with prostate cancer: a meta-analysis. Skelet Radiol. 2014;43(11):1503–13.

[65] Jambor I, Kuisma A, Ramadan S, Huovinen R, Sandell M, Kajander S, et al. Prospective evaluation of planar bone scintigraphy, SPECT, SPECT/CT, 18F-NaF PET/CT and whole body 1.5T MRI, including DWI, for the detection of bone metastases in high risk breast and prostate cancer patients: SKELETA clinical trial. Acta Oncol. 2016;55(1):59–67.

[66] Lee JW, Lee SM, Lee HS, Kim YH, Bae WK. Comparison of diagnostic ability between (99m) Tc-MDP bone scan and ^{18}F-FDG PET/CT for bone metastasis in patients with small cell lung cancer. Ann Nucl Med. 2012;26(8):627–33.

[67] Qu X, Huang X, Yan W, Wu L, Dai K. A meta-analysis of (1)(8) FDG-PET-CT, [18]FDG-PET, MRI and bone scintigraphy for diagnosis of bone metastases in patients with lung cancer. Eur J Radiol. 2012;81(5):1007–15.

[68] Takenaka D, Ohno Y, Matsumoto K, Aoyama N, Onishi Y, Koyama H, et al. Detection of bone metastases in non-small cell lung cancer patients: comparison of whole-body diffusion-weighted imaging (DWI), whole-body MR imaging without and with DWI, whole-body FDG-PET/CT, and bone scintigraphy. J Magn Reson Imaging. 2009;30(2):298–308.

[69] Gariani J, Westerland O, Natas S, Verma H, Cook G, Goh V. Comparison of whole body magnetic resonance imaging (WBMRI) to whole body computed tomography (WBCT) or ^{18}F-fluorodeoxyglucose positron emission tomography/CT (^{18}F-FDG PET/CT) in patients with myeloma: systematic review of diagnostic performance. Crit Rev Oncol Hematol. 2018;124:66–72.

[70] Antoch G, Vogt FM, Freudenberg LS, Nazaradeh F, Goehde SC, Barkhausen J, et al. Wholebody dual-modality PET/CT and whole-body MRI for tumor staging in oncology. JAMA. 2003;290(24):3199–206.

[71] Heusch P, Nensa F, Schaarschmidt B, Sivanesapillai R, Beiderwellen K, Gomez B, et al. Diagnostic accuracy of whole-body PET/MRI and whole-body PET/ CT for TNM staging in oncology. Eur J Nucl Med Mol Imaging. 2015;42(1):42–8.

[72] Coombes RC, Dady P, Parsons C, McCready VR, Ford HT, Gazet JC, et al. Assessment of response of bone metastases to systemic treatment in patients with breast cancer. Cancer. 1983;52(4):610–4.

[73] Stradiotti P, Curti A, Castellazzi G, Zerbi A. Metal-related artifacts in instrumented spine. Techniques for reducing artifacts in CT and MRI: state of the art. Eur Spine J. 2009;18(Suppl 1):102–8.

[74] Ringel F, Ryang YM, Kirschke JS, Muller BS, Wilkens JJ, Brodard J, et al. Radiolucent carbon fiber-reinforced pedicle screws for treatment of spinal tumors: advantages for radiation planning and follow- up imaging. World Neurosurg. 2017;105:294–301.

[75] Do TD, Sutter R, Skornitzke S, Weber MA. CT and MRI techniques for imaging around orthopedic hardware. Rofo. 2018;190(1):31–41.

[76] Jackson JB 3rd, Crimaldi AJ, Peindl R, Norton HJ, Anderson WE, Patt JC. Effect of polyether ether ketone on therapeutic radiation to the spine: a pilot study. Spine (Phila Pa 1976). 2017;42(1):E1–7.

[77] Tedesco G, Gasbarrini A, Bandiera S, Ghermandi R, Boriani S. Composite PEEK/carbon fiber implants can increase the effectiveness of radiotherapy in the management of spine tumors. J Spine Surg. 2017;3(3):323–9.

[78] Boriani S, Tedesco G, Ming L, Ghermandi R, Amichetti M, Fossati P, et al. Carbon-fiberreinforced PEEK fixation system in the treatment of spine tumors: a preliminary report. Eur Spine J. 2018;27(4):874–81.

[79] Nevelsky A, Borzov E, Daniel S, Bar-Deroma R. Perturbation effects of the carbon fiber-PEEK screws on radiotherapy dose distribution. J Appl Clin Med Phys. 2017;18(2):62–8.

[80] Ollivier L, Brisse H, Leclère J. Bone marrow imaging: follow-up after treatment in cancer patients. Cancer Imaging. 2002;2(2):90–2.

[81] Otake S, Mayr NA, Ueda T, Magnotta VA, Yuh WT. Radiation-induced changes in MR signal intensity and contrast enhancement of lumbosacral vertebrae: do changes occur only inside the radiation therapy field? Radiology. 2002;222(1):179–83.

[82] Ortiz AO, de Moura A, Johnson BA. Postsurgical spine: techniques, expected imaging findings, and complications. Semin Ultrasound CT MR. 2018;39(6):630–50.

[83] Liu X, Tian W, Chen H, LoStracco TA, Zhang J, Li MY, et al. Advanced neuroimaging in the evaluation of spinal cord tumors and tumor mimics: diffusion tensor and perfusion-weighted imaging. Semin Ultrasound CT MR. 2017;38(2):163–75.

[84] Liu X, Tian W, Kolar B, Hu R, Huang Y, Huang J, et al. Advanced MR diffusion tensor imaging and perfusion weighted imaging of intramedullary tumors and tumor like lesions in the cervicomedullary junction region and the cervical spinal cord. J Neuro-Oncol. 2014;116(3):559–66.

第 5 章　脊柱肿瘤的现代多学科治疗
Modern Multidisciplinary Care in Spine Tumors

Brittany L. Siontis　著

一、癌症死亡率趋势

美国癌症协会估计，2019 年新诊断的癌症患者刚刚超过 160 万，而 2018 年则超过 170 万[1, 2]。随着发病率的下降，癌症引发的死亡率也在下降。男性和女性的癌症死亡率每年分别下降 1.8% 和 1.4%。重要的是，1991—2016 年，癌症死亡率下降了 27%，与癌症发病率保持在峰值时相比，癌症死亡人数减少了 260 多万[1]。

癌症发病率和死亡率的降低是多因素的，重要的是在早期筛查方面做出了巨大的努力，其中一项是美国国家肺部筛查试验（National Lung Screening Trial，NLST）。一项随机研究比较了每年低剂量胸部 CT 和胸部 X 线片作为高风险人群的筛查方式，结果显示低剂量 CT 早期发现肺癌后，肺癌死亡率相对风险显著降低[3]。减少烟草使用也与癌症发病率下降有关，美国疾病控制与预防中心（Centers for Disease Control and Prevention，CDC）报道称，即使是已经戒烟的吸烟者又有增加，目前吸烟者从 2005 年的 20.9% 下降到 2017 年的 14%[4]。最后，局部和转移性肿瘤的系统治疗的进展在很大程度上促进了癌症死亡率的下降。这包括广泛使用靶向疗法［如酪氨酸激酶抑制剂（tyrosine kinase inhibitor，TKI）］和单克隆抗体及免疫疗法（如检查点抑制剂）。因此，认识到这些趋势越来越重要，以便在对待晚期疾病患者时做出适当的多学科决策，特别是那些有脊柱受累的患者。

肺腺癌是多学科治疗使癌症生存率大幅提高的一个值得关注的例子。肺腺癌的总体预后很差，特别是在转移发生后，5 年总生存率不到 10%[5]。然而，一部分晚期非小细胞肺癌患者在表皮生长因子受体（epidermal growth factor receptor，EGFR）、受体酪氨酸激酶 ROS1 或间变性淋巴瘤激酶（anaplastic lymphoma kinase，ALK）方面存在激活性突变，目前已有针对性的治疗方法。最近，第三代 EGFR-TKI 药物奥希替尼使肺腺癌的无进展生存期（progression-free survival，PFS）为 18.9 个月，而第一代或第二代 EGFR-TKI 仅为 10.5 个月[6]。其中在脑转移患者中应用奥希替尼的中位无进展生存期为 15.2 个月，而第一代或第二代 TKI 为 9.6 个月。另外几项关于各种 TKI 的研究，包括艾乐替尼、塞瑞替尼和克唑替尼，都显示了无进展生存期的改善，其中许多有长期的疗效[7-9]。脊柱仍然是晚期肺癌患者转移的一个主要部位，超过 50% 的晚期肺癌骨转移患者被发现有脊柱受累。新的系统性药物可能允许对脊柱转移采取更积极的方法，而这些方法在历史上被认为是无效的。事实上，脊柱转移患者出现激活性突变与总生存率的提高有关（HR 0.38，P=0.03）[10]。因此，在考虑进行干预时，必须权衡诊断和治疗的细微差别。

在过去的 10 年中，我们对免疫系统在癌症中的作用的理解已经发生了变化，免疫疗法的使用已经提高了几种实体瘤的生存率。在一些研究中，单独使用抗 PD1/PD-L1 抗体的检查点抑制或与细胞毒化疗联合使用，与单独化疗相比，转移性肿瘤的总生存率一直有明显改善[11, 12]。转性黑色素瘤的一年生存率已从免疫治疗时代前的25% 提高到双重检查点阻断治疗后 3 年总生存率的 63%[13]。检查点抑制剂单独或与 TKI 联合使用，也显著改善了转移性肾细胞癌的无进展生存期和总生存期[14, 15]。

以上讨论的每一种疾病都有发生脊柱转移的倾向，导致患者的发病率和死亡率的明显上升。历史上，由于该患者群体的整体预后不佳，所以避免了积极的局部治疗。然而，在确定是否应该对脊柱转移灶进行积极干预时，必须考虑到新型系统疗法时代的生存率提高。多学科的治疗可以为选择有意义的治疗和改善预后提供机会。

二、原发性骨肿瘤的系统治疗

脊柱的原发性骨肿瘤可能是良性的，如骨巨细胞瘤（giant cell tumor of bone，GCTB），或可能是恶性的，包括骨肉瘤、尤因肉瘤、软骨肉瘤和脊索瘤。对骨肉瘤和尤因肉瘤进行多药化疗，并与手术和（或）放疗相结合，仍然是治疗的标准。历史上的临床试验，主要是在儿科人群中，已经清楚地证明了手术和（或）放疗与化疗相互结合的作用[16, 17]。在骨肉瘤中，试图切除肿瘤来提高化疗的生存率而改善疗效并不明显，导致这些肿瘤的治疗模式没有什么变化[18]。虽然进展不大，但这些肿瘤的标准治疗方法仍然需要多学科的密切协作。

软骨肉瘤是继骨肉瘤之后第二种最常见的原发性骨肿瘤，最常发生在骨盆[19, 20]。由于该肿瘤对化疗和放疗相对不敏感，手术仍然是治疗的主要手段。然而，考虑到肿瘤多发生在中轴骨，手术切除可能是一个挑战。此外，手术干预的效果在肿瘤转移的情况下会降低，这就需要更有效的系统治疗方案。IDH1/2 的突变会导致 DNA 和组蛋白的高甲基化，从而诱导肿瘤的发生[21]。重要的是，50% 以上的软骨肉瘤带有 IDH 的体细胞突变，使其成为有吸引力的治疗目标[22, 23]。正在进行的临床试验（NCT02073994、NCT02273739 和

NCT02481154）正在评估 IDH 抑制剂在包括软骨肉瘤在内的各种实体肿瘤中的作用。其他可能作为软骨肉瘤治疗目标的信号通路包括 hedgehog 通路、SRC 通路和 mTOR 通路。这些研究的结果令人振奋，如果证明是有效的，可能会大大改变软骨肉瘤的治疗模式和长期预后，包括联合治疗模式的应用。

脊索瘤是脊索残余物的恶性肿瘤，是中轴骨的一种原发恶性肿瘤，全切除手术仍然是标准的治疗方法[24]。然而，鉴于这些肿瘤的位置，完全切除往往是不可行的。当不能进行完全的手术切除时，放疗可以提供治疗和姑息的优势[25-27]。脊索瘤的系统治疗选择有限，细胞毒性化疗的疗效甚微[28]。一项关于多激酶抑制剂伊马替尼治疗晚期脊索瘤的 II 期研究显示，持续时间在 6 个月以上的临床获益率为 64%[29]。还有一些研究评估了其他 TKI 在晚期脊索瘤中的作用，包括舒尼替尼和索拉非尼，不过这些药物从未进行过正面比较[30, 31]。一部分脊索瘤表现出 EGFR 突变，在这些病例中，拉帕替尼（一种口服 EGFR 抑制剂）已显示出活性[32]。Brachyury 是一种参与脊索发育的转录因子，已知在脊索瘤中被过度表达[33]。目前正在进行临床试验（NCT03595228、NCT02383498），评估利用这种过度表达的治疗策略，特别是药物治疗与放射治疗的结合。

骨巨细胞瘤是一种少见、良性但具有局部侵袭性的骨骼肿瘤，通常发生在骨骼成熟后的 20—40 岁的患者[34]。在美国，骨巨细胞瘤占所有良性骨肿瘤的 15%～20%[34]。骨巨细胞瘤虽然是良性的，但确实代表了肿瘤的一个谱系，并且具有不可预测的临床行为。骨巨细胞瘤转为恶性肿瘤很罕见，来自瑞典的一项统计报告中，骨巨细胞瘤诊断为恶性肿瘤占 8%[35]。虽然完全的手术切除可以提供最彻底的局部控制，但其他治疗策略可以提供良好的疾病控制和功能上的优势，如保留关节。骨巨细胞瘤常发生在四肢骨上，但脊柱骨巨细胞瘤也不少见，并构成了治疗上的挑战。脊柱

肿瘤与四肢肿瘤相比，被认为总体预后较差，局部复发率较高，可能是由于难以实现边缘完整的切除[36, 37]。

骨骼重塑是由成骨细胞产生的核因子 κB 受体激活蛋白配体（receptor activator of nuclear factor κB ligand，RANKL）所调控的。破骨细胞依赖 RANKL，在没有 RANKL 的情况下会发生凋亡。骨巨细胞瘤在肿瘤基质细胞上高表达 RANKL，导致 RANK 阳性破骨细胞样巨细胞的激活[38, 39]。地舒单抗（Denosumab）是一种针对 RANKL 的人单克隆抗体，可阻断肿瘤基质细胞和破骨细胞样巨细胞之间的相互作用，导致两种细胞消失和骨溶解的逆转。基于其作用机制，地舒单抗在 20 例局部晚期或复发性骨巨细胞瘤患者中进行了评估，结果显示，以每 4 周 120mg 的剂量皮下给药时，20 例患者均显示可阻止骨质破坏并诱导肿瘤消亡[40]。

一项关于地舒单抗治疗骨巨细胞瘤的国际 II 期研究正在进行，中期分析显示 169 名患者中，163 名在中位随访 13 个月后出现肿瘤对治疗有反应[41]。参加这项试验的患者每月接受地舒单抗至少 6 年，其中一些患者接受药物超过 8 年。因此，新辅助药物地舒单抗可用于重建骨壳和有助于完全手术切除。图 5-1 显示了一位脊柱 / 脊柱旁骨巨细胞瘤患者在使用地舒单抗前和治疗 3 个月后的典型 MR 图像。该患者随后接受了完全切除手术。对于那些被认为无法手术的患者，地舒单抗为控制疾病进展和改善症状提供了一种合适的治疗选择。然而，由于治疗是按月进行的，与治疗相关的毒性，包括颌骨坏死（osteonecrosis of the jaw，ONJ）和非典型性骨折，其发病率高于接受骨质疏松症治疗的患者。最近有报道称，长期使用地舒单抗治疗骨巨细胞瘤的患者，6% 发生了颌骨坏死，4% 的患者发生了非典型性骨折[42]。相比之下，因骨质疏松症接受地舒单抗的患者其发病率为 1%。因此，长期接受地舒单抗治疗时，密切监测药物毒性是很重要的。

三、转移性骨肿瘤的系统治疗

骨转移越来越常见，特别是在晚期肺癌、前列腺癌、肾癌、甲状腺癌和乳腺癌患者中。随着系统和局部治疗方式的不断改进，对骨转移患者

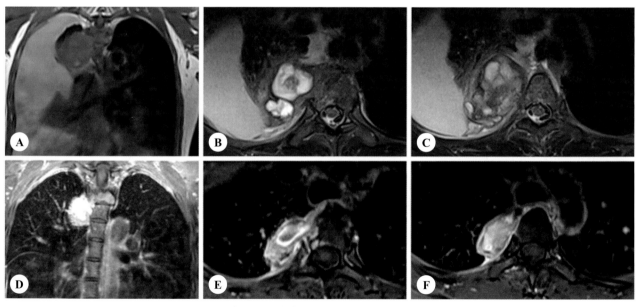

▲ 图 5-1 脊柱 / 脊柱旁骨巨细胞瘤在治疗前和地舒单抗治疗 3 个月后的影像图

A 至 C. 治疗前；D 至 F. 地舒单抗治疗 3 个月后。A. 冠状位 T_1；B 和 C. 轴位 T_2；D. 冠状位 T_1 脂肪饱和钆显像；E 和 F. 轴位 T_1 脂肪饱和钆显像

的治疗不再局限于单一的治疗方式。一些采用全身和局部联合治疗以增强疗效的方法已经提供了令人鼓舞的结果。如 TKI 和免疫疗法都被证明可以增强肿瘤对放疗的反应。肾细胞癌（renal cell carcinoma，RCC）传统上被认为是放疗不敏感，需要较高剂量的放射才能获得反应[43]。多种 TKI 已显示出对转移性肾细胞癌的疗效。有趣的是，一项对接受立体定向放射手术治疗脊柱转移性肾细胞癌患者的回顾性分析指出，接受一线 TKI 治疗的患者局部控制率明显提高[44]。也有报道称，联合免疫治疗和放射治疗有协同作用。放射可以诱导抗原表达，释放促进炎症的细胞因子，招募免疫细胞，促进抗原交叉表达，并诱导肿瘤表达死亡受体[45, 46]。因此，将辐射与免疫疗法结合起来可能会产生协同效应，目前正在对包括肺癌和其他癌症在内的多种癌症进行探索。虽然这可能是治疗局部肿瘤的一种有吸引力的方法，但这种治疗策略也可能适用于转移，尤其是在不可能完整切除的单发转移性肿瘤的情况下。这些只是强调了多学科的方法如何能大大改善晚期肿瘤患者的预后。

虽然对骨转移的治疗往往能缓解患者的病情，但预防骨肿瘤进一步转移的方案也很重要。双膦酸盐（如唑来膦酸）和 RANKL 抑制剂（如地舒单抗）已经在这种情况下被评估，这些疾病都有骨质受累的风险，包括多发性骨髓瘤、乳腺癌和前列腺癌。在多发性骨髓瘤和骨病患者中，地舒单抗与唑仑膦酸的直接比较显示，在发生首次骨骼相关事件的时间上，每月使用地舒单抗不低于每月使用唑仑膦酸（HR=0.98，95%CI 0.85～1.14）[47]。然而，在患有去势抵抗性前列腺癌的男性中，地舒单抗在预防骨骼相关事件方面优于唑来膦酸（HR=0.82，95%CI 0.71～0.95，P=0.0002）[48]。在有骨转移的乳腺癌患者中，地舒单抗在减少骨骼相关事件方面也优于双膦酸盐（RR=0.78，95%CI 0.72～0.85，P<0.00001）[49]。有趣的是，唑仑膦酸与低剂量放疗联合治疗各种实体瘤的椎体转移

中，其耐受性良好，并显示椎体塌陷率降低，患者疼痛减轻，肿瘤得到有效的控制[50]。这些数据共同为预防药物的使用提供了信息，也为与放疗结合以改善症状和控制疾病提供了希望。

四、围术期药物安全

正如之前所强调的，系统疗法的疗效不断提高，即使在疾病晚期也能提高总生存率。因此，现在的趋势是采用更积极的方法来治疗转移性肿瘤，包括利用放疗、手术、椎体强化和消融的方法。对于接受新型疗法的患者，包括 TKI、免疫疗法等，在计划进行手术干预时，必须考虑治疗对出血和伤口愈合的影响，因为这些风险与传统的细胞毒性化疗不同。

具有抗血管生成活性的药物，包括贝伐单抗或抑制血管内皮生长因子的 TKI，可导致伤口愈合不良和出血量增加。一些研究已经评估了使用这些药物的围术期并发症，以确定治疗和手术干预之间的最佳时间。在转移的情况下，暂停系统治疗对整个肿瘤负荷有影响，因此必须考虑停用任何围术期药物的风险和益处。

贝伐珠单抗的半衰期为 20 天，因此一般的共识是在手术前至少停用 4 周。抑制血管内皮生长因子的口服 TKI 的半衰期短得多，在围术期可以停用更短的时间。对肾细胞癌的研究表明，索拉非尼的洗脱时间为 3 天，舒尼替尼为 1 周，贝伐珠单抗为 5～7 周[51, 52]。另一个 TKI 和手术治疗肾细胞癌的病例系列建议洗脱时间为 2 周[53]。

虽然没有广泛认同的指南，但表 5-1 列出了围术期停药的一般建议，以确保伤口充分愈合，并尽量减少出血。重要的是，每种 TKI 都有自己的说明，建议在侵入性手术前和手术后停用药物的时间。当务之急是与肿瘤内科医生讨论手术时机，以确定指导患者何时停用药物，并注意每个患者在系统治疗中的个人风险因素。关于免疫治疗的围术期管理，目前还没有明确的共识。一项单一机构的回顾性分析显示，免疫检查点抑制剂

表5-1 系统治疗的围术期停药管理指南		
药物种类	术前停药时间	术后停药时间
抗血管生成药（帕唑帕尼、舒尼替尼、贝伐珠单抗、阿西替尼）	贝伐珠单抗[a]：4～6周其他：1～2周	贝伐珠单抗[a]：4周其他：1～2周
无血管生成作用TKI（伊马替尼）	不停用	在能忍受口服的情况下恢复
免疫疗法	不停用	不停用
细胞毒性化疗药物	3～4周，依据个体恢复情况	2～4周，依据伤口愈合情况和外科医生的许可

a. 较长的围术期停用是因为贝伐珠单抗具有20天的半衰期

在多种疾病和各种外科手术的围术期是安全的[54]。在该系列中，从最后一次用药到手术的中位时间为16天（1～32天），从手术到第一次用药的中位时间为18天（8～14天）。即使在一个机构内也表现出如此大的差别，这突出表明缺乏共识。随着免疫疗法正在新辅助治疗中进行评估，有关这些

药物在围术期安全性的现有数据可以提供更多的建议。值得关注的是，免疫治疗被认为是一种有效的干预措施，可以减少术后免疫抑制，从而减少围术期的肿瘤生长，支持这些药物在围术期的安全性[55]。因此，可能不需要在围术期的停药。

重要的是要理解和认识到，接受免疫治疗的患者有可能发生垂体炎和肾上腺功能不全。这些药物相关毒性的发生率因药而异，据报道，其发生率为<0.1%～6.4%[56]。患者可能长期服用激素替代品，包括左甲状腺素和氢化可的松。如果没有正确的认识，这些患者可能在术后出现肾上腺危象。

五、小结

随着系统治疗的改善，原发性或转移性脊柱肿瘤患者的总生存率也在不断提高。在制订转移性肿瘤的治疗计划时，必须考虑到联合模式的治疗方法。多学科的方法对于确保不错过有意义的干预机会至关重要，此外，外科医生和肿瘤内科医生之间的密切沟通对于确保围术期系统性治疗的适当管理是必不可少的。

参考文献

[1] Siegel RL, Miller KD, Jemal A. Cancer statistics, 2019. CA Cancer J Clin. 2019;69(1):7–34.

[2] Siegel RL, Miller KD, Jemal A. Cancer statistics, 2018. CA Cancer J Clin. 2018;68(1):7–30.

[3] National Lung Screening Trial Research T, Aberle DR, Adams AM, Berg CD, Black WC, Clapp JD, et al. Reduced lung-cancer mortality with low-dose computed tomographic screening. N Engl J Med. 2011;365(5):395–409.

[4] Wang TW, Asman K, Gentzke AS, Cullen KA, Holder-Hayes E, Reyes-Guzman C, et al. Tobacco product use among adults – United States, 2017. MMWR Morb Mortal Wkly Rep. 2018;67(44):1225–32.

[5] Goldstraw P, Chansky K, Crowley J, Rami-Porta R, Asamura H, Eberhardt WE, et al. The IASLC lung cancer staging project: proposals for revision of the TNM stage groupings in the forthcoming (eighth) edition of the TNM classification for lung cancer. J Thorac Oncol. 2016;11(1):39–51.

[6] Soria JC, Ohe Y, Vansteenkiste J, Reungwetwattana T, Chewaskulyong B, Lee KH, et al. Osimertinib in untreated EGFR-mutated advanced non-small-cell lung cancer. N Engl J Med. 2018;378(2):113–25.

[7] Shaw AT, Ou SH, Bang YJ, Camidge DR, Solomon BJ, Salgia R, et al. Crizotinib in ROS1–rearranged non-small-cell lung cancer. N Engl J Med. 2014;371(21):1963–71.

[8] Shaw AT, Kim DW, Mehra R, Tan DS, Felip E, Chow LQ, et al. Ceritinib in ALK-rearranged non-small-cell lung cancer. N Engl J Med. 2014;370(13):1189–97.

[9] Peters S, Camidge DR, Shaw AT, Gadgeel S, Ahn JS, Kim DW, et al. Alectinib versus crizotinib in untreated ALK-positive non-small-cell lung cancer. N Engl J Med. 2017;377(9):829–38.

[10] Choi BD, Shankar GM, Sivaganesan A, Van Beaver LA, Oh K, Shin JH. Implication of biomarker mutations for predicting survival in patients with metastatic lung cancer to the spine. Spine (Phila Pa 1976). 2018;43(21):E1274–E80.

[11] Reck M, Rodriguez-Abreu D, Robinson AG, Hui R, Csoszi T, Fulop A, et al. Pembrolizumab versus chemotherapy for PD-L1–positive non-small-cell lung cancer. N Engl J Med. 2016;375(19):1823–33.

[12] Gandhi L, Rodriguez-Abreu D, Gadgeel S, Esteban E, Felip E, De Angelis F, et al. Pembrolizumab plus chemotherapy in metastatic non-small-cell lung cancer. N Engl J Med. 2018;378(22):2078–92.

[13] Callahan MK, Kluger H, Postow MA, Segal NH, Lesokhin A, Atkins MB, et al. Nivolumab plus ipilimumab in patients with advanced melanoma: updated survival, response, and safety data in a phase I dose-escalation study. J Clin Oncol. 2018;36(4):391–8.

[14] Motzer RJ, Tannir NM, McDermott DF, Aren Frontera O, Melichar B, Choueiri TK, et al. Nivolumab plus ipilimumab versus sunitinib in

advanced renal-cell carcinoma. N Engl J Med. 2018;378(14):1277–90.

[15] Rini BI, Plimack ER, Stus V, Gafanov R, Hawkins R, Nosov D, et al. Pembrolizumab plus axitinib versus sunitinib for advanced renal-cell carcinoma. N Engl J Med. 2019;380(12):1116–27.

[16] Souhami RL, Craft AW, Van der Eijken JW, Nooij M, Spooner D, Bramwell VH, et al. Randomised trial of two regimens of chemotherapy in operable osteosarcoma: a study of the European Osteosarcoma Intergroup. Lancet. 1997;350(9082):911–7.

[17] Womer RB, West DC, Krailo MD, Dickman PS, Pawel BR, Grier HE, et al. Randomized controlled trial of interval-compressed chemotherapy for the treatment of localized Ewing sarcoma: a report from the Children's Oncology Group. J Clin Oncol. 2012;30(33):4148–54.

[18] Marina NM, Smeland S, Bielack SS, Bernstein M, Jovic G, Krailo MD, et al. Comparison of MAPIE versus MAP in patients with a poor response to preoperative chemotherapy for newly diagnosed high-grade osteosarcoma (EURAMOS-1): an open-label, international, randomised controlled trial. Lancet Oncol. 2016;17(10):1396–408.

[19] Samuel AM, Costa J, Lindskog DM. Genetic alterations in chondrosarcomas – keys to targeted therapies? Cell Oncol (Dordr). 2014;37(2):95–105.

[20] Mavrogenis AF, Angelini A, Drago G, Merlino B, Ruggieri P. Survival analysis of patients with chondrosarcomas of the pelvis. J Surg Oncol. 2013;108(1):19–27.

[21] Ward PS, Patel J, Wise DR, Abdel-Wahab O, Bennett BD, Coller HA, et al. The common feature of leukemia-associated IDH1 and IDH2 mutations is a neomorphic enzyme activity converting alpha-ketoglutarate to 2–hydroxyglutarate. Cancer Cell. 2010;17(3):225–34.

[22] Meijer D, de Jong D, Pansuriya TC, van den Akker BE, Picci P, Szuhai K, et al. Genetic characterization of mesenchymal, clear cell, and dedifferentiated chondrosarcoma. Genes Chromosomes Cancer. 2012;51(10):899–909.

[23] Schaap FG, French PJ, Bovee JV. Mutations in the isocitrate dehydrogenase genes IDH1 and IDH2 in tumors. Adv Anat Pathol. 2013;20(1):32–8.

[24] Boriani S, Bandiera S, Biagini R, Bacchini P, Boriani L, Cappuccio M, et al. Chordoma of the mobile spine: fifty years of experience. Spine (Phila Pa 1976). 2006;31(4):493–503.

[25] Chen YL, Liebsch N, Kobayashi W, Goldberg S, Kirsch D, Calkins G, et al. Definitive high-dose photon/proton radiotherapy for unresected mobile spine and sacral chordomas. Spine (Phila Pa 1976). 2013;38(15):E930–6.

[26] DeLaney TF, Liebsch NJ, Pedlow FX, Adams J, Dean S, Yeap BY, et al. Phase II study of high-dose photon/proton radiotherapy in the management of spine sarcomas. Int J Radiat Oncol Biol Phys. 2009;74(3):732–9.

[27] Indelicato DJ, Rotondo RL, Begosh-Mayne D, Scarborough MT, Gibbs CP, Morris CG, et al. A prospective outcomes study of proton therapy for chordomas and chondrosarcomas of the spine. Int J Radiat Oncol Biol Phys. 2016;95(1):297–303.

[28] Stacchiotti S, Casali PG. Systemic therapy options for unresectable and metastatic chordomas. Curr Oncol Rep. 2011;13(4):323–30.

[29] Stacchiotti S, Longhi A, Ferraresi V, Grignani G, Comandone A, Stupp R, et al. Phase II study of imatinib in advanced chordoma. J Clin Oncol. 2012;30(9):914–20.

[30] George S, Merriam P, Maki RG, Van den Abbeele AD, Yap JT, Akhurst T, et al. Multicenter phase II trial of sunitinib in the treatment of nongastrointestinal stromal tumor sarcomas. J Clin Oncol. 2009;27(19):3154–60.

[31] Bompas E, Le Cesne A, Tresch-Bruneel E, Lebellec L, Laurence V, Collard O, et al. Sorafenib in patients with locally advanced and metastatic chordomas: a phase II trial of the French Sarcoma Group (GSF/ GETO). Ann Oncol. 2015;26(10):2168–73.

[32] Stacchiotti S, Tamborini E, Lo Vullo S, Bozzi F, Messina A, Morosi

[33] Vujovic S, Henderson S, Presneau N, Odell E, Jacques TS, Tirabosco R, et al. Brachyury, a crucial regulator of notochordal development, is a novel biomarker for chordomas. J Pathol. 2006;209(2):157–65.

[34] Larsson SE, Lorentzon R, Boquist L. Giant-cell tumor of bone. A demographic, clinical, and histopathological study of all cases recorded in the Swedish Cancer Registry for the years 1958 through 1968. J Bone Joint Surg Am. 1975;57(2):167–73.

[35] Amelio JM, Rockberg J, Hernandez RK, Sobocki P, Stryker S, Bach BA, et al. Population-based study of giant cell tumor of bone in Sweden (1983–2011). Cancer Epidemiol. 2016;42:82–9.

[36] Luksanapruksa P, Buchowski JM, Singhatanadgige W, Bumpass DB. Systematic review and meta-analysis of en bloc vertebrectomy compared with intralesional resection for giant cell tumors of the mobile spine. Global Spine J. 2016;6(8):798–803.

[37] Harrop JS, Schmidt MH, Boriani S, Shaffrey CI. Aggressive "benign" primary spine neoplasms: osteoblastoma, aneurysmal bone cyst, and giant cell tumor. Spine (Phila Pa 1976). 2009;34(22 Suppl):S39–47.

[38] Atkins GJ, Kostakis P, Vincent C, Farrugia AN, Houchins JP, Findlay DM, et al. RANK expression as a cell surface marker of human osteoclast precursors in peripheral blood, bone marrow, and giant cell tumors of bone. J Bone Miner Res. 2006;21(9):1339–49.

[39] Roux S, Amazit L, Meduri G, Guiochon-Mantel A, Milgrom E, Mariette X. RANK (receptor activator of nuclear factor kappa B) and RANK ligand are expressed in giant cell tumors of bone. Am J Clin Pathol. 2002;117(2):210–6.

[40] Branstetter DG, Nelson SD, Manivel JC, Blay JY, Chawla S, Thomas DM, et al. Denosumab induces tumor reduction and bone formation in patients with giant-cell tumor of bone. Clin Cancer Res. 2012;18(16):4415–24.

[41] Chawla S, Henshaw R, Seeger L, Choy E, Blay JY, Ferrari S, et al. Safety and efficacy of denosumab for adults and skeletally mature adolescents with giant cell tumour of bone: interim analysis of an open-label, parallel-group, phase 2 study. Lancet Oncol. 2013;14(9):901–8.

[42] Palmerini E, Chawla NS, Ferrari S, Sudan M, Picci P, Marchesi E, et al. Denosumab in advanced/unresect- able giant-cell tumour of bone (GCTB): for how long? Eur J Cancer. 2017;76:118–24.

[43] Balagamwala EH, Angelov L, Koyfman SA, Suh JH, Reddy CA, Djemil T, et al. Single-fraction stereotactic body radiotherapy for spinal metastases from renal cell carcinoma. J Neurosurg Spine. 2012;17(6):556–64.

[44] Miller JA, Balagamwala EH, Angelov L, Suh JH, Rini B, Garcia JA, et al. Spine stereotactic radiosurgery with concurrent tyrosine kinase inhibitors for metastatic renal cell carcinoma. J Neurosurg Spine. 2016;25(6):766–74.

[45] Kalbasi A, June CH, Haas N, Vapiwala N. Radiation and immunotherapy: a synergistic combination. J Clin Invest. 2013;123(7):2756–63.

[46] Tang C, Wang X, Soh H, Seyedin S, Cortez MA, Krishnan S, et al. Combining radiation and immunotherapy: a new systemic therapy for solid tumors? Cancer Immunol Res. 2014;2(9):831–8.

[47] Raje N, Terpos E, Willenbacher W, Shimizu K, Garcia- Sanz R, Durie B, et al. Denosumab versus zoledronic acid in bone disease treatment of newly diagnosed multiple myeloma: an international, double-blind, double-dummy, randomised, controlled, phase 3 study. Lancet Oncol. 2018;19(3):370–81.

[48] Fizazi K, Carducci M, Smith M, Damiao R, Brown J, Karsh L, et al. Denosumab versus zoledronic acid for treatment of bone metastases in men with castration-resistant prostate cancer: a randomised, double-blind study. Lancet. 2011;377(9768):813–22.

[49] Wong MH, Stockler MR, Pavlakis N. Bisphosphonates and other bone agents for breast cancer. Cochrane Database Syst Rev. 2012;2:CD003474.

C, et al. Phase II study on lapatinib in advanced EGFR-positive chordoma. Ann Oncol. 2013;24(7):1931–6.

[50] Pichon B, Campion L, Delpon G, Thillays F, Carrie C, Cellier P, et al. High-dose hypofractionated radiation therapy for noncompressive vertebral metastases in combination with zoledronate: a phase 1 study. Int J Radiat Oncol Biol Phys. 2016;96(4):840–7.

[51] Pooleri GK, Nair TB, Sanjeevan KV, Thomas A. Neo adjuvant treatment with targeted molecules for renal cell cancer in current clinical practise. Indian J Surg Oncol. 2012;3(2):114–9.

[52] Thomas AA, Rini BI, Stephenson AJ, Garcia JA, Fergany A, Krishnamurthi V, et al. Surgical resection of renal cell carcinoma after targeted therapy. J Urol. 2009;182(3):881–6.

[53] Harshman LC, Yu RJ, Allen GI, Srinivas S, Gill HS, Chung BI. Surgical outcomes and complications associated with presurgical tyrosine kinase inhibition for advanced renal cell carcinoma (RCC). Urol Oncol. 2013;31(3):379–85.

[54] Elias AW, Kasi PM, Stauffer JA, Thiel DD, Colibaseanu DT, Mody K, et al. The feasibility and safety of surgery in patients receiving immune checkpoint inhibitors: a retrospective study. Front Oncol. 2017;7:121.

[55] Bakos O, Lawson C, Rouleau S, Tai LH. Combining surgery and immunotherapy: turning an immunosuppressive effect into a therapeutic opportunity. J Immunother Cancer. 2018;6(1):86.

[56] Barroso-Sousa R, Barry WT, Garrido-Castro AC, Hodi FS, Min L, Krop IE, et al. Incidence of endocrine dysfunction following the use of different immune checkpoint inhibitor regimens: a systematic review and meta-analysis. JAMA Oncol. 2018;4(2):173–82.

第二篇
原发性脊柱肿瘤
Primary Spine Tumors in the Mobile Spine

Peter Rose 著

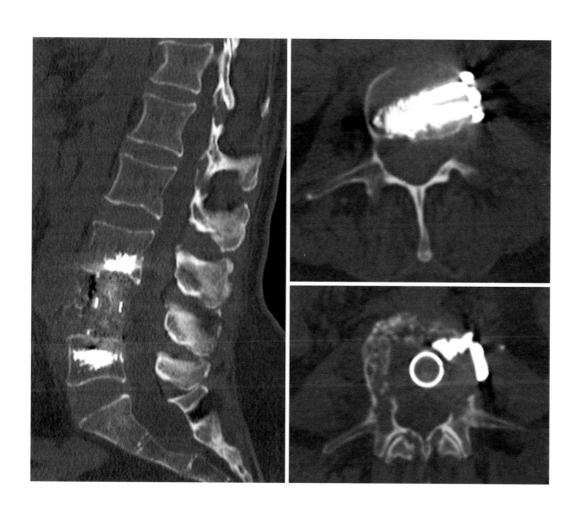

第 6 章 脊柱良性肿瘤的现代治疗
Modern Care of Benign Tumors of the Spine

Oren Zarnett　Nathaniel E. Schaffer　Ilyas S. Aleem　Ahmad Nassr　Raphaële Charest-Morin　著

转移瘤、骨髓瘤和淋巴瘤是常见的脊柱肿瘤，而原发性肿瘤占脊柱肿瘤的 5%。在原发性肿瘤中，大多数为良性肿瘤。与脊柱转移瘤不同，良性肿瘤通常发生在年轻人群中。临床表现从偶然发现到严重疼痛、神经功能障碍不等。最常见的良性肿瘤是动脉瘤样骨囊肿、骨巨细胞瘤、骨样骨瘤、骨母细胞瘤、血管瘤、骨软骨瘤和朗格汉斯组织细胞增生症[1, 2]（表 6-1）。

通过影像学检查和活检，可以对脊柱原发性良性骨肿瘤做出诊断。每个疾病的组织学亚型都有各自特征。虽然大多数良性肿瘤具有相同的系统分期和局部分期，但每个肿瘤的治疗应根据其组织学、解剖学、临床表现和患者特点进行调整。与原发性恶性肿瘤相似，所有良性肿瘤的治疗都应遵循 Enneking 分期阐述的肿瘤学原则[3]。尽早将此类少见肿瘤转诊至有经验的三级医学中心，进行多学科治疗是很关键的。本章将阐述原发性脊柱肿瘤的研究进展、治疗原则，并回顾常见脊柱原发性良性肿瘤的临床表现、诊断和治疗。

一、治疗原则

由于脊柱原发性肿瘤的治疗与常见的转移性脊柱疾病的治疗有显著差异，因此原发性脊柱肿瘤需要彻底检查。在考虑治疗之前，必须进行恰当的诊断及系统分期和局部分期。虽然一些良性骨肿瘤具有典型的表现，可以通过影像学进行诊断，但特征非典型或诊断不确定时通常要进行组

表 6-1 脊柱原发性良性肿瘤		
肿瘤类型	涉及脊柱（相较于四肢）的发生率（%）	Enneking 分期
动脉瘤样骨囊肿	15	S_2，S_3
骨巨细胞瘤	10	S_3
骨样骨瘤	20	S_1，S_2
骨母细胞瘤	40	S_3
血管瘤	绝大多数	S_1
骨软骨瘤	<5	S_1，S_2

织学诊断。

活检操作应与将最终进行手术的医生讨论或由其执行，尤其在恶性肿瘤时，任何被活检污染的组织都需要切除。已经证实，在手术医院之外进行脊柱恶性肿瘤活检的患者，局部复发率明显增加[4, 5]。仔细规划可确保不会对正常组织进行不必要的切除。如果是良性肿瘤，通常不切除活检针道。但对于未知病变，应假定病变是恶性的，应遵守活检原则。

二、临床评估

站立位 X 线片有助于了解病变特征和确定是否存在继发性脊柱不稳。一些良性潜隐性病变可能是"烟幕弹"，可能并不是患者目前症状的原因，干扰了对真正病因的诊断。X 线片能帮助诊断其他的疼痛原因。正位 X 线片和侧位 X 线片应在站立位进行，这样能够提供潜在不稳定的依据（椎

体塌陷、脊柱后凸、滑移等）。

　　然而，大多数病变都需要进一步的影像学检查，如 CT、MRI，用于诊断和制订手术策略。CT 用于评估骨组织解剖结构和肿瘤特征（皮质破坏、钙化等），同时还能观察骨组织受累程度。这些特征是一些肿瘤，如骨样骨瘤的重要诊断依据。此外，CT 可以观察脊柱潜在的不稳定，并对活检进行规划。然而，一般来讲，CT 在发现早期转移性肿瘤和原发性恶性骨肿瘤方面不如 MRI 敏感。

　　MRI 是评估硬膜外腔和神经结构的最佳成像方式。MRI T_1 加权像有助于描绘骨髓结构、肿块内脂肪含量和亚急性出血。增强 MRI 有助于区分囊性病变和囊样实性病变。由于病变内液体含量增加，大多数肿瘤在 T_2 加权像上呈高信号。

　　核医学检查（^{99m}Tc、SPECT、PET）对放射性核素摄取增加的区域很敏感。这是在骨骼破坏性过程增加了类骨质反应的情况下观察到的。然而，与 CT 或 MRI 相比，核医学检查（SPECT 除外）在描绘详细的解剖结构方面的能力有限。核素骨扫描可用作筛查工具，以确定病变是孤立性还是多灶性。

　　一些肿瘤有特征性发病位置。骨样骨瘤、骨母细胞瘤、骨软骨瘤和动脉瘤样骨囊肿常见于后柱结构，而骨巨细胞瘤、朗格汉斯组织细胞增生症和血管瘤常累及椎体。

　　最后，与任何新发现肿瘤一样，检查应包括局部和全身，全身评估包括胸部 CT 扫描。虽然大多数良性肿瘤不需要全身分期，但具侵袭性的病变（巨细胞瘤、骨母细胞瘤）可能会出现肺转移，应在最初就诊时进行评估。

三、分期

　　Enneking 分期是最常用的原发性骨肿瘤分期系统。Enneking 将原发性骨肿瘤分为五类，范围从良性潜隐性病变到侵袭性转移性肉瘤[3]。在这个范围内，良性病变分为三类，即潜隐性、活动性

和侵袭性（表 6-2）。分期系统是描述病变的生物学以指导治疗。

　　良性潜隐性病变（S_1）通常无症状。肿瘤是完全包裹的、附着在固定边界上的间室内病变。肿瘤最初生长缓慢，最终趋于平稳。从组织学来看，S_1 病变具有成熟的分化良好的细胞，细胞基质比低，周围没有炎症反应。静止血管瘤是潜隐病变的例子。

　　良性活动性病变（S_2）是可能引起疼痛的缓慢生长的病变。随着病变的生长，它会导致附近骨皮质的异常重塑，而不会穿透骨皮质。细胞较多，基质较少，活动性病变的细胞仍然分化良好，在被膜和正常骨骼之间有一小块炎性区域，骨样骨瘤就是活动性病变的例子。

表 6-2　Enneking 分期良性病变特征			
	潜隐性（S_1）	活动性（S_2）	侵袭性（S_3）
生长活跃度	−	++	+++
细胞基质比	+	++	+++
反应区	−	+	++
解剖边界	√	√	−

　　良性侵袭性病变（S_3）通常是疼痛的，其生长不仅限于骨皮质边界，有时会出现软组织肿块。病变周围有一个反应区，肿瘤细胞可能会延伸到围绕肿瘤的假包膜之外。细胞分化良好，外观良性，但偶尔可能存在有丝分裂象。骨巨细胞瘤通常是侵袭性病变。

　　WBB 分期根据脊柱解剖位置描述病变[6]。在轴位时，WBB 将脊椎分为 12 个区域。区域 1 代表棘突的左半部分，其他部分以逆时针方式进行排列。最后，病变根据其所在层进一步分类：骨外、骨内浅层、骨内深层、硬膜外或硬膜内。该分类的目的是根据局部解剖结构描述病变并指导治疗。

　　了解病变的生物学行为及其与局部关键结构

的接近程度是制订治疗计划的先决条件。此类肿瘤最好在有治疗复杂和罕见脊柱病变经验的医学中心进行治疗。原发性良性侵袭性病变的治疗，无论是手术治疗还是选择替代治疗，都应在多学科小组中讨论，因为其治疗需要个体化。

四、手术治疗原则

脊柱良性肿瘤的手术指征是机械性不稳定，药物难以控制的疼痛，神经功能损害及实现局部控制 / 治愈[7, 8]。根据不同情况，手术可能需要整块切除或病灶内切除。整块切除是指将肿瘤作为一个整体切除。为了完整起见，整体切除时应附有正常组织边界。当肿瘤周围有正常组织时，就定义为广泛边界。边缘性边界是指切除边缘位于肿瘤周围的反应层中。当肿瘤在手术过程中破碎或在切除标本的外围观察到肿瘤细胞时，边缘是病灶内。不同的是，病灶内刮除术是指术前计划以零碎分块的方式切除肿瘤，主动打开肿瘤包膜，包膜内切除肿瘤。如果切除顺利完成，则病灶内切除或刮除可定义为大体切除。

Enneking 分期可以为切除脊柱良性肿瘤时所需的边缘提供粗略的指导。S_1 肿瘤通常不需要手术干预[9]。对于 S_2 肿瘤，病灶内切除的复发率是可以接受的[9, 10]。相比之下，S_3 肿瘤的病灶内切除通常存在不可接受的复发率，因此倾向选择整块切除[9, 11]。

Enneking 分期广泛应用于四肢原发性骨肿瘤的治疗，但由于脊柱解剖结构的复杂性，传统上其应用受到限制。然而，随着技术的进步和对这些肿瘤生物学行为的深入理解，Enneking 分期的肿瘤学原理已获得脊柱外科的认可。对超出骨皮质（室外）的侵袭性 S_3 病变进行切除是有很多考量的，如延伸到椎管内，向前损伤腔静脉或主动脉，或向后进入椎旁软组织，手术策略均不相同。对于向后进入椎旁软组织的，广泛整块切除是不错的选择。但如果要牺牲脊髓或大血管以获得边缘切除，尤其是面对良性肿瘤，是不可行的。在

某些情况下，整块切除比病灶内切除预后更差。因此，某些情况下倾向病灶内切除。

肿瘤的位置和形态也将决定手术计划，而 WBB 分期提供了一个框架来做出选择。作为一般原则，如果后柱结构（椎板和椎弓根）中有足够的骨组织没有受累，可以在切除过程中游离硬膜，则整体切除是可行的。

五、基于组织学分类治疗

见表 6-3 临床表现和治疗。

六、骨巨细胞瘤

（一）概述

骨巨细胞瘤（giant cell tumor, GCT）是一种原发性骨肿瘤，约占所有原发性骨肿瘤的 5%[12-14]，常见于 10—40 岁人群。虽然骨巨细胞瘤是一种良性肿瘤，但在初始检查时需要考虑 2%～7.5% 的肺转移率[15-18]。在四肢骨骼中，好发于长骨干骺端；然而，大约 10% 的骨巨细胞瘤位于脊柱和骶骨。脊柱骨巨细胞瘤血供丰富，好发于胸椎和腰椎[19]。

组织学检查主要有 3 种细胞类型，即巨细胞、单核细胞和单核基质细胞[20]。成骨细胞来源的基质细胞被认为是骨巨细胞瘤中的肿瘤细胞。*H3F3A* 突变见于 92% 骨巨细胞瘤的基质细胞，可作为组织病理学诊断的依据[20, 21]。

骨巨细胞瘤是原发性骨肿瘤，通常表现为扩张性溶骨性改变[19]，这是由于现有的小梁和皮质对肿瘤做出反应性增厚。与 Enneking 分期 S_2 或 S_3 肿瘤一样，骨巨细胞瘤可以形成薄的新皮质，或根本没有骨皮质，伴有软组织肿块。虽然不具有特异性，但骨巨细胞瘤的一个特征是在肿瘤生长侧对面可能有一个偏心的硬化边缘。当椎体中存在骨巨细胞瘤时，可能会出现相关的病理性骨折，导致椎体塌陷，有时会导致椎体扁平。骨巨细胞瘤的鉴别诊断包括毛细血管扩张性骨肉瘤、脊索瘤、布朗瘤和动脉瘤样骨囊肿。

表 6-3　原发性脊柱良性肿瘤

诊　断	发病年龄	临床表现	治　疗
侵袭性血管瘤	任何年龄，发病率随年龄增加	大多数无症状，可能存在疼痛和脊髓病	无症状病变，不治疗；有症状病变，椎体成形术 / 椎体后凸成形术 / 栓塞 / 手术
骨样骨瘤	10—30 岁	非甾体抗炎药可缓解疼痛，脊柱侧弯，男性多于女性	如果疼痛得不到控制，根据位置，采用射频消融或病灶内切除
骨母细胞瘤	10—30 岁	钝痛、局部疼痛 男性多于女性	如果可行，手术整块切除；或者病灶内切除
骨软骨瘤	20—30 岁	症状多变，无神经压迫症状；遗传性多发性外生骨疣：表现为多发性骨软骨瘤	有症状时手术切除
动脉瘤样骨囊肿	10—20 岁	缓慢逐渐发作的疼痛，女性多于男性	如果可行，整块切除；或病灶内切除。血管栓塞作为替代治疗在病例系列中取得成功
骨巨细胞瘤	10—40 岁	隐痛 女性多于男性	如果可行，整块切除；或病灶内切除，但会增加局部复发率 地舒单抗是不能手术患者的一种选择，也是一种新辅助治疗

（二）治疗方案

1. 手术治疗

最近，药物治疗已成为不可切除骨巨细胞瘤的一种替代选择。但是，当可进行手术切除时，手术仍是骨巨细胞瘤主要治疗方法。手术方法包括整块切除和病灶内切除[22]。机械（如骨水泥）、化学（如苯酚）和温度（如液氮）辅助治疗通常用于降低病灶内刮除后的复发率。由于靠近神经结构和医源性损伤的风险，这些辅助治疗在脊柱中的应用受到限制。虽然病灶内切除在四肢的骨巨细胞瘤治疗中常用，但由于高复发率，在脊柱要谨慎使用病灶内切除。由于解剖结构复杂，脊柱骨巨细胞瘤术后局部复发特别难以处理。

在 Boriani 等[23] 报道的一个 49 例 S_3 期脊柱肿瘤的病例系列中，采用整块切除治疗复发率为9%，采用病灶内切除复发率为62%。该报道同时指出 S_2 期肿瘤采用病灶内切除复发率为 6.3%。但术前区分 S_2 期和 S_3 期肿瘤是有难度的。通常，S_3 肿瘤更具有侵袭性、扩张性，并且有软组织成分

（表 6-2）。在另一项 82 名患者的国际合作回顾性研究中，与整块切除相比，病灶内切除与局部复发率增加有关[24]。此外，死亡率与局部复发相关。2009 年，SOSG 建议，在可行的情况下，应考虑整块切除来治疗脊柱骨巨细胞瘤[25]。然而，必须考虑在良性侵袭性肿瘤采用整块切除术可能发生的并发症。

手术切除后，美国国家综合癌症网络推荐以下随访：前 2 年每 6 个月进行一次局部和胸部复查，然后每年一次复查。

2. 药物治疗

骨巨细胞瘤的特征标志是多核巨细胞，能表达高水平的 RANKL。该途径的激活导致骨溶解。地舒单抗是一种单克隆抗体，可特异性抑制 RANKL，并且认为这种药物可以阻止无法手术的骨巨细胞瘤的进展。由 AMGEN 公司（生产地舒单抗的制药公司）资助的第一项临床试验发现，6 个月用药时的临床反应率为 85%[26]。此外，组织病理学报告指出超过 90% 的多核巨细胞

在这种治疗中消失了[27]。对 282 名患者进行的第二项临床试验报道了 75% 的临床反应率，其中大部分是部分反应率[28]。这些研究促使 FDA 于 2013 年批准了地舒单抗用于不能手术的骨巨细胞瘤（图 6-1）。然而，当地舒单抗用作最终治疗时，可能需要终生治疗。在脊柱手术中，除了在不可切除的骨巨细胞瘤中的作用外，地舒单抗还在术前用作新辅助化疗以减少和钙化肿瘤。新辅助化疗已被证明可以减少术中失血量[29]。2016 年，AOSpine 肿瘤论坛（AOSpine Knowledge Forum Tumor，AOSKFT）推荐地舒单抗作为不能手术的骨巨细胞瘤单独治疗或作为手术切除前的辅助治疗[30]。推荐的术前持续时间为 6 个月或直到观察到最大程度的肿瘤缩小 / 钙化。虽然这是一种很有前景的药物，但长期治疗及其潜在的不良事件（如颌骨坏死和非典型股骨干骨折）存在不确定

性[31]。此外，地舒单抗停药后肿瘤复发也令人担忧。这一担忧有以下事实的支持：基质细胞，即骨巨细胞瘤中的肿瘤细胞，没有被地舒单抗消除。在中轴骨中，由于复发率增加及一些病例报道担心其给药后发生恶性转化，因此其使用受到限制[32-35]。与任何新的治疗方法一样，谨慎是有必要的。然而，尽管存在风险和缺点，地舒单抗在不可切除的骨巨细胞瘤中确实有作用，也可作为新辅助化疗。

3. 选择性动脉栓塞

由于骨巨细胞瘤的血供丰富，术前栓塞通常用于减少病灶内切除时的失血量，并在整块切除术中方便节段动脉的解剖[30, 36-38]。虽然手术治疗是巨细胞瘤的一线治疗，但选择性动脉栓塞术（selective arterial embolization，SAE）已在一些复发性和不可切除的骨巨细胞瘤中取得了成功，

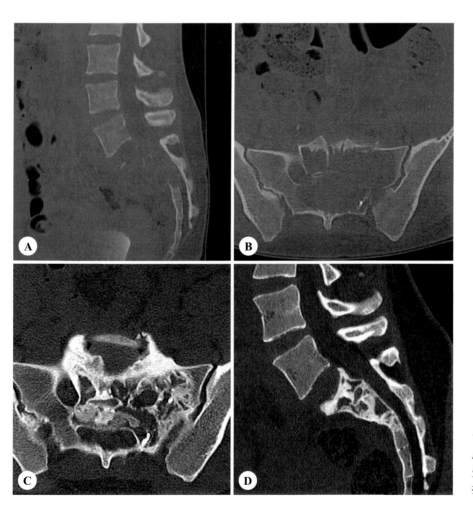

◀ 图 6-1 累及骶骨的骨巨细胞瘤
A 和 B. 使用地舒单抗前的轴位和矢状位 CT；C 和 D. 使用地舒单抗 1 年后的轴位和矢状位 CT

进行连续栓塞直到没有侧支血流至肿瘤。小型病例系列研究显示肿瘤钙化，神经系统并发症发生率低[39-44]。

4. 放射治疗

几乎所有的骨巨细胞瘤都是辐射敏感的；然而，在过去，放疗的使用受到继发性恶变风险的限制[45-47]。不同来源的报道指出肿瘤发生继发性恶变的风险在 11%～27%；然而，与正电压机器相比，使用兆电压机器大大降低了这种风险。无论如何，放疗确实在脊柱转移癌和不可手术的骨巨细胞瘤中起到了作用。

七、动脉瘤样骨囊肿

（一）概述

动脉瘤样骨囊肿（aneurysmal bone cyst，ABC）是一种良性骨肿瘤，最常见于 10—20 岁人群[48]。ABC 表现为一种溶解性、膨胀性病变，多发于脊椎后柱。ABC 占所有骨肿瘤的 1.4%，占脊柱原发肿瘤的 15%。动脉瘤性骨囊肿包含一个充满血液的囊，其内皮可能是原发肿瘤，也可能继发于其他良性或恶性病变。

大约 75% 的动脉瘤性骨囊肿存在染色体平衡易位，涉及染色体 17p13 上发现的原癌基因 USP6[20, 49]。这种基因改变的发现已成为病理诊断 ABC 的重要工具。不存在该突变时需要考虑其他疾病，或者可能继发于另一个病变。根据 Enneking 分期，ABC 可表现为活动性或侵袭性病变，通常表现为溶骨性、膨胀性的肿块，MRI 可见液 - 液平面这一特点。液 - 液平面是由于含铁血黄素沉积。ABC 的鉴别诊断包括继发性 ABC 和毛细血管扩张性骨肉瘤。对于任何骨溶解性病变，需要注意排除后者。

（二）治疗

动脉瘤性骨囊肿通常具有局部侵袭性，治疗的目的是控制疼痛、维持脊柱稳定性和保护相邻的神经组织。

1. 手术治疗

手术被认为是 ABC 的主要治疗方法。病灶内切除有 25% 复发率，这与大体切除有关[50]。虽然病灶内切除在四肢 ABC 中是可以接受的，但考虑到脊柱 ABC 局部复发的风险和涉及神经组织，有时需要更积极的方法。在几个大型病例系列中，整块切除和病灶内大体切除术已被成功采用，没有复发[25]。然而，根据肿瘤的位置和大小，整块切除可能与显著的并发症发生率相关。2009 年，SOSG 建议对 ABC 进行积极的病灶内大部分切除术。虽然复发取决于切除的完整性，但 ABC 的生长和解剖位置应纳入手术入路的考虑。当进行大体切除时，可以考虑类似于骨巨细胞瘤所采用的辅助治疗。

2. 动脉栓塞

术前对富血管肿瘤进行栓塞通常可减少术中失血量并帮助解剖节段动脉[30]。在栓塞之前，重要的是了解局部血管解剖结构，尤其是脊髓前动脉，以防止医源性脊髓损伤。

最近的文献支持 SAE 作为 ABC 的独立治疗[48, 51, 52]。当选择 SAE 作为治疗方案时，预计会需要处理多个血管。栓塞已被证明可导致肿瘤钙化，并缓解疼痛。此外，SAE 术后神经性无力的患者有所改善。几项研究表明 SAE 是安全的，但关于其疗效的报道相互矛盾[53, 54]。

Terzi 等的一项回顾性研究指出 SAE 是安全的，但 26% 患者由于局部复发或肿瘤进展而进入别的治疗组。Amendola 等报道了 SAE 的成功结果。然而，一些患者需要接受多达 7 次栓塞手术[53]。在儿童 / 青少年人群中进行血管造影造成的辐射暴露，这可能是 SAE 治疗需要考虑的不良因素。其他禁忌证包括肿瘤血管与脊髓或与椎动脉吻合。

3. 病灶内注射

多西环素的病灶内注射已被用于 ABC 的治疗[55, 56]。该方法已被证明可抑制细胞基质金属蛋白酶（matrix metallo proteinase，MMP）、破骨细胞并诱导破骨细胞凋亡。最初的研究将该方法用于不可手术或复发的病例。但最近的研究扩大了适应证，为轻微或无神经缺陷且 SINS 较低（＜12分）患者的独立治疗[55]。注射后，病灶内钙化，患者的视觉模拟评分量表（visual analogue scale，VAS）评分显著改善。这仍然是一种新兴的治疗方法，不应被视为一线治疗。

还有几篇关于注射浓缩骨髓抽吸物以试图用间充质干细胞诱导病变治愈的报道，有几个积极的结果，但这不是常规或标准的治疗[57]。

4. 放射治疗

放射治疗可有效治疗 ABC。但随着 SAE 的出现，放射治疗的使用频率逐渐降低[58]。放射治疗被用作次全切除病例的辅助治疗，但对辐射诱发的脊髓炎和继发性肉瘤的担忧在很大程度上阻碍了其在大多数医学中心的使用。更新和更准确的放疗技术降低了这些风险，但由于缺乏长期数据，仅在没有其他替代选择的情况下才将放疗用于辅助治疗[59]。

5. 药物治疗

鉴于动脉瘤样骨囊肿的手术难度较高，人们一直在推动开发治疗这类肿瘤的化疗药物。由于 ABC 和骨巨细胞瘤相似的影像学图像及 ABC 中多核巨细胞的存在，有学者设想 ABC 可能有与骨巨细胞瘤相似的对地舒单抗治疗的临床反应[60]。此外，已经表明 ABC 表达 RANKL，这是地舒单抗的靶点，这一点也类似于骨巨细胞瘤[61]。现在有各种采用地舒单抗治疗 ABC 的病例报道；然而，目前，地舒单抗治疗 ABC 仍是超适应证应用，不能推荐常规使用[62]。

八、骨样骨瘤 / 骨母细胞瘤

（一）概述

骨样骨瘤（osteoid osteoma）和骨母细胞瘤（osteoblastoma；也称成骨细胞瘤）都是良性成骨性原发性骨肿瘤。20% 骨样骨瘤和 40% 骨母细胞瘤发生于脊柱[14, 6314]。这两种肿瘤常见于男性，倾向于累及脊椎后柱[64]。骨样骨瘤是较小的自限性实体肿瘤，而骨母细胞瘤则更具局部侵袭性。鉴于其较大的体积，骨母细胞瘤可能累及椎骨和神经组织。

骨样骨瘤的核心瘤巢直径小于 15～20mm，通常发生在 10—30 岁人群[14]。骨样骨瘤经常出现夜间疼痛，而水杨酸类药物可以缓解疼痛。骨样骨瘤的自然病程通常是自限性的。当用非甾体抗炎药（nonsteroidal anti-inflammatory，NSAID）治疗时，疼痛平均持续 2.5 年，然后病变自行消退[65, 66]。在儿科人群中，骨样骨瘤是疼痛性脊柱侧凸的常见原因，其病因是继发于弯曲凹侧病变的肌肉痉挛[67]。

与骨样骨瘤不同，骨母细胞瘤更具侵袭性且不具有自限性。骨母细胞瘤可能具有局部侵袭性，并对周围的骨骼和软组织造成破坏性变化[63]。核心瘤巢直径＞20mm，10% 的患者存在继发性 ABC。骨母细胞瘤会引起疼痛，不像骨样骨瘤那样对 NSAID 反应效果好[68]。除了疼痛，骨母细胞瘤还可能因压迫神经根或邻近脊髓而出现神经系统症状。骨母细胞瘤是良性肿瘤，但也有发生恶变的病例报道[64]。

如果在 X 线片或 CT 上见核心瘤巢可进行诊断。此外，放射性核素扫描可以显示肿瘤的放射性摄取。MRI 有助于观察相邻神经结构的受压和受累。

骨样骨瘤由编织骨组成的核心瘤巢和周围纤维血管基质组成。核心瘤巢大小是骨样骨瘤和骨母细胞瘤的主要区别特征，因为两者组织学检查是相似的。虽然骨样骨瘤和骨母细胞瘤具有不同的临床表现，但两者具有相似的结构遗传改变，即 AP-1 转录因子 FOS 或 FOSB[20, 69]。鉴别诊断包括感染、ABC、骨纤维发育不良、软骨肉瘤、尤因肉瘤和骨肉瘤。

（二）治疗

骨样骨瘤通常对 NSAID 反应良好，药物治疗可控制疼痛症状。若顽固性疼痛而导致非手术治疗失败，可进行手术治疗。在儿科人群中，与骨样骨瘤相关的脊柱侧弯通常在肿瘤治疗后消失。由于骨母细胞瘤的局部侵袭性，很少接受非手术治疗。

1. 手术治疗

骨样骨瘤的非手术治疗失败后可选择手术治疗。许多研究表明手术后疼痛症状得以缓解，脊柱侧弯得以纠正，手术方式包括病灶内切除与整块切除。最重要的手术因素是确保切除瘤巢[70]。Quraishi 等的一个病例系列显示，病灶内切除有 7% 复发率，整块切除没有复发。在术中确保切除瘤巢是有困难的，术中 O 形臂和导航等新技术的应用对此是有帮助的[71-73]（图 6-2）。

骨母细胞瘤基本都需要手术治疗。S_2 期肿瘤可考虑病灶内切除；而 S_3 期应整块切除，以减少复发和对相邻结构的持续损害。在一个 51 例骨母细胞瘤的病例系列中，所有复发都发生在 S_3 期肿瘤（采用病灶内或整块切除治疗），而病灶内切除的 S_2 期肿瘤未发生复发[74]。但该研究仅包括 10

例 S_2 期病例，因此很难根据该研究得出确切的结论。如果由于解剖结构限制而无法整块切除 S_3 期病灶，则可以考虑进行病灶内大体切除，需权衡复发的风险。

2. 射频消融

考虑到手术并发症及脊柱器械的发展，激光和射频消融在骨样骨瘤的治疗中得到了广泛关注[30, 75, 76]。射频消融被认为是四肢骨样骨瘤治疗的金标准，局部复发率<5%。经皮射频消融已被证明在减轻疼痛方面同样有效[77]。对于射频消融，通常是 90℃温度下施加约 6min，以实现令人满意的病灶消融[78, 79]。邻近结构的热损伤是该技术的一个风险，当病变距离神经组织<5mm 或皮质骨破坏时，通常禁用。热消融通常仅适用于小病变（骨样骨瘤），不适用于骨母细胞瘤。冷冻消融也可用于治疗此类肿瘤，冷冻消融的优点是可以在 CT 引导下看到冰冻的边缘，在神经组织周围使用可能更安全。

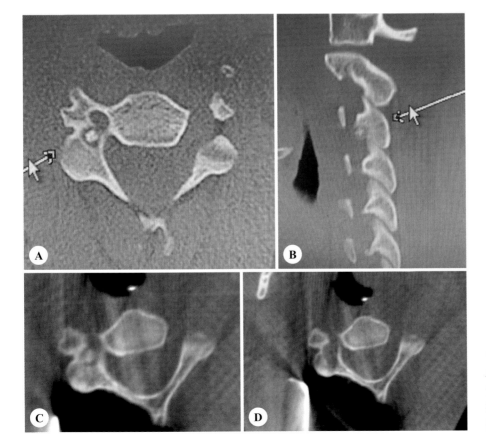

◀ 图 6-2 **骨样骨瘤的 CT**
A 和 B. 矢状位和轴位 CT 显示 C_3 骨样骨瘤，靠近椎动脉；C 和 D. 肿瘤位置不允许射频消融。术中轴位 CT 显示病灶手术切除前后

九、侵袭性血管瘤

（一）概述

椎体血管瘤是常见的良性血管肿瘤，尸检时发病率为 11%[14, 80, 81]。一项使用 CT 的研究发现椎体血管瘤存在于 26% 的人群中，患病率很高[82]。血管瘤在老年人中更常见，女性高于男性[80]。虽然大多数椎体血管瘤没有症状并且不需要任何治疗，但是约 1% 的病例可能具有侵袭性，会引起疼痛，偶尔会因病理性骨折和椎体外延伸而压迫神经根或脊髓导致神经系统症状。

椎体血管瘤的主要组织学亚型包括海绵状血管瘤、毛细血管型血管瘤和混合型。血管瘤侵入椎体内，使骨小梁呈垂直方向，在 CT 矢状面呈栅栏状，轴位呈圆点状。在 MRI 上，椎体血管瘤在 T_1 加权像和 T_2 加权像均呈高信号[83]。侵袭性血管瘤脂肪含量较少，与良性椎体血管瘤相比，T_1 加权像呈较低信号。脂肪抑制像有助于识别更具侵袭性的无症状的椎体血管瘤。

（二）治疗

引起顽固性疼痛和（或）神经压迫的侵袭性血管瘤需要治疗。多种手术方式都有成功的报道，目前还没有金标准。治疗方式包括手术（病灶内切除与整块切除）、乙醇消融、椎体成形术、放疗或上述方法的组合。

1. 外科手术

对于有症状的侵袭性血管瘤，尤其出现神经功能障碍的，可采取手术治疗。术前栓塞已被证明可以减少术中失血量，并且在大多数医学中心普遍采用[84]。侵袭性血管瘤的手术治疗有多种方式，一般原则是减压，减瘤或切除肿瘤，防止肿瘤进展再次压迫神经，重建脊柱稳定性。当病变需要手术治疗时，可以选择病灶内切除和整块切除。虽然一些医学中心提倡整块切除，但病灶内切除的复发率非常低。在最大样本量的侵袭性血管瘤病例系列中，采用病灶内切除术的复发率仅为 3%[85]。低复发率使得简化手术方式似乎是合理

的选择。虽然治疗侵袭性血管瘤的方式很多，但需要根据病变和局部解剖进行个体化选择。

2. 乙醇注射

乙醇注射通常作为术中辅助治疗或介入治疗[86, 87]。乙醇对内皮细胞有毒性，会导致其坏死。这是一项安全的操作。然而，血管瘤是毛细血管结构，理论上存在乙醇逆行流入节段动脉并造成局部或全身毒性的风险。Doppman 等报道如果病变位于腰膨大动脉水平时，建议缓慢注射乙醇，以免医源性脊髓损伤。多个研究指出乙醇注射后疼痛和神经症状得以改善[86, 88]。但是，乙醇注射后骨结构可能不足以支撑体重，可能会产生继发性病理性骨折。此时应考虑椎体增强术或脊柱内固定以避免此类并发症[87, 89]。

3. 放射治疗

放射治疗是另一种用于治疗有症状血管瘤的方法，放疗可以得到长期的疾病控制和疼痛改善[90, 91]。单独使用放疗对缓慢进展的神经系统症状有效，但在脊髓病和脊髓压迫的情况下，强烈建议手术治疗。由于椎体血管瘤所需的辐射剂量小，其他器官继发恶性肿瘤的风险非常低[92]。放疗可以单独成为一种有效的治疗方法，也可以作为其他疗法的辅助治疗。

4. 椎体成形术 / 椎体后凸成形术

椎体成形术 / 椎体后凸成形术是另一种治疗椎体血管瘤的方法[93]。骨水泥的放热反应会导致周围肿瘤细胞发生热坏死。更重要的是，骨水泥为椎体提供了结构支撑。虽然骨水泥可以单独使用并能很好地缓解疼痛，但通常用作放疗、乙醇注射或手术减压的辅助手段[94-96]。

十、骨软骨瘤

（一）概述

骨软骨瘤是在皮质骨外生长、与正常骨质相连、被软骨覆盖的最常见的良性原发性骨肿瘤，占所有良性骨肿瘤的 36%。但是骨软骨瘤在脊柱较少，只有 1%～4% 骨软骨瘤发生在脊柱[97, 98]，

大多数表现为孤立性生长。多发性病变可能高达25%，与多发性遗传性外生骨软骨瘤（multiple hereditary exostosis，MHE）相关。这是一种常染色体显性遗传病，患者可能会出现分布在整个骨骼中的许多骨软骨瘤（图6-3）。据估计，大约9%的MHE患者会发生脊柱病变[97]。脊柱孤立性骨软骨瘤患者的平均年龄为30—33岁，而MHE患者被诊断出脊柱病变的平均年龄为20—22岁[97-100]。男性比女性常见，比例为（1.9～2.4）:1[98, 99]。

脊柱骨软骨瘤通常发生在棘突和横突的尖端，但也可能发生在椎体、椎弓根或小关节中[99, 101]。这是因为骨骺软骨碎片的移位形成的，骨骺软骨与骨骺分离，继续生长并发生软骨内骨化[97, 102, 103]。

CT是首选的影像学检查，用于确定其特征：从正常骨质外生性扩张的软骨覆盖的连续皮质，其下方为连续骨髓质[97, 101, 104, 105]。MRI可显示神经压迫、骨髓内容物和软骨帽[106]。软骨帽的厚度对于影像学评估尤其重要。因为骨软骨瘤的主要鉴别诊断是继发性软骨肉瘤，两者可以通过软骨的厚度来区分。MRI首先用于评估骨软骨瘤的软骨厚度[107-110]。Bernard等指出基于MRI的恶性肿瘤评估具有100%的敏感性和98%的特异性，骨软骨瘤的软骨厚度最大值为2cm，否则可能为恶性肿瘤[111]。

（二）治疗

大多脊柱骨软骨瘤可以采用非手术方式治疗。事实上，许多脊柱骨软骨瘤未被认出。该肿瘤恶变的风险很小。据报道，孤立性病变的恶变率为1%，与MHE相关病变的恶变率为10%[97, 99, 112]。鉴于恶变率低，无症状患者无须接受手术[97, 106, 113]。然而，应考虑对患者进行临床和影像学随访，以明确继发性恶性肿瘤。对于有较厚软骨帽的肿瘤或骨骼成熟后继续生长的病变，应怀疑继发性恶性肿瘤[99, 100]。与骨软骨瘤相关的继发性恶性肿瘤通常是低级别的。与脊柱的其他良性肿瘤一样，手术的主要指征是疼痛和神经组织受压，或虽充分检查仍不能明确诊断的病变[106]。

对于有症状的骨软骨瘤，手术去除软骨帽是有效的[114]。70%患者神经功能会显著改善，18%会部分改善[97]。如果存留了部分软骨帽，可能会

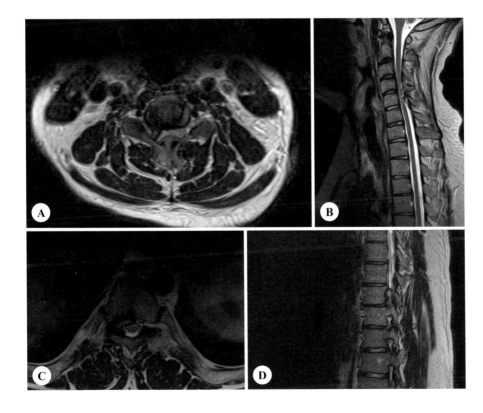

◀ 图6-3 MHE患者的MRI

A和B. MRI T₂加权像轴位和矢状位，可见起源于C₄椎板的骨软骨瘤导致颈脊髓受压；C和D. MRI T₂加权像轴位和矢状位，可见T₈椎间孔骨软骨瘤，导致根性疼痛

在 6~14 个月复发[97, 115, 116]。但总体复发率仅为 4%[99]。术后肿瘤学监测不是必需的，而是基于患者的症状。

（三）其他

良性脊索细胞肿瘤（benign notochordal cell tumor，BNCT）已在 2013 年被世界卫生组织（World Health Organization，WHO）分类认可，但该肿瘤很可能被低估了[117]，因此，良性脊索细胞肿瘤的真实发病率尚不清楚。大多数良性脊索细胞肿瘤是偶然发现的，并且是无症状的。这一肿瘤的替代诊断是脊索瘤。但关于该肿瘤是否是脊索瘤的前兆仍存在争议[118-120]。在影像上，典型的 BNCT 很小（<35mm），局限于骨骼，不向软组织延伸，不发生骨溶解，并且在增强 MRI 上缺乏增强[121]。与脊索瘤相比，BNCT 在组织学上缺乏细胞异型性、有丝分裂活性、细胞外黏液样基质和瘤内血管[121]。当遇到非典型影像特征时，建议进行活检，尽管在核心活检中区分脊索瘤和 BNCT 可能很困难。重要的是，BNCT 在多次检查中的大小应该是稳定的，因此，当怀疑 BNCT 时，必须进行随访观察。如果之前诊断为 BNCT 的患者随访时病灶增大，则应考虑为脊索瘤并进行相应处理。

（四）纤维发育不良

纤维发育不良占所有良性骨肿瘤的 7%，表现为单发病变或多发病变。7%~14% 的多发病变位于脊柱[122]。纤维发育不良的特点是 *GNAS1*（G 蛋白偶联受体）的激活突变，导致前体细胞的成骨细胞分化受阻[123]，原始骨无法重塑为板层骨，也不会因机械应力而重新排列，骨组织矿化不足。这些机械强度差的未成熟骨组织会导致疼痛、骨折和畸形。单发性病变常见，并且在达到骨骼成熟后病变通常不会生长。多发性病变通常是某种综合征的一部分，如 McCune Albright 综合征（纤维发育不良、牛奶咖啡斑、内分泌疾病）和 Mazabraud 综合征（纤维发育不良和肌内黏液瘤）。多发性病灶通常在骨骼成熟后继续扩大，会导致

骨折、畸形和疼痛。纤维发育不良中的恶化很少见，介于 0.4%~4%[124-127]。X 线片和 CT 显示纤维基质的"毛玻璃"外观，在 MRI T_1 加权像和 T_2 加权像上呈低信号[128]。单发性病变通常无症状，偶然发现，仅需要临床观察。双膦酸盐可用于治疗有症状的病变，目的是减轻疼痛[129]。与其他良性病变一样，严重疼痛、进行性畸形和继发性神经系统症状可行手术干预。Enneking 分期建议对症状性/活动性纤维发育不良进行病灶内切除术。与其他病变一样，手术治疗时应仔细考虑解剖学。关于脊柱纤维发育不良的文献很少。据报道，椎体成形手术的复杂性和潜在的并发症，替代治疗已经出现。地舒单抗用于不可切除的或手术可能导致不可接受并发症的骨巨细胞瘤。射频消融越来越多用于骨样骨瘤的治疗，取得了良好的效果。各种替代疗法的选择和肿瘤的复杂性都要求治疗需要在具有专业临床知识和多学科小组的三级肿瘤医学中心进行。手术可用于治疗有症状的脊柱纤维发育不良[130, 131]。骨移植在纤维发育不良中可能具有挑战性，可能会出现移植物吸收和发育不良骨的持续存在[132]，这在多发性病灶的年轻人群中尤其如此。一些作者主张在年轻人群中使用同种异体皮质骨移植[133]。

十一、小结

脊柱的原发性良性肿瘤通常是无症状、生长缓慢的病变，并且发生在相对年轻的患者中。然而，当出现疼痛、骨折或神经功能损害时，处理起来会面临困难。影像学评估通常从 X 线片开始，但通常需要进行 CT 和（或）MRI 检查，并且可能需要活检才能做出明确诊断。对于潜隐性病灶，只需观察；对于侵袭性病灶，大多数需要手术治疗。根据肿瘤的位置、大小和生物学行为，病灶内切除或整块切除可能是首选的治疗方法。由于手术的复杂性和潜在的并发症，替代治疗已经出现。地舒单抗用于不可切除的或手术可能导致不可接受并发症的骨巨细胞瘤。射频消融越来越多

用于骨样骨瘤的治疗，取得了良好的效果。各种替代疗法的选择和肿瘤的复杂性都要求治疗需要在具有专业临床知识和多学科小组的三级肿瘤医学中心进行。

参考文献

[1] Flemming DJ, Murphey MD, Carmichael BB, Bernard SA. Primary tumors of the spine. Semin Musculoskelet Radiol. 2000;4(3):299–320.

[2] Orguc S, Arkun R. Primary tumors of the spine. Semin Musculoskelet Radiol. 2014;18(3):280–99.

[3] Enneking WF. A system of staging musculoskeletal neoplasms. Clin Orthop Relat Res. 1986;204:9–24.

[4] Bergh P, Kindblom LG, Gunterberg B, Remotti F, Ryd W, Meis-Kindblom JM. Prognostic factors in chordoma of the sacrum and mobile spine: a study of 3. patients. Cancer. 2000;88(9):2122–34.

[5] Yamazaki T, McLoughlin GS, Patel S, Rhines LD, Fourney DR. Feasibility and safety of en bloc resection for primary spine tumors: a systematic review by the Spine Oncology Study Group. Spine. 2009;34(22 Suppl):S31–8.

[6] Hart RA, Boriani S, Biagini R, Currier B, Weinstein JN. A system for surgical staging and management of spine tumors. A clinical outcome study of giant cell tumors of the spine. Spine. 1997;22(15):1773–82.

[7] Ciftdemir M, Kaya M, Selcuk E, Yalniz E. Tumors of the spine. World J Orthop. 2016;7(2):109–16. PMCID: PMC4757655.

[8] Kostuik JP, Errico TJ, Gleason TF, Errico CC. Spinal stabilization of vertebral column tumors. Spine. 1988;13(3):250–6.

[9] Boriani S, Weinstein JN, Biagini R. Primary bone tumors of the spine. Terminology and surgical staging. Spine. 1997;22(9):1036–44.

[10] Boriani S, Capanna R, Donati D, Levine A, Picci P, Savini R. Osteoblastoma of the spine. Clin Orthop Relat Res. 1992;278:37–45.

[11] Bernard SA, Brian PL, Flemming DJ. Primary osseous tumors of the spine. Semin Musculoskelet Radiol. 2013;17(2):203–20.

[12] Martin C, McCarthy EF. Giant cell tumor of the sacrum and spine: series of 23 cases and a review of the literature. Iowa Orthop J. 2010;30:69–75.

[13] Mendenhall WM, Zlotecki RA, Scarborough MT, Gibbs CP, Mendenhall NP. Giant cell tumor of bone. Am J Clin Oncol. 2006;29(1):96–9.

[14] Thakur NA, Daniels AH, Schiller J, Valdes MA, Czerwein JK, Schiller A, et al. Benign tumors of the spine. J Am Acad Orthop Surg. 2012;20(11):715–24.

[15] Chan CM, Adler Z, Reith JD, Gibbs CP Jr. Risk factors for pulmonary metastases from giant cell tumor of bone. J Bone Joint Surg Am. 2015;97(5):420–8.

[16] Niu X, Zhang Q, Hao L, Ding Y, Li Y, Xu H, Liu W. Giant cell tumor of the extremity: retrospective analysis of 621 Chinese patients from one institution. J Bone Joint Surg Am. 2012;94(5):461–7.

[17] Rosario M, Kim HS, Yun JY, Han I. Surveillance for lung metastasis from giant cell tumor of bone. J Surg Oncol. 2017;116(7):907–13.

[18] Wang B, Chen W, Xie X, Tu J, Huang G, Zou C, et al. Development and validation of a prognostic index to predict pulmonary metastasis of giant cell tumor of bone. Oncotarget. 2017;8(64):108054–63.

[19] Shi LS, Li YQ, Wu WJ, Zhang ZK, Gao F, Latif M. Imaging appearance of giant cell tumour of the spine above the sacrum. Br J Radiol. 2015;88(1051):20140566.

[20] Baumhoer D, Amary F, Flanagan AM. An update of molecular pathology of bone tumors. Lessons learned from investigating samples by next generation sequencing. Genes Chromosomes Cancer. 2019;58(2):88–9.

[21] Behjati S, Tarpey PS, Presneau N, Scheipl S, Pillay N, Van Loo P, et al. Distinct H3F3A and H3F3B driver mutations define chondroblastoma and giant cell tumor of bone. Nat Genet. 2013;45(12):1479–82.

[22] Luksanapruksa P, Buchowski JM, Singhatanadgige W, Bumpass DB. Systematic review and met-analysis of en bloc vertebrectomy compared with intralesional resection for giant cell tumors of the mobile spine. Global Spine J. 2016;6(8):798–803.

[23] Boriani S, Bandiera S, Casadei R, Boriani L, Donthimeni R, Gasbarrini A, et al. Giant cell tumor of the mobile spine. A review of 49 cases. Spine. 2012;37(1):E37–45.

[24] Charest-Morin R, Fisher CG, Varga PP, Gokaslan ZL, Rhines LD, Reynolds JJ, et al. En bloc resection versus intralesional surgery in the treatment of giant cell tumor of the spine. Spine. 2017;42(18):1383–90.

[25] Harrop JS, Schmidt MH, Boriani S, Shaffrey CI. Aggressive "benign" primary spine neoplasms: osteoblastoma, aneurysmal bone cyst, and giant cell tumor. Spine. 2009;34(22 suppl):S39–47.

[26] Thomas D, Henshaw R, Skubitz K, Chawla S, Staddon A, Blay JY, et al. Denosumab in patients with giant-cell tumor of bone: an open-label, phase 2 study. Lancet Oncol. 2010;11(3):275–80.

[27] Branstetter DG, Nelson SD, Manivel JC, Blay JY, Chawala S, Thomas DM, et al. Denosumab induces tumor reduction and bone formation in patients with giant-cell tumor of bone. Clin Cancer Res. 2012;18(16):4415–24.

[28] Rutkowski P, Ferrari S, Grimer RJ, Stalley PD, Dijkstra SP, Pienkowski A, et al. Surgical downstaging in an open-label phase II trial of denosumab in patients with giant cell tumor of bone. Ann Surg Oncol. 2015;22(9):2860–8.

[29] Goldschlager T, Dea N, Boyd M, Reynolds J, Patel S, Rhines LD, et al. Giant cell tumors of the spine: has denosumab changed the treatment paradigm? J Neurosurg Spine. 2015;22(5):526–33.

[30] Charest-Morin R, Boriani S, Fisher CG, Patel SR, Kawahara N, Mendel E, et al. Benign tumors of the spine: has new chemotherapy and interventional radiology changed the treatment paradigm? Spine. 2016;41(20S):S178–85.

[31] Palmerini E, Chawla NS, Ferrari S, Sudan M, Picci P, Marchesi E, et al. Denosumab in advanced/unresectable giant-cell tumour of bone (GCTB): for how long? Eur J Cancer. 2017;76:118–24.

[32] Alaqaili SI, Abduljabbar AM, Altaho AJ, Khan AA, Alherabi JA. Malignant sarcomatous transformation of benign giant cell tumor of bone after treatment with denosumab therapy: a literature review and reported cases. Cureus. 2018;10(12):e3792.

[33] Chawla S, Blay JY, Rutowski P, Le Cesne A, Reichardt P, et al. Denosumab in patients with giant-cell tumor of bone: a multicenter, open-label, phase 2 study. Lancet. 2019;20:1719–29.

[34] Chinder PS, Hindiskere S, Doddarangappa S, Pal U. Evaluation of local recurrence of bone treated by neoadjuvant denosumab. Clin Orthop Surg. 2019;11(3):352–60.

[35] Errani C, Tsukamoto S, Leone G, Righi A, Akahane M, et al. Denosumab may increase the risk of local recurrence in patients with giant-cell tumor of bone treated with curettage. J Bone Joint Surg Am. 2018;100:496–504.

[36] Jha R, Sharma R, Rastogi R, Khan SA, Jayaswal A, Gamanagatti S. Preoperative embolization of primary bone tumors: a case control study. World J Radiol. 2016;8(4):378–89.

[37] Prando A, de Santos LA, Wallace S, Murray JA. Angiography in giant-cell bone tumors. Radiology. 1976;130(2):323–31.

[38] Qiao Z, Jia N, He Q. Does preoperative transarterial embolization

decrease blood loss during spine surgery? Interv Neuroradiol. 2015;21(1):129–35.

[39] Hosalkar HS, Jones KJ, King JJ, Lackman RD. Serial arterial embolization for large sacral giant-cell tumors: mid- to long-term results. Spine. 2007;32(10):1107–15.

[40] Lackman RD, Khoury LD, Esmail A, Donthineni-Rao R. The treatment of sacral giant-cell tumours by serial arterial embolization. J Bone Joint Surg Br. 2002;84(6):873–7.

[41] Lin PP, Guzcl VB, Moura MF, Wallace S, Benjamin RS, Weber KL, et al. Long-term follow-up of patients with giant cell tumor of the sacrum treated with selective arterial embolization. Cancer. 2002;95(6):1317–25.

[42] Nakanishi K, Osuga K, Hori S, Hamada K, Hashimoto N, Araki N, et al. Transarterial embolization (TAE) of sacral giant cell tumor (GCT) using spherical permanent embolic material superabsorbent polymer microsphere (SAP-MS). Springerplus. 2013;2:666.

[43] Onishi H, Kaya M, Wada T, Nagoya S, Saski M, Yamashita T. Giant cell tumor of the sacrum treated with selective arterial embolization. Int J Clin Oncol. 2010;15(4):416–9.

[44] Thangaraj R, Grimer RJ, Carter SR, Stirling AJ, Spilsbury J, Spooner D. Giant cell tumour of the sacrum: a suggested algorithm for treatment. Eur Spine J. 2010;19(7):1189–94.

[45] Bell RS, Harwood AR, Goodman SB, Fornasier VL. Supervoltage radiotherapy in the treatment of difficult giant cell tumors of bone. Clin Orthop Relat Res. 1983;174:208–16.

[46] Bennett CJ Jr, Marus RB Jr, Million RR, Enneking WF. Radiation therapy for giant cell tumor of bone. Int J Radiat Oncol Biol Phys. 1993;26(2):299–304.

[47] Ma Y, Xu W, Yin H, Huang Q, Liu T, Yang X, et al. Therapeutic radiotherapy for giant cell tumor of the spine: a systematic review. Eur Spine J. 2015;24(8):1754–60.

[48] Boriani S, Lo SF, Puvanesarajah V, Fisher CG, Varga PP, Rhines LD, et al. Aneurysmal bone cysts of the spine: treatment options and considerations. J Neuro- Oncol. 2014;120(1):171–8.

[49] Panoutsakopoulos G, Pandis N, Kyriazoglou I, Gustafson P, Mertens F, Mandahl N. Recurrent t(16;17)(q22;p13) in aneurysmal bone cysts. Genes Chromosomes Cancer. 1999;26(3):265–6.

[50] Vergel De Dios AM, Bond JR, Shives TC, McLeod RA, Unni KK. Aneurysmal bone cyst. A clinicopathologic study of 238 cases. Cancer. 1992;69(12):2921–31.

[51] Boriani S, De Iure F, Campanacci L, Gasbarrini A, Bandiera S, Biagini R, et al. Aneurysmal bone cyst of the mobile spine: report on 41 cases. Spine. 2001;26(1):27–35.

[52] Henrichs MP, Beck L, Gosheger G, Streitbuerger A, Koehler M, Heindel W, et al. Selective arterial embolization of aneurysmal bone cysts of the sacrum: a promising alternative to surgery. Rofo. 2016;188(1):53–9.

[53] Amendola L, Simonetti L, Simoes CE, Bandiera S, De Iure F, Boriani S. Aneurysmal bone cyst of the mobile spine: the therapeutic role of embolization. Eur Spine J. 2013;22(3):533–41.

[54] Terzi S, Gasbarrini A, Fuiano M, Barbanti Brodano G, Ghermandi R, Bandiera S, et al. Efficacy and safety of selective arterial embolization in the treatment of aneurysmal bone cyst of the mobile spine: a retrospective observational study. Spine. 2017;42(15):1130–8.

[55] Liu X, Han SB, Si G, Yang SM, Wang CM, Jiang L, et al. Percutaneous albumin/doxycycline injection versus open surgery for aneurysmal bone cysts in the mobile spine. Eur Spine J. 2019;28(6):1529–36.

[56] Lyons KW, Borsinger TM, Pearson AM. Percutaneous doxycycline foam injections, a novel treatment method for vertebral aneurysmal bone cysts. World Neurosurg. 2019;125:3–5.

[57] Barbanti-Brodano G, Girolami M, Ghermandi R, Terzi S, Gasbarrini A, Bandiera S, et al. Aneurysmal bone cyst of the spine treated by concentrated bone marrow: clinical cases and review of the literature.

Eur Spine J. 2017;26(Suppl 1):158–66.

[58] Elsayad K, Kriz J, Seegenschmiedt H, Imhoff D, Heyd R, Eich HT, et al. Radiotherapy for aneurysmal bone cysts. A rare indication. Strahlenther Onkol. 2017;193:332–40.

[59] Park HY, Yang SK, Sheppard WL, Hedge V, Zoller SD, Nelson SD, et al. Current management of aneurysmal bone cysts. Curr Rev Musculoskelet Med. 2016;9:435–44.

[60] Lange T, Stehling C, Frohlich B, Klingerhofer M, Kunkel P, Schneppenheim R, et al. Denosumab: a potential new and innovative treatment option for aneurysmal bone cysts. Eur Spine J. 2013;22(6):1417–22.

[61] Pelle DW, Ringler JW, Peacock JD, Kampfschulte K, Scholten DJ, Davis MM, et al. Targeting RANKL in aneurysmal bone cysts: verification of target and therapeutic response. Transl Res. 2014;164(2):139–48.

[62] Alhumaid I, Abu-Zaid A. Denosumab therapy in the management of aneurysmal bone cysts: a comprehensive literature review. Cereus. 2019; https://doi. org/10.7759/cureus.3989.

[63] Galgano MA, Goulart CR, Iwenofu H, Chin LS, Lavelle W, Mendel E. Osteoblastomas of the spine: a comprehensive review. Neurosurg Focus. 2016;41(2):E4.

[64] Lucas DR, Unni KK, McLeon RA, O'Connor MI, Sim FH. Osteoblastoma: clinicopathologic study of 30. cases. Hum Pathol. 1994;25(2):117–34.

[65] Bottner F, Roedl R, Wortler K, Grethen C, Winkelmann W, Linder N. Cyclooxygenase-2 inhibitor for pain management in osteoid osteoma. Clin Orthop Relat Res. 2001;393:258–63.

[66] Carpintero-Benitez P, Aguirre MA, Serrano JA, Lluch M. Effect of rofecoxib on pain caused by osteoid osteoma. Orthopedics. 2004;27(11):1188–91.

[67] Saifuddin A, White J, Sherazi Z, Shaikh MI, Natali C, Ransford AO. Osteoid osteoma and osteoblastoma of the spine. Factors associated with the presence of scoliosis. Spine. 1998;23(1):47–53.

[68] Berry M, Mankin H, Gebhardt M, Rosenberg A, Hornicek F. Osteoblastoma: a 30-year study of 99 cases. J Surg Oncol. 2008;98(3):179–83.

[69] Fittall MW, Mifsud W, Pillay N, Ye H, Strobl AC, Verfaillie A, et al. Recurrent rearrangements of FOS and FOSB define osteoblastoma. Nat Commun. 2018;9(1):2150.

[70] Quraishi NA, Boriani S, Sabou S, Varga PP, Luzzati A, Gokaslan ZL, et al. A multicenter cohort study of spinal osteoid osteomas: results of surgical treatment and analysis of local recurrence. Spine J. 2017;17(3):401–8.

[71] Ando K, Kobayashi K, Machino M, Ota K, Morozumi M, Tanaka S, et al. Computed tomography-based navigation system-assisted surgery for primary spine tumor. J Clin Neurosci. 2019;63:22–6.

[72] Kadhim M, Binitie O, O'Toole P, Grigoriou E, De Mattos CB, Dormans JP. Surgical resection of osteoid osteoma and osteoblastoma of the spine. J Pediatr Orthop B. 2017;26(4):362–9.

[73] Kulkarni A, Patel A. Motion preserving surgery: excision of juxta C5–C6 intervertebral disc osteoid osteoma using 3D C-arm based navigation: technical report. SICOT J. 2018;4:56.

[74] Boriani S, Amendola L, Bandiera S, Simcoes CE, Alberghini M, et al. Staging and treatment of osteoblastoma in the mobile spine : a review of 51 cases. Eur Spine J. 2012;21:2003–10.

[75] Albisinni U, Facchini G, Spinnato P, Gasbarrini A, Bazzocchi A. Spinal osteoid osteoma: efficacy and safety of radiofrequency ablation. Skelet Radiol. 2017;46(8):1087–94.

[76] Yu X, Wang B, Yang S, Han S, Jiang L, Liu X, et al. Percutaneous radiofrequency ablation versus open surgical resection for spinal osteoid osteoma. Spine J. 2019;19(3):509–15.

[77] Weber MA, Sprengel SD, Omlor GW, Lehner B, Wiedenhofer B, Kauczor HU, et al. Clinical long-term outcome, technical success,

and cost analysis of radiofrequency ablation for the treatment of osteoblastomas and spinal osteoid osteomas in comparison to open surgical resection. Skelet Radiol. 2015;44(7):981–93.

[78] Rehnitz C, Sprengel SD, Lehner B, Ludwig K, Omlor G, Merle C, et al. CT-guided radiofrequency ablation of osteoid osteoma and osteoblastoma: clinical success and long-term follow up in 77 patients. Eur J Radiol. 2012;81(11):3426–34.

[79] Rehnitz C, Sprengel SD, Lehner B, Ludwig K, Omlor G, Merle C, et al. CT-guided radiofrequency ablation of osteoid osteoma: correlation of clinical outcome and imaging features. Diagn Interv Radiol. 2013;19:330–9.

[80] Fox MW, Onofrio BM. The natural history and management of symptomatic and asymptomatic vertebral hemangiomas. J Neurosurg. 1993;78(1):36–45.

[81] Pastushyn AL, Slin'ko EI, Mirzoyeva GM. Vertebral hemangiomas: diagnosis, management, natural history and clinicopathological correlates in 86 patients. Surg Neurol. 1998;50(6):535–47.

[82] Slon V, Stein D, Cohen H, Sella-Tunis T, May H, Hershkovitz I. Vertebral hemangiomas: their demographical characteristics, location along the spine and position within the vertebral body. Eur Spine J. 2015;24(10):2189–95.

[83] Nabavizadeh SA, Mamourian A, Schmitt JE, Cloran F, Vossough A, Pukenas B, et al. Utility of fat-suppressed sequences in differentiation of aggressive vs typical asymptomatic haemangioma of the spine. Br J Radiol. 2016;89(1057):20150557.

[84] Robinson Y, Sheta R, Salci K, Willander J. Blood loss in surgery for aggressive vertebral haemangioma with and without embolization. Asian Spine J. 2015;9(3):483–91.

[85] Goldstein CL, Varga PP, Gokaslan ZL, Boriani S, Luzzati A, Rhines L, et al. Spinal hemangiomas: results of surgical management for local recurrence and mortality in a multicenter study. Spine. 2015;40(9):656–64.

[86] Doppman JL, Oldfield EH, Heiss JD. Symptomatic vertebral hemangiomas: treatment by means of direct intralesional injection of ethanol. Radiology. 2000;214(2):341–8.

[87] Singh P, Mishra NK, Dash HH, Thyalling RK, Sharma BS, Sakar C, et al. Treatment of vertebral hemangiomas with absolute alcohol (ethanol) embolization, cord decompression, and single level instrumentation: a pilot study. Neurosurgery. 2011;68(1):78–84.

[88] Chandra SP, Singh P, Kumar R, Agarwal D, Tandon V, Kale SS, et al. Long-term outcome of treatment of vertebral body hemangiomas with direct ethanol injection and short-segment stabilization. Spine J. 2019;19(1):131–43.

[89] Singh PK, Chandra PS, Vaghani G, Savarkar DP, Garg K, Kumar R, et al. Management of pediatric single-level vertebral hemangiomas presenting with myelopathy by three-pronged approach (ethanol embolization, laminectomy, and instrumentation): a single institute experience. Childs Nerv Syst. 2016;32(2):307–14.

[90] Misseczyk L, Tukiendorf A. Radiotherapy of painful vertebral hemangiomas: the single center retrospective analysis of 137 cases. Int J Radiat Oncol Biol Phys. 2012;82(2):e173–80.

[91] Parekh AD, Amdur RJ, Mendenhall WM, Morris CG, Zlotecki RA. Long-term tumor control with radiotherapy for symptomatic hemangioma of a vertebral body. Spine. 2019;44(12):E731–4.

[92] Mazonakis M, Tzedakis A, Lyraraki E, Damilakis J. Radiation dose and cancer risk to out-of-field and partially in-field organs from radiotherapy for symptomatic vertebral hemangiomas. Med Phys. 2016;43(4):1841.

[93] Moore JM, Poonnoose S, McDonald M. Kyphoplasty as a useful technique for complicated haemangiomas. J Clin Neurosci. 2012;19(9):1291–3.

[94] Girardo M, Zenga F, Bruno LL, Rava A, Masse A, Maule M, et al. Treatment of aggressive vertebral hemangiomas with poly vinyl alcohol (PVA) microparticles embolization, PMMA, and short segment

stabilization: preliminary results with at least 5 years of follow-up. World Neurosurg. 2019; https://doi. org/10.1016/j.wneu.2019.04.138.

[95] Hao J, Hu Z. Percutaneous cement vertebroplasty in the treatment of symptomatic vertebral hemangiomas. Pain Physician. 2012;15(1):43–9.

[96] Premat K, Clarencon F, Cormier E, Mahtout J, Bonaccorsi R, Degos V, et al. Long-term outcome of percutaneous alcohol embolization combined with percutaneous vertebroplasty in aggressive vertebral hemangiomas with epidural extension. Eur Radiol. 2017;27(7):2860–7.

[97] Albrecht S, Crutchfield JS, SeGall GK. On spinal osteochondromas. J Neurosurg. 1992;77(2):247–52.

[98] Roblot P, Alcalay M, Cazenave-Roblot F, Levy P, Bontoux D. Osteochondroma of the thoracic spine. Report of a case and review of the literature. Spine. 1990;15(3):240–3.

[99] Gille O, Pointillart V, Vital J-M. Course of spinal solitary osteochondromas. Spine. 2005;30(1):E13–9.

[100] Gunay C, Atalar H, Yildiz Y, Saglik Y. Spinal osteochondroma: a report on six patients and a review of the literature. Arch Orthop Trauma Surg. 2010;130(12):1459–65.

[101] Malat J, Virapongse C, Levine A. Solitary osteochondroma of the spine. Spine. 1986;11(6):625–8.

[102] Murphey MD, Choi JJ, Kransdorf MJ, Flemming DJ, Gannon FH. Imaging of osteochondroma: variants and complications with radiologic-pathologic correlation. Radiographics. 2000;20(5):1407–34.

[103] Rodallec MH, Feydy A, Larousserie F, Anract P, Campagna R, Babinet A, et al. Diagnostic imaging of solitary tumors of the spine: what to do and say. Radiographics. 2008;28(4):1019–41.

[104] Cooke RS, Cumming WJ, Cowie RA. Osteochondroma of the cervical spine: case report and review of the literature. Br J Neurosurg. 1994;8(3):359–63.

[105] Moriwaka F, Hozen H, Nakane K, Sasaki H, Tashiro K, Abe H. Myelopathy due to osteochondroma: MR and CT studies. J Comput Assist Tomogr. 1990;14(1):128–30.

[106] Raswan US, Bhat AR, Tanki H, Samoon N, Kirmani AR. A solitary osteochondroma of the cervical spine: a case report and review of literature. Childs Nerv Syst. 2017;33(6):1019–22.

[107] Fanney D, Tehranzadeh J, Quencer RM, Nadji M. Case report 415: osteochondroma of the cervical spine. Skelet Radiol. 1987;16(2):170–4.

[108] Hudson TM, Hamlin DJ, Enneking WF, Pettersson H. Magnetic resonance imaging of bone and soft tissue tumors: early experience in 31 patients compared with computed tomography. Skelet Radiol. 1985;13(2):134–46.

[109] Hudson TM, Springfield DS, Spanier SS, Enneking WF, Hamlin DJ. Benign exostoses and exostotic chondrosarcomas: evaluation of cartilage thickness by CT. Radiology. 1984;152(3):595–9.

[110] Rosenthal DI, Schiller AL, Mankin HJ. Chondrosarcoma: correlation of radiological and histological grade. Radiology. 1984;150(1):21–6.

[111] Bernard SA, Murphey MD, Flemming DJ, Kransdorf MJ. Improved differentiation of benign osteochondromas from secondary chondrosarcomas with standardized measurement of cartilage cap at CT and MR imaging. Radiology. 2010;255(3):857–65.

[112] Chiurco AA. Multiple exostoses of bone with fatal spinal cord compression; report of a case and brief review of the literature. Neurology. 1970;20(3):275–8.

[113] Chatzidakis E, Lypiridis S, Kazdaglis G, Chatzikonstadinou K, Papatheodorou G. A rare case of solitary osteochondroma of the dens of the C2 vertebra. Acta Neurochir. 2007;149(6):637–8.

[114] Ozturk C, Tezer M, Hamzaoglu A. Solitary osteochondroma of the cervical spine causing spinal cord compression. Acta Orthop Belg. 2007;73(1):133–6.

[115] Arasil E, Erdem A, Yüceer N. Osteochondroma of the upper cervical spine. A case report. Spine. 1996;21(4):516–8.

[116] Mavrogenis AF, Papagelopoulos PJ, Soucacos PN. Skeletal osteochondromas revisited. Orthopedics. 2008;31(10)

[117] Golden LD, Small JE. Benign notocordal lesions of the posterior clivus: retrospective review of prevalence and imaging characteristics. J Neuroimaging. 2014;24:245–9.

[118] Yamaguchi T, Suzuki S, Ishiiwa H, Ueda Y. Intraosseous benign notochordal cell tumours: overlooked precursors of classic chordomas? Histopathology. 2004;44:597–602.

[119] Yamaguchi T, Watanabe-Ishiiwa H, Suzuki S, Igarashi Y, Ueda Y. Incipient chordoma: a report of two cases of early-stage chordoma arising from benign notorchordal cell tumors. Mod Pathol. 2005;18:1005–10.

[120] Yamaguchi T, Yamato M, Saotome K. First histologically confirmed case of classic chordoma arising in a precursor benign notochordal lesion: differential diagnosis of benign and malignant notochordal lesions. Skelet Radiol. 2002;31:413–8.

[121] Usher I, Flanagan AM, Choi D. Systematic review of clinical, radiologic, and histologic features of benign notochordal cell tumors: implication for patient management. World Neurosurg. 2019; https://doi. org/10.1016/j.wneu.2019.06.009.

[122] Rosenblum B, Overby C, Levine M, Handler M, Sprecher S. Monostotic fibrous dysplasia of the thoracic spine. Spine. 1987;12(9):939–42.

[123] Lee SE, Lee EH, Park H, Sung JY, Lee HW, Kang SY, et al. The diagnostic utility of GNAS mutation in patients with fibrous dysplasia: a meta-analysis of 168 sporadic cases. Hum Pathol. 2012;43(8):1234–42.

[124] Harris WH, Dudley HR Jr, Barry RJ. The natural history of fibrous dysplasia. An orthopaedic, pathological, and roentgenographic study. Am J Orthop. 1962;44:207–33.

[125] Huvos AG, Higinbotham NL, Miller TR. Bone sarcomas arising in fibrous dysplasia. J Bone Joint Surg Am. 1972;54:1047–56.

[126] Ruggieri P, Sim FH, Bond JR, Unni KK. Malignancies in fibrous dysplasia. Cancer. 1994;73:1411–24.

[127] Yahut SM Jr, Kenan S, Sissons HA, Lewis MM. Malignant transformation of fibrous dysplasia. A case report and review of the literature. Clin Orthop Relat Res. 1988;228:281–9.

[128] Zhang Y, Zhang C, Wang S, Wang H, Zhu Y, Hao D. Computed tomography and magnetic resonance imaging manifestations of monostotic fibrous dysplasia. J Clin Imaging Sci. 2018;8:1–6.

[129] Majoor BC, Appelman-Dijkstra NM, Fiocco M, van de Sande MA, Dijkstra PS, Hamdy NA. Outcome of long-term bisphosphonate therapy in McCune Albright syndrome and polyostotic fibrous dysplasia. J Bone Miner Res. 2017;32(2):264–76.

[130] Chen G, Yang H, Gan M, Li X, Chen K, Nalajala B, et al. Polyostotic fibrous dysplasia of the thoracic spine: case report and review of the literature. Spine. 2011;36(22):E1485–8.

[131] Wu FL, Jiang L, Liu C, Yang SM, Wei F, Dang L, et al. Fibrous dysplasia of the mobile spine: report of 8 cases and review of the literature. Spine. 2013;38(23):2016–22.

[132] Leet AI, Boyce AM, Ibrahim KA, Weintroub S, Kushner H, Collins MT. Bone-grafting in polyostotic fibrous dysplasia. J Bone Joint Surg Am. 2016;98:211–9.

[133] Enneking WF, Gearen PF. Fibrous dysplasia of the femoral neck. Treatment by cortical bone-grafting. J Bone Joint Surg Am. 1986;68(9):1415–22.

第7章　低度恶性脊柱肿瘤：脊索瘤和软骨肉瘤
Low-Grade Spinal Malignancies: Chordoma and Chondrosarcoma

Gideon Blumstein　Benjamin Kelley　Scott Nelson　Don Young Park　Francis Hornicek　著

一、脊索瘤

（一）流行病学

脊索瘤是一种罕见的起源于残留脊索组织的原发性脊柱肿瘤。脊索瘤是一种典型的生长缓慢的肿瘤，所有年龄段均可发病，50—60岁患者为高发人群[1]。据估计，美国的脊索瘤发病率为每100万人1~2例。美国国家卫生研究院（National Institutes of Health，NIH）SEER（surveillance，epidemiology，and end results）数据库的最新数据表明，脊索瘤发病率占所有原发性骨肿瘤的8%，发病高峰在40—60岁。然而，对于不同的年龄段，脊索瘤的发病率也不相同。儿童脊索瘤的发病率不到5%，通常预后较差。20岁以下人群中的大多数肿瘤位于脊柱的活动节段（很少位于骶骨），21—59岁人群中的发病位置分布几乎相同，60岁以上的骶骨脊索瘤的发病率超过30%。总体来说，男女比例为1.5∶1。然而，在骶骨脊索瘤中，男女发病率为2∶1，在颅底脊索瘤中没有性别差异。欧裔美国人脊索瘤的发病率大约是非洲裔美国人的4倍[2]。

（二）病理学

脊索瘤是继多发性骨髓瘤之后第二常见的脊柱原发恶性肿瘤，因其与胚胎脊索组织的结构相似而得名。关于脊索瘤发病机制最被广泛接受的理论是，它起源于胚胎脊索残留组织，仍然存在脊柱的骨结构。这种对脊索瘤的理解是基于它与脊索结构有共同位置和微观形态，现在支持这一理论的最新证据包括免疫组化分析和分子表型。

对脊索瘤的理解是基于脊索瘤与脊索结构具有类似的位置和显微形态，支持这一理论的证据包括免疫组织化学分析和分子分型。

脊索瘤具体的发病机制尚未完全清楚，但现有证据表明编码转录因子的基因参与胚胎发生（SOX9）和脊索发育调控（brachyury）[3]。有趣的是，在脊柱的胚胎发育过程中，脊索退化并入椎间盘的中心，成为髓核。然而，目前没有报道发病于椎间盘的脊索瘤病例，仅有来源于脊柱的骨性结构。这可能表明退化脊索细胞与局部骨微环境之间可能存在相互作用，这可能有助于对发病机制的研究[4, 5]。

（三）分类

脊索瘤可分为4种被广泛接受的亚型，即传统型、软骨样型、低分化型和去分化型脊索瘤（表7-1）。

传统脊索瘤亚型是最常见的，约占脊索瘤的80%[6, 7]。该亚型生长相对缓慢，通常表现为低度恶性。大体观从灰色到棕褐色不等，有环形坏死灶和柔软的胶状质地（图7-1）。当在骨内生长时，传统脊索瘤会渗透到骨髓空间和骨单位，取代原有细胞并包裹骨小梁。当这些肿瘤扩散到软组织时，通常形成包裹良好的软组织肿块。传统脊索瘤的显微结构由分叶状的巢和包绕黏液或黏液样基质的细胞索组成（图7-2）。显微镜下可见典型的含有多个透明空泡细胞，与脂肪细胞相似。然而，由于显著的异质性，这些细胞并不总是存在，被认为不具有特异性。脊索瘤常规染色角蛋白、

表 7-1　4 种常见脊索瘤亚型的临床、组织学和免疫组织化学特征

亚　型	一般特征	组织学特征	免疫组化
传统型脊索瘤	• 约占所有发病率 97%，低度、惰性，最常见于骶尾部 • 5 年生存率 70%，10 年生存率 40%	• 分叶状和条索状，具有黏液性或黏液样基质，高度多形性，坏死区域较大，低有丝分裂象 • 常见含空泡细胞，浸润于骨内，软组织成分 • 包裹良好	• 细胞角蛋白（+） • T brachyury（+） • S-100（+） • EMA（+）
软骨样型脊索瘤	• 约占所有发病率的 2% • 主要发生于颅底，很少发生在骶尾部 • 低度、惰性	• 双相：具有软骨样成分的传统区域，通常界限清楚，具有腔隙的软骨样外观，但没有真正的透明软骨	• 两个阶段的 IHC 没有差异 • 细胞角蛋白（+） • T brachyury（+） • S-100（+） • EMA（+）
低分化型脊索瘤	• 发病率 <1% • 高度，更具侵略性年龄较小（平均 12 岁） • 预后更差	• 无含空泡细胞 • 有丝分裂象较多 • 坏死广泛	• 细胞角蛋白（+） • T brachyury（+） • S-100（–） • SMARCB1（–）
去分化型脊索瘤	• 发病率 1% • 侵袭性强（90% 发生转移） • 骶尾部居多 • 通常见于复发或放疗后，但也可能出现在新发病的人群	• 双相：传统脊索瘤区，邻近区域出现多形性梭形细胞或骨肉瘤	• 去分化相 • 细胞角蛋白（–） • T brachyury（–） • 传统相位不变 IHC

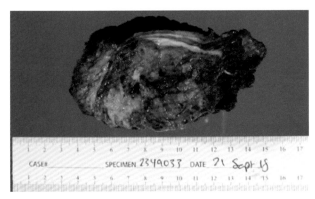

▲ 图 7-1　骶尾部脊索瘤标本的横切面
小叶和片状发亮的凝胶状灰色肿瘤取代并扩大了骨髓腔。骶骨后方保留皮质、骨膜和上覆的软组织

S-100 和 brachyury 呈阳性（图 7-3）。

　　软骨样脊索瘤亚型在免疫组化方面与传统脊索瘤无显著差异。该亚型由传统脊索瘤区域组成，通常与其他区域界限分明，其中肿瘤细胞分布在具有与透明软骨相似外观（这些细胞模拟腔隙中软骨细胞的外观）[8]（图 7-4）。软骨样区域稀疏或广泛，当其分布丰富时，在形态学上很难与软骨肉瘤区分。软骨样脊索瘤中的肿瘤细胞与传统脊索瘤中的肿瘤细胞相同，然而，基质呈现出不同的外观。这种亚型在活动脊柱中比骶尾部更常见。最初，该亚型被认为预后较好，但最近的研究对此提出了质疑，认为该亚型的预后和病程与传统脊索瘤相似[9]。

　　最近发表的研究支持一种新的亚型——低分化脊索瘤，其临床和免疫组化特征与 3 种经典类型不同。其他类型脊索瘤的发病年龄高峰分布在 40—60 岁，而低分化脊索瘤则出现在年轻患者中，发病年龄高峰为 12 岁。另一个显著特征是更多见于颅底和颈椎[10, 11]。低分化脊索瘤比传统脊索瘤或软骨样脊索瘤更具侵袭性，局部复发较早，总体生存期较短。组织学上，低分化脊索瘤因缺乏含空泡细胞或黏液样基质而典型（图 7-5），有丝分裂象更为常见，坏死更广泛。免疫组化分析显示 T

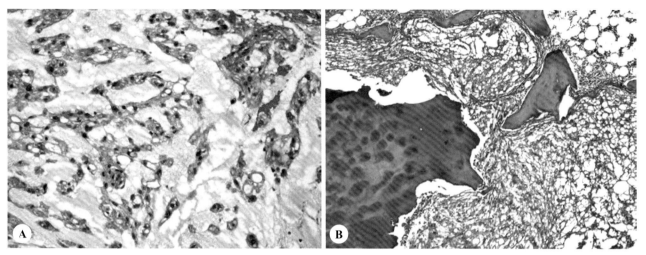

▲ 图 7-2　传统脊索瘤的显微结构

A. 传统脊索瘤显示黏液样基质内的肿瘤细胞索。肿瘤细胞胞质嗜酸性，呈泡状或浆状，细胞核深染（HE，100×）。
B. 脊索瘤浸润透明软骨（左部分）和骨髓。骨髓的松质板层骨碎片被脊索瘤包围，右上角有一部分残留的脂肪骨髓
（HE，40×）

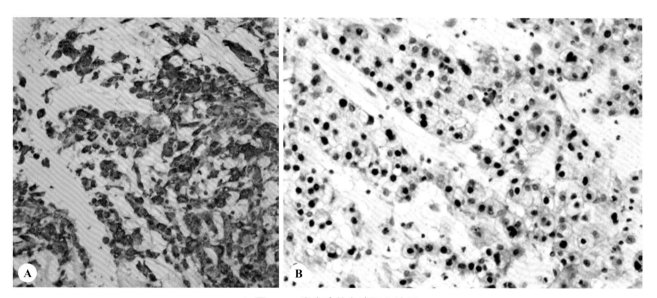

▲ 图 7-3　脊索瘤的免疫组化结果

A. 免疫组化示脊索瘤细胞通常表达角蛋白标志物及 S-100 和 brachyury。脊索瘤细胞对上皮标志物 AE1、AE3 表现
出细胞质阳性（AE1、AE3，400×）。B. 脊索瘤细胞的 brachyury 核阳性（brachyury 400×）

brachyury 和细胞角蛋白呈阳性染色，值得注意的是，大多数病例中没有 SMARCB1 和 S100。

去分化脊索瘤是最具侵袭性也是最少见的亚型[12]。与软骨样脊索瘤一样，去分化亚型具有传统脊索瘤的区域，其区域与低分化的梭形细胞肉瘤、多形性肉瘤或骨肉瘤相似（图 7-6）。这一亚型约占所有脊索瘤的 5%，最常见于骶尾部。去分化亚型最常见的是局部复发或常规脊索瘤放疗后，但也可能起源于原发肿瘤。与其他两种生长缓慢且通常持续数年的亚型不同，去分化脊索瘤表现为高度恶性，进展迅速，并且超过 90% 的病例发生转移。免疫组化与软骨样脊索瘤和传统脊索瘤有明显不同，角蛋白和 brachyury 明显丢失。

良性脊索细胞瘤，又称脊索错构瘤，是一种罕见的脊索肿瘤，通常被认为是脊索瘤的癌前病变，在与脊索瘤相同的部位偶然发现。与脊索瘤

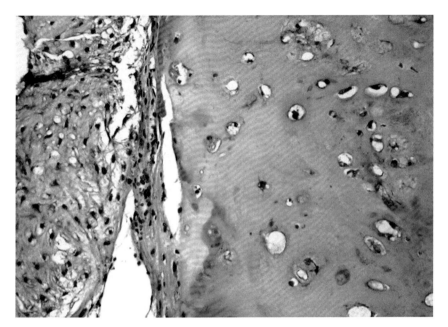

◀ 图 7-4 软骨样脊索瘤的组织学表现

右半部分显示软骨样脊索瘤中的透明软骨基质，肿瘤细胞占据了软骨样脊索瘤中的腔隙空间。与左侧直接相邻的是更典型、传统的脊索瘤（HE，100×）

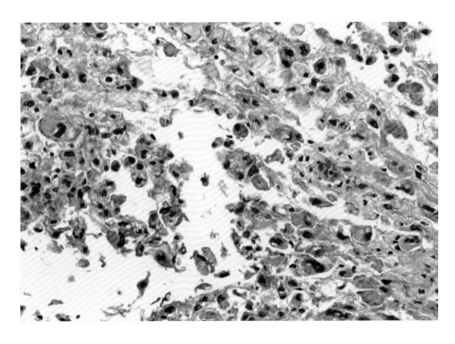

◀ 图 7-5 低分化脊索瘤

低分化脊索瘤与其他亚型不同，不含空泡细胞或黏液间质。可见有丝分裂象和细胞坏死

不同，它在影像学上显示为硬化性而不是溶解性，并且不会转移到软组织。然而，也有两种肿瘤同时并存或在同一病灶内共存的情况，这证明了它们处于同一病理过程的理论[13]。过度依赖免疫组化和高倍显微镜可能具有误导性，因为两者具有相同的含空泡细胞，并且 T brachyury、S100 和细胞角蛋白染色呈阳性。根据临床症状、影像学和某些病理组织学差异（BNCT 无核异型性、坏死或细胞内黏液基质）的相关性做出诊断（图 7-7）。

（四）诊断

脊索瘤患者最常见的症状是疼痛及各种神经损伤症状，具体取决于肿瘤的位置。通常最先出现的症状是疼痛，肢体症状包括无力、麻木和感觉变化，大小便失禁也很常见。由于大多数骶骨脊索瘤生长速度缓慢且盆腔空间相对较大，患者在就诊时这些肿瘤可能已经相当大了。肿瘤位于上颈椎时，患者可能会出现头痛症状，有文献报道在极少数情况下会出现因喉部或食管受压导

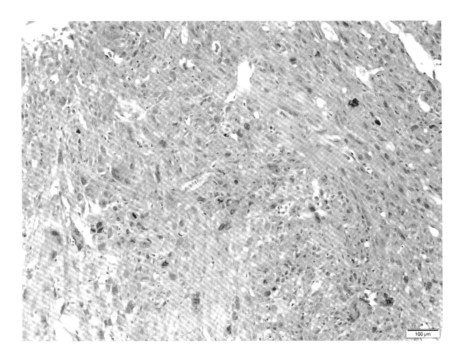

◀ 图 7-6　去分化脊索瘤
去分化脊索瘤在组织学上显示高度恶性的肉瘤。在这个病例中，肿瘤细胞由排列成束状的椭圆形至梭形细胞组成。肿瘤细胞具有高度的多形性和有丝分裂象，包括大量的非典型有丝分裂（HE，200×）

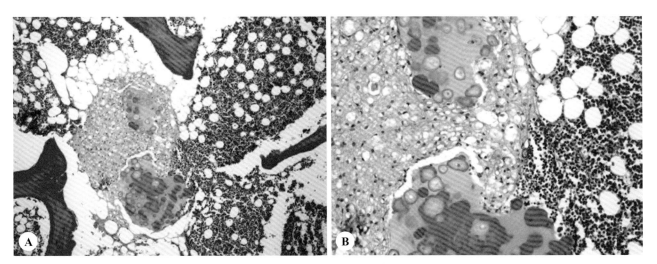

▲ 图 7-7　良性脊索细胞瘤
A. 良性脊索细胞瘤或脊索错构瘤，位于椎体的骨髓腔内。肿瘤结节与周围骨髓的界限相对明显。不具浸润性（HE，40×）。B. 良性脊索细胞瘤高倍镜下可见平淡的上皮样细胞片，具有粉红色和透明的细胞质，无黏液样背景（HE，100×）

致吞咽困难或发音困难。腰痛是一种非常常见且非特异性的症状，通常患者会先接受一些药物治疗或物理治疗后才会进行影像学检查。对于骶骨或尾骨脊索瘤患者，这意味着从症状发作到确诊的平均时间超过 2 年，切除时的平均肿瘤大小为8cm。因此任何有持续性骶骨或尾骨疼痛的患者都应立即进行影像学检查。

由于脊索瘤的非特异性症状，通常拍摄的第一张图像是用于评估背部或颈部疼痛的 X 线片，通常显示脊柱的透明度或密度，并伴有细小的钙化。如果怀疑患者有脊索瘤，最好通过 CT 和 MRI进行评估[14]。CT 有助于发现骨受累的确切范围，并应包括骨和软组织重建的 1mm 或以下的薄层扫描。在 CT 上，脊柱脊索瘤通常具有溶骨性成分，但在骨区可能有溶解 / 硬化的混合外观，由于含水量高，软组织成分中有低密度信号。使用钆造影剂的 MRI 可用于评估肿瘤的软组织成分及与神经和血管结构的关系，这对于制订手术计划至关重要。脊索瘤在 MRI 上的典型表现是 T_2 高信号，T_1 中低信号，增强像上成像轻度或中度强化。CT、骨扫描、PET 扫描用于分期和辅助治疗计划。

如果怀疑脊索瘤，必须避免进行开放活检。通常认为局部复发的主要原因是开放活检或经皮活检造成的局部污染。理想情况下，应在与外科医生讨论后进行 CT 引导下的活检，规划出一个可以在手术过程中完全切除而不会增加复发率的活检通道。应进行套管针活检以保留对确诊至关重要的肿瘤结构，并避免通过活检通道种植播散。

脊索瘤的确诊需要通过肿瘤学的方法进行细致的梳理，因为尚无单一的组织学或影像学发现是具有特异性的，必须结合临床、影像学和组织学特征来综合判断。鉴别诊断范围包括转移性癌或血液系统恶性肿瘤（各种类型）、良性脊索细胞瘤、软骨瘤、软骨母细胞瘤、骨瘤、成骨细胞瘤、骨肉瘤、巨细胞瘤和 ABC 等。必须仔细参考免疫组化、组织学、影像学、人口统计学和临床特征。良性脊索细胞瘤与脊索瘤一样，T brachyury 呈阳性，具有含空泡细胞，并且出现在相同的部位。然而，它通常是无症状的，且小于 2cm。虽然漏诊脊索瘤很危险，但鉴于脊索瘤手术治疗相关的并发症，将其他良性病变过度诊断为脊索瘤也存在重大风险[15]。

脊索瘤的分期通过 MSTS（Enneking）分期系统及 TNM 分期进行，然而，由于局部复发率高，低度恶性的脊索瘤肿瘤并不一定像其他骨肿瘤那样预后良好。一些团队支持使用全脊柱 MRI 来评估转移区域，由于这种疾病的罕见性，尚缺乏强有力的证据来支持这一做法。同样，鉴于大多数脊索瘤亚型为低度恶性，PET/CT 在去分化脊索瘤中可能更有用[16]。

（五）治疗

由于疾病的低发病率和治疗的高度特异性，脊索瘤的预期生存率存在显著差异。根据 SEER 数据库，5 年总生存率为 65%～75%，10 年生存率为 32%～63%。随着时间的推移，由于影像学和手术技术的改进，可以更完整地进行肿块切除，总体生存率有提高的趋势（图 7-8）。一般来说，肿瘤直径<4cm、年龄<50 岁、单发病变和肿瘤完整切除是预后良好的指标。某些分子标志物与预后相关，包括 PARP1、hTERT 和 SOX9 的过度表达与较短的生存期相关。SMARBC1 缺失与高度侵袭性疾病和非常短的生存期有关[17, 18]。

迄今为止，还没有任何生物治疗方式被证实对脊索瘤有效。虽然分子靶向系统治疗的研究正在进行中，但主要的治疗方法仍是手术切除。在一些研究中放疗作为独立治疗是有效的。

具有广泛边缘的完整手术切除是脊索瘤的首选治疗方法，在缓解症状、预防局部复发和无病生存效果最佳。据报道，广泛边缘整块切除术的局部复发率为 3%～8%，而病灶内切除术的局部复发率为 100%[19]。然而，由于毗邻重要结构，整块切除通常是不可能的，在这些情况下，边缘或病灶内切除具有显著的优点，如缓解症状或延长无症状生存期[20]。成功的脊索瘤手术需要制订详细的术前计划，并进行合理的分期，因为转移瘤通常是整体切除术的禁忌证，并且倾向于姑息性手术或放疗。

如果整体切除被认为是有必要和可行的，术前计划应该包括详细的手术入路、切除和重建计划，并且包括所有相关的手术团队。三维打印模型可能有助于制订详细的手术计划。在某些情况下，术中导航也可能有帮助[21, 22]。大量失血并不少见，良好的围术期计划应该包括准备充分的血液准备及麻醉和重症监护团队，以确保术中和术后提供必要的支持。在许多情况下，必须牺牲神经根进行整体切除时，应该将预后告知患者和家属，包括感觉和运动功能丧失，大小便失禁和性功能丧失。一些患者可能无法接受这些并发症而倾向于一种更保守的治疗方法[23]。

脊索瘤的边缘整块切除仅适用于约 50% 的病

例，切除不完全，局部复发率接近 100%。虽然脊索瘤相对具有抗辐射性，但在限制邻近结构暴露的同时准确地向肿瘤提供更高剂量的辐射的能力已经提高。有证据表明，5 年局部肿瘤控制率成剂量相关性，剂量低于 60Gy 时控制率为 25%，剂量高于 70Gy 时控制率为 80%[24, 25]。大剂量放疗（70Gy 以上）后次全切除的局部控制率与游离切缘切除相当。在大多数研究中发现早期放疗在控制局部复发方面比晚期复发后放疗更有效[26]。据报道，术前放疗的其他优点包括治疗面积更小（总辐射剂量更低），减少伤口种植播散及消除术后放疗时由于植入金属可能造成的干扰[27]。

立体定向放射治疗和粒子疗法比传统的光子治疗更受青睐，因为这些方法可以更准确地将高剂量的辐射输送到肿瘤，同时使周围组织的辐射剂量降低。在较少病例研究中，碳离子疗法已被证明比光子或质子疗法更有效，其优势是衰减更快，因此具有比质子疗法更高的有效辐射剂量，并且具有更高的引起双链 DNA 断裂的能力。随着更多的碳离子辐射设备的出现，这种疗法可能会在脊索瘤治疗中得到更广泛的应用，但高昂的成本导致其应用受到极大的限制[28]。值得注意的是，病例数量有限、解剖位置和治疗方式的不同，使得证明不同放疗方法的优越性变得困难。小规模研究发现，与传统方法相比，重金属离子辐射的不良反应更低，无病生存率更高。

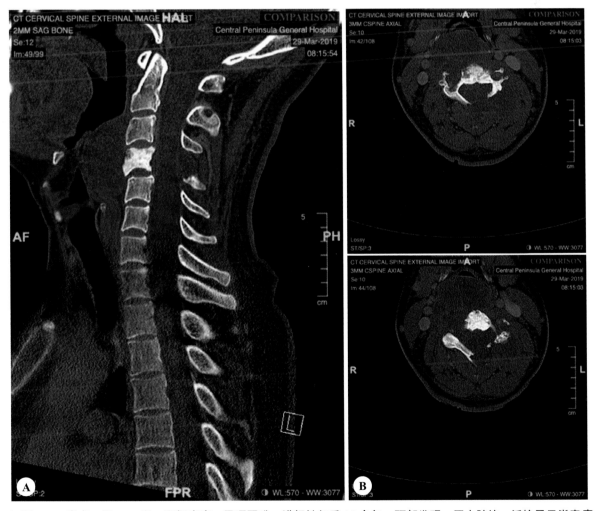

▲ 图 7-8　患者，男，33 岁，颈部疼痛，吞咽困难，进行性加重 10 余年。颈部发现一巨大肿块，活检显示脊索瘤
A. 矢状位 CT 显示 C₄ 的骨质改变，椎体和后方有硬化性和溶骨性改变。有一个巨大的软组织肿块，向前和向后延伸到椎管内。B. 轴位 CT 显示大软组织肿块与骨性改变

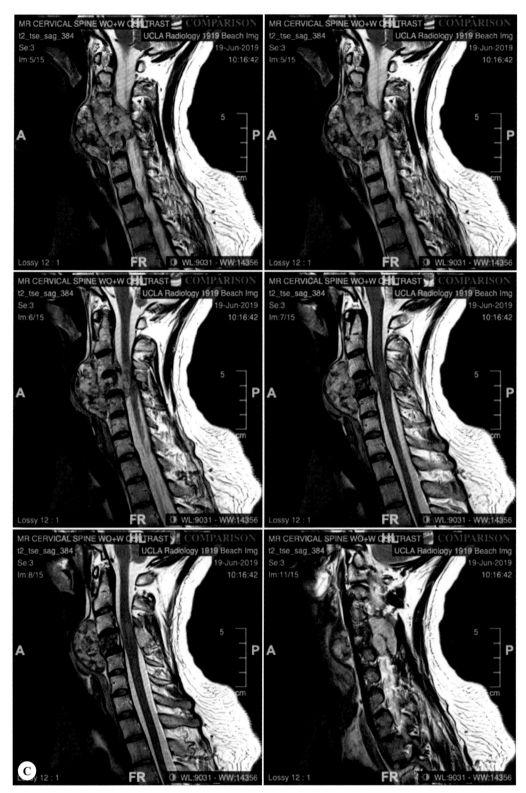

▲ 图 7-8（续） 患者，男，33 岁，颈部疼痛，吞咽困难，进行性加重 10 余年。颈部发现一巨大肿块，活检显示脊索瘤

C. 矢状位 MRI 显示大的软组织肿块发自 C_4，延伸至 C_3 和 C_5，脊髓受压严重，伴有脊髓水肿和脊髓信号改变

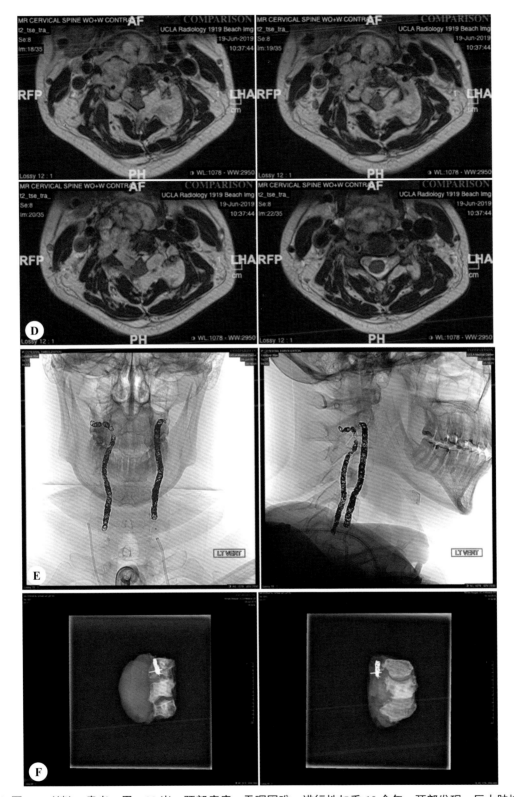

▲ 图 7-8（续）　患者，男，33 岁，颈部疼痛，吞咽困难，进行性加重 10 余年。颈部发现一巨大肿块，活检显示脊索瘤

D. 轴位 MRI 显示肿瘤包绕双侧椎动脉，并伴有严重的脊髓压迫。E. 双侧椎动脉造影提示有足够的侧支循环，在整块切除前可允许双侧椎动脉结扎。手术的第 1 阶段是血管结扎和气管切开术。第 2 阶段为脊索瘤后路切除，切除结扎的椎动脉，$C_1 \sim T_2$ 后路脊柱内固定融合术。第 3 阶段采用带蒂的腓骨移植和颈椎前路钢板融合进行前路切除重建。F. 整块肿瘤切除后的术中 X 线片，包括 $C_3 \sim C_5$ 椎体

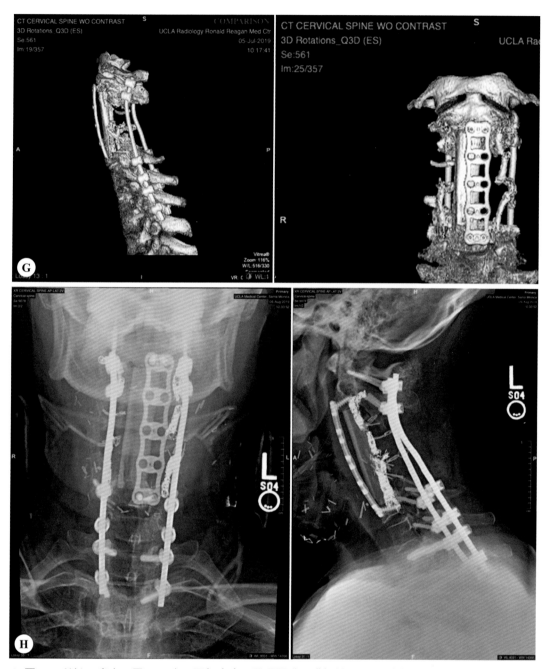

▲ 图 7-8（续） 患者，男，33 岁，颈部疼痛，吞咽困难，进行性加重 10 余年。颈部发现一巨大肿块，活检显示脊索瘤

G. $C_3 \sim C_5$ 肿瘤整块切除术后颈椎 CT 三维重建，颈椎前路板支撑植骨重建，$C_1 \sim T_2$ 后路脊柱内固定融合术。H. 显示整块切除后的重建的术后正位和侧位 X 线片

　　虽然目前还没有生物制剂对脊索瘤有效，但分子靶向治疗方面已经有了广泛的研究。一些被研究的靶点包括 PDGFR-A/B、Her2/Neu、EGFR、c-kit、VEGFR 和 CDK4/6 [29, 30]。到目前为止，根据对实体肿瘤的反应评估标准（response evaluation criteria in solid tumor，RECIST），没有一种治疗方法被证明是有效的；然而，进一步的研究表明，随着肿瘤代谢、MRI 和 PET/CT 的评价变化，某些治疗方法已经有了显著的效果。研究设计中的样本量较少导致缺乏具有统计学意义的临床发现。与此同时，使用脊索瘤细胞系进行的广泛研究揭示了潜在的靶点，未来有望取得成功。

（六）治疗后复查

在脊索瘤治疗后复查的最佳时间表和模式上缺乏强有力的证据，但脊索瘤全球共识小组和欧洲医学肿瘤学会的建议是，第一年每 3 个月进行一次 MRI 检查，第 2～4 年每 6 个月进行一次 MRI 检查，第 5～15 年每年进行一次 MRI 检查。对于远期随访，建议同时进行胸部、腹部和骨盆的 CT 检查，并在第一年每 6 个月对整个脊柱进行一次钆增强的 MRI 检查[31]。

（七）预后

根据患者的年龄、病变部位和组织学亚型，预后存在显著差异。进一步的预后分析包括切除的程度和总辐射剂量（如果接受放射治疗）。在大多数研究中，无论是否接受放疗，完整切除的患者的 5 年局部复发率＞50%。复发通常发生在晚期（5～10 年），甚至有些病例在 15 年后出现复发。不同研究得出的生存率之间存在显著差异。然而，不同研究报道的 5 年和 10 年总生存率分别是65%～75% 和 32%～63%。出现局部复发或远处转移后临床结局更差，很少能治愈[32]。

二、软骨肉瘤

（一）流行病学

软骨肉瘤是一种罕见的可产生软骨基质的异质性恶性肿瘤。软骨肉瘤是仅次于骨肉瘤（不包括骨髓瘤）的第二大原发性恶性骨肿瘤，占所有原发性骨肿瘤的 25%，发病率估计为 1/20 万[33, 34]。据报道，脊柱软骨肉瘤的患病率为 6.5%～10%，其中 5% 发生在骶骨[35, 36]。软骨肉瘤可以发生在脊柱的任何区域，但多发于胸椎（30%）。软骨肉瘤在男性中的发病率是女性的 2 倍。软骨肉瘤的好发年龄分布广泛，在 50 岁和 60 岁人群中发病率最高[37]。来自 SEER 数据库的近 3000 例软骨肉瘤病例显示，确诊时的平均年龄为 51 岁，男性发病率是女性的 2 倍，在非洲裔美国人人群中发病率较低[38]。儿童软骨肉瘤占病例的 10%，任何年

龄都可能发病。重要的是，这项分析是基于大多数四肢软骨肉瘤患者，可能无法反映脊柱中发病率。总体而言，软骨肉瘤的流行病学特征与脊索瘤相似。

（二）病理学

组织学分级是最重要的预后因素，根据核大小、有丝分裂活性、染色质增生和细胞数量（以透明软骨基质内的非典型软骨细胞为特征），将组织学分级分为 1～3 级[39-41]。2013 年，WHO 将 I 级软骨肉瘤重新分类为"非典型软骨肿瘤"（ACT/CS1）[42, 43]（图 7-9）。ACT/CS1 被认为是局部侵袭性的，而不是恶性肉瘤，很少转移[40]。然而，该分型主要适用于四肢骨骼，鉴于 2002—2008 年的国家癌症数据库显示，与四肢骨骼相比，脊柱 I A/ I B 期软骨肉瘤的生存率较低，脊柱的 1 级软骨肉瘤应谨慎治疗，2 级软骨肉瘤具有中等转移潜能（10%～15%）和生存率（10年，64%～86%)[44, 45]，3 级软骨肉瘤转移率较高（30%～70%），生存率更低（10 年，30%～50%）（图 7-10）。然而，这一分级受到观察者间差异的影响，特别是在 ACT/CS 1 和 2 级软骨肉瘤之间，需要替代的诊断分子标志物来帮助指导治疗决策[46, 47]。ACT/CS1 和 2 级更常见，3 级软骨肉瘤很少见。

软骨肉瘤被认为是在发育过程中从残留的软骨发展而来的[48]。软骨肉瘤可能是新发的，也可能是良性软骨病变、骨软骨瘤或内生性软骨瘤的恶性转化。骨软骨瘤是一种带有软骨帽的骨性突起，最常见于长骨，但也可见于脊柱。常染色体显性遗传 MHE 是由抑癌基因 *EXT1* 或 *EXT2* 的种系突变引起的骨骼中 2 个或 2 个以上的骨软骨瘤。内生性软骨瘤是髓腔内的良性软骨肿瘤。虽然单发性内生软骨瘤恶变成软骨肉瘤是罕见的，但由 *IDH1* 或 *IDH2* 基因的体细胞突变引起的 Ollier 病或 Maffucci 综合征多发性内生性软骨瘤患者中整体恶变率达到 50%[49]。

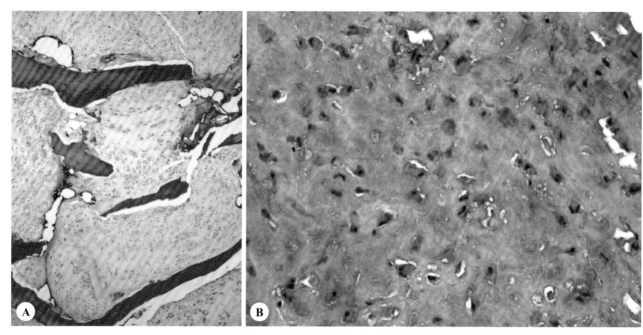

▲ 图 7-9 非典型软骨肿瘤 / 软骨肉瘤

A. 非典型软骨肿瘤 / 软骨肉瘤典型的浸润方式。恶性软骨的皮质和小叶已取代骨髓，并完全包围松质板层骨髓碎片（HE，20×）。B. 低度非典型软骨肿瘤 / 软骨肉瘤的高倍放大显示透明软骨基质内相当单调的肿瘤细胞。单个肿瘤细胞含有小而深染的细胞核和丰富的嗜酸性细胞质。有丝分裂活动通常缺失（HE，400×）

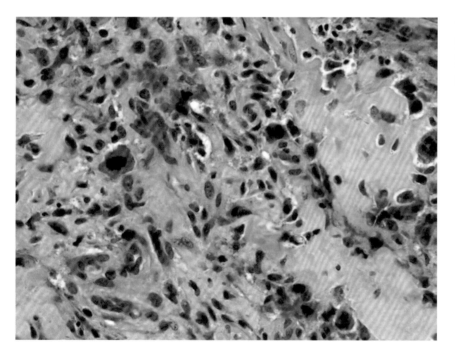

◀ 图 7-10　高级别软骨肉瘤

高级别（3 级）软骨肉瘤显示非常多形的间变性软骨细胞，有明显的有丝分裂活性（HE，400×）

软骨肉瘤的分子驱动因素因病理亚型而异[50]。IDH1 和 IDH2 突变几乎存在于所有内生性软骨瘤和大多数原发性中央性软骨肉瘤中。值得注意的是，这种突变在脊索瘤中没有发现，因此它是一种有效的诊断分子标记。IDH1 或 IDH2 突变增加了肿瘤代谢物 D2- 羟基戊二酸（D2-hydroxyglutarate，D2HG），D2HG 通过诱导多种表观遗传变化、影响分化和促进间充质干细胞的软骨分化来促进肿瘤的发生[51]。软骨成骨的生理过程受到 IHH 信号蛋白和甲状旁腺激素样激素

（parathyroid hormone-like hormone，PTHLH）信号通路的严格调控。IHH 通路在内生性软骨瘤和中央性软骨肉瘤中高度表达，维持肿瘤细胞处于低分化的增殖状态。此外，通过外显子组测序，在 18% 的软骨肉瘤中发现了 IHH 基因突变[52]。然而，迄今为止，针对干预 IHH 途径的临床试验尚未成功。在 40% 的中心性软骨肉瘤中也发现了 II 型胶原 α1（collagen type-II alpha1，COL2A1）突变；然而，该突变作为驱动因素或恶变的作用机制尚不清楚[53]。

与其他癌症类型一样，p53 和 pRb 通路的突变很常见。在周围型和中央型软骨肉瘤中，这些基因在从低级别到高级别的转变过程中显得尤为重要，因为这些途径中突变的总发生率为 96%[54]。在 MHE 患者中，EXT 基因产物的缺失会导致异常骨软骨瘤的形成，但尚未被确定足以转化为软骨肉瘤。相反 p53 或 pRb 通路途径，是导致骨软骨瘤向周围型软骨肉瘤转化的原因[55]。对于罕见的亚型，间叶性软骨肉瘤的特征是在 HEY1 和 NCOA2 之间有特异性的基因融合，尽管肿瘤发生的机制尚不清楚[56]。

（三）分类

与其他脊椎肿瘤一样，软骨肉瘤可以根据 WBB 分类系统进行分类。在脊椎内，软骨肉瘤可见于椎体、椎体附件或两者兼而有之[35]。传统软骨肉瘤最常位于椎体，而周围型软骨肉瘤更多发生在后方附件。骶骨软骨肉瘤往往位于偏心位置，常累及骶髂关节[57]。

参与肿瘤发生的不同细胞信号通路，决定了软骨肉瘤也可以分为不同的亚型[43]（表 7-2）。

传统软骨肉瘤占所有亚型的 85%，并根据病变在骨骼内的位置分为中央型、边缘型或骨皮质旁。

表 7-2　软骨肉瘤亚型特征						
	传统中央型	传统外周型	骨膜（皮质旁）型	间质细胞型	透明细胞型	去分化型
发病率	75%	10%	1%	2%	2%	10%
前驱病变	内生软骨瘤	骨软骨瘤	无	无	无	传统软骨肉瘤
伴发综合征	Ollier 病（内生性软骨瘤病）、Maffucci 综合征（内生性软骨瘤病合并血管瘤）	多发性遗传性骨软骨瘤	无	无	无	无
最常见的年龄范围	50—60 岁	40 岁	40 岁	50—60 岁	任何年龄，30—50 岁高峰期	任何年龄，30—50 岁高峰期
常见位置	贯穿轴向和四肢骨骼	骨盆、肩部	肱骨远端、股骨远端	中轴骨骼骨外（脑膜）	股骨和肱骨骨骺	骨盆、股骨
常见组织学分级	低级：ACT/CS1 或 2 级	低级：ACT/CS1 或 2 级	高级	高级	高级	高级
预后	低级预后较好	低级预后较好	良好（尽管组织学级别很高）	差	好	差
化疗敏感性	低	低	低	可能很敏感	低	低
放疗敏感性	低	低	低	敏感的	低	低

中央型软骨肉瘤是最常见的形式（75%），起源于髓腔内生性软骨瘤的转化[46]。根据定义，周围型软骨肉瘤起源于骨软骨瘤软骨帽的继发性转化。在中央型和边缘型中，软骨肉瘤的进展和决定细胞凋亡与生存途径的分子缺陷有关。在大多数高级别的传统软骨肉瘤中可以观察到 p53 和 pRb 通路的失控[48, 52]。

罕见亚型占所有软骨肉瘤 15%，包括去分化软骨肉瘤、间质细胞软骨肉瘤、透明细胞软骨肉瘤、黏液样软骨肉瘤和骨膜软骨肉瘤。去分化软骨肉瘤的特点是软骨肿瘤与高级别非软骨肉瘤并存[54]（图 7-11）。老年患者中存在的去分化肿瘤与软组织肿块有关，即使在没有转移的情况下预后也很差[35, 46, 55, 56]。

间质细胞软骨肉瘤恶性程度很高，组织学上通过软骨区域与未分化的小圆形细胞区域相结合来识别[46]（图 7-12）。间质细胞肿瘤发生于较年轻的患者，影响骨外软组织，预后较差，在长期随访时可能局部或远端复发[41, 49]。透明细胞软骨肉瘤是一种低级别的亚型，其特征是软骨细胞具有丰富的透明细胞质。这些肿瘤与碱性磷酸酶升高有关，级别较低，但需要长期监测。骨膜软骨肉瘤（曾称皮质旁软骨肉瘤）出现在骨骼表面，影响年轻患者，尽管组织学分级很高，但预后良好。黏液样软骨肉瘤现在通常被认为是中级或高度恶性传统肉瘤的变异，不应与骨外黏液样软骨肉瘤（extraskeletal myxoid chondrosarcoma，EMC）相混淆，后者是一个独立的软组织肉瘤[41, 49]。

（四）诊断、筛选和分期

脊柱软骨肉瘤与其他脊柱肿瘤相似，其临床表现是非特异性的，并取决于肿瘤的位置。由于绝大多数肿瘤恶性程度低，这些肿块会潜伏生长，患者就诊时间的差异很大，从 1 周到 20 年不等。最常见的症状是局部疼痛（80%）[36, 53]。脊柱软骨肉瘤患者在出现症状时，神经功能损伤的发生率很高（24%～50%）[46, 49, 56]。症状可能包括神经根病、神经源性跛行、无力、肌张力异常、感觉障碍、大便或小便失禁及步态异常。也可能出现可触及的肿块（34%～40%）[46, 56]。

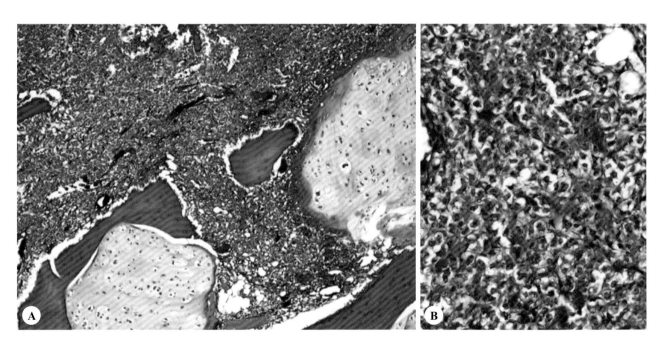

▲ 图 7-11 软骨肉瘤

A. 去分化软骨肉瘤。左下方和右上方有两个低级别软骨肉瘤结节。去分化成分直接与这些结节相邻，在本病例中具有传统的高级别骨肉瘤的外观（HE，40×）。B. 去分化成分的高倍镜显示上皮样片状细胞，它们以骨肉瘤的方式形成矿化的未成熟编织骨（类骨质）（HE，200×）

X 线片往往提示密度的改变，应该进一步的检查。CT 和 MRI 是鉴别软骨肉瘤与其他脊柱肿块及确定肿瘤与邻近结构关系的首选影像方法。尽管广泛的病理亚型导致软骨肉瘤的影像表现多种多样，但 85% 的病例仍然能表现出典型的原发肿瘤类型的影像学表现。典型的软骨肉瘤表现为溶骨性破坏，在 X 线片和 CT 上可见"环状和弧形"钙化[46, 56]。由于大多数软骨肉瘤的含水量很高，在 CT 上通常是低密度。未矿化的透明软骨的相关分叶状软组织成分有高含水量，在 CT 上可识别为低密度，在 T_1 加权 MR 上可识别为低中等信号，在 T_2 加权像或 MR 强化上可识别为高信号，在使用钆增强图像上可见液体样信号[57]。不同组织学亚型的影像特征是不同的，通常不用于亚型诊断。需鉴别的病变包括巨细胞瘤、浆细胞瘤和转移瘤。有文献提出对全脊柱进行 MRI 扫描，并使用全身 PET/CT 来评估转移情况，但还没有关于在诊断和分期评估中使用 PET 的确定指南。

活检对于确定最终诊断至关重要，与开放活检相比，CT 引导下对最具侵袭性的区域进行细针或针芯活检，可提高生存率和降低局部复发率。

IDH1 和 IDH2 的突变分析可能有助于区分软骨肉瘤和软骨母细胞骨肉瘤[58]。观察者间的差异在确定组织学分级和亚型方面仍然存在问题。此外，据报道活检诊断和确定性手术后诊断的一致性低至 66%，这可能反映了抽样误差的影响[56]。这强调了采用多学科方法将影像学结果与活检结果相关联的重要性。

和其他肉瘤一样，软骨肉瘤最常转移到肺部，其次是其他骨骼、肝脏和区域淋巴结。对于中、高度级别的软骨肉瘤患者，转移率远高于 ACT/CS1（＜10%）的患者，需要胸部 CT 筛查[46, 49]。鉴于 ACT/CS1 患者转移率低，不推荐常规肺部 CT 检查。与其他骨肉瘤一样，软骨肉瘤的分期系统是 AJCC 提出的 Enneking 分期系统和 TNM 分期系统。

（五）治疗

在缺乏可靠有效的辅助治疗的情况下，手术切除仍是治疗软骨肉瘤的主要手段，是长期无病生存的唯一可靠机会。缺乏有效的非手术治疗是提高患者生存率的最大限制因素。

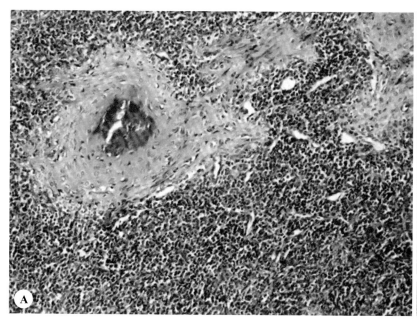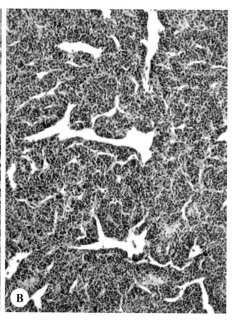

▲ 图 7-12 间质细胞软骨肉瘤

A. 间质细胞软骨肉瘤的特征是透明软骨结节与非常小的蓝色圆形细胞成分并列（HE，100×）。B. 间质细胞软骨肉瘤的蓝色小圆细胞成分中通常存在裂开的鹿角状血管结构，也称为细胞周围血管模式（HE，100×）

具体的手术策略包括病灶内刮除术，伴或不伴辅助或广泛切除[59]。对于中、高度级别的软骨肉瘤或侵袭性亚型，建议广泛整块切除以达到无肿瘤的切缘[46]（图 7-13）。对于低恶度病变，广泛的整块切除也是首选的治疗方法，因为边缘切除的转移率和局部复发率较高。多项研究记录了接受病灶内切除治疗的患者具有 100% 复发率[59, 60]。在脊柱中，神经血管结构的密切关系和稳定的需要可能使病灶内刮除成为唯一的选择。具体而言，Boriani 等[36] 提出了指导刮除治疗的标准，包括椎管周围受累、是否需要脊髓结扎以完成整块切除及脊髓节段动脉结扎可能导致的脊髓缺血。

虽然整块切除改善了软骨肉瘤的临床效果，但这些患者有较高的重大并发症风险，需要充分的术前规划和多学科治疗。近期改善预后的外科技术包括使用分期手术、主动脉球囊泵、术中导航，以及使用血管化肌瓣修复软组织缺损[34, 46, 61]。手术辅助手段包括苯酚、冷冻治疗、热消融和术

中对显微镜下侵犯硬脊膜的靶点的放射治疗[62]。

脊柱软骨肉瘤的放射治疗可作为明确诊断情况下的术前辅助治疗手段，是在被认为不能切除的情况下用于姑息治疗[63]。在没有手术切除的情况下，放疗的局部控制较差。然而，在没有明显发病率的情况下，可能难以在脊柱中实现无肿瘤切缘。可用的方式包括使用光子或带电粒子（包括质子和钴）进行体外放射治疗及术中肿块近距离放射治疗[64]。

通过调强放射治疗（intensity-modulated radiation therapy，IMRT）对三维治疗计划的改进，可以在保护包括脊髓在内的重要邻近结构的同时，安全地向肿瘤输送更高剂量的辐射。重要的是，SOSG 的专家意见建议对不完全切除或无法实施无瘤切缘的软骨肉瘤进行 60～65Gy 的等效辅助放射治疗，以改善局部控制[65]。除了传统的光子照射外，还利用了其他辐射方式，包括 SRS 和质子和碳离子辐射[64]。然而，对于脊柱软骨肉瘤，这些方法

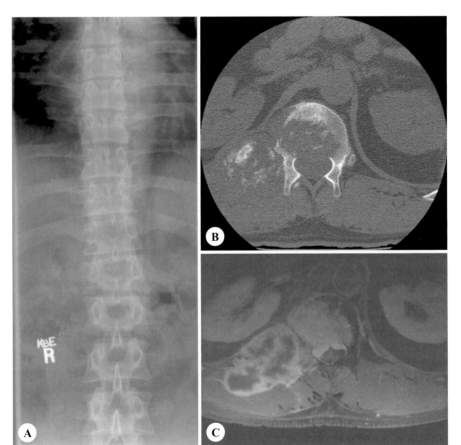

◀ 图 7-13 患者，男，30 岁，右侧背部疼痛，右侧 T$_{12}$ 肿瘤延伸至右侧 T$_{12}$ 肋骨

A. 胸椎 X 线片显示右侧有一个溶解的破坏性病变导致 T$_{12}$ 椎体畸形，可见影响右侧 T$_{12}$ 肋骨的"环状和弧形"钙化；B. 横断面 CT 显示 T$_{12}$ 椎体溶解性骨质破坏，右侧钙化块影响 T$_{12}$ 肋骨和肋椎关节；C. 横断面 MRI 显示肿瘤累及椎体并延伸至右侧肋骨，侵犯椎旁肌肉和腹膜后间隙。随着脊髓向左移位，腹侧有明显的脊髓受压

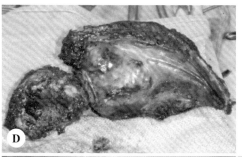

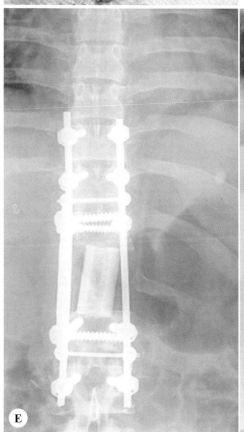

◀ 图 7-13（续）　患者，男，30 岁，右侧背部疼痛，右侧 T_{12} 肿瘤延伸至右侧 T_{12} 肋骨

D. 手术切除肿瘤的临床照片，包括使用 Tomita 锯切除 T_{12} 椎体和周围肋骨。手术分为两个阶段，第一阶段采用后入路，第二阶段采用侧方入路。E. 术后正位和侧位 X 线片显示整块切除后的前后重建

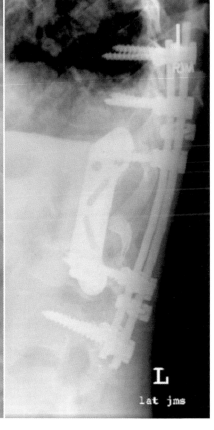

的长期效果还没有确定。

关于这些治疗脊柱软骨肉瘤的数据非常有限，没有随机对照试验，然而，除颅底软骨肉瘤整体手术切除很难实现的情况下，其余部位的软骨肉瘤手术治疗是有希望的。与脊索瘤的放射治疗相比，在 70 钴灰当量（cobalt gray equivalent，CGE）范围内的较低剂量推荐用于软骨肉瘤治疗[64, 66]。

虽然体外放疗一般耐受性良好，但也有不良反应的相关报道，包括甲状腺功能减退、咽炎、瘘管、不完全性骨折和伤口裂开[60, 64]。一项研究报道了 47% 的患者在术前和术后分别接受 50Gy 和 20Gy 的放射治疗后发生骶骨不全性骨折[67]。

SRS 还报道了包括急性脊髓损伤和晚期声带麻痹在内的多种并发症[68]。

肿瘤转移仍然是临床面临的重要问题，超过 30% 的中高度级别的软骨肉瘤患者死于肿瘤转移。组织学上，这些肺转移瘤几乎总是与原发肿瘤相同。除了间质细胞型和去分化亚型外，化疗对软骨肉瘤无效，已证明辅助化疗可以提高这两种类型的生存率[46]。特别是，现有的有限证据表明间质细胞型软骨肉瘤对以多柔比星为基础的联合化疗敏感[69]。传统软骨肉瘤对化疗的抗药性是多因素的。传统的以主动分裂细胞为靶点的化疗药物对生长缓慢的软骨肉瘤细胞可能无效[46, 70]。软骨

肉瘤细胞还表达多药耐药 1 基因 P- 糖蛋白，并在抗凋亡和生存途径中高水平表达 *Bcl-2* 基因[71]。高细胞外基质和低血管密度的肿瘤结构也可能限制化疗药物在物理上的渗透。

处于 II 期试验的药物包括 c-SRC 酪氨酸激酶抑制剂达沙替尼、丝氨酸 / 苏氨酸激酶 Akt 抑制剂 Perifosine，和促凋亡激动药 Apo2L/ 肿瘤坏死因子受体凋亡诱导配体（tumor necrosis factor receptor apoptosis-inducing ligand，TRAIL）[72]。高分子量黑色素瘤相关抗原 CSPG4 已被确认为预后不良的生物标志物，是未来免疫治疗的潜在靶点[8]。其他潜在的靶点包括在 Maffuci 综合征中影响 IDH 酶的通路的改变，内生性软骨瘤的 p16 和 p53 恶性转化，MHE 中 ext 的表达改变及涉及 IHH 和 PTHLH 的通路[46]。

（六）治疗后监测

目前尚无前瞻性数据支持软骨肉瘤特定的治疗后监测方案。国家综合癌症网络（National Comprehensive Cancer Network，NCCN）共识指南建议进行体检、血清学检查（包括全血细胞计数）和放射检查，连续 2 年每 3 个月进行一次，第 3 年每 4 个月进行一次，第 4 年和第 5 年每 6 个月进行一次，然后每年进行一次。

参考文献

[1] Sebro R, DeLaney T, Hornicek F, Schwab J, Choy E, Nielsen GP, Rosenthal DI. Differences in sex distribution, anatomic location and MR imaging appearance of pediatric compared to adult chordomas. BMC Med Imaging. 2016;16(1):53. https://doi.org/10.1186/ s12880-016-0149-5.

[2] Walcott BP, Nahed BV, Mohyeldin A, Coumans JV, Kahle KT, Ferreira MJ. Chordoma: current concepts, management, and future directions. Lancet Oncol. 2012;13(2):e69–76. https://doi.org/10.1016/ S1470-2045(11)70337-0.

[3] Vujovic S, Henderson S, Presneau N, Odell E, Jacques TS, Tirabosco R, Boshoff C, Flanagan AM. Brachyury, a crucial regulator of notochordal development, is a novel biomarker for chordomas. J Pathol. 2006;209(2):157–65. https://doi.org/10.1002/ path.1969.

[4] Ghaly M, Seelemann C, Jahani-Asl A. A focused compound screen highlights the significance of epidermal growth factor receptor signalling in chordoma pathogenesis. J Pathol. 2016;240(4):381–3. https:// doi.org/10.1002/path.4780.

[5] Hoch BL, Nielsen GP, Liebsch NJ, Rosenberg AE. Base of skull chordomas in children and adolescents: a clinicopathologic study of 73 cases. Am J Surg Pathol. 2006;30(7):811–8. https://doi.org/10.1097/01. pas.0000209828.39477.ab.

[6] Camidge DR, Herbst RS, Gordon MS, Eckhardt SG, Kurzrock R, Durbin B, Ing J, Tohnya TM, Sager J, Ashkenazi A, Bray G, Mendelson D. A phase I safety and pharmacokinetic study of the death receptor 5 agonistic antibody PRO95780 in patients with advanced malignancies. Clin Cancer Res. 2010;16(4):1256–63. https://doi.org/10.1158/1078-0432.CCR-09-1267.

[7] Herbst RS, Eckhardt SG, Kurzrock R, Ebbinghaus S, O'Dwyer PJ, Gordon MS, Novotny W, Goldwasser MA, Tohnya TM, Lum BL, Ashkenazi A, Jubb AM, Mendelson DS. Phase I dose-escalation study of recombinant human Apo2L/TRAIL, a dual proapoptotic receptor agonist, in patients with advanced cancer. J Clin Oncol. 2010;28(17):2839–46. https://doi.org/10.1200/JCO.2009.25.1991.

[8] Schoenfeld AJ, Wang X, Wang Y, Hornicek FJ, Nielsen GP, Duan Z, Ferrone S, Schwab JH. CSPG4 as a prognostic biomarker in chordoma. Spine J. 2016;16(6):722–7. https://doi.org/10.1016/j.spinee.2015.11.059.

[9] Fernando RI, Litzinger M, Trono P, Hamilton DH, Schlom J, Palena C. The T-box transcription factor Brachyury promotes epithelial-mesenchymal transition in human tumor cells. J Clin Invest. 2010;120(2):533–44. https://doi.org/10.1172/ JCI38379.

[10] Rosenberg AE, Brown GA, Bhan AK, Lee JM. Chondroid chordoma--a variant of chordoma. A morphologic and immunohistochemical study. Am J Clin Pathol. 1994;101(1):36–41. https://doi. org/10.1093/ajcp/101.1.36.

[11] Shih AR, Cote GM, Chebib I, Choy E, DeLaney T, Deshpande V, Hornicek FJ, Miao R, Schwab JH, Nielsen GP, Chen YL. Clinicopathologic characteristics of poorly differentiated chordoma. Mod Pathol. 2018;31(8):1237–45. https://doi.org/10.1038/ s41379-018-0002-1.

[12] Boriani S, Chevalley F, Weinstein JN, Biagini R, Campanacci L, De Iure F, Piccill P. Chordoma of the spine above the sacrum. Treatment and outcome in 21 cases. Spine (Phila Pa 1976). 1996;21(13):1569–77.

[13] Arain A, Hornicek FJ, Schwab JH, Chebib I, Damron TA. Chordoma arising from benign multifocal notochordal tumors. Skelet Radiol. 2017;46(12):1745–52. https://doi.org/10.1007/s00256-017-2727-1.

[14] Rodallec MH, Feydy A, Larousserie F, Anract P, Campagna R, Babinet A, Zins M, Drape JL. Diagnostic imaging of solitary tumors of the spine: what to do and say. Radiographics. 2008;28(4):1019–41. https:// doi.org/10.1148/rg.284075156.

[15] Ropper AE, Cahill KS, Hanna JW, McCarthy EF, Gokaslan ZL, Chi JH. Primary vertebral tumors: a review of epidemiologic, histological and imaging findings, part II: locally aggressive and malignant tumors. Neurosurgery. 2012;70(1):211–9; discussion 219. https://doi.org/10.1227/ NEU.0b013e31822d5f17.

[16] Stacchiotti S, Sommer J. Building a global consensus approach to chordoma: a position paper from the medical and patient community. Lancet Oncol. 2015;16(e):71–83. https://doi.org/10.1016/ S1470-2045(14)71190-8.

[17] Houdek MT, Rose PS, Hevesi M, Schwab JH, Griffin AM, Healey JH, Petersen IA, DeLaney TF, Chung PW, Yaszemski MJ, Wunder JS, Hornicek FJ, Boland PJ, Sim FH, Ferguson PC, Other Members of the Sacral Tumor Society. Low dose radiotherapy is associated with local complications but not disease control in sacral chordoma. J Surg Oncol. 2019;119(7):856–63. https://doi.org/10.1002/jso.25399.

[18] Rotondo RL, Folkert W, Liebsch NJ, Chen YL, Pedlow FX, Schwab

JH, Rosenberg AE, Nielsen GP, Szymonifka J, Ferreira AE, Hornicek FJ, DeLaney TF. High-dose proton-based radiation therapy in the management of spine chordomas: outcomes and clini- copathological prognostic factors. J Neurosurg Spine. 2015;23(6):788–97. https://doi. org/10.3171/2015.3.S PINE14716.

[19] Ji T, Guo W, Yang R, Tang X, Wang Y, Huang L. What are the conditional survival and functional outcomes after surgical treatment of 115 patients with sacral chordoma? Clin Orthop Relat Res. 2017;475(3):620–30. https://doi.org/10.1007/s11999–016–4773–8.

[20] Zou MX, Huang W, Wang XB, Li J, Lv GH, Deng YW. Prognostic factors in spinal chordoma: a systematic review. Clin Neurol Neurosurg. 2015;139:110–8. https://doi.org/10.1016/j.clineuro.2015.09.012.

[21] Imai R, Kamada T, Araki N, Working Group for Bone and Soft Tissue Sarcomas. Carbon ion radiation therapy for unresectable sacral chordoma: an analysis of 188 cases. Int J Radiat Oncol Biol Phys. 2016;95(1):322–7. https://doi.org/10.1016/j. ijrobp.2016.02.012.

[22] Shalaby A, Presneau N, Ye H, Halai D, Berisha F, Idowu B, Leithner A, Liegl B, Briggs TR, Bacsi K, Kindblom LG, Athanasou N, Amary MF, Hogendoorn PC, Tirabosco R, Flanagan AM. The role of epidermal growth factor receptor in chordoma pathogenesis: a potential therapeutic target. J Pathol. 2011;223(3):336–46. https://doi. org/10.1002/ path.2818.

[23] Liu T, Shen JK, Choy E, Zhang Y, Mankin HJ, Hornicek FJ, Duan Z. CDK4 expression in chordoma: a potential therapeutic target. J Orthop Res. 2018;36(6):1581–9. https://doi.org/10.1002/ jor.23819.

[24] Chen H, Garbutt CC, Spentzos D, Choy E, Hornicek FJ, Duan Z. Expression and therapeutic potential of SOX9 in chordoma. Clin Cancer Res. 2017;23(17):5176–86. https://doi.org/10.1158/1078–0432.CCR-17–0177.

[25] Young VA, Curtis KM, Temple HT, Eismont FJ, DeLaney TF, Hornicek FJ. Characteristics and patterns of metastatic disease from chordoma. Sarcoma. 2015;2015:517657. https://doi. org/10.1155/2015/517657.

[26] Gokaslan ZL, Zadnik PL, Sciubba DM, Germscheid N, Goodwin CR, Wolinsky JP, Bettegowda C, Groves ML, Luzzati A, Rhines LD, Fisher CG, Varga PP, Dekutoski MB, Clarke MJ, Fehlings MG, Quraishi NA, Chou D, Reynolds JJ, Williams RP, Kawahara N, Boriani S. Mobile spine chordoma: results of 166 patients from the AOSpine knowledge forum tumor database. J Neurosurg Spine. 2016;24(4):644–51. https:// doi.org/10.3171/2015.7 .SPINE15201.

[27] Radaelli S, Stacchiotti S, Ruggieri P, Donati D, Casali PG, Palmerini E, Collini P, Gambarotti M, Porcu L, Boriani S, Gronchi A, Picci P. Sacral chordoma: long-term outcome of a large series of patients surgically treated at two reference centers. Spine (Phila Pa 1976). 2016;41(12):1049–57. https://doi.org/10.1097/ BRS.0000000000001604.

[28] Kayani B, Hanna SA, Sewell MD, Saifuddin A, Molloy S, Briggs TW. A review of the surgical management of sacral chordoma. Eur J Surg Oncol. 2014;40(11):1412–20. https://doi.org/10.1016/j. ejso.2014.04.008.

[29] Gatfield ER, Noble DJ, Barnett GC, Early NY, Hoole ACF, Kirkby NF, Jefferies SJ, Burnet NG. Tumour volume and dose influence outcome after surgery and high-dose photon radiotherapy for chordoma and chondrosarcoma of the skull base and spine. Clin Oncol (R Coll Radiol). 2018;30(4):243–53. https:// doi.org/10.1016/ j.clon.2018.01.002.

[30] Chen YL, Liebsch N, Kobayashi W, Goldberg S, Kirsch D, Calkins G, Childs S, Schwab J, Hornicek F, DeLaney T. Definitive high-dose photon/proton radiotherapy for unresected mobile spine and sacral chordomas. Spine (Phila Pa 1976). 2013;38(15):E930–6. https://doi.org/10.1097/ BRS.0b013e318296e7d7.

[31] Freeman JL, Kaufmann AB, Everson RG, DeMonte F, Raza SM. Evidence-based optimization of post-treatment surveillance for skull base chordomas based on local and distant disease progression. Operative Neurosurg. 2019;16(1):27–36. https://doi. org/10.1093/ons/opy073.

[32] Stacchiotti S, Gronchi A, Fossati P, Akiyama T, Alapetite C, Baumann M, Blay JY, Bolle S, Poriani S, Bruzzi P, Papanna R, Caraceni A, Casadei R, Colia V, Debus J, other members of the Chordoma Global Consensus Group. Best practices for the management of local-regional recurrent Chordoma: a position paper by the Chordoma Global Consensus Group. Ann Oncol. 2017;28(6):1230–42. https://doi. org/10.1093/annonc/mdx054.

[33] Dorfman HD, Czerniak B. Bone cancers. Cancer. 1995;75(1 Suppl):203–10. https://doi. org/10.1002/1097–0142(19950101)75:1+<203::aidcn cr2820751308> 3.0.co;2–v.

[34] Biermann JS, Chow W, Reed DR, Lucas D, Adkins DR, Agulnik M, Benjamin RS, Brigman B, Budd GT, Curry WT, Didwania A, Fabbri N, Hornicek FJ, Kuechle JB, Lindskog D, Mayerson J, McGarry SV, Million L, Morris CD, Movva S, O'Donnell RJ, Randall RL, Rose P, Santana VM, Satcher RL, Schwartz H, Siegel HJ, Thornton K, Villalobos V, Bergman MA, Scavone JL. NCCN guidelines insights: bone Cancer, version 2.2017. J Natl Compr Cancer Netw. 2017;15(2):155–67.

[35] Arshi A, Sharim J, Park DY, Park HY, Bernthal NM, Yazdanshenas H, Shamie AN. Chondrosarcoma of the osseous spine: an analysis of epidemiology, patient outcomes, and prognostic factors using the SEER registry from 1973 to 2012. Spine (Phila Pa 1976). 2017;42(9):644–52. https://doi.org/10.1097/ BRS.0000000000001870.

[36] Boriani S, Weinstein JN, Biagini R. Primary bone tumors of the spine. Terminology and surgical staging. Spine (Phila Pa 1976). 1997;22(9):1036–44. https://doi.org/10.1097/00007632–199705010–00020.

[37] Fisher CG, Versteeg AL, Dea N, Boriani S, Varga PP, Dekutoski MB, Luzzati A, Gokaslan ZL, Williams RP, Reynolds JJ, Fehlings MG, Germscheid NM, Bettegowda C, Rhines LD. Surgical Management of Spinal Chondrosarcomas. Spine (Phila Pa 1976). 2016;41(8):678–85. https://doi.org/10.1097/ BRS.0000000000001485.

[38] Giuffrida AY, Burgueno JE, Koniaris LG, Gutierrez JC, Duncan R, Scully SP. Chondrosarcoma in the United States (1973 to 2003): an analysis of 2890 cases from the SEER database. J Bone Joint Surg Am. 2009;91(5):1063–72. https://doi.org/10.2106/ JBJS.H.00416.

[39] Evans HL, Ayala AG, Romsdahl MM. Prognostic factors in chondrosarcoma of bone: a clinicopathologic analysis with emphasis on histologic grading. Cancer. 1977;40(2):818–31. https://doi. org/10.1002/1097–0142(197708)40:2<818::aidcncr2820400234> 3.0.co;2–b.

[40] Fiorenza F, Abudu A, Grimer RJ, Carter SR, Tillman RM, Ayoub K, Mangham DC, Davies AM. Risk factors for survival and local control in chondrosarcoma of bone. J Bone Joint Surg Br. 2002;84(1):93–9.

[41] Gelderblom H, Hogendoorn PC, Dijkstra SD, van Rijswijk CS, Krol AD, Taminiau AH, Bovee JV. The clinical approach towards chondrosarcoma. Oncologist. 2008;13(3):320–9. https://doi. org/10.1634/theoncologist.2007–0237.

[42] Fletcher CDM, World Health Organization, International Agency for Research on Cancer. WHO classification of tumours of soft tissue and bone. In: World Health Organization classification of tumours. 4th ed. Geneva: World Health Organization; 2013.

[43] Angelini A, Guerra G, Mavrogenis AF, Pala E, Picci P, Ruggieri P. Clinical outcome of central conventional chondrosarcoma. J Surg Oncol. 2012;106(8):929–37. https://doi.org/10.1002/jso.23173.

[44] Eefting D, Schrage YM, Geirnaerdt MJ, Le Cessie S, Taminiau AH, Bovee JV, Hogendoorn PC, Tc EBN. Assessment of interobserver variability and histologic parameters to improve reliability in classification and grading of central cartilaginous tumors. Am J Surg Pathol. 2009;33(1):50–7. https:// doi. org/10.1097/PAS.0b013e31817eec2b.

[45] de Andrea CE, Kroon HM, Wolterbeek R, Romeo S, Rosenberg AE, De Young BR, Liegl B, Inwards CY, Hauben E, McCarthy EF, Idoate M, Athanasou NA, Jones KB, Hogendoorn PC, Bovee JV. Interobserver reliability in the histopathological diagnosis of cartilaginous tumors in patients with multiple osteochondromas. Mod Pathol. 2012;25(9):1275–83. https:// doi.org/10.1038/modpathol.2012.78.

[46] Harsh GR, Vaz-Guimaraes F. Chordomas and chondrosarcomas of the skull base and spine. London: Academic Press; 2018.

[47] Bovee JV, Hogendoorn PC, Wunder JS, Alman BA. Cartilage tumours and bone development: molecular pathology and possible therapeutic targets. Nat Rev Cancer. 2010;10(7):481–8. https://doi. org/10.1038/nrc2869.

[48] Pansuriya TC, van Eijk R, d'Adamo P, van Ruler MA, Kuijjer ML, Oosting J, Cleton-Jansen AM, van Oosterwijk JG, Verbeke SL, Meijer D, van Wezel T, Nord KH, Sangiorgi L, Toker B, Liegl-Atzwanger B, San-Julian M, Sciot R, Limaye N, Kindblom LG, Daugaard S, Godfraind C, Boon LM, Vikkula M, Kurek KC, Szuhai K, French PJ, Bovee JV. Somatic mosaic IDH1 and IDH2 mutations are associated with enchondroma and spindle cell hemangioma in Ollier disease and Maffucci syndrome. Nat Genet. 2011;43(12):1256–61. https://doi.org/10.1038/ ng.1004.

[49] Chow WA. Chondrosarcoma: biology, genetics, and epigenetics. F1000Res. 2018;7 https://doi. org/10.12688/f1000research.15953.1.

[50] Tarpey PS, Behjati S, Cooke SL, Van Loo P, Wedge DC, Pillay N, Marshall J, O'Meara S, Davies H, Nik-Zainal S, Beare D, Butler A, Gamble J, Hardy C, Hinton J, Jia MM, Jayakumar A, Jones D, Latimer C, Maddison M, Martin S, McLaren S, Menzies A, Mudie L, Raine K, Teague JW, Tubio JM, Halai D, Tirabosco R, Amary F, Campbell PJ, Stratton MR, Flanagan AM, Futreal PA. Frequent mutation of the major cartilage collagen gene COL2A1 in chondrosarcoma. Nat Genet. 2013;45(8):923–6. https://doi. org/10.1038/ng.2668.

[51] Schrage YM, Briaire-de Bruijn IH, de Miranda NF, van Oosterwijk J, Taminiau AH, van Wezel T, Hogendoorn PC, Bovee JV. Kinome profiling of chondrosarcoma reveals SRC-pathway activity and dasatinib as option for treatment. Cancer Res. 2009;69(15):6216–22. https://doi.org/10.1158/0008– 5472.CAN-08–4801.

[52] Wang L, Motoi T, Khanin R, Olshen A, Mertens F, Bridge J, Dal Cin P, Antonescu CR, Singer S, Hameed M, Bovee JV, Hogendoorn PC, Socci N, Ladanyi M. Identification of a novel, recurrent HEY1– NCOA2 fusion in mesenchymal chondrosarcoma based on a genome-wide screen of exon-level expression data. Genes Chromosomes Cancer. 2012;51(2):127–39. https://doi.org/10.1002/gcc.20937.

[53] Stuckey RM, Marco RA. Chondrosarcoma of the mobile spine and sacrum. Sarcoma. 2011;2011:274281. https://doi. org/10.1155/ 2011/274281.

[54] Hameetman L, Kok P, Eilers PH, Cleton-Jansen AM, Hogendoorn PC, Bovee JV. The use of Bcl-2 and PTHLH immunohistochemistry in the diagnosis of peripheral chondrosarcoma in a clinicopathological setting. Virchows Arch. 2005;446(4):430–7. https:// doi.org/10.1007/ s00428–005–1208–4.

[55] Grimer RJ, Gosheger G, Taminiau A, Biau D, Matejovsky Z, Kollender Y, San-Julian M, Gherlinzoni F, Ferrari C. Dedifferentiated chondrosarcoma: prognostic factors and outcome from a European group. Eur J Cancer. 2007;43(14):2060–5. https://doi. org/10.1016/ j.ejca.2007.06.016.

[56] Lin PP. Bone sarcoma: MD Anderson cancer care series. New York: Springer; 2012.

[57] Mechri M, Riahi H, Sboui I, Bouaziz M, Vanhoenacker F, Ladeb M. Imaging of malignant primitive tumors of the spine. J Belg Soc Radiol. 2018;102(1):56. https://doi. org/10.5334/jbsr.1410.

[58] Kerr DA, Lopez HU, Deshpande V, Hornicek FJ, Duan Z, Zhang Y, Rosenberg AE, Borger DR, Nielsen GP. Molecular distinction of chondrosarcoma from chondroblastic osteosarcoma through IDH1/2 mutations. Am J Surg Pathol. 2013;37(6):787–95. https:// doi. org/10.1097/PAS.0b013e31827ab703.

[59] Zoccali C, Baldi J, Attala D, Rossi B, Anelli V, Annovazzi A, Ferraresi V. Intralesional vs. extralesional procedures for low-grade central chondrosarcoma: a systematic review of the literature. Arch Orthop Trauma Surg. 2018;138(7):929–37. https:// doi.org/10.1007/s00402–018–2930–0.

[60] Schoenfeld AJ, Hornicek FJ, Pedlow FX, Kobayashi W, Raskin KA, Springfield D, DeLaney TF, Nielsen GP, Mankin HJ, Schwab JH. Chondrosarcoma of the mobile spine: a review of 21 cases treated at a single center. Spine (Phila Pa 1976). 2012;37(2):119–26. https://doi. org/10.1097/BRS.0b013e31823d2143.

[61] Brown MJ, Kor DJ, Curry TB, Warner MA, Rodrigues ES, Rose SH, Dekutoski MB, Moriarty JP, Long KH, Rose PS. Sacral tumor resection: the effect of surgical staging on patient outcomes, resource management, and hospital cost. Spine (Phila Pa 1976). 2011;36(19):1570–8. https://doi.org/10.1097/ BRS.0b013e3181f6137d.

[62] DeLaney TF, Chen GT, Mauceri TC, Munro JJ, Hornicek FJ, Pedlow FX, Suit HD. Intraoperative dural irradiation by customized 192iridium and 90yttrium brachytherapy plaques. Int J Radiat Oncol Biol Phys. 2003;57(1):239–45. https://doi. org/10.1016/s0360–3016(03)00505–4.

[63] De Amorim BK, DeLaney T. Chordomas and chondrosarcomas-the role of radiation therapy. J Surg Oncol. 2016;114(5):564–9. https://doi. org/10.1002/ jso.24368.

[64] DeLaney TF, Liebsch NJ, Pedlow FX, Adams J, Weyman EA, Yeap BY, Depauw N, Nielsen GP, Harmon DC, Yoon SS, Chen YL, Schwab JH, Hornicek FJ. Long-term results of phase II study of high dose photon/proton radiotherapy in the management of spine chordomas, chondrosarcomas, and other sarcomas. J Surg Oncol. 2014;110(2):115–22. https://doi.org/10.1002/jso.23617.

[65] Boriani S, Saravanja D, Yamada Y, Varga PP, Biagini R, Fisher CG. Challenges of local recurrence and cure in low grade malignant tumors of the spine. Spine (Phila Pa 1976). 2009;34(22 Suppl):S48–57. https:// doi.org.1097/BRS.0b013e3181b969ac.

[66] Holliday EB, Mitra HS, Somerson JS, Rhines LD, Mahajan A, Brown PD, Grosshans DR. Postoperative proton therapy for chordomas and chondrosarcomas of the spine: adjuvant versus salvage radiation therapy. Spine (Phila Pa 1976). 2015;40(8):544–9. https:// doi. org/10.1097/BRS.0000000000000804.

[67] Osler P, Bredella MA, Hess KA, Janssen SJ, Park CJ, Chen YL, DeLaney TF, Hornicek FJ, Schwab JH. Sacral insufficiency fractures are common after high-dose radiation for sacral chordomas treated with or without surgery. Clin Orthop Relat Res. 2016;474(3):766–72. https://doi.org/10.1007/ s11999–015–4566–5.

[68] Yamada Y, Laufer I, Cox BW, Lovelock DM, Maki RG, Zatcky JM, Boland PJ, Bilsky MH. Preliminary results of high-dose single-fraction radiotherapy for the management of chordomas of the spine and sacrum. Neurosurgery. 2013;73(4):673–80; discussion 680. https://doi. org/10.1227/NEU.0000000000000083.

[69] Nooij MA, Whelan J, Bramwell VH, Taminiau AT, Cannon S, Hogendoorn PC, Pringle J, Uscinska BM, Weeden S, Kirkpatrick A, Glabbeke M, Craft AW, European Osteosarcoma I. Doxorubicin and cisplatin chemotherapy in high-grade spindle cell sarcomas of the bone, other than osteosarcoma or malignant fibrous histiocytoma: a European Osteosarcoma Intergroup Study. Eur J Cancer. 2005;41(2):225–30. https://doi.org/10.1016/j.ejca.2004.08.026.

[70] Boehme KA, Schleicher SB, Traub F, Rolauffs B. Chondrosarcoma: a rare misfortune in aging human cartilage? The role of stem and progenitor cells in proliferation, malignant degeneration and therapeutic resistance. Int J Mol Sci. 2018;19(1) https://doi. org/10.3390/ijms19010311.

[71] Terek RM. Recent advances in the basic science of chondrosarcoma. Orthop Clin North Am. 2006;37(1):9–14. https://doi.org/10.1016/j. ocl.2005.09.001.

[72] Schuetze SM, Bolejack V, Choy E, Ganjoo KN, Staddon AP, Chow WA, Tawbi HA, Samuels BL, Patel SR, von Mehren M, D'Amato G, Leu KM, Loeb DM, Forscher CA, Milhem MM, Rushing DA, Lucas DR, Chugh R, Reinke DK, Baker LH. Phase 2 study of dasatinib in patients with alveolar soft part sarcoma, chondrosarcoma, chordoma, epithelioid sarcoma, or solitary fibrous tumor. Cancer. 2017;123(1):90–7. https://doi.org/10.1002/cncr.30379.

第8章 原发性脊柱高度恶性肿瘤
High-Grade Primary Spinal Malignancies

Marco Girolami　Riccardo Ghermandi　Alessandro Gasbarrini　著

原发性脊柱肿瘤属罕见性实体肿瘤，仅占脊柱肿瘤的 10%，年发病率为（2.5～8.5）/100 000。尽管现代肿瘤学理论的应用促使脊柱肿瘤的治疗取得巨大进步[1-3]，但与四肢骨相比，脊柱高度恶性肿瘤的高局部复发率使其治疗仍面临巨大挑战。恶性肿瘤的进展非常快，疼痛作为主要症状，并常伴随早期神经损伤或病理性骨折。

本章论述脊柱原发性高度恶性肿瘤的概况，并概述其治疗策略。

一、原发性骨和软组织肿瘤概况

许多原发性骨和软组织肿瘤均可发生于脊柱（表 8-1）。一些诸如尤因肉瘤和骨肉瘤等原发性恶性肿瘤常被认为是高度恶性的，但大多数恶性肿瘤依据肿瘤组织学分析可能属于不同分级。例如，软骨肉瘤或脊索瘤等传统上认为是低度恶性的肿瘤，但仍可能呈现未分化或去分化的高度恶性形态。

二、临床表现

由于恶性肿瘤进展速度快，疼痛一般是最常见和持续存在的主要症状。疼痛通常由骨膜牵拉、硬膜外受累（即所谓的生物性疼痛）和（或）病理性骨折（"机械性疼痛"）引起。前者属于钝痛，持续存在并在夜间加重，卧床休息不缓解，这是生理性疼痛的特有表现。机械性疼痛更常出现于行走和活动时。

早期神经功能损伤是由肿瘤侵袭硬膜外并压迫神经［脊髓、马尾神经和（或）脊神经］或病理性骨折引起。这种情形可单独发生，但最常见的是两种情形同时存在。

三、鉴别诊断

尽管原发性骨肿瘤很少见，但脑海中要时刻谨记这个诊断，尤其是在评估孤立病变时（特别是年轻患者或没有肿瘤病史的成人）。诊断依据必须包括完整的影像学检查和实验室化验结果，通常还有活组织检查。鉴别诊断包括以下内容。

- 转移瘤。
- 浆细胞瘤。
- 淋巴瘤。
- 骨骼感染。
- 原发性良性侵袭性肿瘤（Enneking Ⅲ）。
- 原发性低度恶性肿瘤（Enneking ⅠA～B）。

（一）影像学检查

X 线片常作为急诊室的第一项检查，尤其是在症状急性发作时。X 线检查可以检查出任何一处骨折，若出现"猫头鹰眼征"（前后位片上椎弓根轮廓消失）时，提示存在溶骨性病变，此时应怀疑肿瘤的可能。

如果存在肿瘤，脊柱 CT 扫描是检测骨质破坏、宿主骨反应和肿瘤基质钙化的一项比较敏感和特异的检查。实际上，高度恶性肿瘤通常突破皮质生长并延伸到起源间室外，在软组织中形成巨大肿块（虫蚀型）。在某些肿瘤（如尤因肉瘤）

(续表)

表 8-1　原发性骨肿瘤和软组织肿瘤分类表	
骨肿瘤	**软组织肿瘤**
骨源性肿瘤 ● 低级别中心型骨肉瘤 ● 普通骨肉瘤 　– 成软骨型 　– 成纤维型 　– 成骨型 ● 毛细血管扩张性骨肉瘤 ● 小细胞骨肉瘤 ● 继发性骨肉瘤 ● 骨旁骨肉瘤 ● 骨膜骨肉瘤 ● 高度恶性表面骨肉瘤	**脂肪细胞瘤** ● 脂肪肉瘤 　– 黏液肉瘤 　– 多形性肉瘤 　– 未分化肉瘤
软骨源性肿瘤 ● 软骨肉瘤 　– Ⅱ级、Ⅲ级 ● 未分化软骨肉瘤 ● 间叶性软骨肉瘤 ● 透明细胞软骨肉瘤	**（肌）成纤维细胞肿瘤** ● 纤维肉瘤 　– 成人 　– 黏液纤维肉瘤 　– 低级别纤维黏液样纤维肉瘤 　– 硬化性上皮样纤维肉瘤
纤维源性肿瘤 ● 骨纤维肉瘤	**纤维组织细胞性软组织肿瘤** ● 多形性恶性纤维组织细胞瘤 / 未分化高度恶性多形性肉瘤 ● 巨细胞恶性纤维组织细胞瘤 / 未分化多形性巨细胞瘤 ● 炎性恶性纤维组织细胞瘤 / 未分化多形性肉瘤伴明显炎症
纤维组织细胞性肿瘤	**平滑肌肿瘤** ● 平滑肌肉瘤
富巨细胞破骨细胞肿瘤 ● 恶性骨巨细胞瘤	
尤因肉瘤 / 原始神经上皮瘤	**周细胞（血管周围的）瘤**
脊索组织肿瘤 ● 脊索瘤 　– 普通脊索瘤 　– 类软骨脊索瘤 　– 去分化脊索瘤 　– 未分化脊索瘤	**骨骼肌肿瘤** ● 横纹肌肉瘤 　– 胚胎（包括葡萄状体、间变性） 　– 肺泡（包括固体、间变性） 　– 多形性 　– 纺锤体细胞 / 硬化
血管源性肿瘤 ● 上皮样血管内皮瘤 ● 血管肉瘤	**血管源性肿瘤** ● 上皮样血管内皮瘤 ● 软组织血管肉瘤
	骨软骨肿瘤 ● 骨外间充质软骨肉瘤 ● 骨外骨肉瘤
肌源性肿瘤 ● 骨平滑肌肉瘤	**神经鞘瘤** ● 恶性周围神经鞘瘤 ● 恶性上皮样周围神经鞘瘤 ● 恶性蝾螈瘤
脂肪源性肿瘤 ● 骨脂肪肉瘤	**不确定分化的肿瘤** ● 滑膜肉瘤 ● 上皮样肉瘤 ● 肺泡状软组织肉瘤 ● 软组织透明细胞肉瘤 ● 骨骼外黏液样软骨肉瘤 ● 骨骼外尤因肉瘤 ● 促纤维增生性小圆细胞瘤 ● 肾外横纹肌样瘤 ● 内膜肉瘤
未分化肉瘤 ● 未分化高度恶性多形性骨瘤	**未分化 / 未分类肉瘤** ● 未分化 / 未分类梭形细胞肉瘤 ● 未分化 / 未分类多形性肉瘤 ● 未分化 / 未分类圆细胞肉瘤 ● 未分化 / 未分类上皮样肉瘤

进展过快以至于产生出多发性小型溶骨性病灶，穿过皮质（而延伸到间室外）并保持其原有形状（浸润型，图 8-1）。

　　肿瘤基质可出现奇特的钙化模式，如类骨质模式（骨肿瘤的典型表现，图 8-2）或爆米花型、圆形和弧形模式（软骨肿瘤的典型表现）。

　　在确定肿瘤间室外侵犯及其与神经（脊髓、马尾和神经根）的关系方面，MRI 可作为首选影像学检查。

　　骨代谢检查，如使用 [18]FDG 进行 PET 扫描或骨显像，在明确病变代谢活性和排除其他高代

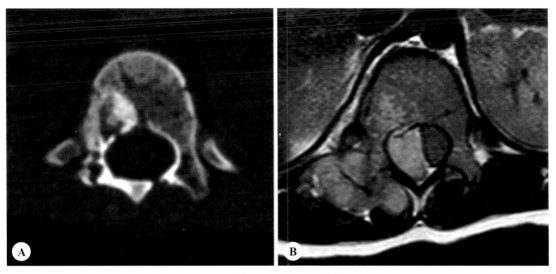

▲ 图 8-1　浸润型肿瘤

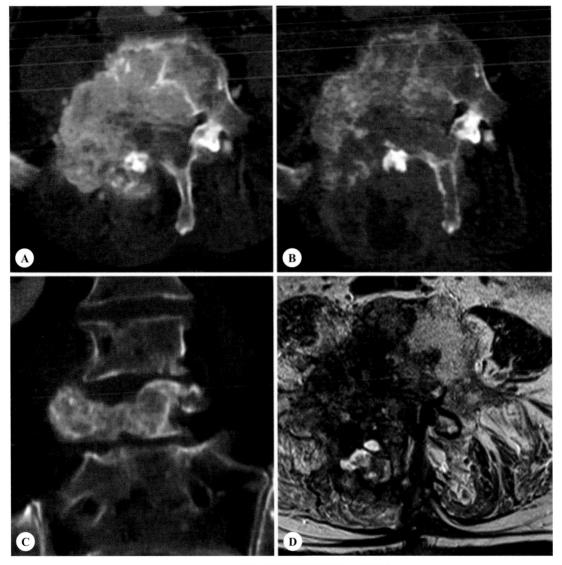

▲ 图 8-2　术前化疗前后肿瘤基质骨样钙化

谢性疾病（如并存原发肿瘤或远处转移）方面至关重要。注意到原发性高度恶性骨肿瘤时，要考虑跳跃转移的可能，与原发性肿瘤相比，它可以发生在同一骨骼的远端或近端或跨过关节波及相邻骨骼。多数情况下，它们是同一肿瘤的去分化形式。

肌肉与骨骼肉瘤常转移至肺和肝，因此必须进行胸腹部高分辨率 CT 扫描，以便确定肿瘤分期（图 8-3）。

（二）实验室检查

初步检测指标应包括以下项目。

- 全血细胞计数。
- 包括血钙浓度的全血化学检测。
- 血清蛋白免疫电泳。
- C 反应蛋白（C-reactive protein，CRP）、红细胞沉降率（erythrocyte sedimentation rate，ESR）。
- 乳酸脱氢酶（lactate dehydrogenase，LDH）、碱性磷酸酶（alkaline phosphatase，ALP）。
- 甲状旁腺激素（parathyroid hormone，PTH）。
- 肿瘤标志物（癌胚抗原 CEA、CA19-9、CA15-3、CA125、前列腺特异性抗原 PSA）。

开始化疗之前，还需要进行包括肝肾功能（肌酐清除率）和心脏超声等其他检查。

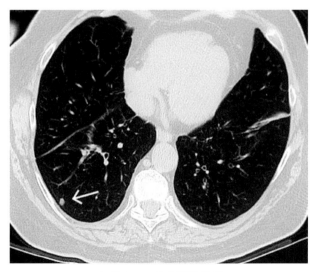

▲ 图 8-3　骨肉瘤肺转移

（三）活组织检查

肿瘤诊断的金标准是在 CT 引导下经椎弓根穿刺活检获取肿瘤组织标本，以最大限度地减少组织污染，并确保活检通道包含在最终切除的肿瘤组织中。

另外，在有些情况下，采用经皮椎弓根螺钉固定来恢复脊柱的稳定以利于恢复负重功能，并可防止病理性骨折及其引起的肿瘤血液传播和（或）有利于进行规范的新辅助化疗。这种方法还可以利用韧带整复作用来预防或逆转轻微的神经损伤。

颈椎肿瘤的活检需单独进行，影像辅助下经皮穿刺技术可达颈部后方肿瘤，而颈部椎体肿瘤则通常不能。因为后路经椎弓根技术受到颈椎椎弓根的倾斜度（高达 45°）的限制，建立活检通道必须采用极外侧入路，该入路难以包括在切除组织中。再者，颈椎椎弓根尺寸较小，11～13 号套管针常无法通过。同样，前方经皮穿刺技术（穿过颈部的内脏和神经血管束）的活检通道在一个可移动的组织平面中，很显然是无法切除的。此外，手术医师应考虑到，与胸腰椎的相同部位和范围的肿瘤相比，在颈椎（参见手术计划章节）中选择适合 Enneking 分型的肿瘤边缘（广泛/无瘤边缘）进行整块切除的机会有限，并且并发症发生率较高，因此活检之前应仔细评估其可行性。

基于这样的考虑，合理的颈椎椎体肿瘤活检方法是通过标准 Smith-Robinson 前入路切开病变，进行冰冻切片组织学诊断。按照这种方法，如果病理结果提示转移或其他无法治愈的肿瘤，可行病灶内减瘤姑息性手术。如提示是高度恶性或肿瘤边缘广泛，则建议仔细止血和逐层关闭切口，制订进一步的治疗计划。

四、分期

原发性肌肉与骨骼（骨和软组织）肿瘤是按

照 1980 年 Enneking 提出的外科分期系统进行分期[4]。根据组织病理学分为良性肿瘤和恶性肿瘤，每组进一步细分为三期（表 8-2）。具体而言，根据肿瘤在Ⅰ期和Ⅱ期是在间室内还是间室外及在Ⅲ期是低度恶性还是高度恶性，将恶性肿瘤分为 A 级或 B 级。根据 Enneking 的理论，间室的定义是以阻止肿瘤生长的天然屏障为界的解剖空间（即皮质骨、筋膜和筋膜间隔、关节软骨、关节囊、肌腱和腱鞘）。

表 8-2　Enneking 外科分期系统

良性肿瘤

1 期	潜伏性病变
2 期	活跃性病变
3 期	侵袭性病变

恶性肿瘤

Ⅰ期（低度恶性）	A——间室内
	B——间室外
Ⅱ期（高度恶性）	A——间室内
	B——间室外
Ⅲ期（局部或远处转移）	A——低度恶性
	B——高度恶性

本节重点介绍 Enneking Ⅱ（A/B）和ⅢB 期原发性肌肉骨骼肿瘤的治疗和护理。

五、多学科治疗

综合治疗在多数医学中心是治疗此类侵袭性肿瘤的标准方法。其治疗团队包括肿瘤医师、放疗医师、骨科医师、病理学医师、整形外科医师和其他专科医师等。在治疗关于脊柱局部肿瘤暴露时，作者认为多学科治疗应包括普外科医生、血管外科医生或胸外科医生的介入。

大多数高度恶性肿瘤通常首先采用新辅助化疗。如果有效，这种疗法可限制全身微转移，并缩小肿瘤体积（图 8-4）和（或）使肿瘤外壳钙化，以便于后期的手术切除（图 8-5）。

通过放射治疗、手术治疗或两者联合治疗来控制肿瘤的局部进展。放射治疗受到多种因素的影响，包括间质肿瘤对常规放疗技术的耐受性及病变周围精细的神经和内脏结构，限制了有效剂量辐射的穿透。这些影响因素可通过改良放疗穿透技术如 IMRT）技术和立体定位技术得到部分解决。此外，诸如质子和碳离子放射治疗等新的放射源，可将足量放射辐射能量传送至肿瘤组织，而几乎不波及周围健康组织。但是在机械不稳定（如病理性骨折）的情况下，任何放疗方法都是无效的。最后需要注意的是放疗可导致肿瘤去分化，尤其是在低度恶度肿瘤（即脊索瘤、2 期软骨肉瘤）放疗未能控制局部病情，反而进展至去分化的高度恶性肿瘤。

另外，手术治疗并非总是完美的。适合 Enneking 分期的肿瘤切除术切除范围需包括内脏和（或）神经血管组织，这导致疾病和围术期并发症的发生。尽管积极的手术能提高肿瘤局部控制率，但有时会引起糟糕的并发症。因此，作为多学科团队的一部分，对该病例进行深入的讨论，以确定一个联合手术、放疗和化疗的共享计划，很可能在系统 / 局部控制和功能方面提供最佳的结果。

六、手术方案

手术切缘是指手术切除后肿瘤周围组织的数量和质量，可以是肿瘤内的（手术入路经假包膜切开并进入肿瘤），边缘的（沿着病灶周围的反应组织进行切除），广泛的（在正常组织中进行切除），或根治性（以天然屏障为界的整个原发间室切除）。受人体椎骨是由一分部环形骨构成的解剖结构所限，不可能在脊柱肿瘤手术中实现真正的根治性切除。因此，不提倡在脊柱肿瘤学中使用该术语。

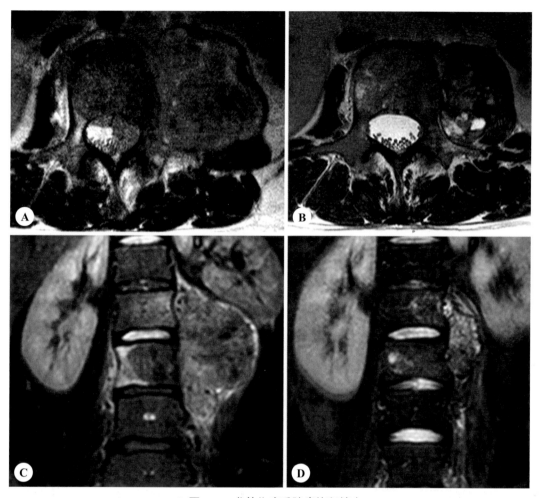

▲ 图 8-4　术前化疗后肿瘤体积缩小

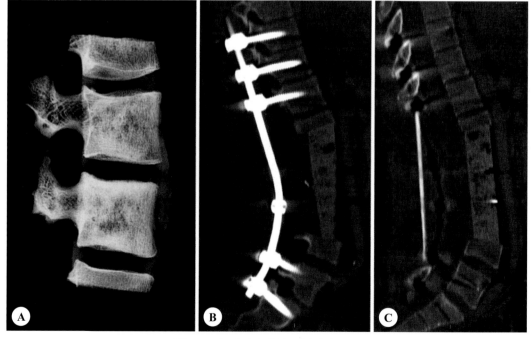

▲ 图 8-5　切除病变节段和椎体序列重建

Enneking 手术分期系统提示需要根据肿瘤分期确定肿瘤切除的边缘（肿瘤学的适宜性）。例如，Ⅱ期 A～B 节段的肿瘤需要广泛切除边缘，从肿瘤学的角度来看，成功的手术切除被称为"适合 Enneking 分型"（Enneking appropriate，EA）[如果不成功，则为"不适合 Enneking 分型"（Enneking inappropriate，EI）]。"广泛整块切除"就是指将肿瘤整块切除，并包括健康组织（图 8-6）。

需要注意的是为达此目的，可能要牺牲相关的功能结构（如脊神经）。

硬膜外广泛受累时，硬脊膜和肿瘤边界没有健康的组织，此时没有比边缘切除更适合的切除方式了。这种情况下，可将部分硬脊膜连同肿瘤一并切除，以实现广泛的边缘切除。除了修补硬脊膜和潜在并发症（如脑脊液漏、感染、伤口裂开、脑膜炎）之外，该术式的缺陷是硬膜下腔可能会受到肿瘤细胞污染，以至于肿瘤在硬膜内复发。

可依据基于肿瘤局部扩散的 WBB 手术分期系统来制订肿瘤切除计划[5]。WBB 分期系统提供了 11 种不同的亚型，切除肿瘤时需参照一种或多种方法的组合（图 8-7）。手术治疗之前必须注意到可能发生的并发症，因术后并发症会推迟术后治疗（放疗和化疗）。图 8-8 至图 8-10 展示了一个 WBB 3A 型的切除病例，采用前后联合入路，前路半矢状截骨，后路采用部分椎板切除术，最终采用联合入路切除肿瘤。

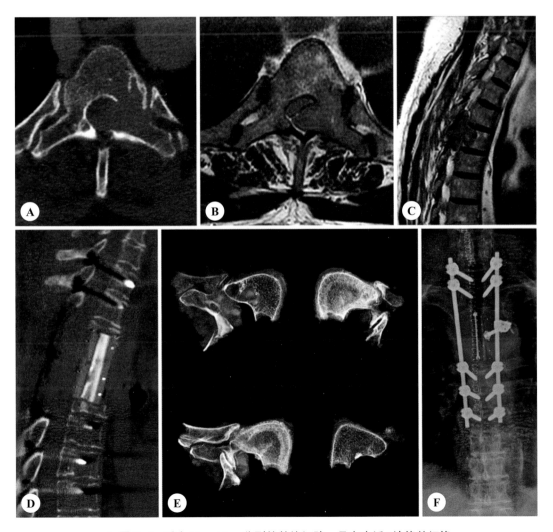

▲ 图 8-6　适合 Enneking 分型的整块切除，具有广泛 / 边缘的切缘

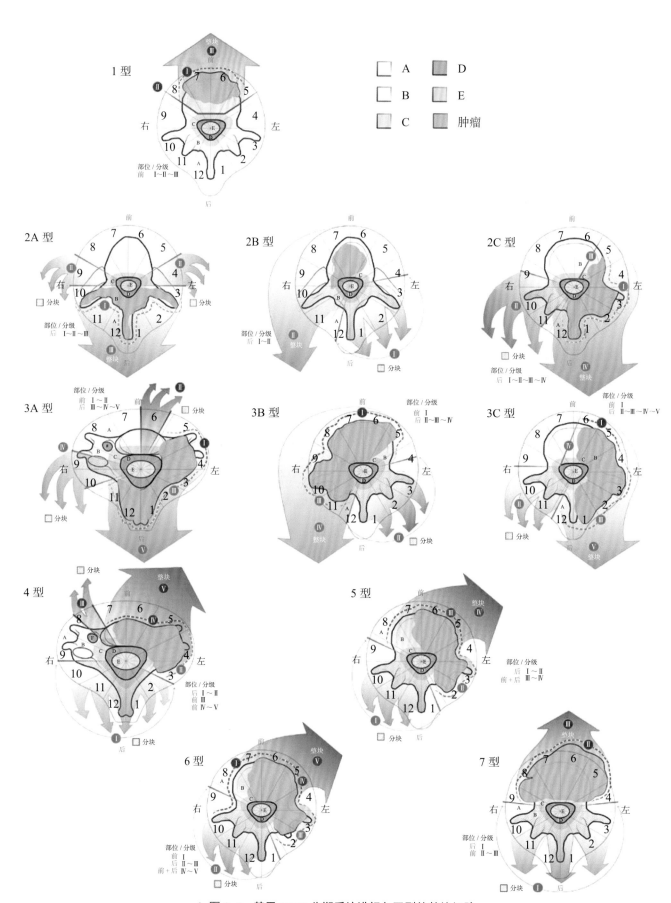

▲ 图 8-7 基于 WBB 分期系统进行各亚型的整块切除

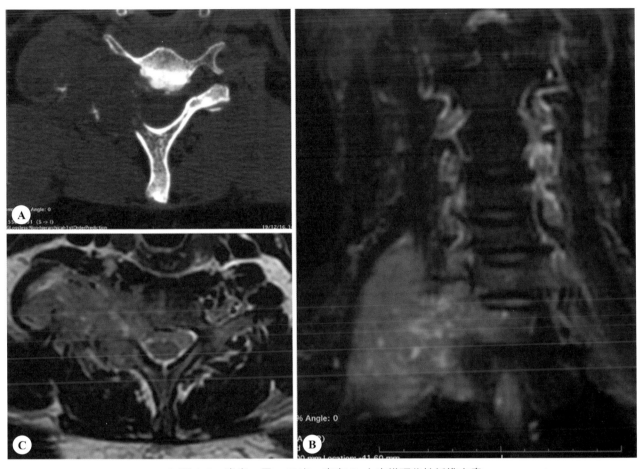

▲ 图 8-8 患者，男，45 岁，患有 C_7 上皮样硬化性纤维肉瘤

外科手术通常和放射治疗相联合，射线可透性重建植入物（即同种异体结构性植骨或碳纤维模块系统）的使用应优于金属植入物，以减少术后成像时的伪影，还可以制订放射治疗计划。最近，碳纤维增强型 PEEK 材料的使用有望实现手术切除和高剂量放射治疗的最佳组合[6]。

七、手术标本的组织病理学检查

手术切除标本必须进行病理学检查，以明确诊断，评估切缘和肿瘤组织坏死程度。后一个指标非常重要，它提供了特定患者术前化疗效果的信息，可用于指导选择最有效的药物进行后续治疗，再者，它已被证明可以用于总生存期的预测。

八、随访计划

出院后必须对这些患者病情进展进行准确监测。随访计划必须适用于每一位患者，并需要考虑多种因素，包括疾病编码、手术切除的边缘、并发症和放疗的效果。根据经验，作者建议对于临床疗效和影像学的随访，第 1 年内每 3 个月进行 1 次，随后 2 年内每 4 个月进行 1 次，接下来的 2 年内每 6 个月进行 1 次，5 年以后每年 1 次。MRI 是评估局部复发的首选影像学检查。脊柱全长 X 线片可用于评估重建的机械稳定性。CT 扫描可以排除任何令人担忧或模棱两可的发现。后一种检查可用于评估术后 9~12 个月骨质融合情况。

作为外科医生需要注意肿瘤的随访包括每年定期胸部 CT 扫描以排除肺转移。在计划术后影像学研究以评估胸部肿瘤切除部位时，可以适时地考虑这一点。

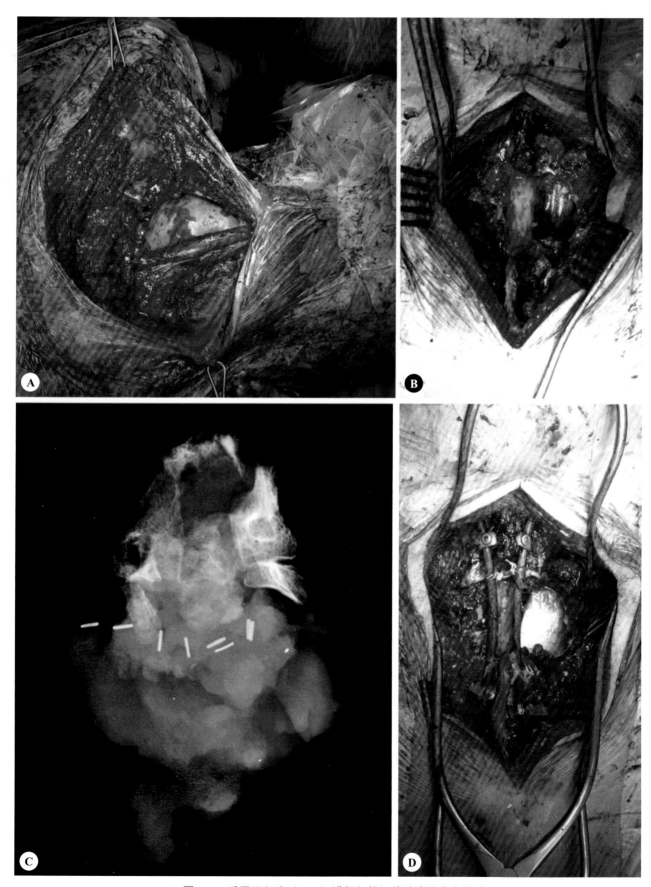

▲ 图 8-9　采用双入路（A+P）进行矢状切除肿瘤的术中图片

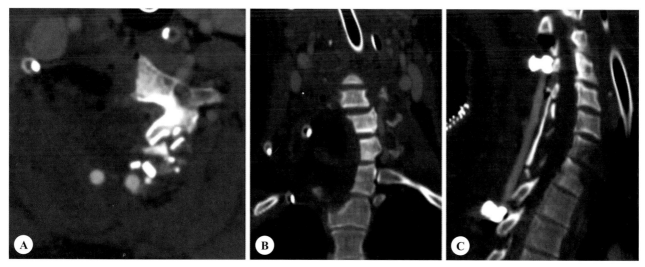

▲ 图 8-10　术后 CT 扫描证明手术切除的结果

九、争议

1. 对于未确诊的孤立性脊柱肿瘤引起的急性发作进行性神经功能损伤，怎么办？

世上没有普适性规则，根据所收集的资料，必须对每个病例进行仔细评估，应给患者提供支持治疗（即皮质类固醇、卧床休息）。尽管采取了这些措施，但病情还在进展时，神经减压和使用射线可透性植入物重建脊柱稳定性是一个可行的选择。根据肿瘤的局部侵犯情况，可在椎骨的正常部分进行减压，从而避免破坏假包膜。不建议行紧急整块切除。对经验丰富的脊柱肿瘤外科医生来说，这些复杂的临床治疗方案也是一个棘手的难题。

2. 对于化疗过程中发生的病理性骨折，手术时机如何把握？

若患者在接受化疗期间发生病理性骨折，可能有以下原因：①对药物反应差；②化疗前已经存在骨质严重破坏；③患者对限制活动的依从性差。无论哪一种原因引起的骨折，均需要提前停止术前化疗，采取手术治疗。

SINS 可评估病理性骨折的风险并识别存在机械不稳定的患者[7]，这个评分系统可降低病理性骨折的风险。如 SINS 评估风险很大，并且不存在其他禁忌证，可使用微创稳定技术来桥接受影响的

节段，中和作用于肿瘤上的压力并通过韧带整复作用提供间接减压。

3. 是否可以接受为避免使用多种方法进行更复杂的手术，仅通过后路手术进行切除而导致的切缘沾染肿瘤细胞？

治疗高级别原发恶性肿瘤的金标准方法是综合治疗，包括化学疗法加上手术和放疗的组合。在各种手术方法中，广泛 / 局限（存在无瘤边缘）的整块切除已被证明可提供最佳的局部控制率和总生存率。然而，考虑到肿瘤的局部扩散，这种金标准并不具备普适性。在特定的病例中，采用"适合 Enneking 分型"原则不可切除且残留肿瘤组织不可避免时（图 8-11），可以考虑降低外科介入程度和切除范围。尤其是，肿瘤手术通常需要避免扩大的前路手术，这已被证明可以降低手术的并发症的发生。尤其重要的是，额外的外科治疗会推迟辅助放化疗的开始。

没有强有力的证据支持受污染的整块切除术优于分块切除，尽管作者一般不鼓励采用分块切除的方法。这两种手术产生明显残留病灶的可能性不同，边缘污染的整块切除远胜于分块切除。

十、小结

脊柱的原发性高度恶性肿瘤是具有挑战性的

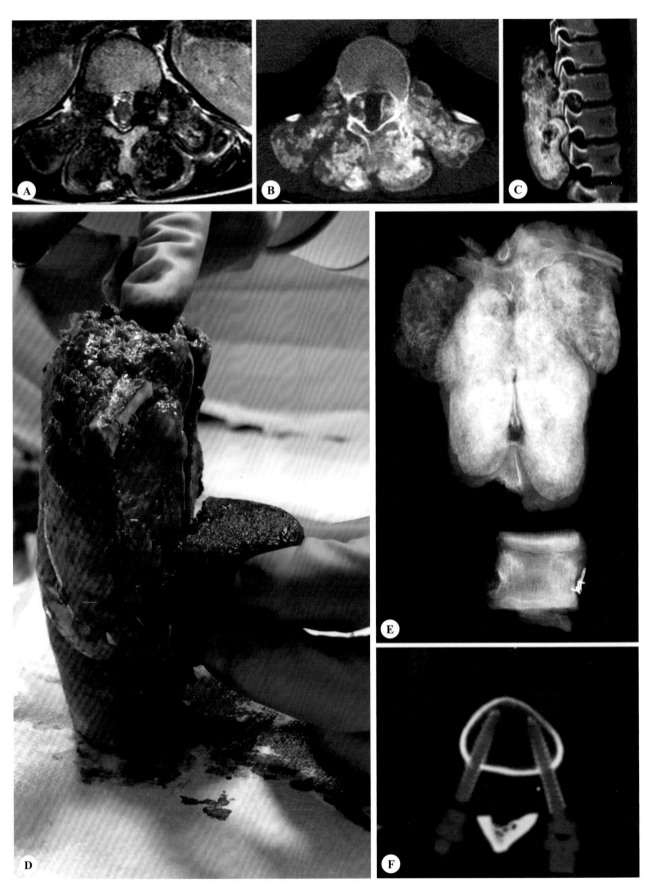

▲ 图 8-11　患者，男，13 岁，患有 T_{11} 椎体成骨细胞骨肉瘤

临床难题。成功治疗的关键在于正确的诊断和分期、综合治疗规划、广泛使用包括化疗和放疗的辅助治疗及适宜 Enneking 分型的手术切除以进行局部和全身的控制。促进成功的其他要点如下。

- 原发性恶性肿瘤应存在于侵袭性孤立性脊柱病变的任何鉴别诊断中，尽管罕见。
- 早期的治疗决定患者的最终结局，因此建议从开始活检前就尽早转诊至三级大型肿瘤中心。
- 多学科联合是肿瘤治疗的重点。
- 具有广泛 / 局部（无瘤边缘）的"适合 Enneking

分型"整块切除术是治疗原发性高级别恶性肿瘤的金标准。

- 放射治疗技术的改进并不能说明普通、不完整的或不完善的切除技术是合理的。
- 射线可透性重建植入物可优化辅助放射治疗和术后成像。

致谢：非常感谢 Carlo Piovani 在供病例资料和原创图片方面所做的宝贵贡献。

参考文献

[1] Charest-Morin R, Dirks MS, Patel S, et al. Ewing sarcoma of the spine: prognostic variables for survival and local control in surgically treated patients. Spine (Phila Pa 1976). 2018;43(9):622–9. https://doi.org/10.1097/BRS.0000000000002386.

[2] Chou D, Bilsky MH, Luzzati A, et al. Malignant peripheral nerve sheath tumors of the spine: results of surgical management from a multicenter study. J Neurosurg Spine. 2017;26(3):291–8. https://doi.org/1 0.3171/2016.8.SPINE151548.

[3] Schwab J, Gasbarrini A, Bandiera S, et al. Osteosarcoma of the mobile spine. Spine (Phila Pa 1976). 2012;37(6):E381–6. https://doi.org/10.1097/ BRS.0b013e31822fb1a7.

[4] Enneking WF, Spanier SS, Goodman MA. A system for the surgical staging of musculoskeletal sarcoma. 1980. Clin Orthop Relat Res. 2003;415:4–18. https:// doi.org/10.1097/01.blo.0000093891.12372.0f.

[5] Boriani S. *En bloc* resection in the spine: a procedure of surgical oncology. J Spine Surg. 2018;4(3):668–76. https://doi.org/10.21037/jss.2018.09.02.

[6] Pipola V, Boriani S, Ghermandi R, et al. Composite peek/carbon fiber pre-shaped rods and sublaminar bands for posterior stabilization of cervico-thoracic junction: a novel technique. J Clin Neurosci. 2020;72:429–33. https://doi.org/10.1016/j. jocn.2019.12.035.

[7] Fisher CG, Schouten R, Versteeg AL, et al. Reliability of the Spinal Instability Neoplastic Score (SINS) among radiation oncologists: an assessment of instability secondary to spinal metastases. Radiat Oncol. 2014;9:69. https://doi. org/10.1186/1748–717X-9–69.

第 9 章　脊柱硬膜外类肿瘤样疾病
Extradural Spine Tumor Mimics

Ilyas M. Eli　Lubdha M. Shah　Andrew T. Dailey　著

侵犯脊柱的肿瘤并不常见，只占所有中枢神经系统肿瘤的一小部分。诊断依据包括患者的详细病史、轴性背痛、神经根症状或脊髓病的表现，并辅以显示脊柱病变的影像学改变。作为鉴别诊断的一部分，还应考虑可表现为脊柱肿块的类肿瘤性脊柱病变。肿瘤性病变的影像学特征很难与类肿瘤性病变区分开来，这就需要依据患者的病史、物理检查及多种影像学检查综合诊断。正确的诊断至关重要，有助于选择最佳治疗方案并避免错误的手术，从而提高患者满意度。脊柱硬膜外类肿瘤样疾病可细分为感染性、退行性、代谢性、炎症性、出血性和其他硬膜外类肿瘤样疾病（表 9-1）。本章的目的是讨论常见脊柱硬膜外类肿瘤样疾病的临床表现、影像学特征（表 9-2）和治疗方案。

一、感染性疾病

（一）骨髓炎 / 椎间盘炎

脊椎骨髓炎和椎间盘炎是累及椎体、椎间盘和（或）椎旁肌的感染性疾病[1]。该过程通常由血行播散或由于手术、外伤导致的直接感染引起。骨髓炎和椎间盘炎可以单独发生或同时发生。脊椎骨髓炎主要影响腰椎（58%），其次是胸椎（30%），较少见于颈椎（11%）[2]。骨髓炎 / 椎间盘炎沿软骨下终板开始，这些终板被脓毒性栓子定植。不受控制的骨髓炎和椎间盘炎可导致感染扩大到椎旁肌肉和硬膜外腔。脊椎骨髓炎的发病率从 1998 年的 2.9/100 000 增加到 2013 年的

表 9-1　硬膜外类肿瘤样疾病类型	
疾病类型	**举　例**
感染性	椎骨骨髓炎 / 椎间盘炎 脊髓硬膜外脓肿 脊柱结核
退行性	椎间盘突出 滑膜囊肿
代谢性骨病	棕色瘤 佩吉特病
炎症性	炎性假瘤 类风湿关节炎 脊椎结节病
出血性	脊髓硬膜外血肿 出血性滑膜囊肿
其他	椎体血管瘤 骨岛 硬膜外脂肪瘤病

5.4/100 000[3]。发病率的增加被认为与患有慢性病的老年人口增加、免疫功能低下患者增加、非法静脉注射药物的使用者增多、脊柱手术病例增加及影像学检查的改进有关[4]。

最常见的致病菌是金黄色葡萄球菌，占检出微生物的 32%～67%[5]。不太常见的微生物包括反复尿路感染患者中的大肠埃希菌、医院感染和静脉吸毒患者中的铜绿假单胞菌、糖尿病患者中的肺炎链球菌及镰状细胞病或脾脏缺失患者中的沙门菌[6]。感染者会出现身体不适、出汗、体重减

病　理	增强程度				其他特点
	T_1	T_2	STIR	增强序列	
骨髓炎 / 椎间盘炎	低信号	高信号	高信号	软骨下终板强化	椎体高度下降、椎间盘水肿、椎旁肿胀
硬膜外脓肿	低信号	高信号	高信号	周边增强	硬膜外黏液
结核	低信号	低 / 高信号	低 / 高信号	骨髓增强	脊柱后凸畸形，钙化；椎旁肿块
血管瘤	高信号	高信号	低 / 高信号（取决于程度血管）	强烈	垂直排列的小梁
骨岛	低信号	低信号	低信号	没有	硬化岛，钙化岛
硬膜外脂肪瘤病	高信号	等 / 高信号	低信号	没有	背侧硬膜外腔的脂肪
硬膜外血肿	多变的	多变的	多变的	不均匀	
滑膜囊肿	低信号	高信号	高信号	外周	从小关节退化处延伸出来的圆形病灶
椎间盘突出症	低信号	等 / 高信号	等 / 高信号	外周	外周增强
棕色瘤	低信号	多变的	多变的	不均匀	可扩展性和溶解性病变
佩吉特病	不均匀高信号	不均匀低信号	不均匀低信号	不均匀	皮质硬化，小梁紊乱，椎体扩张
炎性假瘤	低信号	多变的	多变的	无或最小	齿状突后病变

表 9-2 硬膜外类肿瘤样疾病的影像总结

轻、发热和背痛的症状。这些症状通常归因于脊柱退行性改变，往往会导致诊断延误。约 34% 的患者会出现不太常见的神经系统表现包括神经根病、脊髓病或局部麻痹及感觉异常改变[7]。这些症状可能与白细胞计数、红细胞沉降率和 C 反应蛋白水平升高相关。白细胞增多和血培养阳性有助于诊断系统性感染，这为化脓性椎间盘炎的诊断提供证据。

可用于诊断脊柱感染的影像检查包括 CT 和 MRI。CT 成像可显示椎旁肿胀、终板骨质侵蚀和硬膜外软组织，还可评估可能与脊柱不稳定相关的骨质侵蚀。MRI 可良好显示椎间隙和椎体高度降低，T_1 加权像呈低信号，T_2 加权像呈高信号。当水含量增加时，椎间盘信号高度可能会增加

（图 9-1），通常存在典型的椎间盘周围盘状增强。STIR 对骨髓水肿敏感，有助于检测细微 / 早期的感染。T_1 压脂像有助于增加对终板、硬膜外和椎旁组织的异常识别。椎旁受累，包括腰大肌和竖脊肌，表现为 T_1 等信号和 T_2 高信号的区域性充盈。磁共振 DWI 有助于提高肿瘤硬膜外扩展的显著性（图 9-2）。

脊柱肿瘤在影像学表现上十分类似脊柱感染，但整体的临床病史、实验室和影像学检查通常会明确脊柱感染的诊断。椎间盘骨髓炎的主要影像学特征是感染集中于软骨下终板，穿过椎间盘间隙并累及邻近终板。治疗包括通过血培养分离出细菌，必要时可在影像检查引导下对椎间隙或任何其他异常组织进行活检。可以首先使用对症的

抗生素静脉注射治疗 6～12 周，然后改为口服抗
生素治疗一段时间。感染性硬结的存在通常需要
更长时间的治疗，有时需要终生口服药物抑制。
如果存在神经损伤、脊髓压迫、脊柱不稳、进行
性后凸、严重疼痛或保守治疗失败，可能需要手
术治疗。

（二）脊髓硬膜外脓肿

脊髓硬膜外脓肿（spinal epidural abscesse，
SEA）通常与骨髓炎 / 椎间盘炎有关，但也可以单
独发生，最常见的病原体是金黄色葡萄球菌。通
过血行播散或局部播散，在硬膜和脊柱韧带结构
之间的硬膜外腔持续聚集形成化脓性感染，从而

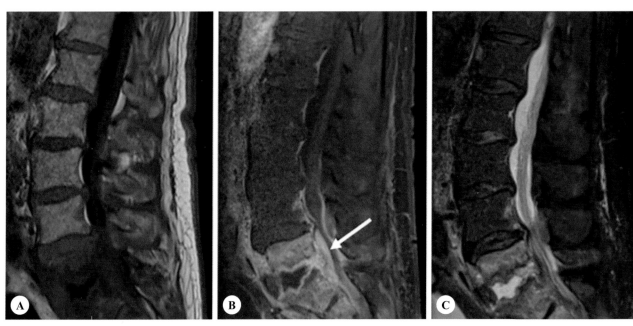

▲ 图 9-1　腰椎的骨髓炎 / 椎间盘炎
A. MRI 矢状位 T_1 加权显示 L_5 和 S_1 椎体中的均匀低信号；B. MRI 矢状位 T_1 加权增强扫描和压脂像显示 L_5 和 S_1 椎体及其终板均匀增强，硬膜外炎性改变增强（箭）；C. 矢状位 STIR 显示 L_5 和 S_1 椎体均匀高信号和椎间隙液体信号

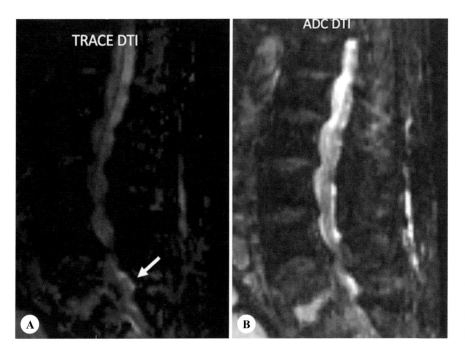

◀ 图 9-2　腰椎的骨髓炎 / 椎间盘炎
A. 矢状弥散张量成像轨迹；B. 相关表观扩散系数图，硬膜外脓肿（箭）和受累椎体骨髓水肿呈明显亮信号

形成 SEA。自发性 SEA 最常见的原因是通过硬膜外静脉传播的椎间盘炎后遗症[8]。医源性原因包括脊柱手术、硬膜外麻醉或脊柱椎管内注射等。SEA 在腰椎（48%）最常见，其次分别为胸椎（31%）和颈椎（24%）[8]。

由于在硬膜外腔内扩散，SEA 往往是连续多节段的[9]。多达 50% 的 SEA 患者从最初出现症状到最后确诊出现延误。鉴别诊断包括硬膜外转移瘤和硬膜外血肿。常见二联征包括背痛、发热和神经功能损害，多达 50% 的病例存在神经系统症状，如虚弱、感觉改变、神经根病和直肠 / 膀胱功能障碍。

MRI 是诊断 SEA 的首选影像检查方式，表现为 T_1 低信号和 T_2 高信号（图 9-3）。对比增强 T_1 加权像可以显示 SEA 的病变范围。T_1 增强加权序列通过抑制硬膜外脂肪有助于增加 SEA 的成像显著性。硬膜外蜂窝织炎表现为边界不清的不均匀强化，而硬膜外脓肿表现为 T_1 中央低信号和周围性强化信号。脓肿含有坏死组织、病原体和中性粒细胞，它们会引起水分子扩散受限，导致 DWI 序列上呈现高信号[10]。虽然 DWI 可以帮助显示 SEA，但硬膜外血肿也可以显示扩散减弱，这取

决于血肿形成时间（图 9-4）。临床病史和与常规 MRI 序列的相关性对于区分 SEA 与其他诊断（如硬膜外淋巴瘤）至关重要，后者表现为 T_2 低信号、强烈的均匀增强和弥散受限。

尽管神经系统功能完好的 SEA 患者倾向于单独使用抗生素进行药物治疗，但是颈椎和胸椎 SEA 患者存在神经损伤的风险，仍应考虑手术治疗。单独保守治疗失败的风险因素包括耐甲氧西林金黄色葡萄球菌感染、神经功能损伤、白细胞计数升高超过 $12\,500 \times 10^9/L$[11] 和（或）C 反应蛋白 $>115mg/L$[12]。

（三）脊柱结核

结核病影响世界近 1/3 的人口，但只有 5%～15% 的人会出现症状[13]。骨结核更为罕见，仅 10% 的活动性结核患者受影响，脊柱是最常见的受累部位。

结核病累及脊柱是一个慢性病程，只有少数患者有全身症状[14]。脊柱结核很难诊断，并且由于其椎体受累并伴有相关的椎间盘和硬膜外变化，常常被误诊为脊柱转移肿瘤。鉴别诊断包括化脓性脊柱炎、结节病、淋巴瘤和转移性肿瘤；然而，完整病史、临床表现、实验室检查和放射学发现

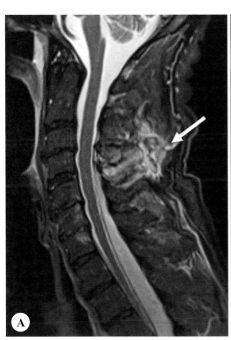
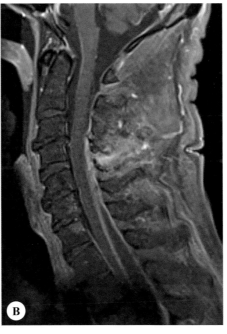

◀ 图 9-3　颈椎硬膜外脓肿
A. 矢状位 STIR 显示后方椎管内高信号硬膜外积液，使脊髓向前移位。棘间水肿见于 $C_4 \sim C_5$ 水平（箭）。B. 矢状面 T_1 增强和压脂像显示颈椎后方硬膜外积液增强

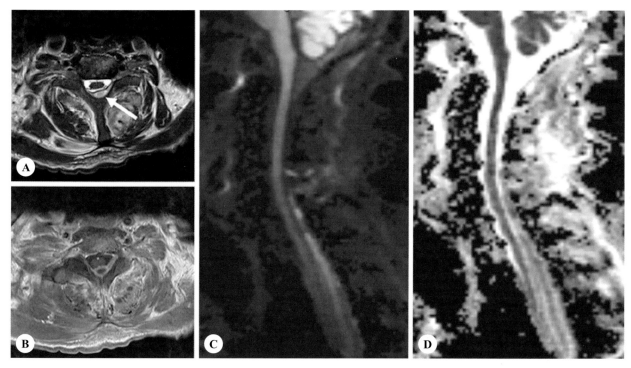

▲ 图 9-4　颈椎硬膜外脓肿

A. MRI 轴向 T_2 加权显示后方椎管（箭）中不均匀的低信号硬膜外分布异常；B. MRI 轴向增强 T_1 加权图像显示周围增强；C 和 D. 分别为矢状 DTI 迹线图像和相关 ADC 图，说明了该异常分布中的不均匀受限扩散

可以在不进行活检的情况下为医生提供诊断线索，即使在某些情况下活检可能是必要的。对于存在慢性疾病、免疫抑制、前往或居住在结核病流行地区、自体免疫性疾病、吸毒、监禁、低收入或居所不固定的患者，脊柱结核应作为脊柱肿瘤鉴别诊断的一部分。

脊柱结核的症状包括活动性肺结核和全身症状，如体重减轻、疼痛、发热和盗汗。这些症状存在于 20%～38% 的脊柱结核患者中[14, 15]。脊柱结核最常见的症状是轴性背痛，这可能是由于脊柱畸形造成的。脊柱结核引起的神经系统症状较少见。除临床检查外，进一步的检查包括实验室检查，如红细胞沉降率、C 反应蛋白、白细胞计数、结核皮试和干扰素 -γ 释放试验（检测暴露于结核抗原时 T 淋巴细胞释放干扰素 -γ 的血液测试）。

脊柱结核的特征包括神经功能缺损、慢性脊柱后凸畸形和冷脓肿。冷脓肿是从受累椎体节段出现缓慢形成的脓液，其间没有任何炎症表现。在 50% 的病例中观察到椎旁冷脓肿是诊断脊柱结核的主要特征。这些冷脓肿通常是隐匿的，可能与干酪样肉芽肿的形成有关。10%～20% 的受累患者有神经系统症状，包括神经根病、脊髓病和感觉异常，具体症状取决于所涉及的脊柱部位[16]。

随着疾病的进展，冷脓肿、结核性干酪样病变、硬膜纤维化、肉芽肿形成或脊柱不稳定引起的严重脊髓压迫，可导致脊髓病变和截瘫 / 四肢瘫痪的症状。在疾病晚期，椎体前方经常发生塌陷，导致后凸畸形。畸形可表现为单个椎体塌陷导致的成角畸形，2 个或 3 个椎体塌陷导致的驼背畸形，或多个椎体受累导致的整体圆背后凸畸形[17]。儿童和成人的畸形特征不同。在儿童中，如果畸形发生在生长阶段，则会恶化，而在成人中，这取决于所涉及的椎体数量[18, 19]。影像学在诊断中起着重要的作用，应包括胸片和多种脊柱影像学检查。脊柱 X 线片显示脊柱后凸畸形，伴有椎体高度下降和脊柱角度变化。CT 可以更详细地评估椎体受累程度和钙化的椎旁肿块（图 9-5）。在 MRI 上，受累节段的椎体骨髓表现为 T_1 低信号、

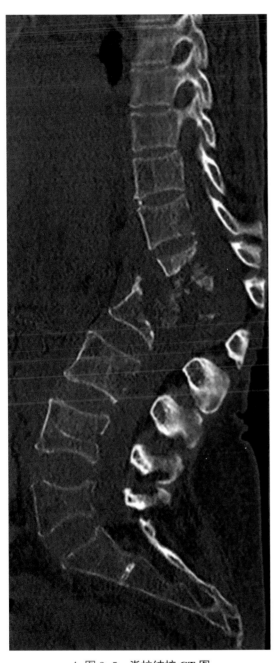

▲ 图 9-5　脊柱结核 CT 图

胸腰椎矢状位 CT 显示骨质破坏，继发于脊柱结核感染导致的后凸畸形

^{18}F-FDG 摄取减少，可用于监测疾病对治疗的长期反应[21]。

治疗包括使用异烟肼、利福平、乙胺丁醇和吡嗪酰胺等一线药物治疗。手术治疗用于大的冷脓肿清创，解除脊髓压迫，稳定脊柱和脊柱畸形的矫正。

二、出血性疾病

硬膜外血肿

自发性脊柱硬膜外血肿是一种不常见的疾病，常被误认为是硬膜外肿瘤，每年每 10 万人中只有 0.1 人发生。脊髓硬膜外血肿表现为突发的症状，从轴向疼痛到神经系统瘫痪，可继发于外伤、手术、凝血功能障碍、潜在动静脉畸形、硬膜外注射或无明显原因。17%～30% 的脊髓硬膜外血肿病例与抗凝治疗有关[22]，但大多数硬膜外血肿是特发性的，没有明确的原因（40%～60% 的病例）[23]。硬膜外出血的病因被认为是硬膜外静脉破裂，硬膜外静脉没有瓣膜，在突然的 Valsalva 动作时压力增加时容易破裂。这在背侧硬膜外间隙比腹侧硬膜外间隙更常见，因为腹侧硬膜外间隙比背侧硬膜外间隙更小，而且有后纵韧带等更多结构[24]。

硬膜外间隙病变的鉴别诊断包括淋巴瘤、脓肿、转移瘤和脂肪瘤病。硬膜外血肿急性期 CT 表现为高密度影。MRI 不仅可以帮助确定硬膜外血肿的形成时间，还可以显示血肿的范围和对邻近结构的影响，如脊髓压迫（表 9-3）。在急性期，硬膜外血肿表现为 T_1 等信号、T_2 高信号。

在亚急性早期，血肿信号强度会演变并出现 T_1 高信号和 T_2 低信号，而在亚急性晚期，硬膜外血肿在 MRI T_1 和 T_2 加权序列上都会呈高信号（图 9-7）。注射造影剂后，硬膜外血肿可呈不规则、不均匀强化。脂肪抑制序列可用于区分血肿和硬膜外脂肪瘤病。通常在亚急性期，DWI 显示硬膜外血肿的异质性弥散性降低。硬膜外转移瘤通常

T_2 高信号和 STIR 高信号（图 9-6）。脊柱结核表现为多节段椎体受累且椎间隙正常时，类似于转移性肿瘤。DWI 序列在活动性疾病中表现为扩散受限，在慢性疾病中表现为无扩散受限[20]。注射造影剂后，受累椎体节段将显示椎体和韧带下组织的弥漫性增强。可能有硬膜外炎性改变和脓肿，这会导致脊髓受压或移位。PET 可显示治疗后

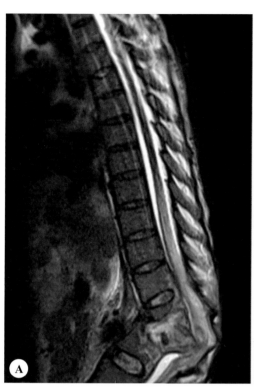

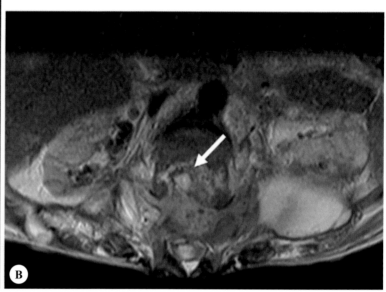

◀ 图 9-6　脊柱结核 MRI 图

A. 胸腰椎 MRI 矢状位 T_2 加权显示继发于脊柱结核感染的后凸畸形；B. 轴向 T_2 加权图像显示髓内高信号（箭），这可能是由于水肿和（或）炎性肉芽增生

表 9-3　硬膜外血肿 MRI 特征		
	T_1	T_2
超急性	等信号	高信号
急性	等信号	低信号
亚急性（早 / 晚）	高信号	低 / 高信号
慢性	低信号	低信号

是椎体骨转移瘤的延伸，将显示出原发病变的影像学特征。脂肪抑制 T_1 加权像将有助于显示对相邻神经结构的影响。如上所述，孤立的硬膜外淋巴瘤由于细胞数量增加，将显示弥漫性对比增强和 T_2 低信号。累及硬膜外腔的淋巴瘤也可见于累及椎体和脊柱旁的全身性疾病。

脊髓硬膜外血肿的治疗取决于症状的严重程度。神经功能缺损需要以减压和清除相关脊柱节段血肿的形式进行手术干预。半椎板切除术、椎板切除术或跳跃式椎板切除术加硬膜外冲洗术可用于清除血肿。应纠正潜在的凝血功能障碍，并在术前逆转抗凝治疗，以防止进一步的出血并发

症，类固醇可以帮助治疗脊髓水肿。对于保守治疗的患者，连续 MRI 扫描可用于监测血肿随时间的消退情况[23]。

三、退行性疾病

（一）椎间盘突出

椎间盘突出是引起患者背痛和神经根症状的常见原因。对于椎间盘突出症，髓核会突破纤维环并移出至硬膜外间隙。椎间盘突出通常发生在后外侧，该部位纤维环最薄，没有周围韧带结构支撑。椎间盘突出可分为膨出、突出和游离[25]。在硬膜外椎管中，椎间盘突出会压迫神经根和（或）脊髓。椎间盘突出症好发于腰椎，其次是颈椎，最少见于胸椎。虽然椎间盘突出也可继发于创伤，但大多数椎间盘突出在本质上是退行性变造成的。腰椎间盘突出的发生率为每年（5‰～20‰），男女比例为 1∶2[26]。

硬膜外间隙软组织病变，需要进行鉴别诊断的主要是椎间盘突出。其他鉴别诊断还包括骨赘、硬膜外脓肿、神经鞘瘤和硬膜外转移瘤。大的椎

间盘突出有时可有类似硬膜外肿瘤的表现。MRI 是诊断椎间盘突出症的最佳手段，在 T_1 加权像上显示为等信号。根据含水量和（或）出血的程度，突出的椎间盘髓核在 T_2 加权像上可能表现为高信号到低信号（图 9-8）。椎间盘突出的一个典型影像学特征是强化模式，增强扫描显示椎间盘周围增强。当椎间盘髓核碎片脱离椎间盘，游离至硬膜外间隙时，这种影像学表现特别有助于诊断。这可能容易与神经鞘肿瘤或其他肿瘤混淆，然而，周围增强表明该病变是突出的椎间盘物质。硬膜

外转移瘤通常是原发肿瘤骨转移的延伸，MRI 可以清楚地显示出来。邻近的受压神经可能因水肿和炎症刺激而显示 T_2 高信号和增强。CT 脊髓造影显示硬膜外充盈缺损，有助于显示骨赘成分。

有症状的椎间盘突出症的治疗遵循从保守治疗开始，因为超过 85% 的椎间盘突出症患者会在 8～12 周内症状缓解[27]。保守治疗包括物理治疗和口服 NSAID，进一步治疗包括椎管内药物注射和选择性神经根阻滞。保守治疗失败的患者可以进行手术治疗以缓解症状。

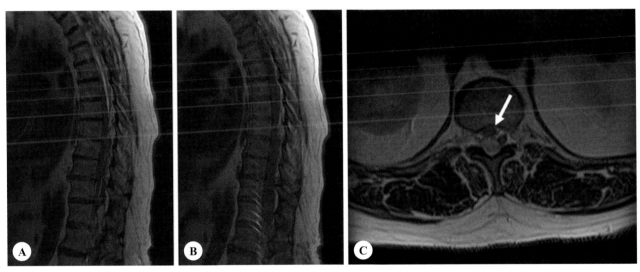

▲ 图 9-7 自发性硬膜外血肿

A 和 B. 分别为胸腰椎矢状面 T_2 和 T_1 加权像显示后方椎管内有硬膜外血肿，由于急性和亚急性血肿，信号强度不均匀；C. 轴向 T_2 加权像显示硬膜外血肿导致脊髓向前移位（箭）

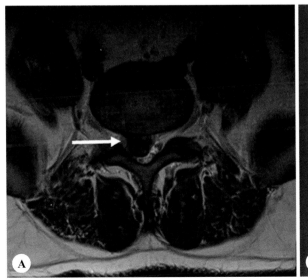

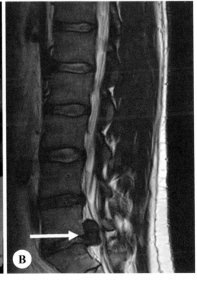

◀ 图 9-8 腰椎间盘突出

A. 腰椎的轴向 T_2 加权像 MRI 显示右侧中央椎间盘突出（箭），挤压中央椎管和右侧关节突下区；B. 腰椎矢状面 T_2 加权像显示 L_5～S_1 处巨大椎间盘突出（箭）向头端延伸

（二）滑膜囊肿

滑膜囊肿是从小关节囊缺损处突出的滑膜鞘囊性病变。滑膜物质疝入硬膜外间隙被认为是由于骨关节炎、退行性变、腰椎滑脱和节段性运动造成的。滑膜囊肿最常见的部位是腰椎，较少见于颈椎和胸椎[28, 29]。考虑到大多数脊柱不稳定或关节过度活动的位置，$L_4 \sim L_5$水平是最常发生的部位[30]。囊肿通常与退化的小关节相连，位于背外侧硬膜外腔。滑膜囊肿最常见的症状是轴性背痛、神经根病（当有相邻神经刺激/撞击时）和神经源性跛行（当导致椎管狭窄时）。在极少数情况下，根据滑膜囊肿的大小，患者可能会出现马尾症状[11]。无症状的滑膜囊肿也可以在脊柱影像检查时偶然发现，通常向后突出到椎旁软组织中。也可能发生滑膜囊肿内出血（可能是由于外伤），并加剧神经系统症状[31]。

椎管背外侧呈圆形的硬膜外病变的鉴别诊断包括神经鞘瘤、硬膜外脓肿及罕见的硬膜外转移瘤和椎间盘突出症。如果后外侧硬膜外病变与退化的小关节相连，则应首先考虑滑膜囊肿。CT 显示小关节退变伴硬化、关节间隙变窄（有或无真空现象）和关节软骨下囊性改变。MRI 显示一个圆形的 T_1 低信号病变，从退化的小关节延伸出来。小关节经常出现积液，滑膜囊肿会根据内部蛋白质碎片的程度而表现出不同的 T_2 信号强度。滑膜囊肿边缘通常显示 T_2 低信号，该边缘会随着造影剂给药而增强（图 9-9）。

滑膜囊肿的治疗包括非手术治疗（如影像引导下经皮囊肿抽吸术和类固醇注射术）和手术切除。文献中报道了轻度症状病变以观察为主的保守治疗，囊肿会完全消退[32]。囊肿破裂和类固醇注射可以产生良好的预后效果[33]。有症状患者（神经源性跛行和马尾压迫症状）的手术包括椎板切除术、半椎板切除术或相关节段的减压融合术。

四、骨代谢性疾病

（一）棕色瘤

棕色瘤（也称为破骨细胞瘤）是另一种罕见的脊柱非肿瘤性病变，继发于骨吸收引起的反应性过程。棕色瘤可发生于原发性或继发性甲状旁腺功能亢进症[34]。由于原发性甲状旁腺功能亢进症很少见，棕色瘤更常见于肾性骨营养不良，由长期血液透析导致的继发性甲状旁腺功能亢进症。肾性骨营养不良由长期慢性肾功能障碍进而导致骨代谢发生变化，它是描述钙磷代谢紊乱及其全身后遗症的通用术语。肾功能损害导致磷酸盐潴留和骨化三醇合成减少，从而导致血清钙降低和继发性甲状旁腺功能亢进。继发性甲状旁腺功能亢进会导致广泛的骨髓纤维化和骨吸收增加[35]。此外，肾功能损害和慢性透析会导致骨软化症，

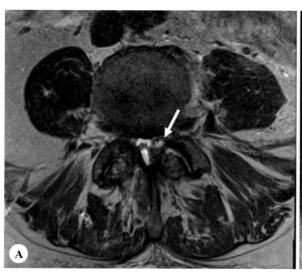
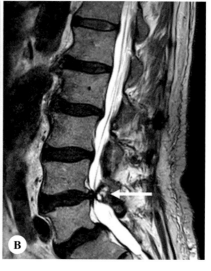

◀ 图 9-9 滑膜囊肿
A. 腰椎的轴向 T_2 加权 MRI 显示囊性病变（箭）从左侧退化小关节向前内侧延伸。这种滑膜囊肿侵犯左关节下区域。B. 矢状位 T_2 加权 MRI 显示该滑膜囊肿（箭）的 T_2 低信号边缘，这可能是因为钙化

这在继发于铝中毒的肾透析中很常见[36]。脊柱的反应过程导致某些区域比其他区域发生更多的再吸收，这导致结缔组织细胞、巨细胞和类骨质沉积的聚集。此外，出血形成的含铁血黄素沉积可替代骨髓，导致棕色瘤的形成[37]。

棕色瘤通常是无包膜的血管病变，在组织学上显示为多核巨细胞。患者可表现为腰痛症状，有时可出现神经根症状、脊髓症状和马尾神经症状。棕色瘤也可以在无症状患者中被检测到。当影像学发现脊柱存在溶骨性病变时，临床病史和实验室检查对诊断至关重要。实验室检查结果包括钙、碱性磷酸酶升高和血清磷酸盐水平降低[38]。甲状旁腺试验将证明血清甲状旁腺激素水平升高。在诊断不明确的情况下，对脊柱病变进行活检可以帮助诊断。此外，棕色瘤和巨细胞瘤可能难以辨别。然而，整体的临床和影像学发现有助于区分这两种疾病。

以椎体为中心的扩张性和溶解性脊柱病变（如棕色瘤）的鉴别诊断包括浆细胞瘤、转移瘤、淋巴瘤和巨细胞瘤。CT 通常表现为明确的孤立性溶骨性病变。在 MRI 上，病变表现为 T_1 低信号和 T_2 高信号或低信号，这取决于是否存在出血（图 9-10 和图 9-11）。

棕色瘤的主要治疗方法是通过手术摘除甲状旁腺以解决潜在的甲状旁腺功能亢进症。对于有神经系统症状的患者，切除和减压可以提供最好的临床结果。手术可以是通过椎板切除术进行减压，但通常需要更广泛的减压及充分稳定和融合，但骨质量差往往会导致长期透析患者的内固定失败[39]。

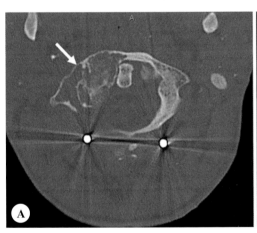
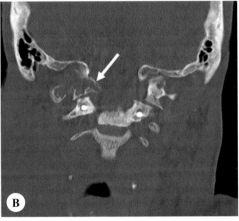

◀ 图 9-10　棕色瘤
颅颈交界处的轴向（A）和矢状（B）CT 显示以右侧肿块为中心的溶解性膨胀性骨病变（箭）。这是一例发生在肾性骨营养不良相关的甲状旁腺功能亢进患者的棕色瘤

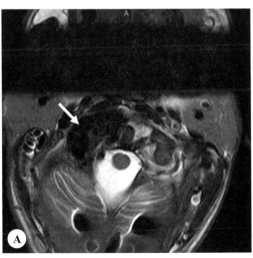
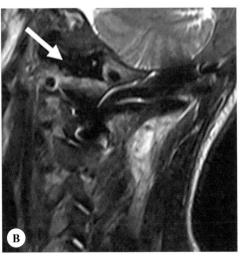

◀ 图 9-11　棕色瘤
颅颈交界处棕色瘤的轴向（A）和矢状（B）T_2 加权 MRI 显示 C_1 侧块中均匀低信号改变（箭）

（二）佩吉特病

佩吉特病，也称为变形性骨炎，是一种由骨吸收和重塑变化引起的骨代谢疾病。是仅次于骨质疏松症的第二常见原发性代谢性骨病[40]。其具体病理生理机制尚未完全了解，但认为佩吉特病是由于异常的病理重塑和骨形成进而导致骨折和畸形。该病分为三个阶段。第一阶段包括过度的破骨性骨吸收，随后是第二阶段的补偿性成骨细胞活动，导致紊乱和异常的骨沉积。第三阶段是非活动性硬化阶段，导致骨活动正常或降低[41]。尽管有人认为该病与病毒和人畜共患病等因素有关，但是佩吉特病仍然与遗传因素相关。患者在60岁后出现症状，并且男性患者稍多[42]。血清碱性磷酸酶水平通常升高。佩吉特病最常见的部位是骨盆，其次是脊柱（通常是腰段），但其他骨骼如股骨、颅骨和胸骨也可能受到影响[40]。最常见的症状是发生在休息和夜间时的骨痛。脊柱佩吉特病可引起腰痛和与椎管狭窄相关的症状。椎管狭窄是由椎体向后扩张和小关节过度生长引起的。佩吉特病也可导致骨外延伸，累及前后纵韧带和黄韧带。在溶解阶段，佩吉特病还会导致腰椎压缩性骨折。佩吉特病也可能发生关节突关节病变，这会导致椎体滑脱。

鉴别诊断包括成骨细胞肿瘤、血管瘤、甲状腺功能亢进、甲状旁腺功能亢进和维生素 D 缺乏症。在影像学上，佩吉特病影响椎体和椎弓，典型表现为小梁变粗和皮质增厚。

CT 扫描显示皮质硬化，小梁紊乱，椎体膨胀（图 9-12）。MRI 显示，受累的椎体和（或）后部结构表现为 T_1 和 T_2 低信号。膨胀的椎体和附件可能显示椎管狭窄和神经根管狭窄。在活动期，对比度增强的 T_1 加权像可能表现出不均匀增强。通过对骨骼系统的放射性核素骨扫描，可以评估佩吉特病在骨骼系统中的累及程度，这将显示在活动期骨重塑增加的部位摄取示踪剂的量。

佩吉特病的治疗是使用抗骨吸收药物来降低有症状患者的代谢活动。选择的抗骨吸收药物是双膦酸盐，可降低骨转换。降钙素也可抑制骨转换，可用于对双膦酸盐有禁忌证的患者。对于药物治疗无反应的患者，可尝试脊柱减压手术治疗严重的椎管狭窄和神经病变。症状严重的椎体塌陷患者，可以考虑进行椎体成形术[43]。

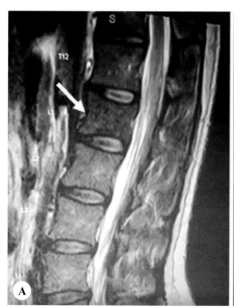 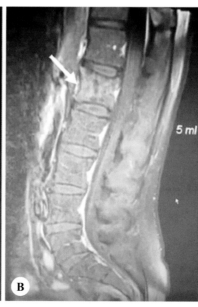 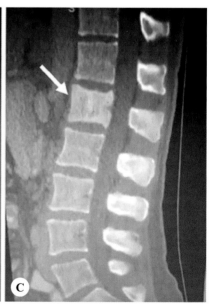

▲ 图 9-12　佩吉特病

A. 矢状位 T_2 加权像显示轻度膨胀的 L_1 椎体，具有不均匀的低信号（箭）；B. 矢状位 T_1 压脂增强像显示受佩吉特病影响的 L_1 水平的异常增强（箭）；C. 矢状位 CT 显示 L_1 椎体弥漫性硬化（箭）及轻度膨胀

五、炎症性疾病

炎性假瘤

非肿瘤性病变可发生在齿状突后方，称为齿状突后假瘤（retro-odontoid pseudotumor，ROP）。此类损伤被认为是颅颈运动导致反应性炎症继而形成肉芽组织的结果。ROP 最常见的病因是类风湿关节炎和寰枢椎不稳定。类风湿关节炎中出现寰枢椎不稳定的患病率为 10%～86%[44]。在寰枢椎不稳定中，ROP 的形成是由寰枢椎不稳定触发炎症反应。随之而来的横韧带撕裂和修复反应导致血管和肉芽组织过度增生，最终形成源自横韧带的炎性肿块[45, 46]。在类风湿关节炎中，ROP 的形成是由于滑膜炎症导致血管翳形成，进而产生慢性炎症、韧带松弛和 C_1～C_2 关节周围的骨侵蚀[47]。

ROP 的其他罕见原因包括银屑病关节炎、痛风、焦磷酸钙沉积病、血液透析相关淀粉样变性、色素沉着绒毛结节性滑膜炎、齿状突后滑膜囊肿、齿状突骨折和后纵韧带骨化。患者可以无症状，只是影像学上偶然发现 ROP，也可以是与 ROP 相关的脊髓病症状，导致广泛的脊髓压迫，伴或不伴脊髓信号改变。其他症状包括颈部疼痛和神经根病。最初无症状的患者在发生创伤后可能出现

神经系统症状（如地面坠落、机动车事故），这可能导致脊髓因创伤而受到损伤[48]。

齿状突后肿块的鉴别诊断应包括非炎症性病变，如脑膜瘤、转移瘤、脊索瘤和骨软骨瘤。有助于诊断的影像学特征包括 CT 上有或没有钙化和骨侵蚀的齿状突后软组织。MRI 和 CT 检查是互补的，可证明 ROP 对延髓 / 颈髓交界处的有无压迫。ROP 在 MRI 上表现为 T_1 低信号到等信号和 T_2 不均匀的低信号（图 9-13）。颈椎的屈伸性 X 线片或屈伸性 CT 可提供枕颈或寰枢椎不稳定的动态信息，这对于确定最佳的手术干预时机是至关重要的。

ROP 的治疗选择包括对无症状患者进行连续影像学观察。对于有症状的患者，建议行手术治疗。手术适应证包括颈部疼痛恶化、不稳定逐渐加重和脊髓压迫症状。

通过经口入路手术切除 ROP 是一种有利于进行组织病理学分析的选择，但经口入路的风险包括腭裂、口腔水肿及需要外部矫形器或后路颈椎融合术[49]。也有文献描述内镜经鼻、经斜坡齿状突切除术用于不可复位的颅底凹陷患者。另外，也有文献支持通过颈椎后路手术稳定 ROP[50]。对于寰枢椎不稳定的患者，推荐通过 C_1～C_2 后路融

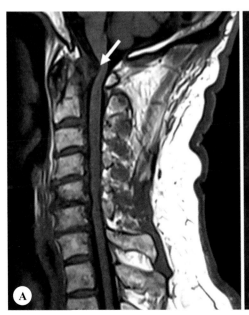
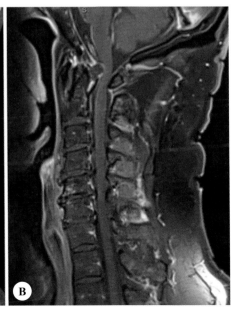

◀ 图 9-13　齿状突后假瘤

A. 颈椎矢状位 MRI 显示 T_1 加权序列上齿状突后间隙的等信号肿块；B. 颈椎矢状位 MRI 显示 T_1 增强、压脂像显示轻度不均匀增强。颈髓交界处有轻度占位效应和向后移位（箭）

合进行固定。对于存在颅颈不稳定的患者，可以进行枕骨 –C_2 融合术[51]。此外，根据 ROP 引起脊髓压迫的程度，后路融合期间也可以行 C_1 椎板切除减压术。

六、其他脊柱的类瘤样病变

（一）硬膜外血管瘤

硬膜外血管瘤通常位于椎体中，是脊柱影像检查时常见的良性发现。根据尸检结果，报道的发病率为 11%[52]。椎体血管瘤最常见的位置是胸椎，其次是腰椎，但它们可以在整个脊柱中分布。在组织学上，椎体血管瘤被认为是微循环畸形而不是血管瘤。该分类基于血管通道的主要类型，即毛细血管、海绵状血管、动静脉和静脉畸形[53]。在这些病变中，脂肪、肌肉或骨骼等非血管结构之间形成薄壁、内皮衬里的血管[54]。小血管穿透骨髓并在骨小梁周围形成，导致骨小梁的继发性重塑和脂肪组织退化[55]。影像学表现受血管与其他组织的成分改变。

大多数情况下，椎体血管瘤是静止性病变，但极少数情况下，它们可以转归为侵袭性病变。侵袭性椎体血管瘤是指病变进一步扩展超过椎体，通常带有软组织成分，并侵入硬膜外、椎旁和椎体后方结构。侵袭性椎体血管瘤由于骨扩张、硬膜外伸展或椎体骨折可导致脊髓压迫相关症状。

椎体血管瘤的影像学特征明显，易于诊断。病变位于椎体，很少会扩展到后方结构。在矢状位和轴向 CT 图像上，由于明显垂直排列的骨小梁，椎体血管瘤表现出"蜂窝状"或"斑点狗"外观。MRI 上椎体血管瘤 T_1 和 T_2 呈高信号，但在 STIR 图像上呈低信号（图 9–14）[56]。因为它们的血管丰富，在脂肪抑制序列上显示强烈的增强和高信号。"非典型"血管瘤具有更多的血管成分，可能表现为不均匀的 T_1 低信号和 STIR 高信号，这可能被误解为椎体转移瘤。寻找内部明显的骨小梁结构很重要，这在相关 CT 上可能会清晰地看到。鉴别侵袭性椎体血管瘤可能需要活检。椎体血管瘤的鉴别诊断包括局灶性脂肪骨髓改变、佩吉特病和脊柱放射后改变。局灶性脂肪骨髓改变缺乏明显的内部骨小梁排列。佩吉特病表现为椎

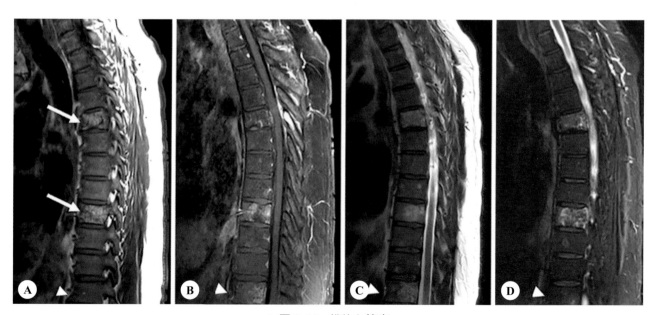

▲ 图 9–14 椎体血管瘤

A. 胸椎矢状 T_1 加权 MRI 显示涉及 2 个胸椎体的不均匀高信号病变，有明显的内部骨小梁结构；B. 这些椎体血管瘤在矢状位 T_1 加权、对比增强、压脂像 MRI 上显示出不同的增强；C 和 D. 分别为矢状 T_2 和 STIR 像，在这些椎体血管瘤中显示出不均匀的高信号。最下方的椎体病变主要在 T_1 上呈低信号（箭），显示出不均匀的强化和 T_2 高信号，并且由于不同程度的脂肪和血管成分导致 STIR 呈高信号

体增大，骨小梁形态不规则、紊乱。放射治疗后的脂肪骨髓改变符合离散状放射野，缺乏垂直骨小梁结构形态。

椎体血管瘤的主要治疗方法是观察，因为大多数是偶然发现并且患者无症状。病变很少发生骨折并出现症状。临床症状主要表现为背痛，可以用支具进行保守治疗以控制疼痛。椎体成形术可用于治疗椎体塌陷。侵袭性血管瘤可以根据椎管受损和神经根挤压的程度进行适当治疗。放射治疗用于症状轻微且进展缓慢的患者。手术适用于因硬膜外侵入导致严重脊髓压迫而导致脊髓病变和无力的患者。手术需要进行椎板切除减压或椎体融合术[57]。对于侵袭性椎体血管瘤的最佳治疗方法，目前尚无整体共识，这需要根据具体情况进行个体化治疗[55]。

（二）骨岛

骨岛也称为内生骨疣、硬化岛或钙化岛。它们被认为是邻近骨小梁的松质骨内的局部皮质骨过度形成。骨岛的形成被认为是先天性或发育性的，并且是由于软骨内骨化阶段的吸收失败[58]。这些病变是偶然的，不会引起症状，但可能被误诊为硬化性转移或骨样骨瘤。因为它们发生在发育过程中，所以可以发生在任何年龄组的患者中。通常是稳定的，没有表现出增长。

鉴别诊断包括脊柱转移性瘤和骨样骨瘤。放射学上，骨岛呈圆形、卵形或椭圆形。在 CT 扫描和 X 线片上表现为均匀的高密度、大小不一的病变（图 9–15）[59]。骨岛可以是单一的局灶性发生，也可以出现在多个区域，并且可以在小梁内表现为"刺状放射"。MRI 显示 T_1 和 T_2 低信号，而 T_1 序列不被增强。骨扫描可以根据摄取量用于区分骨岛和孤立的肿瘤转移。

骨样骨瘤是典型的单发性后方附件病变，伴有中心硬化和放射线透明晕表现，引起轴性疼痛。

骨岛无须定期复查，往往不需要治疗，因为它们本质上是一种偶然发生的正常变异。

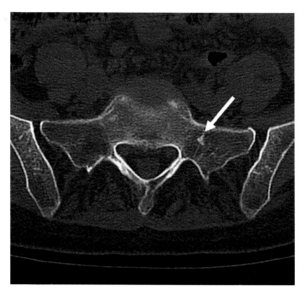

▲ 图 9–15　骨岛
骶骨的轴位 CT 显示左侧骶骨翼有刺状病变，这是骨岛的特征

（三）脂肪瘤病

脊髓硬膜外脂肪瘤病（spinal epidural lipomatosis, SEL）是一种罕见的良性病变，是由于硬膜外腔内脂肪组织增生而发生。与 SEL 相关的因素包括长期使用外源性类固醇、内源性类固醇增多、库欣综合征和肥胖，也存在特发性病例（17% 的病例）[60]。慢性外源性类固醇使用在许多医学疾病治疗中很常见，如器官移植、类风湿关节炎、结节病、克罗恩病、红斑狼疮和结节性多动脉炎[61]。在外源性类固醇使用和内源性类固醇增多症中，SEL 的原因被认为是由于脂肪组织肥大。肥胖患者被认为处于假库欣状态，是诱发因素而不是直接原因。总体而言，SEL 的病理生理学机制目前尚不清楚。通常是无症状患者进行影像学检查时偶然发现 SEL。极少数情况下，当 SEL 引起脊髓压迫或神经根挤压时，患者会出现症状。症状可表现为神经根病、脊髓病、神经源性跛行、麻痹或马尾综合征。由于长期使用类固醇导致的骨质疏松症，在出现压缩性骨折的情况下也会出现症状[62]。

有症状的 SEL 最常见的位置是胸椎（58%～61%）和腰椎（39%～42%）[63]。颈椎受累很少见，但也有文献报道。CT 和 MRI 均显示硬膜外腔背侧存在连续脂肪，并伴有硬膜囊腹侧移位。在 CT 上，这种突出的脂肪是低密度的，可以使硬膜囊向前移位，没有相关的骨异常。同样地，MRI 上显示背侧硬膜外腔中存在突出脂肪，即 T_1 和 T_2 均呈高信号（图 9-16）。脂肪抑制序列（如 STIR）能够分辨脂肪组织并排除硬膜外血肿可能。尽管脂肪信号被抑制，亚急性期硬膜外血肿可能呈现 T_1 高信号。SEL 的鉴别诊断还包括脊髓血管脂肪瘤，它会在对比序列的 T_1 加权成像上显示不均匀的增强。硬膜外转移瘤将从椎体向外延伸，通常表现为 T_1 低信号和增强。硬膜外脓肿通常伴有椎骨骨髓炎 / 椎间盘炎，表现为 T_1 低信号和 T_2 高信号、边缘增强。SEL 的诊断标准包括节段性脊髓受压、硬膜外脂肪厚度＞7mm 和患者体重指数＞27.5kg/m^2[64]。

SEL 的处理可以是保守治疗或手术治疗，非手术治疗包括取消类固醇的使用或减少剂量。如果肥胖是唯一确认的原因，那么减轻体重有助于治疗 SEL[65]。内源性类固醇的产生可以通过彻底的内分泌学检查来明确，对根本原因的治疗可以帮助减少或解决 SEL。对于保守治疗失败的有症状患者，可以进行手术减压来解决神经系统症状[66]。

（四）其他肿瘤样疾病

在脊柱肿瘤的鉴别诊断中，还应考虑其他罕见的情况，包括类风湿性疾病和骨样类肉瘤病。

类风湿关节炎（rheumatic arthritis，RA）导致慢性炎症，影响关节、韧带、多器官和骨骼。类风湿关节炎可以影响脊柱，导致骨性变化，这可能被误认为是肿瘤[67]。在颈椎中，类风湿关节炎可以通过由发炎和增厚的滑膜形成血管翳而表现为类肿瘤样。在下段脊柱中，类风湿关节炎引起关节炎变化，导致椎体半脱位和骨侵蚀。影像学和实验室检查有助于诊断。MRI 成像将显示颈椎血管翳形成，CT 成像将显示骨侵蚀。有助于诊断的实验室检查包括类风湿因子、环瓜氨酸肽抗体、红细胞沉降率、C 反应蛋白和自身抗体[68]。

类肉瘤病是一种全身性疾病，其特征是在不同器官中形成非干酪性肉芽肿，最常见于淋巴结、皮肤和肺部[69]。类肉瘤病患者的骨受累在 1%～13%；然而累及脊柱的类肉瘤病非常罕见，仅在个案病例报道中提及[70, 71]。脊椎类肉瘤病可累及整个脊柱，最常见于胸椎和上腰椎，较少见于颈椎。CT 扫描显示肿瘤样溶解性、混合溶解性和硬化性改变。MRI 显示骨髓肉芽肿浸润。此外，椎旁骨化也可能发生[72]。脊椎类肉瘤病非常罕见，但应包括在脊柱类肿瘤样疾病的鉴别诊断中。

声明： 作者报告没有关于本研究中使用的材料或方法或本章中指定的发现的利益冲突。

资金： 本章没有外部资金支持来源。

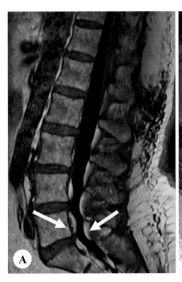 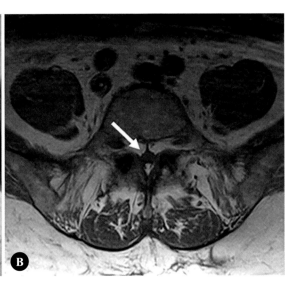

◀ 图 9-16 脊髓硬膜外脂肪增多症

腰椎矢状位（A）和轴向（B）T_1 加权 MRI 显示突出的硬膜外脂肪使硬膜囊外间隙变窄（箭）

参考文献

[1] Andress HJ, Schurmann M, Heuck A, Schmand J, Lob G. A rare case of osteoporotic spine fracture associated with epidural lipomatosis causing paraplegia following long–term cortisone therapy. Arch Orthop Trauma Surg. 2000;120:484–6.

[2] Baudrez V, Galant C, Vande Berg BC. Benign vertebral hemangioma: MR–histological correlation. Skelet Radiol. 2001;30:442–6.

[3] Baum JA, Hanley EN Jr. Intraspinal synovial cyst simulating spinal stenosis. A case report. Spine (Phila Pa 1976). 1986;11:487–9.

[4] Boody BS, Tarazona DA, Vaccaro AR. Evaluation and management of pyogenic and tubercular spine infections. Curr Rev Musculoskelet Med. 2018;11:643–52.

[5] Buttiens A, Vandevenne J, Van Cauter S. Retro–odontoid pseudotumor in a patient with atlanto–occipital assimilation. J Belg Soc Radiol. 2018;102:62.

[6] Cormican L, Hammal R, Messenger J, Milburn HJ. Current difficulties in the diagnosis and management of spinal tuberculosis. Postgrad Med J. 2006;82:46–51.

[7] Corrah TW, Enoch DA, Aliyu SH, Lever AM. Bacteraemia and subsequent vertebral osteomyelitis: a retrospective review of 125 patients. QJM. 2011;104:201–7.

[8] Costa F, Menghetti C, Cardia A, Fornari M, Ortolina A. Cervical synovial cyst: case report and review of literature. Eur Spine J. 2010;19(Suppl 2):S100–2.

[9] Crockard HA, Sett P, Geddes JF, Stevens JM, Kendall BE, Pringle JA. Damaged ligaments at the craniocervical junction presenting as an extradural tumour: a differential diagnosis in the elderly. J Neurol Neurosurg Psychiatry. 1991;54:817–21.

[10] Dell'Atti C, Cassar–Pullicino VN, Lalam RK, Tins BJ, Tyrrell PN. The spine in Paget's disease. Skelet Radiol. 2007;36:609–26.

[11] Doherty PF, Sherman BA, Stein C, White R. Bilateral synovial cysts of the thoracic spine: a case report. Surg Neurol. 1993;39:279–81.

[12] Dziedzic T, Kunert P, Krych P, Marchel A. Management and neurological outcome of spontaneous spinal epidural hematoma. J Clin Neurosci. 2015;22:726–9.

[13] Fardon DF, Williams AL, Dohring EJ, Murtagh FR, Gabriel Rothman SL, Sze GK. Lumbar disc nomenclature: version 2.0: recommendations of the combined task forces of the North American Spine Society, the American Society of Spine Radiology and the American Society of Neuroradiology. Spine J. 2014;14:2525–45.

[14] Ferlic PW, Mannion AF, Jeszenszky D, Porchet F, Fekete TF, Kleinstuck F, et al. Patient–reported outcome of surgical treatment for lumbar spinal epidural lipomatosis. Spine J. 2016;16:1333–41.

[15] Fessler RG, Johnson DL, Brown FD, Erickson RK, Reid SA, Kranzler L. Epidural lipomatosis in steroid–treated patients. Spine (Phila Pa 1976). 1992;17:183–8.

[16] Figueroa J, DeVine JG. Spontaneous spinal epidural hematoma: literature review. J Spine Surg. 2017;3:58–63.

[17] Fjeld OR, Grovle L, Helgeland J, Smastuen MC, Solberg TK, Zwart JA, et al. Complications, reoperations, readmissions, and length of hospital stay in 34 639 surgical cases of lumbar disc herniation. Bone Joint J. 2019;101–B:470–7.

[18] Fogel GR, Cunningham PY 3rd, Esses SI. Spinal epidural lipomatosis: case reports, literature review and meta–analysis. Spine J. 2005;5:202–11.

[19] Garg RK, Somvanshi DS. Spinal tuberculosis: a review. J Spinal Cord Med. 2011;34:440–54.

[20] Gaudino S, Martucci M, Colantonio R, Lozupone E, Visconti E, Leone A, et al. A systematic approach to vertebral hemangioma. Skelet Radiol. 2015;44:25–36.

[21] Gillick JL, Wainwright J, Das K. Rheumatoid arthritis and the cervical spine: a review on the role of surgery. Int J Rheumatol. 2015;2015:252456.

[22] Gouliouris T, Aliyu SH, Brown NM. Spondylodiscitis: update on diagnosis and management. J Antimicrob Chemother. 2010;65(Suppl 3):iii11–24.

[23] Greenspan A. Bone island (enostosis): current concept— a review. Skelet Radiol. 1995;24:111–5.

[24] Grob D, Wursch R, Grauer W, Sturzenegger J, Dvorak J. Atlantoaxial fusion and retrodental pannus in rheumatoid arthritis. Spine (Phila Pa 1976). 1997;22:1580–3; discussion 1584.

[25] Haddad FH, Malkawi OM, Sharbaji AA, Jbara IF, Rihani HR. Primary hyperparathyroidism. A rare cause of spinal cord compression. Saudi Med J. 2007;28:783–6.

[26] Hadjipavlou AG, Gaitanis LN, Katonis PG, Lander P. Paget's disease of the spine and its management. Eur Spine J. 2001;10:370–84.

[27] Hadjipavlou AG, Mader JT, Necessary JT, Muffoletto AJ. Hematogenous pyogenic spinal infections and their surgical management. Spine (Phila Pa 1976). 2000;25:1668–79.

[28] Hamard M, Martin SP, Boudabbous S. Retroodontoid pseudotumor related to development of myelopathy secondary to atlantoaxial instability on os odontoideum. Case Rep Radiol. 2018;2018:1658129.

[29] Hong WS, Sung MS, Chun KA, Kim JY, Park SW, Lee KH, et al. Emphasis on the MR imaging findings of brown tumor: a report of five cases. Skelet Radiol. 2011;40:205–13.

[30] Houten JK, Sanderson SP, Cooper PR. Spontaneous regression of symptomatic lumbar synovial cysts. Report of three cases. J Neurosurg. 2003;99:235–8.

[31] Issa K, Diebo BG, Faloon M, Naziri Q, Pourtaheri S, Paulino CB, et al. The epidemiology of vertebral osteomyelitis in the United States from 1998 to 2013. Clin Spine Surg. 2018;31:E102–8.

[32] Jain AK, Aggarwal PK, Arora A, Singh S. Behaviour of the kyphotic angle in spinal tuberculosis. Int Orthop. 2004;28:110–4.

[33] James DG, Neville E, Carstairs LS. Bone and joint sarcoidosis. Semin Arthritis Rheum. 1976;6:53–81.

[34] Jevtic V. Imaging of renal osteodystrophy. Eur J Radiol. 2003;46:85–95.

[35] Jia Q, Gao X, Zhou Z, Lan B, Zhao J, Liu T, et al. Urgent surgery for spinal instability or neurological impairment caused by spinal brown tumors occurring in the context of end–stage renal disease. J Neurosurg Spine. 2019:1–8.

[36] Jurik AG. Imaging the spine in arthritis–a pictorial review. Insights Imaging. 2011;2:177–91.

[37] Kato S, Kawahara N, Murakami H, Demura S, Yoshioka K, Okayama T, et al. Surgical management of aggressive vertebral hemangiomas causing spinal cord compression: long–term clinical follow–up of five cases. J Orthop Sci. 2010;15:350–6.

[38] Khalatbari MR, Moharamzad Y. Brown tumor of the spine in patients with primary hyperparathyroidism. Spine (Phila Pa 1976). 2014;39:E1073–9.

[39] Khanna K, Sabharwal S. Spinal tuberculosis: a comprehensive review for the modern spine surgeon. Spine J. 2019;19:1858–70.

[40] Kniprath K, Farooque M. Drastic weight reduction decrease in epidural fat and concomitant improvement of neurogenic claudicatory symptoms of spinal epidural lipomatosis. Pain Med. 2017;18:1204–6.

[41] Koch CA, Doppman JL, Patronas NJ, Nieman LK, Chrousos GP. Do glucocorticoids cause spinal epidural lipomatosis? When endocrinology and spinal surgery meet. Trends Endocrinol Metab. 2000;11:86–90.

[42] Kumar K, Nath RK, Nair CP, Tchang SP. Symptomatic epidural lipomatosis secondary to obesity. Case report J Neurosurg. 1996;85:348–50.

[43] Kumar Y, Gupta N, Chhabra A, Fukuda T, Soni N, Hayashi D. Magnetic resonance imaging of bacterial and tuberculous spondylodiscitis with associated complications and non–infectious spinal pathology mimicking infections: a pictorial review. BMC Musculoskelet Disord. 2017;18:244.

[44] Lee Y, Kim BJ, Kim SH, Lee SH, Kim WH, Jin SW. Comparative analysis of spontaneous infectious spondylitis : pyogenic versus tuberculous. J Korean Neurosurg Soc. 2018;61:81–8.

[45] Madhok R, Sachdeva P. Evaluation of apparent diffusion coefficient values in spinal tuberculosis by MRI. J Clin Diagn Res. 2016;10:TC19–23.

[46] Malluche HH, Monier–Faugere MC. Risk of adynamic bone disease in dialyzed patients. Kidney Int Suppl. 1992;38:S62–7.

[47] Martha JF, Swaim B, Wang DA, Kim DH, Hill J, Bode R, et al. Outcome of percutaneous rupture of lumbar synovial cysts: a case series of 101 patients. Spine J. 2009;9:899–904.

[48] Moritani T, Kim J, Capizzano AA, Kirby P, Kademian J, Sato Y. Pyogenic and non–pyogenic spinal infections: emphasis on diffusion–weighted imaging for the detection of abscesses and pus collections. Br J Radiol. 2014;87:20140011.

[49] Muschitz C, Feichtinger X, Haschka J, Kocijan R. Diagnosis and treatment of Paget's disease of bone: a clinical practice guideline. Wien Med Wochenschr. 2017;167:18–24.

[50] Mylona E, Samarkos M, Kakalou E, Fanourgiakis P, Skoutelis A. Pyogenic vertebral osteomyelitis: a systematic review of clinical characteristics. Semin Arthritis Rheum. 2009;39:10–7.

[51] Nickerson EK, Sinha R. Vertebral osteomyelitis in adults: an update. Br Med Bull. 2016; 117:121–38.

[52] Nigro L, Donnarumma P. Vertebral hemangiomas: common lesions with still many unknown aspects. J Spine Surg. 2017;3:309–11.

[53] Orguc S, Arkun R. Primary tumors of the spine. Semin Musculoskelet Radiol. 2014;18:280–99.

[54] Packer CD, Mileti LM. Vertebral sarcoidosis mimicking lytic osseous metastases: development 16 years after apparent resolution of thoracic sarcoidosis. J Clin Rheumatol. 2005;11:105–8.

[55] Rajasekaran S. The natural history of post–tubercular kyphosis in children. Radiological signs which predict late increase in deformity. J Bone Joint Surg Br. 2001;83:954–62.

[56] Rajasekaran S, Kanna RM, Shetty AP. Pathophysiology and treatment of spinal tuberculosis. JBJS Rev. 2014;2

[57] Ross JS, Masaryk TJ, Modic MT, Carter JR, Mapstone T, Dengel FH. Vertebral hemangiomas: MR imaging. Radiology. 1987;165:165–9.

[58] Sala F, Dapoto A, Morzenti C, Firetto MC, Valle C, Tomasoni A, et al. Bone islands incidentally detected on computed tomography: frequency of enostosis and differentiation from untreated osteoblastic metastases based on CT attenuation value. Br J Radiol. 2019;92:20190249.

[59] Sanchez–Montalva A, Barios M, Salvador F, Villar A, Tortola T, Molina–Morant D, et al. Usefulness of FDG PET/CT in the management of tuberculosis. PLoS One. 2019;14:e0221516.

[60] Shi J, Ermann J, Weissman BN, Smith SE, Mandell JC. Thinking beyond pannus: a review of retro–odontoid pseudotumor due to rheumatoid and non–rheumatoid etiologies. Skelet Radiol. 2019;48:1511–23.

[61] Soto–Gomez N, Peters JI, Nambiar AM. Diagnosis and management of sarcoidosis. Am Fam Physician. 2016;93:840–8.

[62] Tancioni F, Di Ieva A, Levi D, Aimar E, Debernardi A, Colombo P, et al. Spinal decompression and vertebroplasty in Paget's disease of the spine. Surg Neurol. 2006;66:189–91; discussion 191.

[63] Torgovnick J, Sethi N, Wyss J. Spinal epidural abscess: clinical presentation, management and outcome (curry WT, Hoh BL, Hanjani SA, et al. Surg Neurol 2005;63:364–71). Surg Neurol. 2005;64:279.

[64] Vougioukas VI, Hubbe U, Schipper J, Spetzger U. Navigated transoral approach to the cranial base and the craniocervical junction: technical note. Neurosurgery. 2003;52:247–50; discussion 251.

[65] Weinstein JN, Lurie JD, Tosteson TD, Skinner JS, Hanscom B, Tosteson AN, et al. Surgical vs nonoperative treatment for lumbar disk herniation: the Spine Patient Outcomes Research Trial (SPORT) observational cohort. JAMA. 2006;296:2451–9.

[66] World Health Organization, Global Tuberculosis Programme. Global tuberculosis control: WHO report. Geneva: Global Tuberculosis Programme.

[67] Xu R, McGirt MJ, Parker SL, Bydon M, Olivi A, Wolinsky JP, et al. Factors associated with recurrent back pain and cyst recurrence after surgical resection of one hundred ninety–five spinal synovial cysts: analysis of one hundred sixty–seven consecutive cases. Spine (Phila Pa 1976). 2010;35:1044–53.

[68] Xu R, Solakoglu C, Maleki Z, McGirt MJ, Gokaslan ZL, Bydon A. Hemorrhagic synovial cyst: the possible role of initial trauma and subsequent microtrauma in its pathogenesis: case report. Neurosurgery. 2011;68:E858–65; discussion E865.

[69] Yamaguchi I, Shibuya S, Arima N, Oka S, Kanda Y, Yamamoto T. Remarkable reduction or disappearance of retroodontoid pseudotumors after occipitocervical fusion. Report of three cases. J Neurosurg Spine. 2006;5:156–60.

[70] Yu SH, Choi HJ, Cho WH, Cha SH, Han IH. Retro–odontoid pseudotumor without atlantoaxial subluxation or rheumatic arthritis. Korean J Neurotrauma. 2016;12:180–4.

[71] Zhong W, Chen H, You C, Li J, Liu Y, Huang S. Spontaneous spinal epidural hematoma. J Clin Neurosci. 2011;18:1490–4.

[72] Zubairi AB, Sheerani M, Haque AS, Ahsan H, Fatima K. Osseous spinal sarcoidosis: an unusual but important entity to remember. BMJ Case Rep. 2010;2010:bcr1220092518.

第 10 章　特殊的解剖区域：骶骨和骶尾部肿瘤
Special Anatomical Zone: Sacral and Spinopelvic Tumors

Jean-Paul Wolinsky　Luis G. Fernandez Ⅲ　著

一、骶骨肿瘤

首先，请看图 10-1，这幅图展示的是一位外科医生处理的所有脊柱肿瘤的分布节段和频数。这些数据来源于一个三级医疗中心，考虑到转诊模式的不同，这与正常人群真正的发病率存在一定差异。

（一）脊索瘤

在讨论原发骶骨恶性肿瘤的外科治疗时，脊索瘤通常是第一个要讲的肿瘤。脊索瘤相对罕见，年发病率（0.2～0.5）/100 000，然而，它却占全部原发骨肿瘤的 3%～4%，且占全部原发骶骨恶性肿瘤的 20%～34%[1-3]。在颅和脊柱组成的中轴骨骼上，脊索瘤好发于骶尾部（45%～50%），其次是蝶 – 枕部（35%～39%）和颈 – 胸 – 腰部（15%）；但是，最近 SEER 的流行病学研究显示，脊索瘤在这 3 个部位发生率大致相同[4]。人口统计数据显示，患者通常为白人（87.7%），男性多见（60.1%），确诊年龄 74% 为 40 岁以上。从确诊时算起，中位生存时间为 0～4.7 年；但是，分别有 43.8% 和 19.8% 的患者在确诊后 10 和 20 年仍然存活[4]。骶骨脊索瘤引起患者死亡的常见原因包括压迫引起局部神经麻痹，继发的尿路感染和压疮感染，两者均可引起败血症导致患者死亡。

脊索瘤最优的一线治疗方案是保证切缘干净的扩大整块切除（en bloc resection），此方案提高无瘤生存率和总体生存率，降低局部复发率，功能保留情况可接受[5-9]（图 10-2）。此外，术中须注意保持肿瘤包膜完整，研究显示，如果包膜破裂，局部复发率骤升至 64%[10, 11]。局部复发的脊索瘤外科治疗挑战更大，原因是肿瘤边缘不清楚，瘢痕增生，且局部复发的脊索瘤其恶性程度更高。与预后较差相关的肿瘤特征包括复发性肿瘤、体积巨大的肿瘤、侵及器官和重要血管 / 神经结构导致无法整块切除的肿瘤[12]。

脊索瘤化疗无效，放疗抵抗。Boriani 等的一组病例显示采用单纯放疗或囊内切除，17～20 个月复发率为 100%；相比之下，如果采用完整的整块切除，56～94 个月的复发率为 20%[6]。然而，整块切除后，可以辅助进行放疗，以清除邻近手术区域残余肿瘤细胞；此外，对于肿瘤次全切除的患者，辅助放疗可将无瘤生存的时间从 8 个月提高到 2.12 年[13]。如果病情只允许进行边缘切除或囊内切除，可采用大剂量的辅助放疗，以提高治疗反应的持续时间。

（二）软骨肉瘤

软骨肉瘤是仅次于脊索瘤，发病率位于第 2 位的原发脊柱恶性肿瘤，占全部脊柱恶性肿瘤的 7%～12%；但是，只有 10% 的软骨肉瘤发生于脊柱[3]。另外，只有不足 1% 的软骨肉瘤发生于骶骨，其大部分发生于胸椎（41%）和腰椎（43%）[13-15]。软骨肉瘤通常来源于后方结构，很少转移，由于局部膨大的肿块压迫神经结构产生症状[13, 15]。在自然病史和生物学行为方面，软骨肉瘤与相同节段的脊索瘤非常类似，并发症和死亡率的相关因素包括局

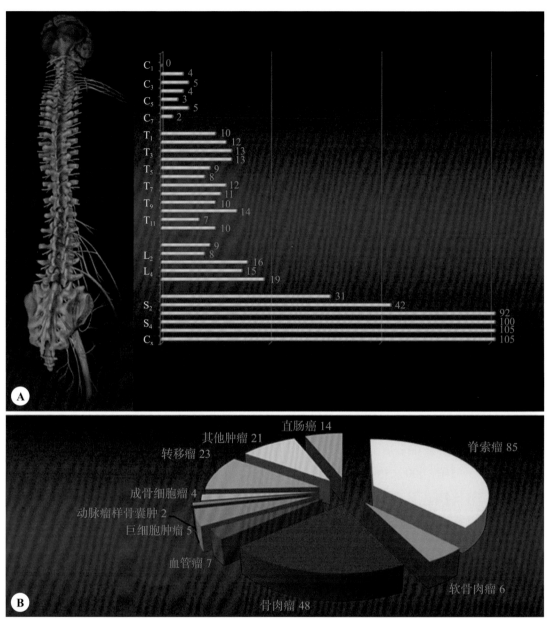

▲ 图 10-1　一位外科医生处理的脊柱肿瘤情况
A. 节段分部；B. 发生频数

部侵袭性和器官、神经、血管的压迫程度。

　　软骨肉瘤的最佳治疗方案与脊索瘤相似，也需要保证切缘干净的扩大整块切除；辅助放疗可以增加无瘤生存时间[13]。脊柱软骨肉瘤发生率极低，因此，大部分的相关文献都是病例报道。基于这些文献，原发性软骨肉瘤整块切除，术后 10 个月的总体生存率为 35%～60%，然而，对于转移性软骨肉瘤，采用同样治疗方法，其术后 10 个月整体生存率低于 10%。此外，对于非转移性软

骨肉瘤，其中位生存时间为 40.2～70.8 个月[16, 17]。骨盆软骨肉瘤和骨肉瘤常通过骶髂关节侵犯骶骨。因此，手术切除跨骶髂关节的病变时常须行更广泛的手术切除，其术式一般为通过髂骨的半骨盆切除联合经正中矢状面的半骶骨切除；按传统的手术方法，这种情况一般行外部半骨盆根治切除，同侧下肢是一并切除的[18, 19]。目前，对于髂骨翼、髋臼周围、耻骨和坐骨支 3 个区域中只要有 1 个未被肿瘤侵犯的患者，即有指征进行保留肢体的

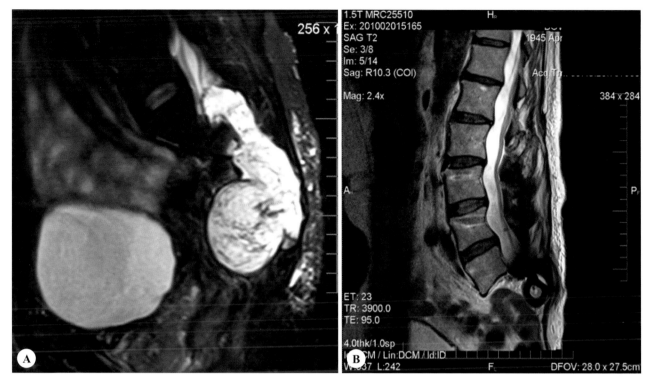

▲ 图 10-2　骶骨脊索瘤
A. 切除前；B. 全骶骨切除术后遗留腔隙

内部半骨盆切除术[20]。接受内部半骨盆切除术的患者，如果髋臼可以保留，肢体功能优于髋臼切除者[21]。如果须行外部半骨盆切除术，骶骨、髂骨、骶髂关节、髋臼和周围组织切除范围的决策非常复杂，必须依据个体化的原则，综合考虑肿瘤组织学特点，是否存在转移，受累肢体功能，患者因素和肿瘤侵犯范围。

（三）骨肉瘤

骨肉瘤是一个罕见但是重要的脊柱肿瘤，其发生率占全部脊柱恶性肿瘤的 3.6%～14.5%[22]。脊柱骨肉瘤好发于腰骶部（60%～70%），最常见的首发部位是椎体[23]。骨肉瘤的发病年龄具有双峰的特点，其中一个发病高峰是青少年和青年人群，另一个发病高峰是老年人群[24]。绝大多数骨肉瘤患者没有发现有致病的危险因素，但是，有 1% 的佩吉特病患者会进展为骨肉瘤[25, 26]。骨肉瘤起病隐匿，初始症状常为进行性加重的疼痛，可能表现为患者夜间痛醒。另外，约 2/3 的脊柱骨肉瘤有神经症状[27]。在常规 X 线片上，骨肉瘤为成骨性改变。

骨肉瘤的治疗通常为多模式的综合方案，包括新辅助 / 辅助化疗、整块切除、可选择进行辅助放疗。整块切除后，局部复发率为 20%；如果选择囊内切除，局部复发率高达 60%[28, 29]。由于骨肉瘤对放疗抵抗，同时，骶骨前方器官放疗耐受剂量低，所以放疗应用受限。即使如此，放疗在处理术后肿瘤周围的反应带时，仍有应用，尤其是对只宜行边缘切除的患者。一组病例显示，单纯手术切除的患者，5 年生存率为 27%，行手术和放疗综合治疗的患者，5 年生存率提高至 43%[30]。对于初次手术切缘阳性或切除范围不够的原发性脊柱骨肉瘤，一项 Meta 分析显示辅助化疗和再手术均显著提高总体生存率，同时，联合放疗显著提高总体生存率（P=0.06）[31]。Meta 分析中反应率较高的化疗药包括阿霉素（43%）、异环磷酰胺（33%）、甲氨蝶呤（32%）和顺铂（26%）。使用甲氨蝶呤、阿霉素、顺铂或异环磷酰胺组成的化疗方案，5 年无进展生存期为 58%，总生存率为 70%[32]。

与其他骶骨恶性肿瘤一样，整块切除仍然是骨肉瘤的一线治疗方法，不幸的是，由于骨肉瘤高度恶性，即使完成了整块切除，效果仍不理想。因此，医生需要熟悉多种治疗方法，综合应用，以期实现最佳效果。

（四）骨母细胞瘤 / 骨样骨瘤

骨母细胞瘤和骨样骨瘤都是良性脊柱肿瘤，它们仅占据原发性骶骨肿瘤中的一小部分。脊柱的骨样骨瘤大约 2% 发生在骶骨，然而，脊柱的骨母细胞瘤却有 17% 发生在骶骨[33]。有意思的是，在除骶骨以外的其他脊柱部位，这两种肿瘤通常累及后方结构，然而，在骶骨，它们却起源于椎体。影像上，两种肿瘤的特征是厚的硬化骨包绕的透亮区，X 线片和 CT 上可看到病变内钙化。骨母细胞瘤与骨样骨瘤的鉴别点在于，骨母细胞瘤可能存在边缘不清楚，偶尔合并硬膜外软组织肿块。两种肿瘤都表现为局限性的腰背部疼痛，夜间加重。骨母细胞瘤疼痛性质为钝性背痛，相比骨样骨瘤，骨母细胞瘤的疼痛通常定位不确切。在典型病例中，这两种肿瘤引起的疼痛服用水杨酸类可缓解[34]。治疗方法一般为手术切除，如果采用整块切除，其复发率低于次全切除[34]；对于骨样骨瘤通常也可选择经皮射频消融术治疗[34]。术后 8.4 年，手术切除的复发率为 17%。5 年和 10 年无进展生存率分别为 87% 和 74%；据报道，经皮射频消融术治疗骨样骨瘤的复发率约为 16%[35-37]。

（五）巨细胞肿瘤

请读者参阅第 6 章中骨巨细胞肿瘤治疗总论。巨细胞肿瘤在脊柱不常见，发生率仅为 3%～7%，但是，确实有巨细胞肿瘤发生在脊柱，且以发生在骶骨为常见[23]。人口统计学数据显示，骨巨细胞瘤常见于 15—40 岁，男女比例为 1∶2[23, 38]。尽管骨巨细胞瘤组织学上呈良性，临床上却表现为局部的侵袭性，切除后局部复发率高，由于占位效应和肿瘤内高浓度的破骨细胞样巨细胞引起脊柱骨质破坏，骨巨细胞瘤可能导致患者出现明显疼痛和神经症状。疼痛是常见临床表现，由于骶神经受压，也有患者表现为大小便功能障碍和其他神经症状。骨巨细胞瘤很少转移，发生率约 2%，最常见的转移部位是肺；少于 2% 的病变可发生自发性恶性转化[39, 40]。

巨细胞瘤与脊索瘤的不同之处在于，巨细胞瘤常位于脊柱前部呈偏心性分布，脊索瘤常呈中心性分布。此外，由于坏死区域在 CT 上呈低密度，出血在 T_1 和 T_2 像上随时间变化信号强度发生变化，还由于病变内存在液 - 液平面、囊性成分，巨细胞瘤病灶在 CT 和 MRI 上呈现为异质性[23]。在 T_2 加权像上，其特点为由于出血和纤维化引起病变内低信号；在血管成像上，病变高度血管化[23]。

巨细胞肿瘤的治疗为综合治疗，包括新辅助化疗，然后进行整块切除，此方法可提供最有效的局部控制和抑制复发。地舒单抗是一种 RANKL 单克隆抗体，通过阻断 RANK-RANKL 通路，阻断破骨细胞样巨细胞的分化和激活，此药物已在一些巨细胞肿瘤中获得成功应用[41]。地舒单抗治疗最终使肿瘤硬化、钙化，骨性分隔形成；这对手术切除病灶造成技术挑战，原因是肿瘤和毗邻神经结构间形成的硬化带，造成分离困难和肿瘤边界模糊[42]。Sambri 等最近的一项研究对比了不同方案对骶骨和骨盆巨细胞瘤的治疗效果：药物治疗组持续行地舒单抗治疗，手术组行新辅助地舒单抗治疗，然后行局部病灶切除或刮除[43]。手术组又分两个亚组；一个亚组术后按新辅助方案继续使用地舒单抗；另一个亚组手术后不继续使用地舒单抗[43]。研究结果显示，在实现整块切除组和地舒单抗持续使用组未见复发病例；然而，在病变刮除组，有 62% 在停用地舒单抗后平均 10 个月出现复发；在药物治疗组，有 33% 在停用地舒单抗后 8 个月内复发[43]。有意思的是，在一项 9 例患者组成的病例报道中，仅使用连续栓塞就在 9 例患者中有 7 例实现了局部控制，平均随访 8.86 年未发现进展（中位数为 7.8 年），且功能良好[44]。

对于手术切除将导致不可接受的并发症或死亡率时，栓塞可作为这类患者的一线治疗选择。另外，由于病变内血管丰富，术前栓塞可减少术中失血，便于切除病灶。病变内刮除的方法控制病变效果差，局部复发率为 43%～49%；40～70Gy 剂量的放疗也已证明并非最佳选择，文献中报道的复发率为 15%～49%[45, 46]。但是，最近，Ruka 等的一项单中心研究显示高电压放疗提高了巨细胞肿瘤的局部控制率，这组病例约 20% 位于骶骨或骨盆，患者由于内科情况复杂，肿瘤解剖位置特殊，复发性肿瘤，或无法接受的术后外观，而无法接受外科手术接受 50Gy 剂量的高电压放疗骶骨或骨盆巨细胞瘤局部 5 年无进展生存率约为 70.5%，而发生于外周的巨细胞瘤，用同样方法的局部治疗，5 年无进展生存率约为 88%[47]。此外，充分的证据证实，放疗导致的巨细胞肉瘤化发生率高达为 3%～11%[45, 46, 48]。

（六）畸胎瘤

畸胎瘤可以发生于椎管内，然而，更常见的情况是发生于骶尾区；骶尾区畸胎瘤是最常见的儿童生殖细胞肿瘤，发生率约为成活胎儿的 1/40 000[49]。畸胎瘤女性常见（75%～80%），大多数在出生前后明确诊断（70%）[50, 51]。在成人，临床常表现为自幼存在的肿块，伴有占位效应引起的症状。发生在骶尾部的畸胎瘤通常可以分为两类——骶前和骶后；但是，同时存在骶前和骶后的畸胎瘤偶尔也可以见到。

大部分的骶尾部畸胎瘤是良性的，然而，20%～30% 的病例是恶性的，5%～15% 在明确诊断时，已经发生转移[52, 53]。良恶性的畸胎瘤确诊有赖于组织学检查，但是，两者有几个不同的临床、生化和放射学特征。首先，也是最重要的是，良性畸胎瘤多发生于尾骨远端，而恶性畸胎瘤多发生于骶前间隙[54]。影像上，良性畸胎瘤多为囊性，没有溶骨样病变；这点与恶性畸胎瘤相反，后者有局部侵袭性。因此，良性骶尾部畸

胎瘤常无症状，而恶性畸胎瘤常表现出大小便失禁，或由于肿瘤侵犯骨盆血管和淋巴管引起相关症状。生化标志物，比如甲胎蛋白，以及相对少见的 β 人绒毛膜促性腺激素（β-human chorionic gonadotrophin，β-hCG）在恶性畸胎瘤中均升高，但是，由于甲胎蛋白在健康的新生儿都升高，出生后 1 年内稳步下降，所以，在 1 岁以内，无法通过甲胎蛋白鉴别良性和恶性畸胎瘤[55, 56]。

良性／成熟畸胎瘤和恶性畸胎瘤，无论伴或不伴转移，预后均良好。良性／成熟畸胎瘤单纯采用整块根治性切除联合尾骨切除效果良好，一项多中心回顾显示复发率为 11%[57]。良性畸胎瘤采用整块切除后，一般不再用化疗或放疗；原因是单纯手术切除效果良好，再行辅助治疗，显得没有必要了。另外，恶性畸胎瘤对化疗反应极敏感，敏感的化疗药物包括铂基药物、氮芥、拓扑异构酶抑制剂等。目前推出的几个化疗方案包括儿童癌症研究组／儿科肿瘤研究组（the Children's Cancer Group/Pediatric Oncology Group）使用的 PEB 方案，药物组成包括顺铂（Cisplatin）、依托泊苷（Etoposide）、博来霉素（Bleomycin）；英国儿童癌症研究组（the United Kingdom Children's Cancer Study Group，UKCCSG）设计的 JEB 方案，药物组成包括卡铂（Carboplatin）、依托泊苷、博来霉素；德国儿科肿瘤学会（German Association of Pediatric Oncology）设计的 PEI 方案，药物组成包括顺铂、依托泊苷、博来霉素[58, 59]。虽然恶性畸胎瘤生存率较良性畸胎瘤低，在多个恶性畸胎瘤的系列研究，患者长期总体生存率都达到了 80%～90%[46, 48]。良性畸胎瘤复发率 0%～26%，平均 12.9%，而不成熟／恶性畸胎瘤复发率为 4%～55%，平均 20.2%，几乎是良性畸胎瘤的 2 倍[49, 50, 60-68]。综合数据显示骶尾部复发性畸胎瘤的死亡率为 35%；然而，复发性恶性畸胎瘤死亡率较高，约为 55%[69]。

复发的最大风险因素是初次手术切除不彻底，以及实体肿瘤包膜破裂导致的局部播散。因此，

应尽最大可能尝试完整的整块切除肿瘤，以阻止复发，降低复发病变恶性程度增加引起的死亡率增加。

二、骶骨的转移性病变

骶骨转移癌来源广泛；最常见的来源是乳腺、肺、前列腺、甲状腺和肾，而黑色素瘤、骨髓瘤、淋巴瘤只占骶骨转移癌的少部分[23, 70-73]。约70%癌症患者会发生脊柱转移，全部癌症患者的10%会出现有临床症状的脊柱转移癌，发生在骶骨的转移癌只是其中的一小部分[74-78]。骶骨转移癌最常见扩散方式是血源性播散，常在对原发肿瘤治疗后多年之后发生；但是，也可以由于盆腔内原发肿瘤，如直肠腺癌，直接播散而形成。临床表现取决于由于肿瘤生长，压迫局部神经、血管、软组织、骨性结构的程度；不幸的是，骶骨转移癌一般都是在晚期，广泛侵犯周围主要结构之后，才获诊断。骶骨转移癌伴脊柱多发转移和脊柱外受累的比例分别为43%～53%和61%～68%[79, 80]。

骶骨转移癌的主要治疗方法包括放疗和手术治疗，治疗目的是缓解痛苦和控制疼痛；对于放疗敏感的，且不存在急性神经压迫和（或）骨盆生物力学机械不稳的骶骨转移癌，放疗是一线治疗方法[81, 82]。某些患者存在严重疼痛或者行动能力丧失，可能需考虑手术干预；但是，如果存在活动的系统性病变，很少会有手术治疗指征。偶尔直肠腺癌局部进展，出现肿瘤与骶骨粘连或侵犯骶骨，且未发生远处转移时，行骶骨切除可能增加治愈的可能性，使患者受益。

总而言之，骶骨的转移癌通过放疗联合间断化疗可取得很好的效果。对没有广泛转移且存在机械不稳、顽固性疼痛或局部进展的转移性肿瘤，可考虑行外科手术治疗。

三、基于功能保留和力学稳定性对骶骨切除分类

根据保留的神经节段、保留的功能、截骨水平和生物力学稳定性，对骶骨切除术进行分类（表10-1）。骶骨切除可能影响的功能包括大小便功能、性功能、行走能力和骨盆稳定功能。保留 S_3 及以上神经根、截骨平面位于 $S_2 \sim S_3$，称为低位骶骨切除；保留 S_1 及以上神经根、通过 S_1 截骨，称为高位骶骨切除；截骨平面位于 $L_5 \sim S_1$、牺牲 S_1 及以下神经根称为全骶骨切除。延伸一点与骶骨切除关系不太大的内容，半身切除术时，至少须牺牲 L_5 及以下神经根。低位、中位、高位骶骨切除术属于骶骨次全切除，不导致骨盆失稳，因此，不需要进行骨盆稳定性重建。但是，骶骨完全切除或更大范围的切除，可能需要进行腰—盆重建。保留双侧 S_2 神经根和 S_3 单侧神经根可使2/3的患者保持大致正常的大、小便和性功能，牺牲 L_5 神经根将影响行走功能[83, 84]。

（一）腰盆重建的生物力学问题

骶髂关节是脊柱、骨盆和下肢的桥接部位，因此是维持脊盆稳定的关键力学结构。骶骨呈楔形，阻止其上方的脊柱向尾端移位，骶骨传导和

骶骨切除分类	骶骨切除的亚型	保留神经节段	保留单侧/双侧神经根	独立行走	大便控制	小便控制	性功能保留	骨盆失稳
骶骨次全切除	低位	S_3	双侧	是	是	是	是	否
	中位	S_2	双侧	是	部分	部分	部分	否
	高位	S_1	双侧	是	否	否	否	否
骶骨完全切除	完全	L_5	双侧	是	否	否	否	是

表 10-1　保留神经平面对骶骨切除术后的神经功能和骨盆稳定性的影响

吸收脊柱和骨盆间的压力，其工作机制类似石拱桥顶端中央的拱顶石[85]。骶髂关节也必须能抵抗旋转暴力，由于关节面面积比较大，骶髂关节的运动幅度在 0.7mm 和 2° 之内[86, 87]。骶髂关节对剪切负荷的中和依赖跨过和附着于关节附近的肌肉和韧带。比如，腹横肌和盆底肌增加骶髂关节之间的压力。因此，也增加了对旋转负荷的抵抗能力[88]。

除关节本身外，骶棘韧带、骶结节韧带、骶髂韧带、髂腰韧带也可分散通过骶髂关节的力，维持脊盆整体稳定性。骶髂后韧带是抵抗骶骨伸展的最主要结构；骶结节韧带、骶棘韧带、骨间韧带、骶髂前韧带是抵抗骶骨屈曲的主要结构。抵抗轴向旋转主要依赖骶髂前韧带和骨间韧带；侧向屈曲主要的限制结构是髂腰韧带[89]。Kiapour 等发表的一篇综述中通过对几例尸体骶髂关节的生物力学研究得到了重要数据，这些研究阐明了切断前述韧带对脊盆稳定性和骶髂关节的影响[89]。在下位骶骨切除术中，通常切断骶棘韧带和骶结节韧带，但是，对整体脊盆稳定非常重要的后方韧带复合体保留。Gunterberg 等和 Stener 等发现，在高位骶骨切除术中，只有骶髂关节有一半的关节面保留（至少保留 S_1 节段的上 50%），骶髂关节的稳定性就不受明显影响[90, 91]。Bergh 的系列研究显示 33% 的高位骶骨切除术，或者说 $S_1 \sim S_2$ 水平以上截骨，可发生疲劳骨折；但是，这些骨折中，只有 5.6% 表现出顽固性疼痛和持续存在的功能障碍[11]。另外，Fourney 等的回顾性研究显示，29 例患者接受骶骨原发肿瘤的整块切除术，其中 7 例接受高位骶骨切除，切除后未行内固定，结果显示没有患者表现出不稳和疲劳骨折[92]。

全骶骨切除术导致脊柱和骨盆骨性结构连续性中断，但是，对于骶骨全切后的脊盆稳定性重建，目前尚有争议。有的专家对这些患者放弃行内固定，原因是担心增加感染和内固定失败的风险[93, 94, 111]。此外，Wuisman 等研究显示，5 例全骶骨切除术后患者在没有使用内固定的情况下，手术 8 周以后，也成功恢复了运动功能[111]。引人

注意的是，这些患者腰椎都在双侧髂骨之间向尾侧移位，并且实现了稳定性，原因是在骨盆和脊柱间形成的肌肉和瘢痕形成了“生物学悬带”，发挥了悬吊稳定机制[111]。Gunterberg 等表示，只要 50% 骶髂关节保持完整，骨盆环即可保持稳定；即使丧失了 50% 的强度，剩余强度足够在站立时维持负荷传导[90]。但是，如果行全骶骨切除术，也切除了大部分髂骨，就会导致骨盆的垂直和旋转不稳定，导致差的功能状态。

Wuisman 等提出了一个评分系统，来评估髂骨切除对骨盆稳定性的影响；这个评分系统将切缘位置分为 4 个区，当切缘位于外侧两个区，即 3 区和 4 区时，有必要进行重建[111]。也有专家为了让骶骨切除的患者早期下地活动，而支持进行重建[92]。到目前为止，还没有骶骨切除术后重建和非重建的随机对照研究的报道。因此，无法比较两者术后并发症和功能的优劣。但是，在 2016 年，Kiatisevi 等发表一项综述，汇总了多家医院行全骶骨切除术的多项研究，作者比较了骨盆重建与否的功能状况和术后并发症[93-108, 111]。Bederman 等一项包括 43 个患者的研究显示，行全骶骨切除后重建的患者，89.7% 可以行走，其中 30.8% 可以独立行走，59% 可以在帮助下行走；10.3% 不能行走[103]。Kiatisevi 等一项 16 个患者的研究显示，行全骶骨切除术后，不进行重建的患者，术后 80.8% 可以行走（31% 不需要帮助，31% 需要手杖，18.8% 需要助行器），另外 19.2% 不能行走（6.3% 可以用轮椅，12.5% 终日卧床）[102]。全骶骨切除术后行重建者伤口并发症发生率为 22%~50%，大部分研究报道发生率为 30%~40%[84, 95-100, 102-107, 111]。Kiatisevi 报道的一组全骶骨切除术后不行重建的患者，伤口裂开的比例是 81.3%[102]。术后切口深部感染的发生率，在不行重建的患者为 25%~42%，在行重建的患者为 0%~50%[84, 96, 101, 103, 107, 108, 111]。

如前所述，只要 S_1 节段保留大于 50%，骶骨次全切除术一般不需重建[90]。目前有两项尸体研究报道了高位骶骨切除术对脊盆稳定的影响，研

究表明，如果骶骨切除平面位于 S_1 神经根平面以上，需要行重建手术[109, 110]。S_1 部分切除或单侧骶髂关节切除术后，相对于 S_1 平面以下的骶骨切除术，骨盆扭转强度出现下降[110]。另外，Hugate 等的尸体研究显示，行部分骶骨切除术时，如果切除骶髂关节面积达到 25%，则在腰骶部遭受矢状面上的扭转暴力时，骶骨垂直断裂可能性增大，常见的断裂类型是骨折线经过旁正中区[109]。Hugate 认为，本结果与 Gunterberg 的研究结果不同的原因在于，使用模型的不同。Gunterberg 把骨盆的基底部固定在环氧树脂内，这样，在受到扭转负荷加载时，负荷将分布在坐骨支和耻骨支（而自然状态下，负荷应分布于髋关节），导致髂骨和骶髂关节承受负荷减少[90, 109]。作者认为环氧树脂固定阻止了髂骨翼张开和成角，限制了正常生理负荷下骶骨的作用[109]。

（二）解剖因素

在手术切除骶骨占位之前，仔细了解毗邻结构的解剖非常重要。骶骨肿瘤可能接近、包裹，或直接侵入周围脏器、关节、血管神经结构，这将使手术切除非常复杂，增加了术中、术后出现并发症的风险。腰神经根和腰骶干经过骶骨前面，可被肿瘤累及，在骶神经根进出骶孔时，可能被肿瘤二次累及。骶交感干与腰交感干连续，在骶骨的腹侧表面向尾端移行，会合于尾骨部，发出分支到下腹上丛，并支配该丛；另外，副交感神

经起于 $S_2 \sim S_4$ 神经根，形成盆内脏神经。副交感神经损伤可引起勃起障碍和大小便失禁，交感神经损伤可影响男性生育功能，因为交感神经在精子到精囊的运动及射精反射中起重要作用[112]。

（三）术前准备

骶骨肿瘤的治疗要基于肿瘤的病理特点。因此，进行组织学诊断和系统的神经系统和全身检查对初步评估非常重要，检查的项目包括头、颈、胸、腰椎的 MRI，胸、腹、盆腔的 CT，PET 和骨扫描。活检应在最容易取到的部位进行，一般后路经骶骨活检是最合理路径（图 10-3）；采用经直肠或经阴道的前路活检，有通过穿刺针道将肿瘤细胞播散到新的组织间隙的风险，这样一来，完全切除肿瘤组织的可能性就降低了，有可能还需要再做腹侧切口，去切除播散肿瘤[11, 113, 114]。在皮肤上标记穿刺道非常重要，因为在手术切除肿瘤时，需要一并切除。

（四）手术技术

下边概述切除原发性骶骨肿瘤的手术技术。这些表述是一个技术指导，对每个具体的患者，需要做出个体化的改变。全骶骨切除的定义前面已经讲过，一般都可以一期后路切除；不过，也有特殊的病例，有指征分两期切除[115, 116]。曾经做过腰骶或骨盆手术或曾做过放射治疗的患者，盆腔血管和直肠周围软组织瘢痕化严重。在这种情况下，有必要先行前路手术，确保大血管安全分

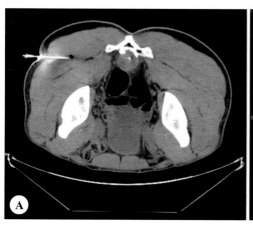
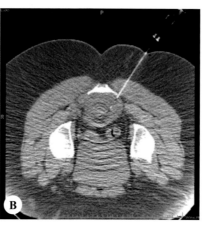

◀ 图 10-3 术前行骶骨活检获得组织学诊断，对比考虑欠周全的活检入路和理想的活检入路
A. 差的活检入路。注意，行肿瘤整块切除时，无法把活检通道同时切除，因为入路太靠外侧。肿瘤可能通过活检通路播散，对某些类型的肿瘤，可能增加复发的可能性。B. 好的活检入路。整块切除肿瘤时，可以同时轻松切除活检通路

离，比如髂内和骶正中动静脉。此外，在计划取腹直肌肌皮瓣覆盖后方肿瘤切除后造成的软组织缺损时，可以先行前路手术。腹直肌瓣可围绕腹壁下血管蒂活动，并且可以放置入盆腔，这样，在随后的二期手术中，可以用来闭合切口。

四、术前准备

手术前，须要用生理盐水和碘附灌洗直肠，直到流出液变清亮。这么做的目的是减少术中直肠穿孔时，肠道菌群和粪便污染伤口。

五、前路

患者仰卧位取正中垂直切口，经腹白线的乏血管区域切开，注意保护腹壁下动脉。术前对切口必须进行规划，这样可以切取腹直肌肌皮瓣来二期闭合肿瘤切除造成的后方组织缺损。髂内动、静脉需辨别，结扎，锐性分离；骶正中动、静脉也需辨别，结扎，锐性分离。进行彻底的 $L_5 \sim S_1$ 椎间盘摘除。切取肌皮瓣，保留腹壁下动脉血供。将肌皮瓣置于盆腔深部，便于从后方骶骨缺损部位牵出肌皮瓣，Ⅱ期手术切除骶骨后，用于闭合创口（图 10-4）。

六、后路

（一）体位

患者俯卧于 Andrews 手术台上（图 10-5），头部使用 Mayfield 头架三钉固定，使用坐位适配件，使头悬空（图 10-5）。这样可以使面部避免受压。术中需特别注意避免头低脚高位或使床侧倾，因为头部是固定的，身体的位置变化有引起颈椎骨折的风险。术中可以升床、降床，前提是头和躯干的相对位置是固定的。

（二）切口

做一正中弧形切口，切除活检入口部位皮肤，同时将活检部位皮下组织，肌肉与肿瘤一同切除，这是因为肿瘤细胞已经种植到穿刺道部位组织（图 10-6 和图 10-8）。

后方切口的边缘取决于是做骶骨全切术还是骶骨部分切除术。如果做骶骨全切术，切口须要向头侧做足够延伸以显露 $L_3 \sim L_5$；如果只是做骶骨次全切除，显露出 L_5 就够了。切口的尾侧端需要延伸至可以切开肛尾韧带，这样才能取出骶骨和尾骨。沿皮肤切口向下，切开皮下组织和腰骶筋膜。

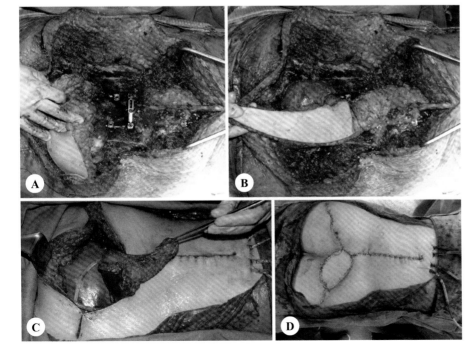

◀ 图 10-4　骶骨切除的前方入路
A. 通过组织缺损将腹直肌肌皮瓣转移到后方；B. 把旋转肌皮瓣牵出伤口；C. 闭合组织缺失区域的头侧和外侧皮缘将肌皮瓣置于中央部位，准备覆盖骶骨缺损；D. 最终通过联合肌皮瓣实现了伤口闭合

（三）切除原则

筋膜层切开之后，向两侧游离，使与椎旁肌分开。然后，在两侧髂嵴的乏血管平面，将筋膜从髂嵴的附着处剥离。在计划切除平面的上方筋膜做一横切口，标记整块切除的头端。将自动拉钩置入切口，把筋膜牵向外侧。

采用骨膜下剥离技术，将椎旁肌自棘突、椎板、关节突关节和横突剥离；如果行全骶骨切除，剥离范围要达到 L_3，如果行骶骨次全切除，剥离范围到 L_5 就够了。在筋膜横切口部位横断椎旁肌。然后，同样采用骨膜下剥离技术，将椎旁肌向外侧牵开，并从髂骨附着处游离；完成后，可以将椎旁肌向头侧牵开。并从髂骨附着处游离；完成后，可以将椎旁肌向头侧牵开。

下一步，将臀肌在髂骨的附着处剥离，显露坐骨大切迹，用自动拉钩将肌肉拉开。

在拟保留最尾端的神经根层面，做椎板切除，显露神经根，并把神经根牵向外侧。向外侧扩大椎板切除的范围，一直到骶后孔的部位，这样整个背侧根都显露游离出来了。这一步骤很重要，因为，如果没有完全游离背侧根，移动骶骨时，可能引起拟保留神经根的牵拉损伤。

在将拟保留最尾端的神经根自相应骶后孔显露游离以后，使用高速磨钻进行外侧截骨。截骨线是已切开减压的骶后孔和坐骨大切迹连线。完全磨穿骨质，直到可以看到腹侧骨膜。使用枪钳将腹侧骨膜切开，要注意，使用枪钳时必须可以看到腹侧神经根，以防误伤。

完成外侧截骨后，注意力转到拟牺牲的神经根上。将这些神经用 0 号丝线结扎，用锋利的刀切断。然后可以进行中间部位的截骨，使用高速磨钻将椎体磨穿，将两个外侧截骨线相连。

现在，须要切断连接骶尾骨和骨盆的韧带和肌肉。保护拟保留最尾端的神经根，向外侧追踪，直到坐骨大切迹，神经根会入坐骨神经的部位。然后，可以用单极电刀切断骶结节韧带、骶棘韧带、梨状肌和臀肌。这样骶骨就完全游离开了。

此时，可以使用一锋利的巾钳，将待切除骶骨的头侧把持固定，向后将骶骨牵出骨盆（图 10-6）。一定注意，尽一切可能避免破坏肿瘤囊壁；另外，还要小心避免在分离时损伤直肠。牵出骶骨后，可以发现肛尾韧带，切开肛尾韧带，即可取出骶骨标本（图 10-6）。

七、腰盆重建

如前所述，骶骨部分切除术一般不引起生物

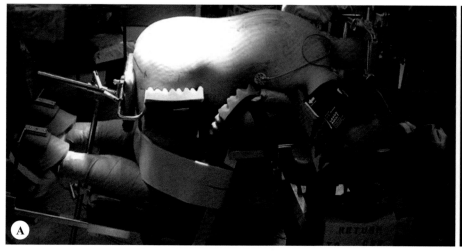
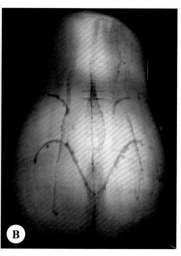

▲ 图 10-5　骶骨切除的后路

A. 患者俯卧于 Andrews 手术台上，头部用 Mayfield 头架三钉固定；B. 切皮前，对患者切口进行标记。注意确保患者体位摆正，手术台没有倾斜

力学不稳定；但是，骶骨全切会造成显著不稳，经常需要行腰盆重建。重建包括 L_3、L_4 和 L_5 双侧椎弓根螺钉及双侧髂骨螺钉（图 10–7），髂骨螺钉和椎弓根螺钉通过弯曲的棒相连。可以再加用跨髂骨棒（rans-iliac rod）使体重负荷的分布更加均匀。一枚股骨干植骨材料横向跨过连接两个髂骨，

并用钛缆固定于跨髂骨棒（图 10–8）。然后，融合区域去皮质化，植骨材料填充髂骨到 L_3 的关节突关节和横突，以促进融合。

八、切口闭合

如果已经在前路切取了腹直肌皮瓣，完成骶

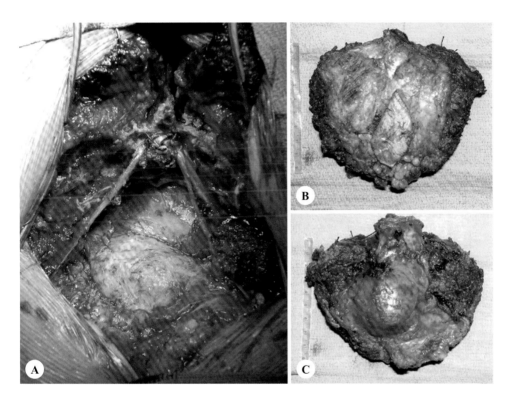

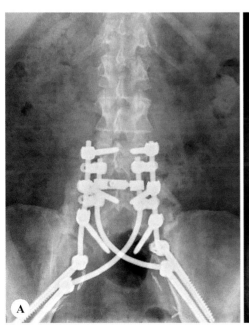

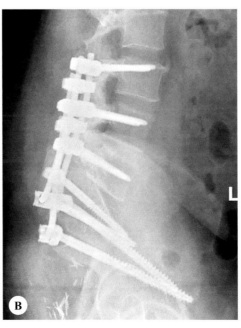

◀ 图 10–6　脊索瘤中位骶骨切除术

A. 脊索瘤切除后；B. 切除标本背侧观，注意一同切下的有一椭圆形皮肤，皮肤上是活检时的进针点；C. 标本腹侧观

◀ 图 10–7　腰盆重建

A. 前后位 X 线片，脊索瘤行骶骨切除术后腰盆重建。患者术后可以行走。B. 腰盆重建侧面观

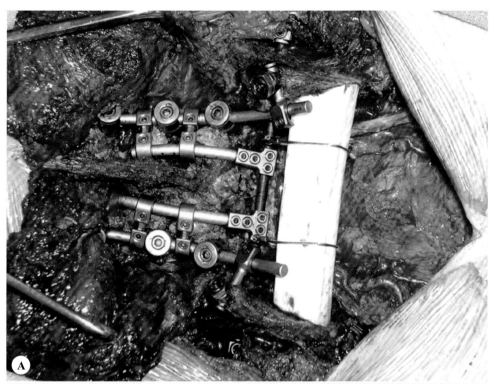

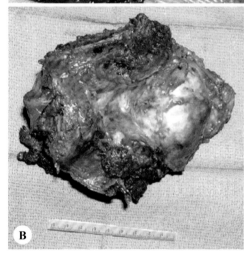

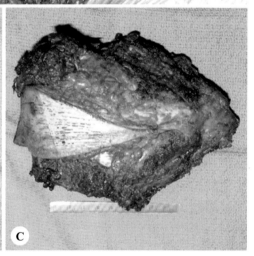

◀ 图 10-8 全骶骨切除术后腰盆重建

A. 注意使用了跨髂骨棒（trans-iliac rod），股骨植骨材料通过钛缆固定；B. 样本腹侧观；C. 样本背侧观，注意标本包括一小块椭圆形的皮肤，上面有活检时的进针点

骨切除后，在骶骨缺失部位，应该能看到盆腔内的肌皮瓣。然后，关注直肠和盆腔内容物，将一块人造真皮基质缝合至骶骨切除后的骨骼边缘，使盆腔内容物与骶骨缺损间分隔开来。这样可以降低直肠从骶骨缺损疝出的风险，还可以使直肠远离骶骨缺损部位，如果需要术后放疗，减少直肠放射损伤的风险。

九、术后处理

术后伤口护理对防止伤口开裂 / 感染非常重要。术后，在下床活动之前，患者必须严格卧床 3～4 天；另外，减少伤口部位受压也非常重要，尤其是对于使用皮瓣关闭的创面。Clinitron 气动悬浮床有助于减少伤口压力。

术后合并大小便功能障碍的患者必须给予合适的处理。对于小便功能障碍，要使用直导尿管，减少尿路感染，保持伤口清洁、干燥。对于大便失禁的问题，必须仔细清理干净，注意给予促使大便成形的饮食，同时严格肠道管理。

参 考 文 献

[1] Menezes AH, Gantz BJ, Traynelis VC, McCulloch TM. Cranial base chordomas. Clin Neurosurg. 1997;44:491–509. Available from: http://www.ncbi. nlm.nih.gov/pubmed/10080023.

[2] Cheng EY, Özerdemoglu RA, Transfeldt EE, Thompson RC. Lumbosacral chordoma: prognostic factors and treatment. Spine (Phila Pa 1976). 1999;24(16):1639–45.

[3] Murphey MD, Andrews CL, Flemming DJ, Temple HT, Smith WS, Smirniotopoulos JG. From the archives of the AFIP. Primary tumors of the spine: radiologic pathologic correlation. RadioGraphics. 1996;16(5):1131–58. Available from: http://www. ncbi.nlm.nih.gov/pubmed/8888395.

[4] McMaster ML, Goldstein AM, Bromley CM, Ishibe N, Chordoma PDM. Incidence and survival patterns in the United States, 1973–1995. Cancer Causes Control. 2001;12(1):1–11.

[5] Higinbotham NL, Phillips RF, Farr HW, Hustu HO. Chordoma. Thirty-five-year study at memorial hospital. Cancer. 1967;20(11):1841–50.

[6] Boriani S, Chevalley F, Weinstein JN, Biagini R, Campanacci L, De Iure F, et al. Chordoma of the spine above the sacrum. Treatment and outcome in 21 cases. Spine (Phila Pa 1976). 1996;21(13):1569–77.

[7] Amendola BE, Amendola MA, Oliver E, McClatchey KD. Chordoma: role of radiation therapy. Radiology. 1986;158(3):839–43. Available from: http://www. ncbi.nlm.nih.gov/pubmed/3945761.

[8] Chordoma MER. J Bone Joint Surg Am. 1981;63(3):501–5. Available from: http://www.ncbi. nlm.nih.gov/pubmed/7009618.

[9] Hsu KY, Zucherman JF, Mortensen N, Johnston JO, Gartland J. Follow-up evaluation of resected lumbar vertebral chordoma over 11 years: a case report. Spine (Phila Pa 1976). 2000;25(19):2537–40. Available from: http://www.ncbi.nlm.nih.gov/ pubmed/11013508.

[10] Fourney DR, Gokaslan ZL. Current management of sacral chordoma. Neurosurg Focus. 2008;15(2)

[11] Bergh P, Kindblom LG, Gunterberg B, Remotti F, Ryd W, Meis-Kindblom JM. Prognostic factors in chordoma of the sacrum and mobile spine: a study of 39 patients. Cancer. 2000;88(9):2122–34.

[12] Boriani S, Bandiera S, Biagini R, Bacchini P, Boriani L, Cappuccio M, et al. Chordoma of the mobile spine: fifty years of experience. Spine. 2006;31(4):493–503.

[13] York JE, Berk RH, Fuller GN, Rao JS, Abi-Said D, Wildrick DM, et al. Chondrosarcoma of the spine: 1954 to 1997. J Neurosurg. 1999;90(1 Suppl):73–8. Available from: http://www.ncbi.nlm.nih.gov/ pubmed/10413129.

[14] Boriani S, De Lure F, Bandiera S, Campanacci L, Biagini R, Di Fiore M, et al. Chondrosarcoma of the mobile spine: report on 22 cases. Spine (Phila Pa 1976). 2000;25(7):804–12.

[15] Shives TC, McLeod RA, Unni KK, Schray MF. Chondrosarcoma of the spine. J Bone Joint Surg Am. 1989;71(8):1158–65. Available from: http:// www.ncbi.nlm.nih.gov/pubmed/2777842.

[16] Sheth DS, Yasko AW, Johnson ME, Ayala AG, Murray JA, Romsdahl MM. Chondrosarcoma of the pelvis: prognostic factors for 67 patients treated with definitive surgery. Cancer. 1996;78(4):745–50.

[17] Rao G, Suki D, Chakrabarti I, Feiz-Erfan I, Mody MG, McCutcheon IE, et al. Surgical management of primary and metastatic sarcoma of the mobile spine. J Neurosurg Spine. 2008;9(2):120–8.

[18] Fitzwilliams DCL. Hindquarter amputation for sarcoma. Proc Royal Soc Med. 2016;31(6):548–50.

[19] Kellogg S. Hemipelvectomy. Ann Surg. 1932;95(2): 167–73.

[20] Enneking WF, Dunham WK. Resection and reconstruction for primary neoplasms involving the innominate bone. J Bone Joint Surg. 1978;60(6):731–46.

[21] Puri A, Pruthi M, Gulia A. Outcomes after limb sparing resection in primary malignant pelvic tumors. Eur J Surg Oncol (EJSO).

2014;40(1):27–33.

[22] Ozaki T, Flege S, Liljenqvist U, Hillmann A, Delling G, Salzer-Kuntschik M, et al. Osteosarcoma of the spine: experience of the cooperative osteosarcoma study group. Cancer. 2002;94(4):1069–77.

[23] Llauger J, Palmer J, Amores S, Bague S, Camins A. Primary tumors of the sacrum. Am J Roentgenol. 2000;174(2):417–24. Available from: http://www. ajronline.org/doi/10.2214/ajr.174.2.1740417.

[24] Cade S. Osteogenic sarcoma; a study based on 133 patients. J R Coll Surg Edinb. 1955;1(2):79–111. Available from: http://www.ncbi.nlm. nih.gov/ pubmed/13307660.

[25] Savage SA, Mirabello L. Using epidemiology and genomics to understand osteosarcoma etiology. Sarcoma. 2011;2011:548151.

[26] Seton M, Hansen MF. Osteosarcoma in Paget's disease of bone. In: Advances in Pathobiology and Management of Paget's Disease of Bone; 2016.

[27] Fischgrund JS, American Academy of Orthopaedic Surgeons. OKU 9: orthopaedic knowledge update. American Academy of Orthopaedic Surgeons; 2008. 840 p.

[28] Huang TL, Cohen NJ, Sahgal S, Tseng CH. Osteosarcoma complicating Paget??S disease of the spine with neurologic complications. Clin Orthop Relat Res. 1979;(141):260–5.

[29] Sofka CM, Ciavarra G, Saboeiro G, Ghelman B. Paget's disease of the spine and secondary osteosarcoma. HSS J. 2006;2(2):188–90. Available from: http://www.ncbi.nlm.nih.gov/pubmed/18751835.

[30] Mukherjee D, Chaichana KL, Parker SL, Gokaslan ZL, McGirt MJ. Association of surgical resection and survival in patients with malignant primary osseous spinal neoplasms from the surveillance, epidemiology, and end results (SEER) database. Eur Spine J. 2013;22(6):1375–82. Available from: http://www. ncbi.nlm.nih.gov/ pubmed/23263168.

[31] Shankar GM, Clarke MJ, Ailon T, Rhines LD, Patel SR, Sahgal A, et al. The role of revision surgery and adjuvant therapy following subtotal resection of osteosarcoma of the spine: a systematic review with metaanalysis. J Neurosurg Spine. 2017;27(1):97–104.

[32] Anninga JK, Gelderblom H, Fiocco M, Kroep JR, Taminiau AHM, Hogendoorn PCW, et al. Chemotherapeutic adjuvant treatment for osteosarcoma: where do we stand? Eur J Cancer. 2011;47(16):2431–45.

[33] Capanna R, Ayala A, Bertoni F, Picci P, Calderoni P, Gherlinzoni F, et al. Sacral osteoid osteoma and osteoblastoma: a report of 13 cases. Arch Orthop Trauma Surg. 1986;105(4):205–10. Available from: http://link.springer.com/10.1007/BF00435481.

[34] Richard Winn H. Youmans & Winn Neurological Surgery. 2017.

[35] Ruggieri P, Huch K, Mavrogenis AF, Merlino B, Angelini A. Osteoblastoma of the sacrum. Spine (Phila Pa 1976). 2014;39(2):E97–103. Available from: http://www.ncbi.nlm.nih.gov/pubmed/24108284.

[36] Rosenthal DI, Hornicek FJ, Torriani M, Gebhardt MC, Mankin HJ. Osteoid osteoma: percutaneous treatment with radiofrequency energy. Radiology. 2003;229(1):171–5.

[37] Cribb GL, Goude WH, Cool P, Tins B, Cassar- Pullicino VN, Mangham DC. Percutaneous radiofrequency thermocoagulation of osteoid osteomas: factors affecting therapeutic outcome. Skeletal Radiol. 2005;34(11):702–6.

[38] Eckardt JJ, Grogan TJ. Giant cell tumor of bone. Clin Orthop Relat Res. 1986;(204):45–58. Available from: http://www.ncbi.nlm.nih.gov/pubmed/3514036.

[39] Brien EW, Mirra JM, Kessler S, Suen M, Ho JKS, Yang WT. Benign giant cell tumor of bone with osteosarcomatous transformation ("dedifferentiated" primary malignant GCT): report of two cases. Skelet Radiol. 1997;26(4):246–55.

[40] Nojima T, Takeda N, Matsuno T, Inoue K, Nagashima K. Case report 869. Benign metastasizing giant cell tumor of bone. Skelet Radiol. 1994;23(7):583–5.

[41] Thomas D, Henshaw R, Skubitz K, Chawla S, Staddon A, Blay J-Y, Roudier M, Smith J, Ye Z, Sohn W, Dansey R, Jun S. Denosumab in patients with giant-cell tumour of bone: an open-label, phase 2 study. Lancet Oncol. 2010;11(3):275–80.

[42] Yang Y, Li Y, Liu W, Xu H, Niu X. A nonrandomized controlled study of sacral giant cell tumors with preoperative treatment of denosumab. Medicine. 2018;97(46):e13139.

[43] Sambri A, Medellin MR, Errani C, Campanacci L, Fujiwara T, Donati D, Parry M, Grimer R. Denosumab in giant cell tumour of bone in the pelvis and sacrum: long-term therapy or bone resection? J Orthop Sci. 2020;25(3):513–9.

[44] Hosalkar HS, Jones KJ, King JJ, Lackman RD. Serial arterial embolization for large sacral giant-cell tumors: mid- to long-term results. Spine (Phila Pa 1976). 2007;32(10):1107–15.

[45] Leggon RE, Zlotecki R, Reith J, Scarborough MT. Giant cell tumor of the pelvis and sacrum. Clin Orthop Relat Res. 2004;423(423):196–207. Available from: http://www.ncbi.nlm.nih.gov/ pubmed/15232449.

[46] Chakravarti A, Spiro IJ, Hug EB, Mankin HJ, Efird JT, Suit HD. Megavoltage radiation therapy for axial and inoperable Giant-cell tumor of bone. J Bone Jt Surg. 1999;81(11):1566–73.

[47] Ruka W, Rutkowski P, Morysiński T, Nowecki Z, Zdzienicki M, Makula D, Ptaszyński K, Bylina E, Grzesiakowska U. The megavoltage radiation therapy in treatment of patients with advanced or difficult giant cell tumors of bone. Int J Radiat Oncol Biol Phys. 2010;78(2):494–8.

[48] Turcotte RE, Sim FH, Unni KK. Giant cell tumor of the sacrum. Clin Orthop Relat Res. 1993;(291):215–21. Available from: http://www. ncbi.nlm.nih.gov/ pubmed/8504603.

[49] Schropp KP, Lobe TE, Rao B, Mutabagani K, Kay GA, Gilchrist BF, et al. Sacrococcygeal teratoma: the experience of four decades. J Pediatr Surg. 1992;27(8):1075–8.

[50] De Backer A, Madern GC, Hakvoort-Cammel FGAJ, Haentjens P, Oosterhuis JW, Hazebroek FWJ. Study of the factors associated with recurrence in children with sacrococcygeal teratoma. J Pediatr Surg. 2006;41(1):173–81.

[51] Teich S, Caniano DA. Reoperative pediatric surgery. 2008.

[52] Donnellan WA, Swenson O. Benign and malignant sacrococcygeal teratomas. Surgery. 1968;64(4):834–46. Available from: http://www. ncbi.nlm.nih.gov/ pubmed/5683810.

[53] Derikx JPM, De Backer A, Van De Schoot L, Aronson DC, De Langen ZJ, Van Den Hoonaard TL, et al. Factors associated with recurrence and metastasis in sacrococcygeal teratoma. Br J Surg. 2006;93(12):1543–8.

[54] Dickman CA, Fehlings MG, Gokaslan ZL, editors. Spinal cord and spinal column tumors: principles and practice. Stuttgart: Georg Thieme Verlag; 2006. Available from: http://www.thieme-connect.de/ products/ ebooks/book/10.1055/b-002–52051.

[55] Wu JT, Book L, Sudar K. Serum alpha fetoprotein (AFP) levels in normal infants. Pediatr Res. 1981;15(1):50–2.

[56] Calaminus G, Vesterling-Hörner D, Bökkerink J, Gadner H, Günther G, Haas H, et al. Die prognostische Bedeutung des Serum α 1– Fetoproteins (AFP) bei Kindern und Jugendlichen mit malignen extrakranialen nichttestikulären Keimzelltumoren. Klin Pädiatrie. 1991;203(04):246–50. Available from: http://www.ncbi.nlm.nih.gov/ pubmed/1719268.

[57] Rescorla FJ, Sawin RS, Coran AG, Dillon PW, Azizkhan RG. Long-term outcome for infants and children with sacrococcygeal teratoma: a report from the childrens cancer group. J Pediatr Surg. 1998;33(2):171–6.

[58] Rescorla F, Billmire D, Stolar C, Vinocur C, Colombani P, Cullen J, et al. The effect of cisplatin dose and surgical resection in children with malignant germ cell tumors at the sacrococcygeal region: a pediatric intergroup trial (POG 9049/CCG 8882). J Pediatr Surg. 2001;36(1):12–7.

[59] Göbel U, Schneider DT, Calaminus G, Jürgens H, Spaar HJ, Sternschulte W, et al. Multimodal treatment of malignant Sacrococcygeal germ cell tumors: a prospective analysis of 66 patients of the German cooperative protocols MAKEI 83/86 and 89. J Clin Oncol. 2001;19(7):1943–50. Available from: http:// www.ncbi.nlm.nih. gov/pubmed/11283126.

[60] Gonzalez-Crussi F, Winkler RF, Mirkin DL. Sacrococcygeal teratomas in infants and children. Relationship of histology and prognosis in 40 cases. Arch Pathol Lab Med. 1978;102(8):420–5.

[61] Ein SH, Adeyemi SD, Mancer K. Benign sacrococcygeal teratomas in infants and children. A 25 year review. Ann Surg. 1980;191(3):382–4.

[62] Engelskirchen R, Holschneider A, Rhein R, Hecker W, Höpner F. Steißbeinteratome im Kindesalter. Eur J Pediatr Surg. 1987;42(06):358– 61. Available from: http://www.ncbi.nlm.nih.gov/pubmed/3439358.

[63] Havránek P, Rubenson A, Güth D, Frenckner B, Olsen L, Åke Kornfält S, et al. Sacrococcygeal teratoma in Sweden: a 10–year national retrospective study. J Pediatr Surg. 1992;27(11):1447–50.

[64] Bilik R, Shandling B, Pope M, Thorner P, Weitzman S, Ein SH. Malignant benign neonatal sacrococcygeal teratoma. J Pediatr Surg. 1993;28(9):1158–60. Available from: http://www.ncbi.nlm.nih.gov/ pubmed/7508500.

[65] Schmidt B, Haberlik A, Uray E, Ratschek M, Lackner H, Höllwarth ME. Sacrococcygeal teratoma: clinical course and prognosis with a special view to long-term functional results. Pediatr Surg Int. 1999;15(8):573–6.

[66] Wakhlu A, Misra S, Tandon RK, Wakhlu AK. Sacrococcygeal teratoma. Pediatr Surg Int. 2002;18(5–6):384–7. Available from: http:// www. ncbi.nlm.nih.gov/pubmed/12415361.

[67] Perrelli L, D'Urzo C, Manzoni C, Pintus C, De Santis M, Masini L, et al. Sacrococcygeal teratoma. Outcome and management. An analysis of 17 cases. J Perinat Med. 2002;30(2):179–84.

[68] Huddart SN, Mann JR, Robinson K, Raafat F, Imeson J, Gornall P, et al. Sacrococcygeal teratomas: the UK Children's Cancer Study Group's experience. I. Neonatal. Pediatr Surg Int. 2003;19(1–2):47–51. Available from: http://www.ncbi.nlm.nih.gov/ pubmed/12721723.

[69] Schneider DT, Wessalowski R, Calaminus G, Pape H, Bamberg M, Engert J, et al. Treatment of recurrent malignant Sacrococcygeal germ cell tumors: analysis of 22 patients registered in the German protocols MAKEI 83/86, 89, and 96. J Clin Oncol. 2001;19(7):1951–60. Available from: http://www. ncbi.nlm.nih.gov/pubmed/11283127.

[70] Raque GH, Vitaz TW, Shields CB. Treatment of neoplastic diseases of the sacrum. J Surg Oncol. 2001;

[71] Wuisman P, Lieshout O, Sugihara S, van Dijk M. Total sacretomy and reconstruction: Oncologic and functional outcome. Clin Orthop Relat Res. 2000;381:192–203.

[72] Diel J, Ortiz O, Losada RA, Price DB, Hayt MW, Katz DS. The sacrum: pathologic spectrum, multimodality imaging, and subspecialty approach. RadioGraphics. 2001;21(1):83–104.

[73] Disler DG, Miklic D. Imaging findings in tumors of the sacrum. Am J Roentgenol. 1999;173:1699.

[74] Kollender Y, Meller I, Bickels J, Flusser G, Issakov J, Merimsky O, et al. Role of adjuvant cryosurgery in intralesional treatment of sacral tumors. Cancer. 2003;97(11):2830–8.

[75] Cummings BJ, Ian Hodson D, Bush RS. Chordoma: the results of megavoltage radiation therapy. Int J Radiat Oncol Biol Phys. 1983;9(5):633–42.

[76] Fornasier VL, Horne JG. Metastases to the vertebral column. Cancer. 1975;36(2):590–4.

[77] Sundaresan N, Digiacinto GV, Hughes JEO, Cafferty M, Vallejo A. Treatment of neoplastic spinal cord compression: results of a

prospective study. Neurosurgery. 1991;29(5):645–50.

[78] Bradley Jacobs W, Perrin RG. Evaluation and treatment of spinal metastases: an overview. Neurosurg Focus. 2001;11(6):1–11.

[79] Ozdemir MH, Gürkan I, Yildiz Y, Yilmaz C, Saglik Y. Surgical treatment of malignant tumours of the sacrum. Eur J Surg Oncol. 1999;25(1):44–9. Available from: http://www.ncbi.nlm.nih.gov/pubmed/10188854.

[80] Nader R, Rhines LD, Mendel E. Metastatic sacral tumors. Neurosurg Clin N Am. 2004;15(4):453–7. Available from: http://www.ncbi.nlm.nih.gov/ pubmed/15450880.

[81] Maranzano E, Trippa F, Chirico L, Basagni ML, Rossi R. Management of metastatic spinal cord compression. Tumori. 2019;89(5):469–75. Available from: http://www.ncbi.nlm.nih.gov/pubmed/14870766.

[82] Loblaw DA, Laperriere NJ. Emergency treatment of malignant extradural spinal cord compression: an evidence-based guidcline. J Clin Oncol. 1998;16(4):1613–24.

[83] Todd LT, Yaszemski MJ, Currier BL, Fuchs B, Kim CW, Sim FH. Bowel and bladder function after major sacral resection. Clin Orthop Relat Res. 2002;397:36–9.

[84] Guo Y, Palmer JL, Shen L, Kaur G, Willey J, Zhang T, et al. Bowel and bladder continence, wound healing, and functional outcomes in patients who underwent sacrectomy. J Neurosurg Spine. 2005;3(2):106–10.

[85] Rose PS, Yaszemski MJ, Sim FH. A biomechanical approach to advances in sacropelvic reconstruction. Hamdan Med J. 2018;11(4):193.

[86] Egund N, Olsson TH, Schmid H, Selvik G. Movements in the sacroiliac joints demonstrated with roentgen stereophotogrammetry. Acta Radiol Diagn. 2016;19(5):833–46.

[87] Sturesson B, Selvik G, Udén A. Movements of the sacroiliac joints. Spine. 1989;14(2):162–5.

[88] Pel JJM, Spoor CW, Pool-Goudzwaard AL, Hoek van Dijke GA, Snijders CJ. Biomechanical analysis of reducing sacroiliac joint shear load by optimization of pelvic muscle and ligament forces. Ann Biomed Eng. 2008;36(3):415–24.

[89] Kiapour A, Joukar A, Elgafy H, Erbulut DU, Agarwal AK, Goel VK. Biomechanics of the sacroiliac joint: anatomy, function, biomechanics, sexual dimorphism, and causes of pain. Int J Spine Surg. 2020;14(s1):S3–S13.

[90] Gunterberg B, Romanus B, Stener B. Pelvic strength after major amputation of the sacrum. Acta Orthop Scand. 2009;47(6):635–42.

[91] Stener B, Gunterberg B. High amputation of the sacrum for extirpation of tumors. Spine. 1978;3(4):351–66.

[92] Fourney DR, Rhines LD, Hentschel SJ, Skibber JM, Wolinsky J-P, Weber KL, Suki D, Gallia GL, Garonzik I, Gokaslan ZL. En bloc resection of primary sacral tumors: classification of surgical approaches and outcome. J Neurosurg Spine. 2005;3(2):111–22.

[93] Michel A. Total sacrectomy and lower spine resection for giant cell tumor: one case report. Chir Organi Mov. 1990;75:117–8.

[94] Simpson AH, Porter A, Davis A, Griffin A, McLeod RS, Bell RS. Cephalad sacral resection with a combined extended ilioinguinal and posterior approach. J Bone Joint Surg. 1995;77(3):405–11.

[95] McLoughlin GS, Sciubba DM, Suk I, Witham T, Bydon A, Gokaslan ZL, Wolinsky J-P. En bloc total sacrectomy performed in a single stage through a posterior approach. Oper Neurosurg. 2008;63(suppl_1):ONS115–20.

[96] Dickey ID, Hugate RR, Fuchs B, Yaszemski MJ, Sim FH. Reconstruction after total sacrectomy. Clin Orthop Relat Res. 2005;438:42–50.

[97] Zileli M, Hoscoskun C, Brastianos P, Sabah D. Surgical treatment of primary sacral tumors: complications associated with sacrectomy.

Neurosurg Focus. 2003;15(5):1–8.

[98] Ohata N, Ozaki T, Kunisada T, Morimoto Y, Tanaka M, Inoue H. Extended total sacrectomy and reconstruction for sacral tumor. Spine. 2004;29(6):E123–6.

[99] Wuisman P, Lieshout O, van Dijk M, van Diest P. Reconstruction after total en bloc sacrectomy for osteosarcoma using a custom-made prosthesis. Spine. 2001;26(4):431–9.

[100] Tomita K, Tsuchiya H. Total sacrectomy and reconstruction for huge sacral tumors. Spine. 1990;15(11):1223–7.

[101] Ruggieri P, Angelini A, Ussia G, Montalti M, Mercuri M. Surgical margins and local control in resection of sacral chordomas. Clin Orthop Relat Res. 2010;468(11):2939–47.

[102] Kiatisevi P, Piyaskulkaew C, Kunakornsawat S, Sukunthanak B. What are the functional outcomes after total sacrectomy without spinopelvic reconstruction? Clin Orthop Relat Res. 2017;475(3):643–55.

[103] Bederman SS, Shah KN, Hassan JM, Hoang BH, Kiester PD, Bhatia NN. Surgical techniques for spinopelvic reconstruction following total sacrectomy: a systematic review. Eur Spine J. 2014;23(2):305–19.

[104] Guo W, Tang X, Zang J, Ji T. One-stage total en bloc sacrectomy. Spine. 2013;38(10):E626–31.

[105] Arkader A, Yang CH, Tolo VT. High long-term local control with sacrectomy for primary high-grade bone sarcoma in children. Clin Orthop Relat Res. 2012;470(5):1491–7.

[106] Asavamongkolkul A, Waikakul S. Wide resection of sacral chordoma via a posterior approach. Int Orthop. 2012;36(3):607–12.

[107] Clarke MJ, Dasenbrock H, Bydon A, Sciubba DM, McGirt MJ, Hsieh PC, Yassari R, Gokaslan ZL, Wolinsky J-P. Posterior-only approach for en bloc sacrectomy. Neurosurgery. 2012;71(2):357–64.

[108] Hsieh PC, Risheng X, Sciubba DM, McGirt MJ, Nelson C, Witham TF, Wolinksy J-P, Gokaslan ZL. Long-term clinical outcomes following en bloc resections for sacral chordomas and chondrosarcomas. Spine. 2009;34(20):2233–9.

[109] Hugate RR, Dickey ID, Phimolsarnti R, Yaszemski MJ, Sim FH. Mechanical effects of partial sacrectomy. Clin Orthop Relat Res. 2006;450:82–8.

[110] Yu B, Zheng Z, Zhuang X, Chen H, Xie D, Luk KDK, Lu WW. Biomechanical effects of transverse partial sacrectomy on the sacroiliac joints. Spine. 2009;34(13):1370–5.

[111] Wuisman P, Lieshout O, Sugihara S, van Dijk M. Total sacretomy and reconstruction: oncologic and functional outcome. Clin Orthop Relat Res. 2000;381:192.

[112] Gokaslan ZL, Fourney DR. 44 Surgical approaches for the resection of sacral tumors. In: Dickman CA, Fehlings MG, Gokaslan ZL, editors. Spinal cord and spinal column tumors: principles and practice. Stuttgart: Georg Thieme Verlag; 2006. https://doi.org/10.1055/b-002–52051.

[113] Arnautović KI, Al-Mefty O. Surgical seeding of chordomas. J Neurosurg. 2009;95:798.

[114] Kirshenbaum AH, Yang WC. Cervical chordoma with intradural invasion. A case report. Bull Hosp Jt Dis Orthop Inst. 1983;43(1):38–48. Available from: http://www.ncbi.nlm.nih.gov/pubmed/6309305.

[115] McLoughlin GS, Sciubba DM, Suk I, Witham T, Bydon A, Gokaslan ZL, et al. En bloc total sacrectomy performed in a single stage through a posterior approach. Neurosurgery. 2008;63(1 Suppl 1):ONS115–20.

[116] Clarke MJ, Dasenbrock H, Bydon A, Sciubba DM, McGirt MJ, Hsieh PC, et al. Posterior-only approach for en bloc sacrectomy: clinical outcomes in 36 consecutive patients. Neurosurgery. 2012;71(2):357–64.

第 11 章　特殊解剖区域：颅颈交界区肿瘤
Special Anatomical Zone: Craniocervical Junction Tumors

Mena G. Kerolus　John E. O'Toole　著

缩略语

ABC	aneurysmal bone cyst	动脉瘤样骨囊肿
CSF	cerebrospinal fluid	脑脊液
CT	computed tomography	计算机断层扫描
CVJ	craniovertebral junction	颅颈交界区
DSA	digital subtraction angiography	数字减影血管造影
EBRT	external beam radiation therapy	外照射放疗
EG	eosinophilic granuloma	嗜酸性肉芽肿
MEP	motor evoked potential	运动诱发电位
MM	multiple myeloma	多发性骨髓瘤
MRA	magnetic resonance angiogram	磁共振血管造影
MRI	magnetic resonance imaging	磁共振成像
SINS	Spinal Instability Neoplastic Score	脊柱肿瘤不稳定性评分
SRS	stereotactic radiosurgery	立体定向放射外科
SSEP	somatosensory evoked potential	体感诱发电位

颅颈交界区（craniovertebral junction，CVJ）是斜坡下部、枕骨大孔、寰椎、枢椎及枕骨髁与寰枢椎之间的结构[1]，包括许多头颈部重要的神经、血管及错综复杂的韧带和关节。治疗的目标取决于患者的临床情况、影像学表现及最终的病理学诊断。颅颈交界区肿瘤包括骨来源肿瘤（如多发性骨髓瘤）、神经系统来源肿瘤（如神经鞘瘤）、神经相关组织来源肿瘤（如脊膜瘤）及软组织来源肿瘤（如血管瘤）等。

由于解剖结构较复杂，该部位的手术治疗具有很大挑战性。全面掌握局部解剖、手术治疗的目标及各种手术技术是取得良好治疗效果的必备条件。本章将讨论颅颈交界区原发性和转移性肿瘤的流行病学、临床评估、诊断及手术方式的选择。

一、发病率

颅颈交界区肿瘤大约占脊柱所有恶性肿瘤的0.5%，是中轴骨骼中最少受累的部位[2, 3]。颅颈交界区的转移性肿瘤最常继发于乳腺、肺和前列腺的恶性肿瘤，60 岁以上人群多见[1, 4]。最常见的颅颈交界区原发性肿瘤包括脊膜瘤、骨髓瘤和脊索瘤，其中最常见的是脊膜瘤，大约占该部位髓外硬膜下肿瘤的 75%。成人最常见的颅颈交界区良性骨源性肿瘤包括动脉瘤样骨囊肿、骨巨细胞瘤、骨母细胞瘤、嗜酸性肉芽肿及孤立性浆细胞瘤，最常见的恶性肿瘤按发病率从高到低依次为脊索瘤、骨髓瘤、淋巴瘤、软骨肉瘤、骨肉瘤及尤因肉瘤。儿童最常见的良性肿瘤是骨样骨瘤、骨母细胞瘤和动脉瘤样骨囊肿，最常见的恶性肿瘤是脊索瘤和尤因肉瘤。

二、诊断

需要综合评估颅颈交界区肿瘤患者的临床表现、体格检查、实验室检查、影像学表现及组织病理学，这对制订有效的治疗方案非常重要。

三、临床表现

颅颈交界区肿瘤患者的临床症状多种多样，由于常出现类似颈椎退变性疾病的症状，因此容易被误诊。最常见的症状为上颈部疼痛[5, 6]，患者在旋转颈部时疼痛较屈伸时明显加重，其原因是寰枢关节在生物力学上主要参与旋转运动[7]。也可以表现为各种形式的神经痛，如枕部神经痛、颈丛神经痛、耳后疼痛、颈神经根病、局限性疼痛或头痛。局部骨质破坏进展可导致局部畸形和不稳定，这是机械性疼痛的主要原因。少数病例呈隐匿性生长，能引起下组颅神经瘫，副神经易被累及。患者脑干受压后可表现为进行性吞咽困难，构音障碍及斜颈，活动头部或局部按压后症状会加重。发病晚期出现锥体束征、膀胱与直肠功能障碍、共济失调、脊髓半切综合征及其他神经性综合征。

四、实验室检查

实验室检查能够对疾病的良恶性判断提供帮助。血常规的异常如白细胞升高或血红蛋白降低，提示肿瘤可能累及骨髓。如果怀疑浆细胞瘤或多发性骨髓瘤需要行血清或尿的蛋白电泳检查。

五、影像学检查

评估颅颈交界区肿瘤时，需要综合运用包括静态成像、动态成像和血管成像在内的多种影像学方法。静态 X 线片能够发现溶骨性破坏、病理性骨折，还可以评估枕颈部的整体曲度。过屈过伸动力位 X 线片能够评估上颈椎稳定性及脱位的程度。

MRI 是诊断脊髓肿瘤的金标准，尤其是在颅颈交界区，MRI 能够评估肿瘤的间室部位（硬膜外或硬膜内），评估肿瘤的骨与软组织边界，明确肿瘤与神经和血管的毗邻关系。平扫和增强扫描都能够帮助确定病变组织的切除范围。在治疗颅颈交界区肿瘤时，需要辨别椎动脉、静脉系统及低位脑神经，MRI 影像上提示的解剖信息对手术入路的选择至关重要。MRA 可以用来辨别优势椎动脉和评估肿瘤的血供。

CT 或 CT 脊髓造影可以用来确定骨性肿瘤的累及范围和手术切除方案，术前使用 CT 测量枕骨棘的宽度能够评估枕骨固定的可行性，另外枢椎横突孔过大时应考虑优势椎动脉或椎动脉发育异常，可能需要更换枢椎内固定方式（如枢椎椎板螺钉固定）。CT 还可以评估颅颈交界区及下颈椎骨组织侵及的范围，这些可能影响固定的方法和部位。CT 上的骨性改变，如硬膜部位骨肥厚或者椎体和椎间孔扇形压迹，可以用于肿瘤的鉴别，如脊膜瘤和神经鞘瘤的鉴别。CT 脊髓造影可以帮助评估之前行内固定治疗的患者，在不能获取 MRI 影像时，判断肿瘤压迫脑干或脊髓的范围和程度。由于颅颈交界区椎动脉解剖变异较多，在行内固定治疗之前，可以行 CT 血管造影检查评估椎动脉的情况。Yamazaki 等评估了 100 例行颅颈交界区内固定的患者，发现 10% 的患者存在骨性结构外部的椎动脉异常（如开窗型椎动脉或第一节间动脉），30% 患者存在骨性结构内部的椎动脉异常[8]。

数字减影血管造影技术（digital subtraction angiography，DSA）能够显示肿瘤血供，对于血供丰富的肿瘤（如动脉瘤样骨囊肿或富血管的转移性肿瘤）可以进行术前栓塞。如果拟结扎椎动脉，可以使用 DSA 技术行球囊阻断试验进行评估。

六、组织学检查

颈椎原发性骨肿瘤易与炎症、感染或退行性病变混淆，因此病理学诊断在选择合适的治疗方法上显得尤为重要[9]。许多转移性和血源性恶性肿瘤对化疗和放疗高度敏感，因此在进行创伤较大的手术切除之前，应先明确病理学诊断。通常使用透视下或 CT 引导下的穿刺针活检获取病理组织，然而针刺活检存在 25% 的假阴性率。另外，由于颅颈交界区的解剖结构复杂，可能无法完成针刺活检，在这些病例需要行切开活检，尽可能少破坏骨结构，以免引起局部不稳定。位于硬膜腹侧的肿瘤可以考虑经口活检[10]。

七、手术及解剖

颅颈交界区的原发性和转移性肿瘤的外科治疗目标是不同的。手术干预适合于存在神经压迫、机械性不稳定、严重的颈部疼痛及原发性肿瘤的患者，手术需要将血管和正常的脊髓组织分离之后切除肿瘤，完成手术操作可能需要联合多个入路。在切除骨性组织和稳定性结构之后需要复杂的重建以保持局部的稳定性。了解不同入路的适用范围对于手术的成功非常关键。

不能忽视颅颈交界区解剖的复杂性，颅颈交界区毗邻很多重要的结构，包括头颈部的主要血管如颈动脉和椎动脉及脑神经、脑干和脊髓。颅颈交界区的蛛网膜下腔空间较大，肿瘤在引起神经症状的时候往往已经累及的范围很大，这增大

了手术切除的难度[6]。

枕骨大孔是由枕骨形成的卵圆形孔，斜坡的最低部分形成枕骨大孔前环，枕骨髁位于枕骨大孔的前外侧部分，在远外侧入路时，将后髁和颈静脉结节磨除后可以显露枕骨大孔的外侧和腹侧部分[11]。如果需要切除枕骨髁，需要将椎动脉从横突孔至穿入硬膜进入颅内这一段分离出来，这就需要磨除 C1 横突孔。枕骨髁大范围切除（50%～70%）会导致颅颈交界区不同程度的不稳定，引起疼痛、斜颈和神经症状。在严重伤残性疼痛患者，枕颈融合是有效的[11, 12]。枕骨髁外侧是颈动脉孔，其外侧是颈静脉孔。茎乳孔位于颈静脉孔外侧，面神经从二腹肌后腹在二腹肌结节附着点的后方穿出。

颅颈交界区保护多个重要结构，而且为头部和颈部提供较大的活动范围。颅颈交界区韧带在维持局部的稳定性上起着非常关键的作用。寰枕关节和寰枢关节是颅颈交界区的两个主要的关节，寰枕关节主要起屈曲和伸展作用，寰枢关节是轴向旋转的最主要关节。四层韧带组织维持局部的稳定。横韧带最为强韧，是最主要的稳定结构，它将齿状突限制在寰椎前弓上。翼状韧带也是颅颈交界区的主要稳定韧带之一，将枢椎固定在颅底，能够限制轴向旋转和对侧的侧屈。齿突尖韧带从齿突尖部延伸至颅底，覆膜是一个三层膜性结构，位于十字韧带后方，从枕骨大孔延伸后移行为后纵韧带。寰枕膜的后方和侧方最厚，能够稳定寰枕关节[13-16]。由于存在广泛的韧带复合体结构，肿瘤很难突破枕骨大孔。

舌下神经从颅内通过前外侧的舌下神经管出颅，越过寰椎前弓腹侧和二腹肌背侧入舌。转移性肿瘤很少累及舌下神经，原发性肿瘤除非从斜坡下部向尾侧延伸至脊柱的情况，也很少累及。该神经的损伤常见于上颈椎前方入路，单侧损伤常常能够代偿，双侧损伤会导致吞咽困难甚至致命的窒息。

颅颈交界区穿行重要的动脉和静脉。椎动脉

发自锁骨下动脉，进入 C_6 横突孔后上行，在 C_2 位于横突孔的上外侧，接着向侧方走行进入 C_1 横突孔。在远外侧入路中，椎动脉位于由头后大直肌、头上斜肌和头下斜肌组成的枕下三角的中心，沿着寰椎侧块后缘和寰枕后膜下缘走行后穿入硬膜。在枕下三角区可触及寰椎和枢椎的侧块，位于乳突尖下方 1cm 左右。熟悉椎动脉的解剖对于避免灾难性的损伤至关重要，术前可以使用影像学技术评估椎动脉的优势供血侧别。球囊阻断试验可以用来确定牺牲该椎动脉是否安全。虽然在颅颈交界区没有大的单独静脉窦，但是这个区域的静脉丛出血非常多，颅颈交界区的静脉丛包括枕下海绵窦、椎体静脉丛和椎动脉静脉丛[17]。

切断颈神经根时需要在背根神经节的近端以防止神经瘤形成和神经痛症状，C_2 神经根切断后会出现枕骨区感觉减退，单一 C_3 神经节切断可以耐受或代偿，但是 C_3 和 C_4 都损伤会导致膈肌无力，尤其是双侧神经根均受损时。

八、手术入路

颅颈交界区疾病的手术入路是基于多种因素综合考虑的，包括肿瘤位置，颅底的累及范围，肿瘤的病理，肿瘤的连续性，肿瘤与硬膜和神经血管的关系，手术的目的（活检、姑息性减压或者全切），患者年龄及颅颈交界区的稳定性。肿瘤全切可能需要多个入路联合手术，后方 / 后外侧入路、前路 / 经口入路及外侧 / 极外侧 / 经枕骨髁入路是常用的 3 种入路，下面会介绍一些典型病例。

（一）后方 / 后外侧入路

后正中入路是脊柱外科医师最为熟悉的入路，其最佳适应证是后方中线部位肿瘤的切除[6]。位于腹侧和侧方的肿瘤使用后入路切除需要过度牵拉脊髓，有发生神经损伤的可能。颅颈交界区前外侧肿瘤的活检可以考虑使用此入路获取组织以明确诊断。常用的变通方法是后外侧入路，能够切除累及同侧小关节和椎动脉及对侧椎板的肿瘤。这两种入路都能够同时完成内固定和融合操作。

1. 后外侧入路：典型病例

患者，女，55 岁，左上肢感觉异常伴进行性右侧躯干和右下肢感觉异常 1 年。体格检查：四肢肌力 5 级，右侧上肢和下肢反射亢进。颈椎平扫 + 增强 MRI 示右侧后外侧髓外硬膜下均匀强化的肿瘤，导致严重的脊髓压迫，脊髓向前外侧移位，肿瘤强化信号类似脊膜瘤。肿瘤邻近右侧椎动脉硬膜内部分的近端（图 11–1）。根据进行性脊髓病及影像学表现，她接受了枕骨—C_2 椎板切除、髓外硬膜下肿瘤切除。

2. 后外侧入路：手术技术

手术操作在全身麻醉下进行，术中监测体感诱发电位（somatosensory evoked potential，SSEP）和运动诱发电位（motor evoked potential，MEP）。患者使用 Gardner-Wells 牵引弓或 Mayfield 头架固

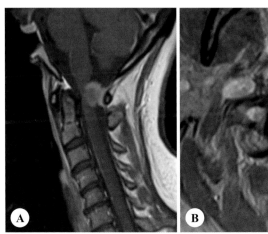
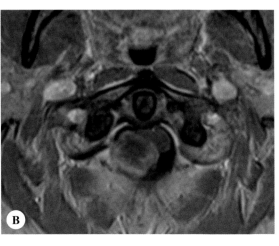

◀ 图 11–1　患者术前影像图
A. 增强的 T_1 加权像矢状位；
B. 横断面 MRI 显示肿瘤，由于后外侧的髓外硬膜下脊膜瘤导致脑干和脊髓严重受压

定头部，俯卧于可透射的 Jackson 手术床上。颈后部标记，消毒铺巾，从枕骨到 C_2 后正中直切口，沿中线从颅底、寰椎后弓、枢椎棘突和椎板分离皮下组织，自动拉钩牵开显露术野。辨认寰椎后弓的边缘，使用高速磨钻切开，带角度的刮匙去除游离的 C_1 后弓，磨除枕骨底部及 C_2 椎板的头侧部分，以充分显露硬膜。术中超声探测硬膜内肿瘤以确认显露的部位。

沿中线切开硬膜，使用 4-0 丝线悬吊硬膜边缘，将蛛网膜和肿瘤锐性分离，这时脊髓移至硬膜囊的左前外侧。显露椎动脉的硬膜内部分，并小心和肿瘤分离。肿瘤的周围得到分离，从肿瘤与硬膜相连的基底部分离，和脊髓分离，尽可能地整体取出。如果不牵拉脊髓无法取出肿瘤，需要先使用超声吸引器将其内部掏空，肿瘤的硬膜基底部需要使用低功率双极电凝烧灼以降低复发风险，连续缝合硬膜后使用纤维蛋白胶封闭。逐层缝合筋膜和软组织。

（二）前路 / 经口入路

前路 / 经口入路最适合腹侧中线部位的硬膜外肿瘤。经口入路能够显露中线外 2cm 范围斜坡腹侧、寰椎和枢椎。由于椎动脉、咽鼓管和舌下神经的限制，侧方显露的范围有限。硬膜缝合也较困难。由于口咽的污染，感染率较高。该入路往往需要联合二期后路内固定和融合。

1. 经口入路：典型病例

患者，男，35 岁，近期出现严重的颈部疼痛。颈椎 CT 和 MRI 显示 C_2 病理性骨折，C_2 椎侵蚀性肿瘤累及硬膜外和椎旁（图 11-2）。CT 引导下穿刺活检提示脊索瘤，需要行手术切除。

2. 经口入路：手术技术

患者全身麻醉后仰卧位，Mayfield 三钉头架固定头部于轻度后伸位。预防性气管切开以保护气道并获得充分的显露。咽部、面部和颈部消毒铺巾，牵开器牵开后尾端可显露至 C_3 中部，分离上腭，掀开黏膜骨膜皮瓣后可显露斜坡。单极电刀

分离从咽鼓管至 C_3 椎体中部的咽部，分离黏膜下和咽缩肌，将咽部皮瓣掀起并向两侧牵开，对于需要更广泛显露的病例，需要切开下颌骨。

将自动拉钩放置于口咽后，使用显微镜操作。骨膜下剥离寰椎前弓、斜坡尖部和枢椎椎体前方的颈长肌后显露出位于枢椎椎前的肿瘤。影像辅助下的导航对这些病例很有帮助。辨别寰椎前弓后使用高速磨钻和髓核钳切除前弓，小心分离齿状突，使用骨刀将齿状突基底部和韧带附着点打断后完整切除齿状突。分块切除椎前软组织肿瘤并小心从颈长肌分离。沿 C_2 椎弓根内侧将 C_2 椎体切开，分块切除病灶直至后纵韧带，然后切除椎弓根，分离寰椎横韧带并使用椎板咬骨钳切除。切除后纵韧带及 C_2 椎体后方的肿瘤，至此斜坡尖部至 C_3 终板的腹侧硬膜外间隙病灶彻底清除，C_3 终板和斜坡尖部制备植骨床融合。透视下将假体植入，螺钉固定于斜坡和 C_3 椎体。最终透视内固定位置满意。微乔线间断缝合口咽部。直视下放置胃管，复位前颈托固定。患者小心改为俯卧位，使用 Mayfield 头架固定头部，透视下调整颈部位置。

在完成经口 C_2 切除后，一般需要后路固定。颈后部消毒铺巾，取枕外隆突至 C_6 棘突的后正中直切口，单极电凝分离皮下组织，分离枕骨及 $C_1 \sim C_5$ 侧块边缘，切断并结扎双侧 C_2 神经根，注意使用双极电凝和剪刀在背根神经节的近端切断神经根。枕骨棘植入枕骨板固定，C_1 及 $C_3 \sim C_5$ 侧块螺钉固定。

使用骨刀和高速磨钻切除包括椎板、侧块和棘突在内的所有 C_2 椎后方结构，完成椎体的切除。双侧分离显露横突后外侧并切除后壁，切除椎弓根—峡部复合体和 C_2 上关节突。使用高速磨钻分离椎弓根峡部，上、下关节突和椎弓根从双侧分别切除。至此整个 C_2 椎体全部切除。整个过程中注意小心分离保护 C_3 神经根和椎动脉。裁剪合适的连接棒连接枕骨板和螺钉，枕骨、寰椎后弓、$C_3 \sim C_5$ 后外侧使用颗粒状自体骨植骨融合，常规逐层缝合切口。

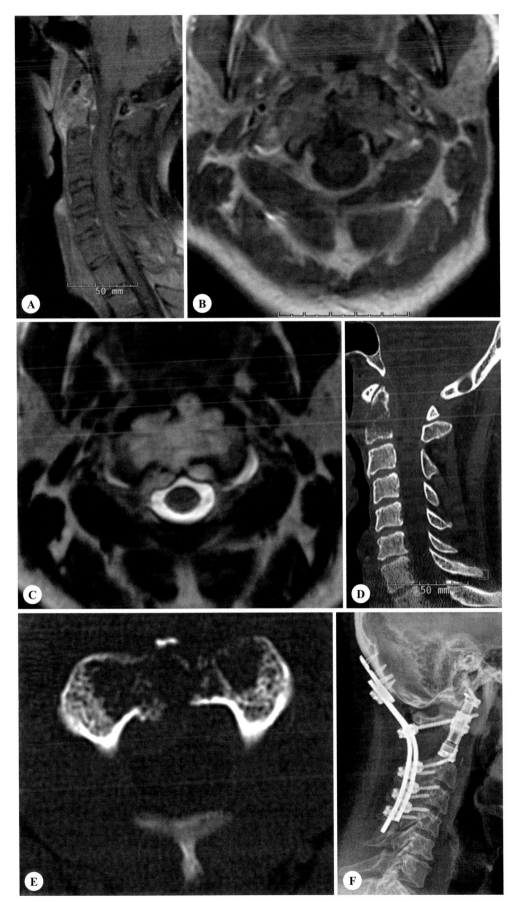

◀ 图 11-2　C$_2$ 脊索瘤

A. 增强 T$_1$ 加权像矢状位；
B. 横断面 MRI 显示齿状突均匀强化的溶骨性病变，硬膜外和椎前软组织肿块；C. T$_2$ 加权像横断面 MRI 显示肿瘤呈分叶状高信号；D. CT 平扫的矢状位；E. 横断面可见累及 C$_2$ 齿状突和椎体的溶骨性病变；F. 侧位 X 线片显示前路和后路的内固定

（三）侧路/远外侧入路

侧路/远外侧/极外侧或经枕骨髁入路适用于枕骨大孔腹侧、位于斜坡下部和上颈椎的硬膜内和硬膜下肿瘤（如脊膜瘤和神经纤维瘤），这些病例常常伴随旋转和轴性症状。该入路能够直达枕骨大孔前缘，无须牵拉脑干和小脑。侧路存在损伤面神经风险，需要分离下颌下腺，还要辨识并保护副神经。椎动脉位于椎动脉沟上方，是寰椎椎板切除时最上缘的标志。如果枕骨髁切除部分过大，需要考虑后路内固定（将在手术注意事项部分讨论这一问题）。

1. 远外侧入路：典型病例

患者，男，62岁，右上肢感觉异常5个月，逐渐进展后累及左手导致手不灵活。查体右侧肱桡肌反射亢进。颈椎 CT 和 MRI 提示 $C_1 \sim C_3$ 髓外硬膜内偏左侧的肿瘤，肿瘤硬膜外部分累及左侧 $C_{1\sim3}$ 的椎间孔。肿瘤侵及椎动脉的 V_3 和 V_4 交界部，肿瘤部分钙化，上颈髓严重受压（图 11-3）。根据影像学表现，该患者接受了左侧远外侧入路 $C_1 \sim C_3$ 椎板切除、髓外硬膜下和硬膜外肿瘤切除。

2. 远外侧入路：手术技术

全身麻醉后侧卧位或使用 Mayfield 三钉头架固定后俯卧位，头部置于侧位，屈曲并向右侧轻微旋转以暴露出颈后部和左侧枕下区域。摆好体位后获取 SSEP 和 MEP 监测的基线值。

从乳突基底部至枕外隆突下方的下项线，然后沿正中线至 C_4 棘突标记呈倒置曲棍球棒形状的手术切口。使用单极电凝分离，掀开 C_2 棘突、寰椎后弓和枕骨肌皮瓣，显露枕骨、左侧寰椎弓、左侧 $C_2 \sim C_3$ 棘突、椎板和侧块关节。显露椎动脉后，将椎动脉从位于寰椎后弓前外侧部的椎动脉沟内分离并小心保护椎动脉。超声骨刀切除 C_1、C_2 椎板及 C_3 上半部分椎板，联合使用止血材料和双极电凝控制硬膜外静脉丛出血。由于肿瘤沿着神经根袖向硬膜外生长，该例患者的 C_2 神经根明显增粗。

在进行硬膜下病变切除之前，使用术中超声评估骨性结构切除范围是否足够。在显微镜下锐性弧形切开硬膜，将硬膜向侧方牵开（图 11-4）。锐性切开蛛网膜后即显露出位于脊髓腹侧的肿瘤。在术中诱发肌电图神经刺激的辅助下找到副神经，游离并保护副神经。结扎硬膜内 C_2 神经的背侧根，切断齿状韧带，显露肿瘤的头侧端和尾侧端，切除肿瘤时使用 6-0 的 prolene 线将齿状韧带掀起以保护脊髓。显露肿瘤后使用电凝，超声抽吸切除肿瘤，使用显微分离技术将肿瘤从脊髓上锐性分离下来，烧灼硬膜供血血管和硬膜侧方以防止复发。肿瘤的硬膜内部分达到彻底切除，然后显露出肿瘤的硬膜外部分。将 C_2 神经根分离并在肿瘤远端的正常部位结扎，从神经根袖部位将肿瘤的硬膜外部分切断，至此完成肿瘤的全部切除过程。止血后连续缝合硬膜，使用硬膜补片移植防止渗漏，在硬膜缝合完成后使用封闭胶封闭，逐层缝合肌皮瓣。

九、肿瘤分类

（一）颅颈交界区转移性肿瘤

颅颈交界区转移瘤患者易表现为颈痛和不稳定，较少出现脊髓压迫或脊髓病症状[10]。累及前方结构者（如斜坡或齿状突），手术常常是姑息性治疗。手术治疗适用于预期生存期超过 3 个月的患者，手术的目的是保存神经功能，解除不稳定和进行性畸形，治疗影响生活的疼痛，控制局部肿瘤生长。由于颅颈交界区的脑脊液间隙较大，转移瘤患者常表现为继发于局部不稳定的颈部机械性疼痛，较少出现肿瘤直接压迫脊髓的相应症状。对不稳定的患者，后路复位内固定能够维持较长时间的疼痛缓解期，保留神经功能[5, 7]。同时可能需要减压（如椎板切除或关节突部分切除）和硬膜囊重建[5]。辅助放疗和系统性化疗常常也是治疗策略的组成部分。

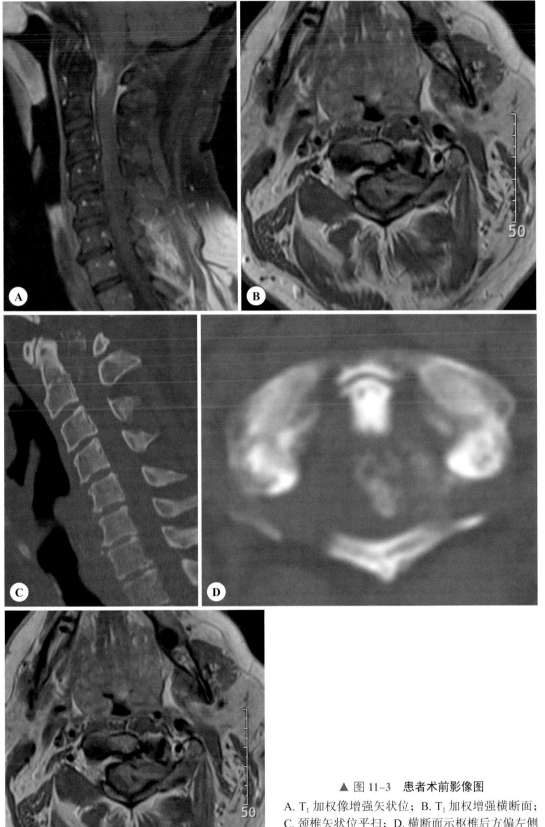

▲ 图 11-3　患者术前影像图

A. T$_1$ 加权像增强矢状位；B. T$_1$ 加权增强横断面；
C. 颈椎矢状位平扫；D. 横断面示枢椎后方偏左侧
椎管内肿瘤，部分钙化；E. MRI 血管造影示均匀
强化的偏左侧的硬膜外和硬膜内脊膜瘤，注意肿
瘤侵及左侧椎动脉

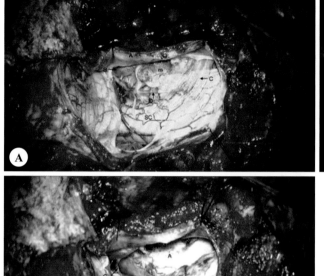

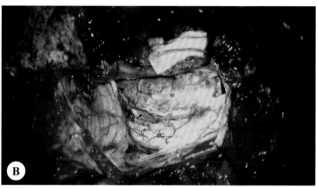

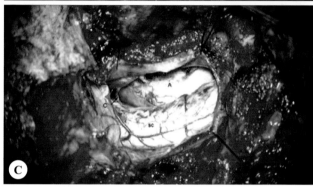

▲ 图 11-4 右侧经枕骨髁入路切除一例枕骨大孔脊膜瘤的术中图片，注意脊髓向后方移位

A. 切开后硬膜（A）显露脊髓（SC）、枕骨大孔脊膜瘤（m）、硬膜内椎动脉（B）C_2 神经根（C）和副神经（D）；B. 结扎 C_2 神经根后显露硬膜下结构，副神经（A）向后方移位；C. 肿瘤切除术后，注意脊髓（SC）减压后进入手术切除后的空腔内（A）。注意脊髓后动脉（B）椎动脉分支（C），这些结构需要保留以防止出现严重的神经并发症

（二）颅颈交界区原发性肿瘤

对大多数颅颈交界区原发性肿瘤（除外血液系统来源恶性肿瘤）而言，手术切除是首选治疗方法。整块切除能够延长无瘤生存期，然而由于颅颈交界区解剖复杂，肿瘤侵袭性强，容易累及重要结构，因此常常难以完成整块切除手术。对于原发性肿瘤患者，在最大范围切除肿瘤后，如果需要可以行内固定[5]。辅助放疗常常需要立体定向消融或粒子植入治疗（如质子或碳）。下面将简单总结一些常见的颅颈交界区原发性肿瘤，读者如需完整了解脊柱良性和恶性肿瘤的临床表现和治疗，可以参阅第 6 章和第 7 章的内容。本节讨论颅颈交界区这一复杂解剖部位的特殊之处。

（三）恶性肿瘤

多发性骨髓瘤是脊柱最常见的原发性恶性肿瘤，特别是在上颈椎和颅骨[18]。多发性骨髓瘤起源于异常增殖的浆细胞。患者常表现为继发于骨破坏或局部不稳定的机械性颈部轴向疼痛，较少出现脊髓压迫或急性神经功能障碍。CT 影像可见骨质破坏，骨质减少和病理性骨折。MRI 能够评估硬膜外病变和椎管累及的范围。手术治疗适用于局部不稳定或存在神经压迫症状的患者。系统性治疗包括联合双膦酸盐的化疗和放疗，生存时间 2～10 年以上，中位生存时间变异较大[18]。

脊索瘤是发病率为第二位的脊柱原发性肿瘤，好发于 50—70 岁，是起源于残存原始脊索组织的恶性肿瘤[19]。尽管最好发于骶骨，大约 30% 脊索瘤位于颅底（如斜坡），15% 发生于上颈椎区域。颅颈交界区的脊索瘤常引起颈痛，颅神经功能障碍，脊髓病或症状性咽后部占位。脊索瘤生长缓慢，在确诊时通常侵及范围较大。由于脊索瘤对放疗不敏感，因此整块切除是主要的治疗方法[21]。脊索瘤在确诊时，超过一半的患者已经出现枕骨髁和寰椎侧块破坏[20]。术后常常使用辅助质子束治疗，比较新的治疗方法包括新辅助放疗[22]。近期的前瞻性试验发现质子束治疗是未手术治疗患者控制局部进展的有效方法。在这些病例中，手术仅仅能够起到内固定的作用[23]。死亡的主要原因是肿瘤复发，而不是远处转移。

骨肉瘤最常发生于 10—30 岁，是局部侵袭性肿瘤，好发于四肢骨骼。3%～5% 的骨肉瘤侵犯中轴骨骼，发生的部位缺乏特征性。颅颈交界区的骨肉瘤患者表现为局部疼痛，神经症状的可能性很小。CT 可见溶骨性病灶，PET 检查局部摄取升高。由于骨肉瘤对放疗不敏感，因此治疗方案是整块切除后辅助化疗。生存期约为 2 年，依病灶范围大小有所差异[24]。

（四）良性肿瘤

读者如需完整了解脊柱良性肿瘤的临床表现和治疗方法，可以参阅第 6 章的内容。本节讨论颅颈交界区这一复杂解剖部位的特殊之处。

ABC 是一种良性的血管膨胀性肿瘤，好发于10—30 岁女性。ABC 占脊柱原发性肿瘤的 15%，大约 30% 的 ABC 发生于颈椎，16% 发生于寰枢椎，多发生在后方结构[25]。虽然属于良性肿瘤，ABC 能够快速生长并导致骨质破坏。CT 可见薄的骨皮质外壳，富含血管的蜂巢状空洞。颅颈交界区的 ABC 的 X 线片表现为寰椎后方囊肿、齿状突骨折和椎体塌陷。MRI 可以发现液 - 液平面这一ABC 典型表现。非手术治疗包括经皮注射多西环素、双膦酸盐治疗和放疗，但是这些治疗方法的病例和结果均有局限性[26]。手术切除是确定有效的方法，残留肿瘤复发率较高。由于肿瘤血管丰富，术前栓塞对手术很有帮助[20]。

嗜酸性肉芽肿最多见于 10 岁以下儿童，较少累及脊柱。X 线片或 CT 可见椎体呈扁平状或溶骨性破坏伴椎体塌陷，MRI 上病变呈 T_1 等信号、T_2 高信号。患者表现为疼痛，部分患者存在神经损害的表现。对于不典型的溶骨性病变，需要行 CT 引导下穿刺活检以鉴别浆细胞瘤、骨软骨炎和尤因肉瘤。全身性嗜酸性肉芽肿包括 Letterer-Siwe 和 Hand-Schuller-Christian 病，需要积极治疗。辅助性治疗效果不确切，但是低剂量放疗和化疗可能有一定效果[27]。

骨样骨瘤是良性膨胀性生长的溶骨性病变，边缘硬化。骨样骨瘤起源于骨组织，好发于颈椎

和腰椎。经皮热消融是可以选择的治疗方法。骨母细胞瘤较骨样骨瘤大，更具有侵袭性，如果未经合适的治疗，骨母细胞瘤有恶性变的潜能。骨母细胞瘤多发于青少年和年轻的成人，多累及脊柱后方结构，包括椎板和椎弓根。典型的骨母细胞瘤为溶骨性，椎管内可见软组织肿块。颈椎的骨母细胞瘤表现为颈部间歇性疼痛、痛性斜颈和活动度减小。首选的治疗方法是完全切除，疗效满意。阿司匹林能够帮助骨样骨瘤患者的骨质愈合[25]。骨软骨瘤是由于骨骺疝出，移位的软骨形成软骨帽。这种良性病变最常见于四肢骨，大约4% 发生于脊柱。脊柱的骨软骨瘤最常发生于移行的节段，据报道高达 43% 的脊柱骨软骨瘤发生在寰枢椎区域[25]。

枕骨大孔脊膜瘤占所有脊膜瘤的 3%，好发于40—50 岁。CT 上表现为骨肥厚，弥漫性硬膜增厚、钙化。脊膜瘤在 MRI 上表现为等信号，钆增强扫描后显著增强。手术的最佳体位和入路有争议，但是在初次手术完全切除肿瘤这一目标是一致的。脊膜瘤常侵及血管结构（如硬膜外或硬膜内椎动脉）和多个脑神经，尤其易侵及第Ⅸ～Ⅻ对脑神经。由于距离重要的神经结构很近，术后很少使用放射治疗，除非是高级别的脊膜瘤（如非典型或未分化型）[20, 28]。

（五）内固定和融合

脊柱内固定技术的进步使得颅颈交界区肿瘤性病变大范围切除后的稳定性重建成为可能。广泛切除的同时保持神经功能的稳定是可以实现的，无论是否行辅助的化疗和放疗[5, 7, 13, 16, 17]。这个部位的不稳定的原因可能是肿瘤破坏或者切除肿瘤骨所致。评估颅颈交界区的稳定性需要结合临床表现和放射学表现来确定，放射学不稳定包括成角不稳（＞11°）和移位（＞5mm）。理解颅颈交界区的生物力学特性有助于手术方案的确定。许多病例研究表明，由于肿瘤导致的不稳定患者，行内固定手术能够恢复或保持神经功能并缓解颈

痛症状 [5, 7, 14, 29-31]。

早期使用的颅颈交界区融合技术包括环形内固定及钛缆固定 [14, 29]，随着脊柱内固定的进步，使用枕骨板和螺钉重建并发症更少，能够持久维持曲度，融合率高。生物力学研究证实使用螺钉 – 枕骨板技术固定较之前的钢丝技术更为坚固 [32-34]。另外，内固定器械的改良，如多轴螺钉，螺钉头部的马鞍形连接，以及侧方连接块使螺钉头部活动范围增大，连接棒安装更为便捷。

枕骨螺钉钢板固定是整个脊柱在生物力学上最坚固的内固定系统之一。合适的螺钉位置是增强坚固程度和增大融合率的关键。枕骨螺钉应植入枕骨棘最厚的部位，即上项线的下方，而且要尽量接近中线。解剖学研究已经确定枕骨棘的厚度约为 8mm，而钢板厚度为 3～5mm，因此枕骨螺钉的长度为 8～12mm。螺钉需要完成双皮质固定，因为双皮质固定的抗拔出力较单皮质固定的抗拔出力大 50% 左右 [35]。如果螺钉偏离枕骨棘会导致骨道的螺钉较短。偏外侧的螺钉会降低抗侧屈力，增大力臂，降低融合率 [36-38]。

有时候由于连接棒的限制和肿瘤导致的骨质破坏，导致 C_1 侧块螺钉和 C_2 内固定难以完成。可以选用的固定方法有 C_2 峡部螺钉或椎弓根螺钉，下颈椎侧块螺钉及胸椎椎弓根螺钉技术。理想状态下应使用最短的固定节段，但是在肿瘤切除节段下方至少需要保证 4 个固定点。对于骨质较差的患者，骨质疏松或下颈椎多节段病变患者，需要长节段固定以维持稳定，保证融合 [5]。

使用枕骨板和螺钉技术重建后，小样本量的报道的融合率为 89%～100%，融合时常使用结构性自体骨（如肋骨）或同种异体骨 [17]，Zou 等报道的 24 例颅颈交界区肿瘤内固定术后 6 个月融合率达 100% [21]。一组 120 例患者，平均随访35 个月，有 10 例失访，107 例枕颈融合的概率为89% [34]。在局部内固定治疗之后，VAS 评分、稳定性及神经功能均获得好转 [5, 31, 33]。

（六）手术并发症的处理和预防

手术技术的进步及手术入路的改良使颅颈交界区肿瘤的总体死亡率和手术死亡率显著降低，但是由于该部位解剖结构的复杂性，通过术前影像学仔细评估神经血管的解剖是避免严重损伤和并发症的关键。

颈椎前路和后路手术医源性椎动脉损伤的发生率为 0.5%～4.1% [10, 39]。前路手术医源性椎动脉损伤中有 14% 发生在颈椎肿瘤手术 [39]。术前 CT 和 MRI 发现先天性异常，要考虑是否存在椎动脉解剖变异或异常，需要行进一步检查（CTA、MRA 或 DSA）。颈椎前路手术中，侧方的分离和显露是椎动脉损伤的最重要原因。外侧或后路中，螺钉的植入过程需要避免椎动脉损伤，经关节突螺钉导致医源性椎动脉损伤的风险最高 [10]。如果颈椎前路或后路手术出现急剧的动脉性出血，可以临时夹闭并尝试一期修复椎动脉。手术结扎或压迫止血及螺钉植入等方法在紧急情况也可使用，但是假性动脉瘤的发生率很高 [39]。如果术前预估椎动脉损伤的风险很高，术前可以行血管造影和球囊阻断试验。

颅颈交界区后路显露时常出现大量的静脉性出血，尤其是在患者体位（如俯卧屈颈位）导致静脉压力增大时更易出现。静脉性出血可以使用含纤维蛋白酶的吸收性明胶海绵止血。显露时使用电凝充分止血能够防止椎动脉损伤。

颅颈交界区肿瘤常侵犯基底动脉和（或）椎动脉及其分支。长时间的手术操作和广泛的血管神经周围的操作常导致迟发性血管痉挛。虽然肿瘤的彻底切除是手术的目标，但是有时不得不遗留在损伤血管壁上的肿瘤组织，以避免导致神经或血管损伤。血管痉挛发生时，早期治疗措施是提高平均动脉压并使用钙通道阻断剂，复杂病例也可使用腔内血管成形技术。

颅颈交界区硬膜内肿瘤切除术后会影响脑脊液循环，术后并发症包括脑脊液漏、假性脊膜膨出和脑积水。脑脊液漏和假性脊膜膨出可能是由于硬膜缝合不佳或脑积水。阻塞性脑积水可能是早期并发症（如脑池 / 枕骨大孔蛛网膜下腔出血），交通性脑积水是迟发性的。使用严密的硬膜缝合技术、骨瓣回植、硬膜封闭胶和脂肪移植能降低术后脑脊液漏的发生风险。如果无法完成硬膜修补，需要立即行腰大池引流。如果腰大池引流时仍有持续的脑脊液漏，需要手术修补。如果存在脑脊液再聚集或持续的脑脊液漏，需要持续行脑脊液引流。脑膜炎是脑脊液漏的常见并发症，在经口入路发生率更高。良好的血供重建能够促进伤口愈合，也可考虑使用抗菌敷料。

十、其他值得注意的问题

颅颈交界区的放疗技术也在持续进步。外照射放射治疗（external beam radiation therapy，EBRT）已被用于治疗颅颈交界区转移性肿瘤。一组 25 例对放疗敏感的颅颈交界区肿瘤患者，手术联合放疗组和单独 EBRT 治疗组的中位生存时间分别是 16 个月和 5 个月。

该研究具有选择性偏倚，因为广泛转移患者身体条件差，难以耐受手术，仅能使用放射治疗[7]。SRS 能够对脊柱孤立性病变使用高能量射线治疗。已经证实与 EBRT 相比，SRS 能够有效控制脊柱转移性肿瘤的局部病变，降低并发症发生[40]。Tuchman 等报道一组 9 例颅颈交界区转移瘤患者，中位生存时间是 4 个月，所有患者均不需要手术治疗[41]。目前颅颈交界区肿瘤 SRS 治疗的最大宗病例报道是由 Azad 等报道的一组 25 例颅颈交界区转移瘤的病例。所有患者经 SINS 评估均没有不稳定，不需要手术稳定脊柱。25 例患者接受了 SRS 治疗后，仅有 2 例需要手术治疗稳定脊柱。其结论是 SRS 能够很好地缓解无颈椎不稳定患者的疼痛症状，降低死亡率[42]。

十一、小结

颅颈交界区肿瘤需要早期诊断和规范的治疗。治疗方案需要结合病理诊断、肿瘤部位、局部累及范围、神经功能状态及疼痛情况综合考虑。正确认识外科治疗的目标并选择合适的手术入路是治疗成功的基础。现代外科技术、脊柱内固定技术，以及放疗技术的发展帮助提高了这个复杂解剖区域肿瘤的控制率和治愈率，也提高了临床满意度和植骨融合率。

参考文献

[1] Moulding HD, Bilsky MH. Metastases to the craniovertebral junction. Neurosurgery. 2010;66:113–8.

[2] Sherk HH. Lesions of the atlas and axis. Clin Orthop. 1975;33–41.

[3] Jeszenszky DJ, Haschtmann D, Pröbstl O, Kleinstück FS, Heyde CE, Fekete TF. Tumors and metastases of the upper cervical spine (C0–2). A special challenge. Orthopade. 2013;42:746–54.

[4] Bambakidis NC, Dickman CA, Spetzler R, Sonntag VKH, editors. Primary osseous and metastatic neoplasms of the craniovertebral junction. Surg Craniovertebr Junction. 2013; https://doi. org/10.1055/b-0034–84441.

[5] Zuckerman SL, Kreines F, Powers A, Iorgulescu JB, Elder JB, Bilsky MH, Laufer I. Stabilization of tumor-associated craniovertebral junction instability: indications, operative variables, and outcomes. Neurosurgery. 2017;81:251–8.

[6] Fehlings MG, David KS, Vialle L, Vialle E, Setzer M, Vrionis FD. Decision making in the surgical treatment of cervical spine metastases. Spine. 2009;34:S108–17.

[7] Bilsky MH, Shannon FJ, Sheppard S, Prabhu V, Boland PJ. Diagnosis and management of a metastatic tumor in the atlantoaxial spine. Spine. 2002;27:1062–9.

[8] Yamazaki M, Okawa A, Furuya T, Sakuma T, Takahashi H, Kato K, Fujiyoshi T, Mannoji C, Takahashi K, Koda M. Anomalous vertebral arteries in the extra- and intraosseous regions of the craniovertebral junction visualized by 3–dimensional computed tomographic angiography: analysis of 100 consecutive surgical cases and review of the literature. Spine. 2012;37:E1389–97.

[9] George B, Archilli M, Cornelius JF. Bone tumors at the cranio-cervical junction. Surgical management and results from a series of 41 cases. Acta Neurochir (Wien). 2006;148:741–9; discussion 749

[10] O'Sullivan MD, Lyons F, Morris S, Synnott K, Munigangaiah S, Devitt A. Metastasis affecting craniocervical junction: current concepts and an update on surgical management. Global Spine J. 2018;8:866–71.

[11] Shiban E, Török E, Wostrack M, Meyer B, Lehmberg J. The far-lateral approach: destruction of the condyle does not necessarily result in clinically evident craniovertebral junction instability. J Neurosurg. 2016;125:196–201.

[12] Bejjani GK, Sekhar LN, Riedel CJ. Occipitocervical fusion following the extreme lateral transcondylar approach. Surg Neurol. 2000;54:109–15; discussion 115–116

[13] Harris MB, Duval MJ, Davis JA, Bernini PM. Anatomical and

roentgenographic features of atlantooccipital instability. J Spinal Disord. 1993;6:5–10.

[14] Shin H, Barrenechea IJ, Lesser J, Sen C, Perin NI. Occipitocervical fusion after resection of cra- niovertebral junction tumors. J Neurosurg Spine. 2006;4:137–44.

[15] Panjabi M, Dvorak J, Crisco J, Oda T, Hilibrand A, Grob D. Flexion, extension, and lateral bending of the upper cervical spine in response to alar ligament transections. J Spinal Disord. 1991;4:157–67.

[16] Tubbs RS, Hallock JD, Radcliff V, Naftel RP, Mortazavi M, Shoja MM, Loukas M, Cohen-Gadol AA. Ligaments of the craniocervical junction. J Neurosurg Spine. 2011;14:697–709.

[17] Wang Z, Wang X, Wu H, Chen Z, Yuan Q, Jian F. C2 dumbbell-shaped peripheral nerve sheath tumors: surgical management and relationship with venous structures. Clin Neurol Neurosurg. 2016;151:96–101.

[18] Ahmadi SA, Slotty PJ, Munoz-Bendix C, Steiger H-J, Cornelius JF. Early surgical occipitocervical stabilization for plasma cell neoplasms at the craniocervical junction: systematic review and proposal of a treatment algorithm. Spine J Off J North Am Spine Soc. 2016;16:91–104.

[19] Chambers KJ, Lin DT, Meier J, Remenschneider A, Herr M, Gray ST. Incidence and survival patterns of cranial chordoma in the United States. The Laryngoscope. 2014;124:1097–102.

[20] Menezes AH. Craniovertebral junction neoplasms in the pediatric population. Childs Nerv Syst ChNS Off J Int Soc Pediatr Neurosurg. 2008;24:1173–86.

[21] Molina CA, Ames CP, Chou D, Rhines LD, Hsieh PC, Zadnik PL, Wolinsky J-P, Gokaslan ZL, Sciubba DM. Outcomes following attempted en bloc resection of cervical chordomas in the C-1 and C-2 region versus the subaxial region: a multiinstitutional experience. J Neurosurg Spine. 2014;21:348–56.

[22] Barrenechea IJ, Perin NI, Triana A, Lesser J, Costantino P, Sen C. Surgical management of chordomas of the cervical spine. J Neurosurg Spine. 2007;6:398–406.

[23] Konieczkowski DJ, DeLaney TF, Yamada YJ. Radiation strategies for spine chordoma: proton beam, carbon ions, and stereotactic body radiation therapy. Neurosurg Clin N Am. 2020;31:263–88.

[24] Feng D, Yang X, Liu T, et al. Osteosarcoma of the spine: surgical treatment and outcomes. World J Surg Oncol. 2013;11:89.

[25] Menezes AH, Ahmed R. Primary atlantoaxial bone tumors in children: management strategies and long-term follow-up: clinical article. J Neurosurg Pediatr. 2014;13:260–72.

[26] Parker J, Soltani S, Boissiere L, Obeid I, Gille O, Kieser DC. Spinal aneurysmal bone cysts (ABCs): optimal management. Orthop Res Rev. 2019;11:159–66.

[27] Prasad GL, Divya S. Eosinophilic granuloma of the cervical spine in adults: a review. World Neurosurg. 2019; https://doi.org/10.1016/j.wneu.2019.01.230.

[28] Wu Z, Hao S, Zhang J, Zhang L, Jia G, Tang J, Xiao X, Wang L, Wang Z. Foramen magnum meningiomas: experiences in 114 patients at a single institute over 15 years. Surg Neurol. 2009;72:376–82; discussion 382

[29] Piper JG, Menezes AH. Management strategies for tumors of the axis vertebra. J Neurosurg. 1996;84:543–51.

[30] Sanpakit S, Mansfield TL, Liebsch J. Role of onlay grafting with minimal internal fixation for occipitocervical fusion in oncologic patients. J Spinal Disord. 2000;13:382–90.

[31] Zou J, Yuan C, Zhu R, Zhang Z, Jiang W, Yang H. Effect of occipitocervical fusion with screw-rod system for upper cervical spine tumor. BMC Surg. 2014;14:30.

[32] Hurlbert RJ, Crawford NR, Choi WG, Dickman CA. A biomechanical evaluation of occipitocervical instrumentation: screw compared with wire fixation. J Neurosurg. 1999;90:84–90.

[33] Deutsch H, Haid RW, Rodts GE, Mummaneni PV. Occipitocervical fixation: long-term results. Spine. 2005;30:530–5.

[34] Martinez-Del-Campo E, Turner JD, Kalb S, Rangel-Castilla L, Perez-Orribo L, Soriano-Baron H, Theodore N. Occipitocervical fixation: a single surgeon's experience with 120 patients. Neurosurgery. 2016;79:549–60.

[35] Haher TR, Yeung AW, Caruso SA, Merola AA, Shin T, Zipnick RI, Gorup JM, Bono C. Occipital screw pullout strength. A biomechanical investigation of occipital morphology. Spine. 1999;24:5–9.

[36] Logroscino CA, Genitiempo M, Casula S. Relevance of the cranioaxial angle in the occipitocervical stabilization using an original construct: a retrospective study on 50 patients. Eur Spine J Off Publ Eur Spine Soc Eur Spinal Deform Soc Eur Sect Cerv Spine Res Soc. 2009;18(Suppl 1):7–12.

[37] Heywood AW, Learmonth ID, Thomas M. Internal fixation for occipito-cervical fusion. J Bone Joint Surg Br. 1988;70:708–11.

[38] Frush TJ, Fisher TJ, Ensminger SC, Truumees E, Demetropoulos CK. Biomechanical evaluation of parasagittal occipital plating: screw load sharing analysis. Spine. 2009;34:877–84.

[39] Guan Q, Chen L, Long Y, Xiang Z. Iatrogenic vertebral artery injury during anterior cervical spine surgery: a systematic review. World Neurosurg. 2017;106:715–22.

[40] Hall WA, Stapleford LJ, Hadjipanayis CG, Curran WJ, Crocker I, Shu H-KG. Stereotactic body radiosurgery for spinal metastatic disease: an evidence-based review. Int J Surg Oncol. 2011; 2011:979214.

[41] Tuchman A, Yu C, Chang EL, Kim PE, Rusch MC, Apuzzo MLJ. Radiosurgery for metastatic disease at the craniocervical junction. World Neurosurg. 2014;82:1331–6.

[42] Azad TD, Esparza R, Chaudhary N, Chang SD. Stereotactic radiosurgery for metastasis to the craniovertebral junction preserves spine stability and offers symptomatic relief. J Neurosurg Spine. 2016;24:241–7.

第三篇
转移性脊柱肿瘤
Metastatic Spinal Disease

Joe Schwab 著

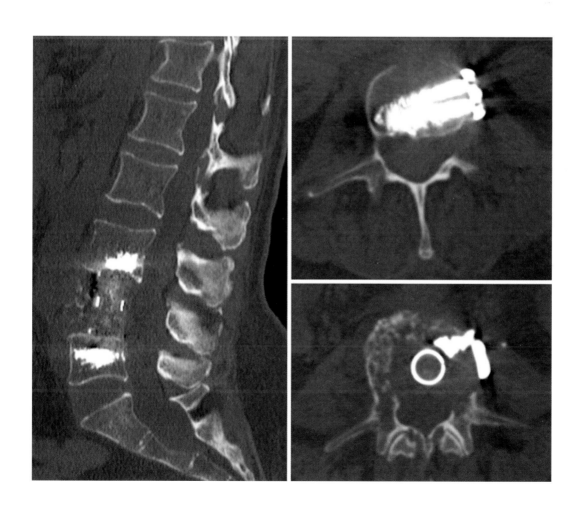

第 12 章　脊柱转移瘤的预后和诊疗决策
Prognosis and Decision-Making in Spinal Metastases

Andrew J. Schoenfeld　Marco L. Ferrone　著

一、背景

总的来说，随着治疗方式的改善和患者生存率的提高，脊柱转移瘤在过去 20 年的发生率有所增加[1-3]。据估计，每年新增脊柱转移肿瘤患者约为 2 万例，目前在美国约有 500 多万脊柱转移肿瘤患者[1-3]。脊柱转移瘤一旦确诊，患者、家属和医生都面临着许多挑战，包括制订治疗计划、做出有关手术的决定及协调快速的转院治疗[1-5]。在做出脊柱转移瘤的诊断后，往往伴随巨大的情绪压力，而模糊的判断往往加剧了这种压力，临床恶化及其对个体功能和生活质量的影响更是如此[1,5]。

在确诊后的 1 年内，有近一半的脊柱转移瘤患者可能已经死亡，术后并发症的发生率一般报道在 20%~40%[6-11]。不幸的是，最近的研究表明，非手术治疗的死亡率通常与手术治疗没有显著差异，尽管并发症方面有所不同[5]。在做出脊柱转移的诊断时，患者和他们的医生有一个共同的目标，即启动最合适和最有效的治疗方案，以最大限度地提高生活质量，延缓疾病进展，并最大限度地减少治疗后病残程度和临床恶化的可能性。这取决于多种因素，包括原发癌诊断、转移扩散程度、并发症、营养状况和功能状况。脊柱转移瘤患者的预后有很大不同，其治疗模式也有很大不同[1,5]。在过去的 20 年中，随着肿瘤学、药物治疗、手术技术和脊柱手术治疗的进步，治疗方法发生了相当迅速的变化[1,3]。自从 Patchell 等

在 2005 年[12]发表随机试验以来，脊柱手术干预已经越来越被接受为转移性肿瘤患者可行的治疗选择，特别是在发生病理骨折或硬膜外压迫的情况下[1,3]。新的文献也发现，对于某些发病时有独立功能的原发肿瘤患者，手术干预比非手术治疗获益更多[5,13]。

医生在患者就诊时面临的挑战是有意向患者及其家庭传达预期寿命和各种治疗方法的风险和好处，以便其对初始治疗策略做出知情的决定。即便患者能耐受手术，也可能从非手术治疗中获益，而不伴随手术风险[1,5]。同时，如果最初的非手术治疗失败，而在较晚的时间进行手术治疗，预后包括生存期和治疗后可能出现并发症的风险可能会受到影响[1,13]。向患者和家属传递预期结果的最有效方法是通过预后模型或评分系统，这些方法在过去 5~10 年越来越受欢迎[14-20]。这些工具并不总是适合特殊的个体，然而，许多已有的评分系统尚未经过独立验证[1,14]。有些甚至不是为了临床预后评价的特定目的而开发的，因此据此做出临床决定可能并不准确。本章的目的是对脊柱转移瘤患者的预后和相关治疗进行探讨，包括如何恰当选择和应用现有的预后评估和评分系统。

在过去 20 年中，外科手术和医疗技术有了显著的进步，包括 MRI、微创脊柱手术、术中神经监测等，这使得越来越复杂和不同患者群体能够得到更好的外科治疗和改善患者预后[4]。尽管这些治疗措施可能会提高生活质量和治疗效果，但往往会导致经济成本升高。因此，在向基于经济价

值的医疗体系过渡的过程中，必须将重点放在手术创新和术后患者康复上，同时更仔细地审视这些手术干预对经济所带来的影响。因此，未来脊柱肿瘤手术要达到更高的经济价值。

然而，脊柱肿瘤为经济花费讨论提供了一个有趣的话题，因为生存率、患者爱好和生活质量是患者面临的最重要问题。例如，人们不仅要考虑外科技术治疗脊柱肿瘤的经济影响，还要考虑非手术和姑息治疗的经济影响。

本章探讨了最近的发展趋势，定义了经济价值的测量方法，并阐明了在特定背景下干预脊柱肿瘤的经济价值。本章末尾的病例研究有助于在脊柱手术中应用质量和成本的概念指导经济价值的讨论。

二、常规注意事项

理想的预后评价工具应易于使用和理解，适用于所有培训 / 经验水平的临床医生、患者和家庭成员 [1, 14]。此外，该工具应广泛应用于所有脊柱转移肿瘤患者，告知临床治疗和（或）预期结果，并在应用该工具的人群中独立进行验证。不幸的是，目前可用的系统中很少（如果有的话）真正完全满足这些标准 [1, 14, 21]。

大多数评分系统是为特定人群开发的（如仅手术病例、特定的原发肿瘤类型等），很少会经过严格的外部验证。例如，SINS 的目的是预测脊柱发生转移时的不稳定程度，而不是预测预后或治疗后的其他结果 [14]。因此，临床医生在将其直接应用于患者治疗之前，应审查特定评分系统的参数、在其开发过程中适用的人群及创建它们的方法 [1]。正在应用预后评分工具的患者的临床和社会人口学特征，应该与评分的个体相似（如文献报道）。虽然有大量的评分系统和预测工具 [14, 21]，包括新兴的"即插即用"机器学习平台 [17, 18]，但本章重点关注最广泛研究的实用工具包括 Tokuhashi 评分、Tomita 评分、脊柱肿瘤研究组（Spine Oncology Research Group，SORG）表和新英格兰脊柱转移评

分（New England Spinal Metastasis Score，NESMS），后者采用了改良的 Bauer 系统。

三、Tokuhashi 评分

这是最早开发的脊柱转移评分系统之一，因此也可能是被最广泛研究的 [14, 22]。该评分于 1990 年首次发表，2005 年进行了修订，考虑了临床表现、原发肿瘤、转移扩散程度和神经系统累及程度。评分范围为 0～15 分，分数越高越有利（表 12-1）。有附加的生存估计，主要是为了告知是否可以进行手术。该评分并没有被开发或设定以应用于告知患者其他治疗手段，也没有使用严格的方法学技术进行独立验证 [14]。

也许是由于该评分系统出现较早，其在文献中获得了广泛认可和接受 [14]。对需要评价的因素逐步打分后，该系统可用于确定脊柱转移患者的治疗方案。然而，这种评分系统很麻烦，可能难以应用和理解，尤其是对于非外科医生和患者。在刚开始发病或拟进行打分评估时，其他器官的转移是否发生或可否切除，无法给出准确预计。此外，非脊柱的转移性病灶的治疗方法此时也很难确定。分数的变化也可能无法精确做出。

该评分在验证性研究中并不总是表现良好，据报道其准确度在 39%～88% [14]。重要的是，较高的估计值来自 Tokuhashi 自己的小组，可能反映出他们因对该系统的应用非常熟悉，而产生的专家偏倚。此外，也有人提出了 Tokuhashi 评分在肺癌或骨髓瘤患者预后预测中无效的可能性 [14, 23-25]。在一项系统综述中，Cassidy 等坚持认为，与预期寿命较短的个体相比，该工具对根据临床表现预期存活 1 年或更长时间的患者更有用 [14]。在 Ahmed 等发表的一项比较研究中，使用从约翰霍普金斯大学收集的患者数据，修订后的 Tokuhasi 评分被认为不如原来的方案，在预测术后 30 天、90 天和 1 年生存率方面没有足够的准确性 [19]。类似地，在最近对来自不同中心的 1400 多名患者进行的研究中，Tokuhashi 评分未能达到作者认为是

表 12-1　Tokuhashi 评分系统	
特　征	**分　数**
全身情况	
差：10%～40%	0
中等：50%～70%	1
好：80%～100%	2
脊柱外转移数目	
≥3 处	0
1～2 处	1
0 处	2
脊柱受累数目	
≥3	0
2 处	1
1 处	2
主要脏器转移	
无法切除	0
可切除	1
无转移	2
神经功能	
Frankel A 或 B	0
Frankel C 或 D	1
Frankel E	2
原发肿瘤部位	
肺癌、骨肉瘤、胃癌、膀胱癌、胰腺癌	0
肝癌、胆囊癌、未知来源	1
其他	3
肾癌、子宫癌	4
甲状腺癌、乳腺癌、前列腺癌、类癌	5
总分	**预计生存期**
0～8	不超过 6 个月
9～11	大于 6 个月
12～15	大于 1 年

一个良好预测工具所必须达到的标准[20]。

四、Tomita 评分

Tomita 评分发表于 2001 年，是目前应用最广泛的脊柱转移肿瘤评分系统之一[26]。这是由于过去有几项研究支持它的使用，该系统包含的变量更少，与更烦琐的 Tokuhashi 评分相比，更容易应用[14]。Tomita 评分根据原发肿瘤的生长速度（分为慢、中、快）、内脏转移瘤的数量和骨转移瘤的数量制订评分（表 12-2）。量表的范围为 2～10，每个变量都有一个相对权重，得分越高，预后越差。附加的生存预期由得出的分数估计，8～10 分者生存期小于 3 个月，小于 4 分者生存期大于 2 年。

Tomita 评分系统的优势在于数据易于获取，数据点较少，易于非外科医生和非临床医生理解。该方案不考虑患者出现的症状或患者的功能状况。它也不用于说明脊柱或硬膜外间隙的完整性。某些肿瘤亚型的预期生长速率也可能不易准确获取或易于错误分类，特别是在转移性扩散等终末期肿瘤的情况下。

然而，对该评分最具破坏性的批评是，它是在对 67 例单次治疗的患者进行回顾性评估的情况下设计的[26]。在开发原始评分所采用的方法学导致用于数据开发的临床资料过于局限，并且其他测定也可能不能反映真实情况[1, 14]。其结果也许并不令人惊讶，该评分被报道为可靠性欠佳。与 Tokuhashi 评分系统类似，一些作者警告说，该系统不能很好地预测某些类型的原发癌预后[24, 25]，在对照研究中，Tokuhashi 评分通常优于 Tomita 评分[14, 19]。Choi 等报道，两者的表现相当。他们对 1469 名患者进行了前瞻性的国际研究，结果表明，两者都不符合作为良好预测工具的标准[20]。然而，在 Ahmed 等的研究中，Tomita 系统总体表现差，在乳腺癌、肺癌、前列腺癌、肾细胞癌和所有非血液学恶性肿瘤的特定亚型中也是如此[19]。相反，在 Choi 和同事的研究中，Tomita 评分被认为是表现较好的评分系统之一[20]。

表 12-2 Tomita 评分系统	
特　征	分　数
原发肿瘤	
缓慢增长	1
中等速度增长	2
快速增长	3
骨转移	
孤立性	1
多发	2
内脏转移	
可治疗	2
不可治疗	4
分数	**预测生存期**
2～3 分	2 年以上
4～5 分	1～2 年
6～8 分	6～12 个月
9～10 分	小于 3 个月

五、脊柱肿瘤研究组评分系统

2016 年，SORG 发布了一项基于机器学习平台的实用程序，随后进行了相当密集的调查和修订[11, 17, 18]。一般来说，SORG 方案及其衍生方案（包括列线图）考虑了不同患者的特异性因素，包括年龄、身体状态、原发肿瘤、脊柱和其他非骨转移瘤的数量、既往全身治疗、白细胞和血红蛋白计数（表 12-3）等[11, 17-19]。值得注意的是，该系统不考虑患者的症状和功能状态。应该在什么时间点获取实验室检查数据也不明确。据推测，这些数据有可能在发病之初或进行评分时进行。但是这样的实验室数据几天之内就可能会有较大变化。这些数据的改变（或修正）是否会影响评分，是否影响患者的预后判断都尚不清楚。

SORG 系统包括几个变量，但一般来说，这些变量很容易被临床医生、非外科医生、患者和家

庭成员所理解。自动化的 SORG 计算器也使评分的确定更加方便用户，它的应用可能会扩展到大多数治疗脊柱转移癌患者的中心。值得注意的是，SORG 评分是一种使用机器学习模型开发的特殊工具，但工具和机器学习模型本身并不等效。

在 Ahmed 等的研究中，对 176 名在单一中心接受治疗的患者进行了研究，SORG 评分死亡率预测方法在术后 30 天和 3 个月最为准确，但在术后 1 年的预测效果不如 Tokuhashi 评分[19]。在亚群分析中，SORG 图表在肺癌和血液学恶性肿瘤患者中表现更佳[19]。除了预测生存，SORG 系统并不能指导患者的治疗[1]。

表 12-3 脊柱肿瘤研究组（SORG）评分系统	
特　征	分　数
年龄 65 岁或以上	1
全身状态（3～4）	2
原发肿瘤不是乳腺、肾、淋巴瘤或骨髓瘤、前列腺或甲状腺	2
脊柱转移不止一处	1
肺、肝转移	1
脑转移	2
修正 Bauer 评分≥3	2
既往全身治疗	2
血红蛋白水平≤10g/dl	1
白细胞计数≥11×10^9/L	1

六、新英格兰脊柱转移评分

在 SORG 被开发的同时，一个由新英格兰 4 个医学中心组成的联盟合作开发了 NESMS[6-8]。该系统的目的是方便用户使用，易于医生和患者理解，并在临床上适用于推测手术和非手术治疗患者的预后[7]。NESMS 依靠改进的 Bauer 评分作为基础来描述原发肿瘤的特征和肿瘤负荷的范围。改良的 Bauer 评分是一种更广泛用于转移性疾

病分级的系统，但由于在脊柱转移人群中表现不佳，且缺乏具体细节来指导患者，一直受到批评。NESMS 试图通过包括对行走功能（旨在说明严重的神经问题和功能）和人血白蛋白（作为营养状况和能否耐受包括手术在内的治疗的能力评判指标）的评估来纠正其中一些问题[7, 8]。每项测量的具体数值被用来开发一个从 0～4 的最终加权评分系统，得分越高，说明患者的状态越好（表 12-4）。修改后的 Bauer 评分分为高低两类，≥3 分为 2 分；独立的行走功能和人血白蛋白≥3.5g/dl 者各得1 分。然而，该评分上限为 3，因此，如果患者的修正 Bauer 评分高，且具有其他任何一项总体健康方面的特征，则视为与具有所有 3 种积极特征的患者相同[7, 8]。

NESMS 最初以 1 年生存率作为预后评测的指标[8]。在随后使用国家手术质量改善计划（National Surgical Quality Improvement Program，NSQIP）数据进行的分析中，发现该评分能够充分预测 30 天死亡率、主要系统性并发症和抢救失败［衡量发生前哨并发症（sentinel complication）的死亡可能性[7]］。与最差评分为 0 的患者相比，NESMS 评分为 1 的患者死亡率降低 64%，并发症发生率降低70%，抢救失败的可能性降低 58%。得分为 2 的患者死亡率降低了 81%，并发症降低了 70%，抢救失败的概率也降低了类似的概率。最高得分为 3时，患者的死亡率降低了 89%，抢救失败的概率降低了 88%，并发症的可能性降低了 74%[7]。

在 Johns Hopkins 医院接受手术的患者中，NESMS 被独立验证并发现能够充分预测预后[10]。最重要的是，该评分系统被发现可成功应用于非手术治疗的脊柱转移瘤患者[9]。目前，正在进行前瞻性的研究工作，目的是验证 NESMS 评分，并将其性能与其他常用的预测工具进行比较[1]。

NESMS 的优势包括经过了独立的外部验证，用于评分的变量有限，并且变量易于获得和理解，除了预测生存期，还能够告知治疗方式和患者的预期，并且对接受手术和非手术治疗的患者

表 12-4　新英格兰脊柱转移评分	
特　征	分　数
改良 Bauer 评分	
无内脏转移（1 分）	—
原发肿瘤不是肺癌（1 分）	—
原发肿瘤为乳腺、肾、淋巴瘤或骨髓瘤（1 分）	—
单一骨骼转移（1 分）	—
修正 Bauer 评分≤2	0
修正 Bauer 评分≥3	2
行走功能	
不能独立行走 / 不能走	0
独立行走	1
人血白蛋白	
<3.5g/dl	0
≥3.5g/dl	1

都适用。一个关键的限制在于，在文献中尚未看到 NESMS 与其他评分系统的直接比较，如果选择手术，NESMS 也不能告知手术入路或理想的步骤。最近的工作已经描述了白蛋白以外的其他实验室检测值的重要性，如炎症指标（如血小板—淋巴细胞比率）、血清肌酐和血清葡萄糖也可以作为推测患者预后的指标[4, 27]。一旦这些实验室检测在预测结果中的真实价值得到了肯定，就有必要将它们纳入诸如 NESMS 等现有评分系统。

七、典型病例

为了对各种评分工具之间进行比较，以及如何证明这些工具在直接应用于患者治疗时是有用或者是无用的。患者，女，72 岁，既往有肺癌和乳腺癌，均已缓解数年。后又出现新发的腰背部和下肢疼痛，包括右腿 L_2～L_3 支配区的放射痛。脊柱 MRI（图 12-1）显示转移病灶累及 L_2 椎体、椎弓根和右侧后方附件，并向硬膜外生长、出现

右侧侧隐窝受压，活检证实为肺转移性鳞状细胞癌。在随后进行的分期研究中也检测到肝脏、胃和门静脉受累。患者就诊时可独立活动，白蛋白为 4.0g/dl，白细胞计数为 9.34×10^9/L，血红蛋白为 11.9g/dl。

考虑到这些参数，她会得到 Tokuhashi 的 5 分、Tomita 的 6 分、SORG 的 6 分、NESMS 的 2 分。根据 Tokuhashi 评分，患者生存期预计小于 6 个月，但 Tomita 评分为 1~2 年。考虑到 SORG 和 Tomita 的分数，她接受手术治疗被认为是合理的，但基于 Tokuhashi 评分就并非如此。根据 NESMS 评分，她可能会被认为是一个合理的手术候选者，1 年的估计生存率为 54%。基于 NESMS 评分的近期预后包括 7% 的 30 天死亡率，9% 的重要并发症发生率和 17% 的术后再入院率。

在权衡手术和非手术治疗后，患者决定接受脊柱放疗，并联合使用卡铂、紫杉醇和帕博利珠单抗。放射治疗后，患者下肢症状和腰背部疼痛缓解，没有出现不稳定、病理性骨折或其他需要脊柱手术的情况。诊断 1 年后，患者仍使用帕博利珠单抗治疗，腰背部疼痛程度较低，行走时无须辅助设备。

对这个特殊的病例，Tokuhashi 评分低估了患者的生存前景，而使用 Tomita 和 SORG 系统产生了更合理的判断。只有 NESMS 评分能够对患者在近期生存率之外对其预后做出预测，甚至对未来 1 年后的死亡率进行额外预测。

八、临床上预测工具的使用

目前，有一些预测工具和评分系统旨在促进脊柱肿瘤患者的治疗，包括许多未在本章中讨论的系统[14]。如上例所示，除了提供一个结构化的规则来讨论影响决策的重要因素，不同的评分方案可能不一致，其预测当然可能是不正确的[1, 14, 19-21]。各评分系统可靠性的分歧可能源于开发人群和应用背景的差异、评分系统开发时的临床背景、当今肿瘤学、放疗和外科治疗的进步及其他可能对预后很重要但未被纳入评分系统的（未测量的）因素[1, 14, 20]。

此外，评分系统的有效性研究可能并未真正努力地独立验证评分系统的一致性，特别是缺乏很好的设计和严格的方法论考虑[1]。在最好的情况下，回顾性病例系列如果没有充分考虑到对病例选择、适应证和信息偏差（更不用说专业知识）进行校正，评分系统充其量只能支持在临床研究背景下使用。在最坏的情况下，这样的调查仅仅是对作者如何将他们的评分方案和临床实践与那些最初开发预后工具的人相匹配的评估。

Cassidy 等认为，目前临床医学的快速发展使得任何预测评分在出现印刷版时都可能已经过时[14]。同样，Choi 及其同事警告说，在 2010 年之前开发的评分系统应该考虑到有限的可靠性，他

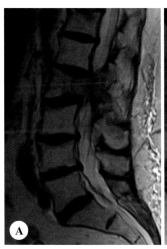
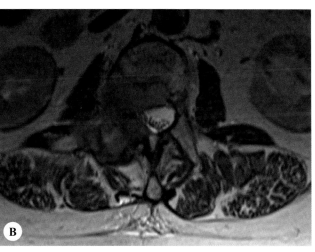

◀ 图 12-1　一名 72 岁女性患者的 L_2 节段磁共振成像矢状面重建（A）和轴位片（B），该患者有腰背部和下肢症状，包括右腿 $L_2 \sim L_3$ 支配区的放射痛。磁共振成像显示 L_2 椎体、椎弓根和右侧后方附件的转移灶，并延伸至硬膜外，伴有侧隐窝受压（B）

们鼓励实时或使用当前数据修正评分系统[20]。由于对经典预测评分深入的再研究还没有出现，所以由医生来提供检查和确定使用那些在他们手中和在他们服务的人群中表现最好的评分系统[1]。

需要认识到的是，目前的评分工具不应该被视为预测任何患者治疗过程的高可靠性的预言器或工具。相反，当它们被最恰当地应用时，它们是一种以更系统的方式评估和提出评估的方案，可以用一种可接受的方式提供重要参数，以帮助患者和提供者考虑治疗计划和预期结果。这取决于医生选择他们认为对医生和患者最有效的评分工具，并且该工具在他们的临床实践中也可以提供合理的预测结果。如果推荐使用实时、适应性评估，使用机器学习算法（如 SORG 评分系统可能是合适的）。如果选择某一单一工具，而不考虑手术或非手术治疗，那么 NESMS 可能是一个更合理的选择。

资金来源和说明：Schoenfeld 博士得到了美国国立卫生研究院（NIH-NIAMS）的资助（K23-AR071464）。本章所表达的观点只是作者的观点，并不一定反映国家卫生研究院或联邦政府的立场或政策。

参 考 文 献

[1] Schoenfeld AJ, Ferrone ML. The next generation in surgical research for patients with spinal metastases. Spine J. 2018;18(10):1956–8.

[2] Cole JS, Patchell RA. Metastatic epidural spinal cord compression. Lancet Neurol. 2008;7:459–66.

[3] Rose PS, Buchowski JM. Metastatic disease in the thoracic and lumbar spine: evaluation and management. J Am Acad Orthop Surg. 2011;19:37–48.

[4] Schoenfeld AJ, Ferrone ML, Passias PG, Blucher JA, Barton LB, Shin JH, Harris MB, Schwab JH. Laboratory markers as useful prognostic indicators for survival in patients with spinal metastases. Spine J. 2019; e-pub ahead of print.

[5] Schoenfeld AJ, Losina E, Ferrone ML, Schwab JH, Chi JH, Blucher JA, Silva GS, Chen AT, Harris MB, Kang JD, Katz JN. Ambulatory status after surgical and non-surgical treatment for spinal metastasis. Cancer. 2019; e-pub ahead of print.

[6] Schoenfeld AJ, Leonard DA, Saadat E, Bono CM, Harris MB, Ferrone ML. Predictors of 30– and 90–day survival following surgical intervention for spinal metastases: a prognostic study conducted at four academic centers. Spine. 2015. (Accepted for publication 9/25/2015).

[7] Schoenfeld AJ, Le HV, Marjoua Y, Leonard DA, Belmont PJ Jr, Bono CM, Harris MB. Assessing the utility of a clinical prediction score regarding 30–day morbidity and mortality following metastatic spine surgery: the New England Spinal Metastasis Score (NESMS). Spine J. 2015. (Accepted for publication 9/21/ 2015).

[8] Ghori AK, Leonard DA, Schoenfeld AJ, Saadat E, Scott N, Ferrone ML, Pearson A, Harris MB. Modeling one-year survival after surgery on the metastatic spine. Spine J. 2015;15:2345–50.

[9] Shi DD, Chen YH, Lam TC, Leonard D, Balboni TA, Schoenfeld A, Skamene S, Cagney DN, Chi JH, Cho CH, Harris M, Ferrone ML, Hertan LM. Assessing the utility of a prognostication model to predict 1–year mortality in patients undergoing radiation therapy for spinal metastases. Spine J. 2018;18:935–40.

[10] Goodwin CR, Schoenfeld AJ, Abu-Bonsrah NA, Garzon-Muvdi T, Sankey EW, Harris MB, Sciubba DM. Reliability of a spinal metastasis prognostic score to model 1–year survival. Spine J. 2016;16(9):1102–8.

[11] Karhade AV, Thio QCBS, Ogink PT, Bono CM, Ferrone ML, Oh KS, Saylor PJ, Schoenfeld AJ, Shin JH, Harris MB, Schwab JH. Predicting 90–Day and 1–year mortality in spinal metastatic disease: development and internal validation. Neurosurgery. 2019 Mar 14. pii:

nyz070. https://doi.org/10.1093/neuros/ nyz070. [Epub ahead of print].

[12] Patchell RA, Tibbs PA, Regine WF, Payne R, Saris S, Kryscio RJ, Moiuddin M, Young B. Direct decompressive surgical resection in the treatment of spinal cord compression caused by metastatic cancer: a randomised trial. Lancet. 2005;366:643–8.

[13] Lo WY, Yang SH. Metastatic spinal cord compression (MSCC) treated with palliative decompression: surgical timing and survival rate. PLoS One. 2017;12:e0190342.

[14] Cassidy JT, Baker JF, Lenehan B. The role of prognostic scoring systems in assessing surgical candidacy for patients with vertebral metastasis: a narrative review. Global Spine J. 2018;8:638–51.

[15] Nater A, Tetreault LA, Kopjar B, Arnold PM, Dekutoski MB, Finkelstein JA, Fisher CG, France JC, Gokaslan ZL, Rhines LD, Rose PS, Sahgal A, Schuster JM, Vaccaro AR, Fehlings MG. Predictive factors of survival in a surgical series of metastatic epidural spinal cord compression and complete external validation of 8 multivariate models of survival in a prospective North American multicenter study. Cancer. 2018;124(17):3536–50.

[16] Choi D, Pavlou M, Omar R, Arts M, Balabaud L, Buchowski JM, Bunger C, Chung CK, Coppes MH, Depreitere B, Fehlings MG, Kawahara N, Lee CS, Leung Y, Martin-Benlloch JA, Massicotte EM, Mazel C, Meyer B, Oner FC, Peul W, Quraishi N, Tokuhashi Y, Tomita K, Ulbricht C, Verlaan JJ, Wang M, Crockard HA. A novel risk calculator to predict outcome after surgery for symptomatic spinal metastases; use of a large prospective patient database to personalise surgical management. Eur J Cancer. 2019;107:28–36.

[17] Paulino Pereira NR, Janssen SJ, van Dijk E, Harris MB, Hornicek FJ, Ferrone ML, Schwab JH. Development of a prognostic survival algorithm for patients with metastatic spine disease. J Bone Joint Surg Am. 2016;98:1767–76.

[18] Paulino Pereira NR, Mclaughlin L, Janssen SJ, van Dijk CN, Bramer JAM, Laufer I, Bilsky MH, Schwab JH. The SORG nomogram accurately predicts 3– and 12–months survival for operable spine metastatic disease: external validation. J Surg Oncol. 2017;115(8):1019–27.

[19] Ahmed AK, Goodwin CR, Heravi A, Kim R, Abu-Bonsrah N, Sankey E, Kerekes D, De la Garza RR, Schwab J, Sciubba DM. Predicting survival for metastatic spine disease: a comparison of nine scoring systems. Spine J. 2018;18:1804–14.

[20] Choi D, Ricciardi F, Arts M, et al. Prediction accuracy of common prognostic scoring systems for metastatic spine disease: results of a prospective international multicentre study of 1469 patients. Spine. 2018;43:1678–84.

[21] Bollen L, Wibmer C, Van der Linden YM, Pondaag W, Fiocco M, Peul WC, Marijnen CA, Nelissen RG, Leithner A, Dijkstra SP. Predictive value of six prognostic scoring systems for spinal bone metastases: an analysis based on 1379 patients. Spine. 2016;45:E155–62.

[22] Tokuhashi Y, Matsuzaki H, Toriyama S, Kawano H, Ohsaka S. Scoring system for the preoperative evaluation of metastatic spine tumor prognosis. Spine. 1990;15:1110–3.

[23] Oliveira MF, Barros Bde A, Rotta JM, Botelho RV. Tokuhashi scoring system has limited applicability in the majority of patients with spinal cord compression secondary to vertebral metastasis. Arq Neuropsiquiatr. 2013;71:798–801.

[24] Tan JH, Tan KA, Zaw AS, et al. Evaluation of scoring systems and prognostic factors in patients with spinal metastases from lung cancer. Spine. 2016;41:638–44.

[25] Amelot A, Cristini J, Saluad C, et al. Overall survival in spine myeloma metastases: difficulties in predicting with prognostic scores. Spine. 2017;42:400–6.

[26] Tomita K, Kawahara N, Kobayashi T, Yoshida A, Murakami H, Akamaru T. Surgical strategy for spinal metastases. Spine. 2001;26:298–306.

[27] Thio QCBS, Goudriaan WA, Janssen SJ, Paulino Pereira NR, Sciubba DM, Rosovksy RP, Schwab JH. Prognostic role of neutrophil-to-lymphocyte ratio and platelet-to-lymphocyte ratio in patients with bone metastases. Br J Cancer. 2018;119:737–43.

第 13 章　脊柱肿瘤手术的经济学评估
Economic Value in Spinal Tumor Surgery

Aditya Mazmudar　Alpesh A. Patel　著

脊柱肿瘤诊断并不困难，具有高发病率、高死亡率和高经济负担特点，不但需要外科治疗，有时候还包括其他的治疗，如化疗、放疗和康复治疗[1]。随着医疗支出在美国国内生产总值中所占的比例持续上升，基于医疗实际价值的评估成为抑制直接和间接医疗成本的潜在解决方案。2010年通过的《患者保护和可负担医疗法案》开启了医疗政策变化，特别是通过医保改革和既往报道的经济价值指标，继续影响着当今脊柱外科的医疗实践和经济花费。脊柱外科，包括脊柱肿瘤学，未来可能要鼓励一些患者选择更具有性价比的医疗措施，并降低临终关怀的成本。

原发性脊柱肿瘤和转移性脊柱肿瘤的外科治疗已被用于改善患者症状、提高生活质量和生存率。脊柱肿瘤进行外科治疗方案取决于多种因素。肿瘤分级、分期、位置、脊柱不稳的存在、神经功能状态、前期治疗的成功率及其他患者因素都会影响手术决策[2,3]。因此，手术治疗目的差异很大，可能包括姑息疼痛控制、神经减压、脊柱稳定、局部肿瘤控制和保留患者功能[2,3]。

在过去 20 年中，外科手术和医疗技术有了显著的进步，包括 MRI、微创脊柱手术、术中神经监测等。这使得越来越复杂和不同的患者群体能够得到更好的外科治疗和改善患者预后[4]。尽管这些治疗措施可能会提高生活质量和治疗效果，但往往会导致经济成本升高。因此，在向基于经济价值的医疗体系过渡的过程中，必须将重点放在手术创新和患者术后康复上，同时更仔细地审视这些手术干预对经济所带来的影响。因此，未来脊柱肿瘤手术要达到更高的性价比。

然而，脊柱肿瘤为经济价值讨论提供了一个有趣的话题，因为生存率、个人爱好和生活质量是患者面临的最重要问题。例如，人们不仅要考虑外科技术治疗脊柱肿瘤对经济的影响，还要考虑非手术和姑息治疗对花费的影响。

本章探讨了最近的发展趋势，定义了医疗花费的测量方法，并阐明了在特定背景下干预脊柱肿瘤的医疗花费。本章末尾的病例研究有助于在脊柱手术中应用质量和成本的概念指导医疗花费的讨论。

一、脊柱肿瘤干预的发展趋势与评估

在脊柱肿瘤手术中有几个重要的趋势与经济价值的讨论有关。最重要的是，转移性脊柱肿瘤的发病率随着人口老龄化和预期寿命的延长而增加[5,6]。这种患病率的增加及干预措施的改进将增加脊柱肿瘤患者的比例[5,6]。由于手术切除仍然是许多原发性和转移性脊柱肿瘤的重要治疗策略，这势必在不久的将来继续推动手术和辅助治疗的增加。随着这些治疗措施相对于其他医疗服务领域的大幅增加，脊柱肿瘤领域可能会引起决策者及医疗保险和医疗补助部门的注意。

此外，先进理论的产生和新技术的逐步应用，如先进的成像技术、基于手术内植物和手术指导的三维打印技术、计算机导航技术、机器人技术、新型微创手术技术、术中神经监测技术和先进的放射治疗方式等可能会改善手术效果[4]。然而，要认识到与新技术相关的学习曲线和成本也很重要。例如，SRS 虽然是一项很有前途的技术，与传统放射相比，其放射毒性较低，但成本也明显更高[7]。新技术可能会大幅提高边际效益的成本，尤其是在引进时。在脊柱肿瘤患者群体中，由于队列规模小、伦理考虑和严重的随访损失，研究这些技术可能特别困难。

二、定义和衡量经济价值

经济价值的定义因不同的医疗保健利益相关者（提供商、付款人、设备公司和其他人）而异。医疗保健中经济价值的主要定义是相对于干预成本的质量[8, 9]。质量是经济价值方程式的分子，它不是由任何单一的衡量标准来定义的，而是由多种结果衡量标准的组合来定义。即使通过综合措施，治疗质量也很难以可重复的方式定义。成本是经济价值方程式的分母，被定义为干预的总成本，同样难以衡量。付款人——提供者动态的复杂性和异质性使得很难定义与医疗干预相关的所有直接和间接成本。当高质量的治疗伴随着低成本，并且随着时间的推移，效益得到保持时，治疗的经济价值将最大化。因此，在脊柱肿瘤手术价值的讨论中，辅助治疗的潜在低持久性和高复发成本是特别相关的因素。

经济价值的研究主要是通过科学文献中的成本效益分析（cost-effectiveness analyses，CEA）和成本效用分析（cost-utility analyses，CUA）。成本效益的阈值没有确切定义，但往往被引用为低于100 000 美元（成本 / 质量调整后的寿命年获得）[10]。这些类型的研究和出版物在过去 10 年中有所增加，特别是在脊柱文献中。鉴于测量结果和成本的固有困难，所以采用了截然不同的方法，这也导致迄今为止公布的成本效益分析存在大量不同。

一致的方法、细致的核算和成本的透明度对成本效益分析的质量至关重要。美国健康和医学成本效益小组提出了指导成本效益分析设计的建议，包括根据医疗保健部门或社会角度对成本进行定义，对成本进行贴现以说明货币的时间价值及敏感性分析的方法学[11]。此外，第二个健康和医学成本效益小组最近指出，与传统上用于计算质量调整生命年（quality-adjusted life year，QALY）的一般健康指标相比，特定条件下的健康指标可能更具敏感性[12]。

三、测量效能

医学研究所（Institute of Medicine，IOM）将医疗质量定义为"为个人和人群提供的医疗服务在多大程度上增加了期望健康结果的可能性，并且与当前的专业知识一致"[13]。质量可以通过多种方式来衡量，包括过程指标，如住院时间和再住院率及结果指标（如术后并发症、机体功能和死亡率）。特别是在过去 10 年中，对质量报告的日益关注，促使许多通用的和特定于病情的患者疗效自评表（patient-reported outcome，PRO）的产生，以更好地描述治疗质量。PRO 包括 EuroQoL（EQ）–5D、简表（Short Form，SF）–12/36、患者报告的结果测量信息（Patient-Reported Outcomes Measurement Information，PROMIS）和美国国立卫生研究院工具箱、VAS、颈部残疾指数（Neck Disability Index，NDI）、Oswestry 残疾指数（Oswestry Disability Index，ODI）等，在脊柱文献中已被广泛研究，作为评价医疗保健相关生活质量的指标。类似地，癌症相关文献中为此目的研究了许多量表（如 ECOG 绩效状态、症状困扰量表和 EORTC QLQ-C30）。

综合起来，这些单一指标可以更好地说明向患者提供的治疗质量，但很难越过疾病状态和患者队列进行比较。因此，QALY 主要用于成本效益文献研究中，以明确不同疾病和健康状态下不同干预措施的相对影响[14]。QALY 计算为干预效用乘以受益持续时间。获得的相对 QALY 可以区分两种干预。通过转换计算器和算法，从现有的一般指标，如 EQ-5D 和 SF-12/36 中得出医学干预的有效性。从历史上看，效用分数主要来源于一般健康产出指标，但越来越多的研究支持特定疾病评价指标的开发，如 ODI[15]。

虽然 QALY 具有实用性，特别是在与医疗保健相关的生活质量的沟通中，并且在成本效益和成本效用文献中广泛使用，但认识到它们的局限性也非常重要，特别是在脊柱肿瘤外科领域[16]。QALY 为给定的健康状态和相同的提供者技能假设同质效用。个别患者对其健康状况的评估各不相同，因此，从干预中获得的益处也各不相同。此外，提供者技能不是同质性的，并且会影响从每次个体干预中获得的 QALY。例如，在患病率和发病率较低的疾病状态下，提供者技能和效用感知的差异变得更加相关，平均 QALY 增益变得不那么可靠。因此，在评估任何特定质量指标时，必须考虑统计意义和临床意义之间的差异。

四、计量成本

确定脊柱肿瘤干预措施的总成本是一项具有挑战性的任务。脊柱肿瘤的多学科治疗涉及许多不同的住院费用和较多的康复费用。虽然旨在研究退行性脊柱疾病的手术与非手术治疗，虽然多中心脊柱患者的预后研究试验（SPORT 试验）旨在研究退行性脊柱的手术和非手术研究，但确定了成本的组成部分，包括直接和间接成本的细分[17, 18]。

脊柱相关治疗的直接成本包括相关的医疗访问成本、诊断测试成本、药物成本、手术成本、人工成本和设备成本等。直接成本因患者、人口统计和医院因素而异。Sharma 等在全国住院患者样本（Nationwide Inpatient Sample，NIS）中分析了 2003—2010 年的脊髓肿瘤手术全付费数据库，发现肿瘤切除后的直接住院费用因年龄、术后并发症、合并症、入院时状态及医院规模、床位数及所在区域而显著不同[19]。间接成本与机会成本的概念联系松散，主要通过估算与医疗消耗相关的成本来确定。间接成本包括缺勤天数、受限制工作天数、交通费用和护理人员费用。间接成本

通常难以计算，并且根据薪酬水平差异很大。例如，工作或职业类型的潜在变化或高薪工作的潜在损失是很难考虑的，必须了解直接和间接成本的数据源。在大多数研究中，直接成本往往是根据国家平均成本确定的，通常是根据医疗保险数据[20]。虽然这些成本通常外推到私人保险的研究人群中，但必须认识到，基于保险状况和类型的异质性确实存在。此外，医院收费数据可能不一致，不能反映真实的直接成本[20, 21]。

成本效益研究必须明确说明该研究是从社会角度还是从医疗保健角度进行的。研究角度会影响研究中包含的成本类型。通常，许多间接成本，如患者和护理人员的时间成本、交通成本和非医疗部门成本仅包含在社会花费中。研究的时间范围、成本年和包含其他考虑因素成本的贴现率也影响着成本效益[11]。虽然认识到每项研究或分析都存在局限性，但研究方法的透明度是可比性和外部效度所需的最关键因素。

五、选定脊柱肿瘤干预措施的经济价值

本节将经济价值原则应用于两个选定主题：MESCC 和硬膜内髓外（intradural extramedullary，IDEM）脊柱肿瘤。利用当前可用的科学文献进行经济价值评估。

（一）转移性硬膜外脊髓压迫

高达 10% 的脊柱肿瘤患者出现症状性 MESCC。MESCC 是脊柱肿瘤外科最常见的疾病之一，随着新技术的出现，外科治疗已广泛开展[22]。因此，与单纯放疗相比，手术联合放疗干预的成本效益一直备受关注[22]。

2005 年，Patchell 等对 101 名患者进行了一项随机、多中心、非盲试验，以评估直接减压手术在 MESCC 中的作用和疗效[23]。中期分析后，试验提前终止，因为直接减压手术加术后放疗治疗组存活时间更长，治疗后能够行走的概率显著增加，与单纯放疗治疗组相比，需要更少的皮质

类固醇和阿片类镇痛药[23]。自该试验以来，其他研究在行走、疼痛控制和生存方面显示了类似的结果[22-25]。

此外，还发表了两份高质量的成本效益和成本效用分析报道。Thomas 等从社会角度研究了直接减压手术加放疗与单纯放疗的成本效益[24]。Patchell 等的临床结果数据用于确定增量成本效益比（incremental cost-effectiveness ratio，ICER）。根据现有文献估计急性和术后护理的直接和间接费用。值得注意的是，这项研究是以加拿大元（CDN$）出版的，鉴于时间跨度较短，未采用比率换算。这项研究发现，外科手术加放射治疗组的术后活动时间延长了 220 天，存活时间延长了156 天。以 2003 年美元汇率计算，每增加一天的步行成本为 48 美元，每增加一天的 QALY 成本为24 750 美元[24]。Furlan 等根据 Patchell 等的试验数据发布的成本效用分析发现，每个 QALY 获得的 ICER 为 250 310 美元[25]。Furlan 等得出结论，MSCC 患者的手术联合放疗治疗方法可能会改善患者的预后并增加总医疗支出。未来前瞻性收集成本数据的研究对于进一步评估 MESCC 患者手术附加值的成本效益非常重要。

评估后得出的成本效益结论取决于前瞻性和预算限制。根据晚期前列腺癌患者的数据，MESCC 采用进行直接脊柱减压和同期骨科相关疾病手术治疗的是最昂贵的骨骼相关事件，花费近83 000 美元[26]。此外，住院费用占骨科治疗总费用的近 2/3[26]。因此，对于昂贵的干预措施，手术适应证的严格程度严重影响了质量和成本。对适当的患者选择和风险分层进一步研究可能有助于提高 MESCC 手术干预的经济价值[27]。

（二）硬膜内髓外肿瘤

硬膜内髓外肿瘤，尤其是脊膜瘤和神经鞘肿瘤，是最常见的脊柱原发性肿瘤[28]。手术切除是这些病变的主要治疗方式。近年来，微创外科（minimally invasive surgery，MIS）技术已被应用于 IDEM 肿瘤的治疗。研究表明，开放式 IDEM肿瘤切除术后患者满意度高，残疾、疼痛、身心健康和生活质量显著改善[28, 29]。Wong 等发现，相对于开放手术，微创手术方法可带来较低的平均住院时间和围术期出血[28]。两组患者的并发症和再次手术率无显著差异。值得注意的是，92.6%的微创病例和 94.4% 的开放手术病例实现了肿瘤全切除，P 值为 0.81。在所选择的患者中，对于IDEM 肿瘤切除，微创和开放手术之间似乎有一种等价的趋势。由于相关研究人群的样本量较小，IDEM 手术后结果研究的可信度有限。

Chotai 等分析了 IDEM 脊柱肿瘤开放切除术后的医疗资源利用情况[1]。在直接成本（医疗访问成本、诊断成本、药物成本、外科医生专业费用和医院成本）和间接成本（患者收入损失、家庭收入损失和护理成本）的细分中，研究发现平均直接成本为（23 717±7412）美元，平均间接成本为（5544±4336）美元，1 年平均总成本为（29 177±9314）美元[1]。直接成本根据医疗保险支付计算，间接成本根据自报的总税收工资率计算。此外，Fontes 等的围术期住院费用分析发现，开放式和微创技术切除 IDEM 肿瘤的住院费用和术后费用存在显著差异[21]。住院费用（开放 21 307 美元，微创 15 015 美元，P<0.01）、术后费用（开放 75 383 美元，微创 56 006 美元，P<0.01）、总费用（开放 100 779 美元、微创 76 100美元，P<0.01）、微创方法费用显著降低[21]。微创组患者的住院费用减少约 30%，主要原因是并发症发生率降低及术后重症监护病房和住院时间减少。该分析侧重于费用数据，而非实际报销数据，因此，可能高估了微创技术相对于开放技术的成本节约。

虽然 IDEM 开放与微创手术技术的结果和成本文献不如 MESCC 病例那样完善，但经济价值框架仍然可以应用。在适当选择的患者中，用于IDEM 肿瘤切除的微创技术可能是一种经济有效的选择，已经显示出结果等效和成本节约的趋势。

然而，潜在的选择和作者偏见是额外的混杂因素，研究者应该批判性阅读。

六、结论与展望

评估随时间变化的成本经济价值框架是研究和解释脊柱肿瘤干预益处的有用手段。在比较新干预措施和技术的成本效益或分析用于增加价值的当前治疗策略时，严格审查用于检验相关成果和成本的研究方法是非常重要的。

由于 QALY 在肿瘤患者中的某些局限性，以及相对于更同质、更具选择性的方法而言，肿瘤治疗方法具有特殊性，因此基于成本效益研究的质量一直难以定义。此外，由于通常涉及患者治疗的直接成本和涉及的研究视角的多样性，脊柱肿瘤治疗的成本核算是复杂的。因此，解释脊柱肿瘤手术的经济价值必须以深思熟虑的方式进行。必须对手术干预及新辅助或辅助治疗的阶段性成本效益进行进一步研究，因为结果和成本因这些因素而显著不同[29]。因此，随着基于价值的治疗在该领域及整个美国医疗保健系统中的影响不断扩大，批判性分析经济价值的能力将成为一项有用的技能。

参考文献

[1] Chotai S, et al. Healthcare resource utilization and patient-reported outcomes following elective surgery for intradural extramedullary spinal tumors. Neurosurgery. 2017;81(4):613–9.

[2] Bell GR. Surgical treatment of spinal tumors. Clin Orthop Relat Res. 1997;335:54–63.

[3] Sciubba DM, et al. Diagnosis and management of metastatic spine disease: a review. J Neurosurg Spine. 2010;13(1):94–108.

[4] Jallo GI, Kothbauer KF, Epstein FJ. Intrinsic spinal cord tumor resection. Neurosurgery. 2001;49(5):1124–8.

[5] Schellinger KA, et al. Descriptive epidemiology of primary spinal cord tumors. J Neuro-Oncol. 2008;87(2):173–9.

[6] Duong LM, et al. Descriptive epidemiology of malignant and nonmalignant primary spinal cord, spinal meninges, and cauda equina tumors, United States, 2004–2007. Cancer. 2012;118(17):4220–7.

[7] Haley ML, Gerszten PC, Heron DE, Chang YF, Atteberry DS, Burton SA. Efficacy and cost-effectiveness analysis of external beam and stereotactic body radiation therapy in the treatment of spine metastases: a matched-pair analysis. J Neurosurg Spine. 2011;14(4):537–42.

[8] Porter ME. What is value in health care? N Engl J Med. 2010;363(26):2477–81.

[9] Porter ME. A strategy for health care reform— toward a value-based system. N Engl J Med. 2009;361(2):109–12.

[10] Neumann PJ, Cohen JT, Weinstein MC. Updating cost-effectiveness— the curious resilience of the $50,000–per-QALY threshold. N Engl J Med. 2014;371(9):796–7.

[11] Weinstein MC, et al. Recommendations of the panel on cost-effectiveness in health and medicine. JAMA. 1996;276(15):1253–8.

[12] Carias C, et al. Recommendations of the second panel on cost effectiveness in health and medicine: a reference, not a rule book. Am J Prev Med. 2018;54(4):600–2.

[13] McGlynn EA. Six challenges in measuring the quality of health care. Health Aff. 1997;16(3):7–21.

[14] Detsky AS, Laupacis A. Relevance of cost-effectiveness analysis to clinicians and policy makers. JAMA. 2007;298(2):221–4.

[15] Patel SA, Rihn JA. Understanding value in spine surgery: part I— Understanding quality. Contemp Spine Surg. 2014;15(4):1–5.

[16] Garau M, et al. Using QALYs in cancer. PharmacoEconomics. 2011;29(8):673–85.

[17] Birkmeyer NJO, et al. Design of the spine patient outcomes research trial (SPORT). Spine. 2002;27(12):1361.

[18] Weinstein JN, et al. The SPORT value compass: do the extra costs of undergoing spine surgery produce better health benefits? Med Care. 2014;52(12):1055.

[19] Sharma M, et al. Discharge dispositions, complications, and costs of hospitalization in spinal cord tumor surgery: analysis of data from the United States Nationwide Inpatient Sample, 2003–2010. J Neurosurg Spine. 2014;20(2):125–41.

[20] Patel SA, Rihn JA. Understanding value in spine surgery: part I— Understanding costs. Contemp Spine Surg. 2014;15(4):1–5.

[21] Fontes RBV, Wewel JT, O'Toole JE. Perioperative cost analysis of minimally invasive vs open resection of intradural extramedullary spinal cord tumors. Neurosurgery. 2015;78(4):531–9.

[22] Fehlings MG, Nater A, Holmer H. Cost-effectiveness of surgery in the management of metastatic epidural spinal cord compression: a systematic review. Spine. 2014;39(22S):S99–S105.

[23] Patchell RA, et al. Direct decompressive surgical resection in the treatment of spinal cord compression caused by metastatic cancer: a randomised trial. Lancet. 2005;366(9486):643–8.

[24] Thomas KC, et al. Cost-effectiveness of surgery plus radiotherapy versus radiotherapy alone for metastatic epidural spinal cord compression. Int J Radiat Oncol Biol Phys. 2006;66(4):1212–8.

[25] Furlan JC, et al. The combined use of surgery and radiotherapy to treat patients with epidural cord compression due to metastatic disease: a cost-utility analysis. Neuro-Oncology. 2012;14(5):631–40.

[26] Jayasekera J, et al. The economic burden of skeletal-related events among elderly men with metastatic prostate cancer. PharmacoEconomics. 2014;32(2):173–91.

[27] Lau D, et al. Costs and readmission rates for the resection of primary and metastatic spinal tumors: a comparative analysis of 181 patients. J Neurosurg Spine. 2016;25(3):366–78.

[28] Wong AP, et al. Comparison of open and minimally invasive surgery for intradural-extramedullary spine tumors. Neurosurg Focus. 2015;39(2):E11.

[29] Choi D, et al. Review of metastatic spine tumour classification and indications for surgery: the consensus statement of the Global Spine Tumour Study Group. Eur Spine J. 2010;19(2):215–22.

第 14 章　转移瘤组织学的最新进展
State of the Art for Metastatic Histologies

Varan Haghshenas　Arash J. Sayari　Ahmed N. Shehabeldin　Rex A. W. Marco　著

一、背景

脊柱仍然是肿瘤最常见的转移部位之一，转移性脊柱肿瘤的治疗技术也在不断发展。曾经被认为无法治愈的癌症现在通过现代疗法得到控制。治疗计划需要根据患者的个体特征进行调整，手术、放疗或全身治疗必须以协调的方式结合起来。因此，多学科综合治疗是为每位患者制订适当计划的关键步骤。

例如，以往对放疗不敏感的肿瘤（肾细胞癌、肺癌和大多数软组织肉瘤）现在正在接受 SRS，该疗法向肿瘤提供高剂量的辐射，而不会使脊髓暴露在不安全的辐射水平下。此外，SRS 治疗和靶向化疗或免疫治疗的结合可能增强这些方法的疗效，并改善转移性脊柱肿瘤患者的局部控制。不断变化的治疗方案将以患者为中心的多学科方法置于治疗计划的前沿。

虽然预后因素取决于每个脊柱转移瘤特有的特定因素，但综合参数已被深入研究，以开发预测治疗结果的评分系统。第 11 章详细讨论了这些评分系统现状。除患者预后外，还必须考虑许多其他因素。与流行的 NOMS 框架一样，作者使用的另一种以患者为中心的最新方法是 MOSS 治疗方案[1, 2]。医学 / 心理、肿瘤学、椎管狭窄、脊柱稳定性（Medical/Mental，Oncologic，Stenosis，Stability，MOSS）是一种多学科方法，优先考虑患者的医疗和心理状况，以确保患者能够接受适当的化疗、激素治疗、免疫治疗、放疗或手术治疗。患有转移性脊髓压迫症且病情严重的患者不会接受手术治疗，而放疗不敏感的高级别脊髓压迫症的患者可能最好接受手术治疗。MOSS 系统的第二个优势是肿瘤诊断。新的化疗药物和放射治疗方式极大地改善了大多数转移性脊柱肿瘤脊髓压迫患者的症状。因此，由肿瘤学家、放射治疗师、内科医师和外科医生组成的多学科团队必须确定脊柱中存在的癌症类型，并确定该患者是否可能对较新的非手术治疗方式产生反应。确定癌症类型、获得分期研究、确定对新抗肿瘤药物和 SRS 的可能反应也有助于评估患者的预后，进而有助于制订治疗计划。修订的 Tokuhashi 评分有助于估计预后和指导治疗，并受到作者的青睐[3, 4]。MOSS 系统的第 3 个和第 4 个优先级评估狭窄程度和脊柱稳定性。

现代化疗和放射治疗允许大多数反应敏感的肿瘤组织引起的严重脊髓压迫的门诊患者不需要手术治疗。另外，大多数无其他基础疾病、长期卧床、有高度脊髓压迫并伴有对放疗不敏感的肿瘤患者最好手术治疗。与患者进行多学科讨论将有助于指导他们完成治疗方案。脊柱不稳定在没有手术干预的情况下很难治疗。一些作者使用 SINS 评分来帮助决定是否需要咨询脊柱外科医生[5]。我们倾向于使用 White-Panjabi 对脊柱不稳定的定义[6]。White-Panjabi 将脊柱不稳定定义为在正常生理负荷下进行适当药物治疗后进行性神经功能障碍、进行性畸形加重或无法控制的疼痛。脊柱不稳定的患者如果身体状况良好，预期寿命超过 3 个月，并且肿瘤具有相对的抗辐射性，则可以从手术中获益。

总之，在治疗转移性肿瘤时必须以患者为中心，确定治疗方案时必须在显微镜下认真观察了解肿瘤组织。本章重点介绍了对组织学的理解认识及其在最常见转移性疾病诊断和治疗中的应用。

二、乳腺癌

评估首先从肿瘤生物学开始。乳腺癌生物标志物包括雌激素受体（estrogen receptor，ER）、孕激素受体（progesterone receptor，PR）和 HER2 过度表达。ER 高表达的肿瘤形成一个连续体，从低增殖指数的高分化癌到高增殖指数的低分化癌。HER2 过度表达的肿瘤具有典型的高级别和高增殖率。然而，HER2 过度表达为靶向单克隆抗体治疗打开了大门。ER、PR 和 HER2 阴性肿瘤，即三阴性乳腺癌，是一个明显不同的组，具有明显的基因组不稳定性、高增殖率和不良预后。肿瘤生物标志物的检测对于三阴性肿瘤尤其重要，因为转移过程中受体阳性的转化可能会显著改变治疗和预后。在转移瘤来源不明或肿瘤形态不典型的情况下，可使用指向乳腺原发癌的免疫组织化学染色，包括 GATA3、巨囊性疾病液体蛋白 15（gross cystic disease fluid protein 15，GCDFP15）和乳腺球蛋白[7, 8]。

一般来说，激素疗法是最适用于激素受体阳性肿瘤；然而，在快速进展的疾病中增加化疗可能会带来更有利的反应。靶向癌症治疗针对癌细胞的特定特征，可能具有较少的系统性不良反应。单克隆抗体的免疫靶向治疗以后缀"–mab"（单克隆抗体）命名。曲妥珠单抗（赫赛汀）是一种单克隆抗体，可使 HER2 过度表达的癌细胞停止生长并减少细胞增殖。其他靶点包括：CDK4/6［palbociclib（Ibrance）、ribociclib（Kisqali） 和 abemaci-clib（Verzenio）］、HER2［lapatinib（Tykerb）］、HER［neratinib（Nerlynx）］和 PI3K［alpelisib（Piqray）］。CDK4/6 抑制剂以后缀"–ciclib"命名，而酪氨酸

激酶抑制剂以后缀"–tinib"命名。mTOR 抑制剂如依维莫司（Afinitor）抑制西罗莫司（mTOR）的主要靶点。依维莫司可用于治疗激素受体阳性而对阿那曲唑（Arimidex）或来曲唑（Femara）无反应的乳腺癌。对于具有种系 BRCA 突变的转移性 HER2 阴性乳腺癌患者，两项试验证明了口服多聚腺苷二磷酸核糖聚合酶（polyadenosine diphosphate-ribose polymerase，PARP）抑制剂奥拉帕利和他拉唑帕利的单剂活性[9, 10]。在这两项试验中，PARP 抑制剂在无进展生存率及疗效和毒性方面均优于化疗。PARP 抑制剂以后缀 –parib 命名。

添加地舒单抗或破骨细胞抑制剂已显示可降低骨转移患者的骨骼相关事件发生率[11, 12]。

（一）复发率和生存率

乳腺癌仍然是最常见的癌症之一，占女性癌症死亡人数的 15%[13]。乳腺癌包括 4 种以上不同的分子亚型和 20 种组织学亚型，已证明其诊断复杂性、治疗选择和生存率各不相同[14]。此外，PR、ER 的存在或缺失及诸如 HER2 等特殊蛋白质在治疗反应中发挥作用。总的来说，全世界的发病率、死亡率和生存率各不相同，乳腺癌在西方国家更常见，但在不发达国家的生存率较低。幸运的是，北美早期疾病的 5 年生存率保持在 90% 以上，而包括常规乳房 X 线检查在内的现代临床实践使美国 1989—2012 年的死亡率降低了 36%[15]。

转移性乳腺癌预后较差，多达 2/3 的骨转移涉及脊柱。2018 年的一项 Meta 分析报道了 15 项转移性乳腺癌研究，显示 2010 年的中位生存率为 47 个月，ER 阳性患者高达 57 个月，ER 阴性患者为 33 个月，尽管早期诊断偏差可能在改善统计数据中发挥了作用[16]。患者 5 年生存率明显下降至 15%～26%。肿瘤分级、激素受体状态和 HER2 状态都被证明会影响生存率，激素和生长因子受体"三阴性"状态的患者总体和无病生存率最差[17, 18]。ER/PR 阴性和 HER2 阳性的 5 年总生存率为 78.8%，无病生存率为 66%[19]。一项针对 311

名患者的小型研究表明，仅骨转移患者的生存期平均为 55.5 个月[20]。

Briasoulis 等对 2514 名患者进行了评估，对其中 104 例证实骨转移的患者进行了 20 年的随访和分析，发现在原发肿瘤手术后大约 38 个月发生骨转移。该组的生存期为 72 个月，根据肿瘤分级或肿瘤解剖位置分布，生存期并没有改善[21]。局限于骨的转移瘤被认为对系统治疗更无痛和更敏感，并且可能比骨外转移瘤患者有更好的生存率[22, 23]。大约 7% 的骨转移患者可能发生脊髓压迫，尽管这来自一项单一研究，但其临床意义可能因疼痛和需要手术干预的神经系统损害而不同[21]。

一般来说，激素受体状态和分子异质性都会影响乳腺癌成功治疗后的复发率，研究表明激素阳性患者在 5 年后的复发率较低[18]。替代亚型，如 luminal A、luminal B、basal、HER2 富集型和替代分子因子也被证明在复发率中起作用，尽管最近辅助治疗的进展进一步增加了无复发间期[16, 24]。法国一项大型队列研究对 4926 名乳腺癌患者进行了为期 18 年的研究，发现平均 7.2 年的复发率为 18%，两次复发的患者在 5 年内死亡的概率为 36%[25]。然而，他们的研究包括患者在多种影响预后的乳腺癌治疗方案（如曲妥珠单抗）实施前后的情况，这可能会影响他们的研究结果。在另一项对转移性乳腺癌患者进行了 15 年随访的研究中，仅 1.8% 的患者在单独接受化疗后无病生存，这表明更积极的治疗措施，特别是在少转移性肿瘤的情况下，可能是有益的[26, 27]。

（二）影像学和诊断特征

监测和筛查有助于改善原发性乳腺癌的治疗和早期诊断，而 MRI 和乳房 X 线检查在这一领域证明了其利弊[28]。在诊断转移性病变时，成像方式的选择通常遵循影像特点。疼痛是近 90% 患者的主要症状，尽管描述词差异很大，可能导致诊断延迟 2 个月[29, 30]。在这种临床情况下，胸背痛或非机械性背痛很少与退行性脊柱疾病相关，更

常与脊柱转移性疾病有关[31]。神经损害可能是神经根性或进行性的由脊髓或马尾受压所导致，临床表现取决于神经损伤节段水平，每种损伤都有不同的神经表现[32]。

在活跃型或静止型的病例中，乳腺癌伴新发背痛，谨慎的做法是获得完整的脊柱 X 线片，并对脊柱转移进行彻底评估。乳腺癌骨转移通常表现为溶骨性病变，尽管可以看到成骨和混合型及病理性骨折和即将发生的椎管损伤。当骨脱矿超过 30%～50% 时，通常会出现溶解性病变，在这种情况下，闪烁扫描更为敏感[33]。CT 和 MRI 是鉴别病变的有用方法。CT 可以更精确地确定肿瘤的范围和骨解剖结构。另外，MRI 已经成为评估脊柱肿瘤转移的金标准（图 14-1）。更高的灵敏度、更清晰的边缘识别，以及对骨、神经血管和软组织解剖学的显像，使得诊断和治疗应用成为可能（图 14-2 和图 14-3）。钆的加入提高了对血流的显像，更好地描绘了转移性乳腺病变。最后，PET 利用葡萄糖代谢来识别肿瘤活动和示踪剂摄取，当加入 CT（PET/CT）时，它具有显著的诊断和治疗优势。PET 成像中新的生物标志物在评估

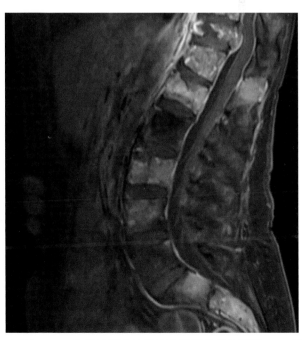

▲ 图 14-1　弥漫性转移性乳腺导管癌患者的腰椎 MRI 显示有多处病理性骨折和 T_{11} 处脊髓压迫

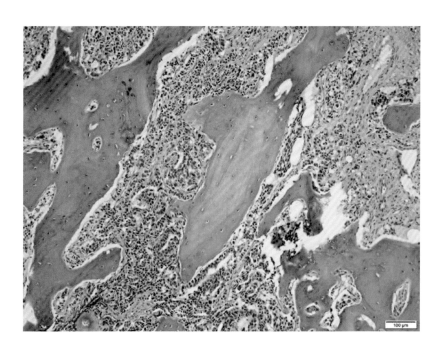

◀ 图 14-2　T_{11} 病变的活检显示骨转移癌浸润骨髓腔（HE，100×）

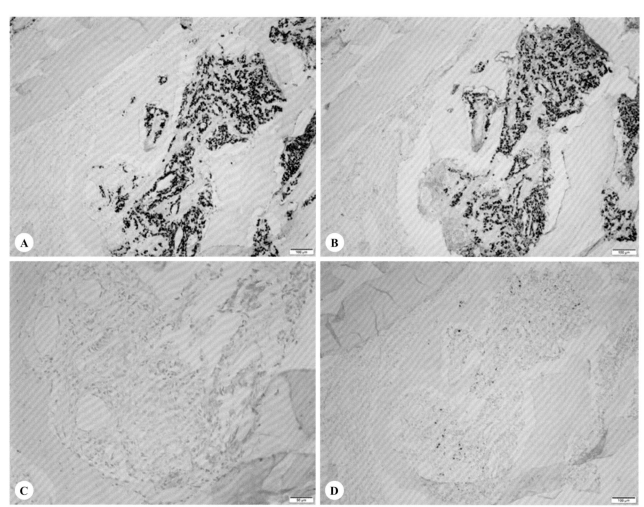

▲ 图 14-3　乳腺癌骨转移处免疫组化结果图

A. GATA3 呈弥漫性核强阳性，支持乳腺原发性转移癌；B. ER 呈弥漫性核强阳性；C. PR 呈局灶性核弱阳性；D. HER2 呈局灶性膜弱阳性，两者均为阴性

内分泌治疗的疗效和开发新的内分泌药物方面也是一个有价值的工具。

三、肺癌

转移性非小细胞肺癌（non-small-cell lung cancer，NSCLC）患者的治疗包括全身化疗。对非小细胞肺癌恶性肿瘤的分子途径的进一步理解，促进了从 21 世纪初开始针对恶性细胞中特定分子途径的药物的开发。希望这些药物能够优先杀死恶性细胞，但对正常细胞相对无害。*EGFR* 的突变或间变性淋巴瘤激酶（anaplastic lymphoma kinase，ALK）基因或 c-ROS 癌基因 1（*ROS1*）基因的重排，引导了治疗思维的转变和患者特异性分子治疗的发展。在美国约 15% 的非小细胞肺腺癌中观察到 EGFR 酪氨酸激酶突变，并且在非吸烟者和高达 62% 的亚洲人中更常见[34, 35]。EGFR 突变的存在可提供更有利的预后，并强烈预测对 EGFR TKI（厄洛替尼、吉非替尼、阿法替尼和奥希替尼）的敏感性。

ALK 基因重排（ALK 阳性非小细胞肺癌）存在于约 4% 的人群中，强烈预测对 ALK-TKI（克唑替尼、塞瑞替尼、阿来替尼）的敏感性。

ROS1 是一种受体酪氨酸激酶，通过 *ROS1* 和其他基因之间的遗传易位，在 1%～2% 的非小细胞肺癌中充当驱动癌基因，其中最常见的是 CD74[36-38]。美国 FDA 批准并建议对 *ROS1* 易位患者使用克唑替尼治疗，包括接受化疗的患者和未接受治疗且中位无进展生存期为 19.2 个月的患者。病例报道表明，卡波替尼可能对环唑替尼耐药的 *ROS1* 易位癌有效[39, 40]。在 1%～3% 的非小细胞肺癌中观察到 *BRAF* 突变，通常与吸烟史有关。这些疾病通常通过化疗进行治疗，添加 TKI，如维莫非尼和达拉非尼，似乎是治疗进展性疾病的有效策略[41-43]。

（一）复发率和生存率

与乳腺癌不同的是，被诊断为肺癌的患者通常是老年人群的一部分。事实上，75% 的人在被诊断为小细胞肺癌（small-cell lung cancer，SCLC）或非小细胞肺癌时年龄超过 65 岁。在诊断确定时，小细胞肺癌已经达到转移状态，因此其预后比非小细胞肺癌差。肺癌的总生存率仅增加了约 13%，从 20 世纪 70 年代末的 34% 增加到 20 世纪 10 年代初的 47%[17]。部分原因是该病在早期阶段无症状。事实上，2019 年 Ⅰ 期肺癌患者的 5 年生存率为 57%，而 Ⅳ 期肺癌患者的 5 年生存率为 4%，与非小细胞肺癌相比，小细胞肺癌的 5 年生存率总体较低。

针对脊柱转移瘤，分子靶向疗法（如吉非替尼）和骨吸收抑制剂（如唑来磷酸盐和地舒单抗）自 2006 年以来提高了总生存率，这些研究对预测转移性肺癌生存率的 Tokuhashi 评分提出了挑战[44]。然而，尽管有这些进步，肺癌患者脊柱转移诊断后的中位生存期仅为 1 年左右[45]。

非小细胞肺癌切除术后局部复发率在 30%～55%。大多数是远处转移，80% 发生在 2 年内[46, 47]。另一项针对 106 例非小细胞肺癌肺叶切除术后患者的研究显示，复发率为 43%，平均 57.9 个月[48]。识别不同的组织学亚型可以评估各种标志物，这些标志物用于更好地预测和识别远处转移瘤的复发，包括 Ki-67、MACC 和 TS[49, 50]。类似地，与局限性疾病一样，EGFR 突变用于指导治疗吉非替尼在复发或转移性肿瘤中的治疗。最后，从原发性疾病治疗到远处复发的时间已被证明在复发后生存率中起作用[51]。

（二）影像学和诊断特征

20%～30% 的肺癌患者在确诊时已经有骨转移，最常见的是脊柱转移。通过淋巴或血行扩散，胸椎是此类转移最常见的部位。虽然大多数患者会出现背痛，但转移性脊髓压迫是一种常见的症状，需要进一步评估。此外，骨溶解引起的血清钙或碱性磷酸酶水平升高也应进行此类评估。在 X 线片检查骨溶解后，CT 和 MRI 是评估脊柱的可行选择，尽管 CT 脊髓造影术应在不能接受 MRI

的患者中实施，并为脑脊液的病理评估提供有用的辅助手段。SPECT、PET 和 PET/CT 是替代方案，可与核医学和放射肿瘤学团队一起使用多学科方法。低剂量 CT 在肺癌筛查中得到了广泛的应用，尽管存在很多争议。它在诊断高风险患者时具有更高的敏感性，最近发表了多项研究来评估这种方式的有用性[52]。

肺肿瘤组织的组织学分析应允许识别肿瘤类型（图 14-4）。最常见的肿瘤类型是腺癌、鳞状细胞癌、小细胞癌和大细胞癌[53]。可以对组织进行 EGFR 突变分析，因为它可以影响预后，提供治疗靶点，并预测转移部位[54]。*ALK* 和 *ROS1* 基因易位很少被发现，通常发生在男性非吸烟者身上[55, 56]。同样，通过抗体进行的免疫检测也有助于肺癌的诊断。p53 抗体可以帮助诊断大约 12% 的病例，尽管加上其他 6 种抗体，包括 Hu-D、SOX-2、MAGE-A4、CAGE、GBU4-5 和 NY-ESO-1，可以分别将敏感性和特异性提高到 47% 和

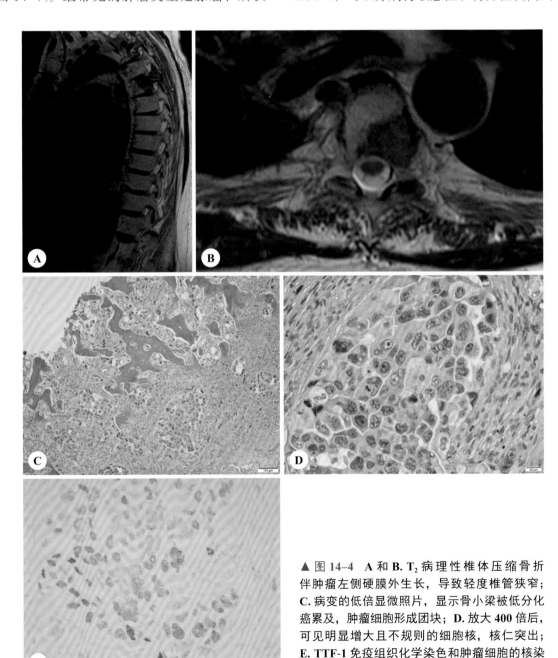

▲ 图 14-4　**A 和 B.** T$_2$ 病理性椎体压缩骨折伴肿瘤左侧硬膜外生长，导致轻度椎管狭窄；**C.** 病变的低倍显微照片，显示骨小梁被低分化癌累及，肿瘤细胞形成团块；**D.** 放大 **400** 倍后，可见明显增大且不规则的细胞核，核仁突出；**E.** TTF-1 免疫组织化学染色和肿瘤细胞的核染色，与肺腺癌为原发瘤一致

90%[57, 58]。这种变化为未来的治疗提供了目标。

四、前列腺癌

雄激素剥夺疗法（androgen deprivation therapy，ADT）是转移性疾病患者初始治疗方法的一个组成部分。在高风险和（或）新发转移患者中，与单独使用 ADT 相比，联合使用阿比特龙或多西他赛可提高总生存率[59-62]。外科或内科睾丸切除术后的疾病进展被视为去势抵抗性前列腺癌（castration-resistant prostate cancer，CRPC）。在这些患者中，ADT 应继续进行，但在开始替代治疗前应停止使用促性腺激素释放激素（gonadotropinreleasing hormone，GnRH）激动药。这些患者的替代疗法包括使用 T 细胞免疫疗法、紫杉烷化疗和骨靶向放射性同位素 223Ra。T 细胞免疫疗法已证明可提高总体生存率，但并未显著增加无进展生存率或影响血清前列腺特异性抗原（prostate specific antigen，PSA）[63]。

在仅限于骨骼转移的患者中，223Ra 具有良好的耐受性，并提高了总体生存率和首次出现症状性骨骼相关事件的时间（外束放射治疗以缓解骨骼症状、新症状性病理性骨折、脊髓压迫的发生或肿瘤相关骨科手术干预）[64]。

（一）复发率和生存率

到 2014 年，由于筛查期间频繁测量前列腺特异性抗原出现的领先时间偏倚和过度诊断偏倚，将前列腺癌诊断后的 5 年生存率提高到 99%[17]。监测的增加也影响了治疗，2010—2015 年根治性前列腺切除术的比率下降了 16%[65]。前列腺癌经常在局部阶段被诊断出来，但当存在转移时，生存率会下降近 30%～70%。在脊柱转移的病例中，伴随内脏转移和脊柱转移诊断时较高的前列腺特异性抗原会导致较差的生存率，而双膦酸盐治疗和激素对生存率的影响较小[66, 67]。经典的说法是，骨转移患者的中位生存期为 53 个月，内脏转移患者的中位生存期为 12～30 个月[68]。

鉴于前列腺癌治疗水平的不同，复发率可能存在很大差异，尽管一般报道的定义围绕着生化复发，前列腺特异性抗原水平（＞0.2ng/ml）也不同。在根治性前列腺切除术中，复发率普遍得到改善，随着 Gleason 评分为 8～10 或更差的术前状况而恶化[69, 70]。各种工具被认为是复发的预测因子，但没有一种得到验证[71, 72]。

（二）影像学和诊断特征

与肾癌、乳腺癌和肺癌不同，转移性前列腺癌在临床上几乎总是表现为成骨细胞病变（图 14-5）。因此，椎管内囊状肿瘤侵犯可能会对神经造成严重的压迫。这些区域的减压通常需要广泛的肿瘤骨切除，这与造成软组织硬膜压迫的其他组织学不同。前列腺癌的骨转移可能与前列腺静脉丛引流至椎静脉有关（图 14-6 和图 14-7）。背痛几乎总是脊柱转移瘤的一种症状，但不到 1/4 的患者出现运动障碍，3% 的患者出现膀胱功能障碍[73]。超声技术在检测前列腺病变方面很有用，尽管报告背痛的激素抵抗型前列腺癌患者应彻底评估脊柱转移，并且通常需要 X 线片和骨扫描以外的高级

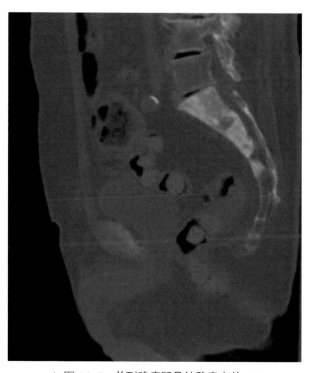

▲ 图 14-5 前列腺癌骶骨转移患者的 CT

成像。多参数超声和 MRI 已证明在评估原发性和复发性前列腺癌方面具有实用价值[74]。具体而言，扩散加权序列有助于描绘肿瘤组织，与邻近肌肉相比，T_1 加权图像显示低信号。磁共振波谱成像（magnetic resonance spectroscopic imaging，MRSI）同样是一个有用的工具，用于检测复发性前列腺癌。作为一种表面糖蛋白，前列腺特异性膜抗原作为放射性示踪剂的潜在靶点和前列腺特异性抗原水平大于 0.5ng/ml 的情况下，作为识别前列腺癌的工具已获得广泛关注，尽管当前列腺特异性抗原水平增加到 2ng/ml 以上时，传统 PET 扫描是有用的[70]。

五、肾细胞癌

（一）复发率和生存率

1/3 的肾细胞癌患者会出现转移，其中 30% 转移到脊柱，属于透明细胞组织学亚型[75, 76]。只有 50% 的骨转移患者存活 1 年以上，5 年后生存率继续下降至 10%，中位生存率约为 8 个月[77]。在过去的 20 年中，用细胞毒性药物治疗肾细胞癌已转向更具靶向性的分子疗法，从而使肾细胞癌转移的生存率呈现更有利的趋势[78]。尽管如此，与四肢转移相比，多发转移及脊柱转移的生存率更差[79]。晚期疾病或无法切除的转移患者的一线治

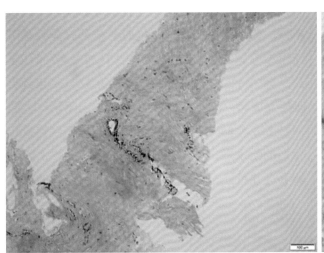
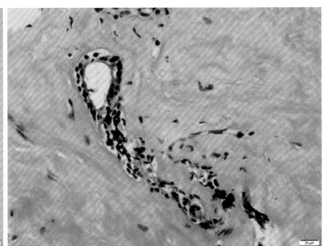

▲ 图 14-6　骶骨肿块切片显示含有腺癌的纤维组织核心［HE，100×（左）；400×（右）］

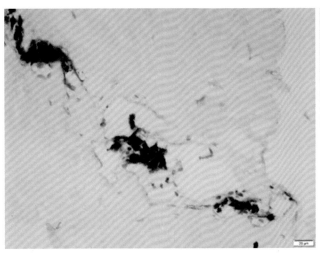
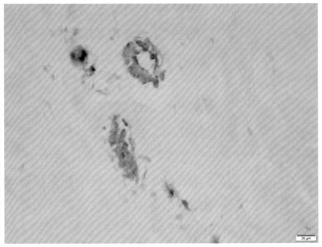

▲ 图 14-7　前列腺特异性抗原（左）和前列腺酸性磷酸酶（右）免疫组化染色
肿瘤细胞呈阳性，证实了转移性前列腺癌的诊断（400×）

疗包括细胞减灭性肾切除术后的全身免疫治疗。在干扰素免疫治疗的时代，在系统治疗之前接受肾切除术的患者的中位生存率为 17 个月，而仅接受干扰素治疗的患者的中位生存率为 7 个月 [80, 81]。与单药舒尼替尼相比，免疫检查点抑制药和抗血管生成疗法（帕博利珠单抗 / 阿昔替尼和阿维利尤单抗 / 阿昔替尼）的联合使用提高了无进展生存率，而帕博利珠单抗 / 阿昔替尼也提高了总生存率 [82, 83]。帕博利珠单抗 / 阿昔替尼是晚期透明细胞肾细胞癌可接受的一线治疗，但缺乏与现有标准的比较。

在局部病例中，成功的肾切除术后复发率为 20%～40%，说明了这种疾病的侵袭性，骨复发通常是播散性的 [84]。然而，其他研究表明，肾切除术后骨转移发生率为 2%～8% [85-87]。大多数复发被认为发生在 2 年内，尽管最近的一项研究发现，26% 接受根治性肾切除术的原发性肾细胞癌患者的复发时间超过 5 年 [88]。

（二）影像学和诊断特征

根据 MESCC 量表评定，肾细胞癌病变最常见于硬膜外，以不同程度的脊髓压迫为主要表现 [89]。血源性扩散后，肾细胞癌转移对局部骨骼具有破坏性，导致不同程度的疼痛和机械不稳定；神经根或脊髓压迫可能常见于 28% 的患者 [90, 91]。

进展期的肾细胞癌转移患者前后位 X 线片可见破坏的局部骨呈现"肥皂泡"外观，并被描述为"眨眼猫头鹰"。与其他肿瘤类似，肾细胞癌转移患者 MRI 和 CT（图 14-8 和图 14-9）的表现并不独特，具有低信号 T_1 加权信号和高信号扩散加权信号。然而，由于肾细胞癌的血管密度增加，钆造影剂可明显增加此类病变的信号。同样，动脉血管走行图具有诊断和治疗效用，包括治疗期间的选择性血管造影和血管栓塞 [92]。

六、淋巴瘤

（一）复发率和生存率

淋巴瘤由霍奇金型（Hodgkin lymphoma，HL）和非霍奇金型（non-Hodgkin lymphoma，NHL）组成，由淋巴结的血细胞类型决定，脊柱淋巴瘤是播散性疾病的晚期表现。此外，作为非霍奇淋巴瘤最初表现的脊柱转移少见，发生在不到 5% 的患者中 [93]。原发性骨非霍奇金淋巴瘤（primary non-Hodgkinlymphoma of bone，PLB）相当罕见，占原发性骨恶性肿瘤的 3% [94]。PLB 起源于椎旁软组织，然后进入硬膜外腔，导致直接的神经压迫，这与其他通过椎体破坏到达硬膜囊的脊柱转移不同。诊断为 PLB 后的 2 年生存率估计为 36% [95, 96]。对 30 例脊柱淋巴瘤患者的单独回顾性评估显示，平均生存期为 87.6 个月，表明诊断和治疗有所改善 [97]。临床上罕见的惰性淋巴瘤，如滤泡性淋巴瘤、小淋巴细胞性淋巴瘤和边缘区淋巴瘤，可表现为 PLB。免疫功能低下状态、年龄增长、组织

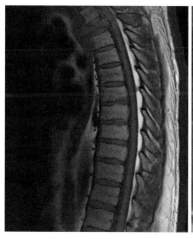

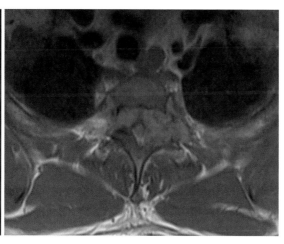

◀ 图 14-8　MRI 显示 T_5 病理性骨折伴硬膜外软组织生长合并轻度脊髓压迫

学分级、神经系统受累和脑脊液蛋白水平升高与预后不良相关[98, 99]。

（二）影像学和诊断特征

PLB 和脊柱转移性淋巴瘤通常在初次隐匿性发作，可能持续长达 1 年，然后才出现急性的神经受累，因此经常与其他诊断相混淆，如腰椎间盘突出症或脊柱炎[100, 101]。X 线片对可疑脊柱淋巴瘤的评估很有用。虽然转移性病变会引起局部侵蚀等骨质病变，但 PLB 很少引起骨质破坏。相反，硬膜外部位更常见，在对比增强 MRI 上表现为低信号或等信号（图 14-10）。类似地，转移性非霍奇金淋巴瘤可延伸邻近软组织和局部骨，导致硬膜囊受压（图 14-11）。不幸的是，细胞学脑脊液分析和 CT 引导下的穿刺活检很少允许诊断，而外科病理学是实现准确诊断的更有用的手段。尽管如此，穿刺活检的低风险表明这是诊断中的有用工具[102]。

七、骨髓瘤

评估新的骨髓瘤（myeloma，MM）患者的第一步是验证诊断，因为骨髓瘤的癌前阶段，即意义未定的单克隆丙种球蛋白病（monoclonal gammopathy of undetermined significance，MGUS）和冒烟型骨髓瘤（smoldering multiple myeloma，

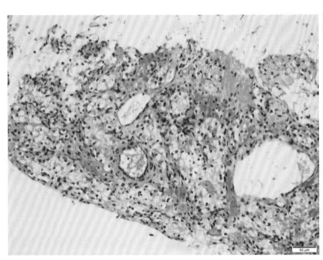
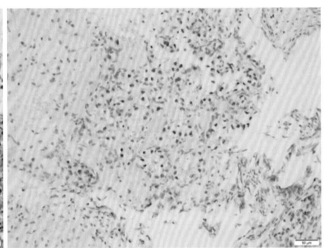

▲ 图 14-9　同一患者椎体肿块活检
肿瘤细胞大，细胞质清晰，血管系统脆弱。PAX8 免疫组化染色（一种在甲状腺、上尿路和器官中表达的转录因子）的核阳性和 HE 染色的形态学表现证实了常规透明细胞肾细胞癌的诊断

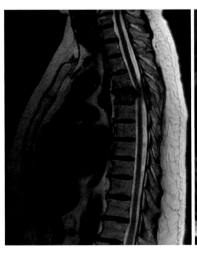
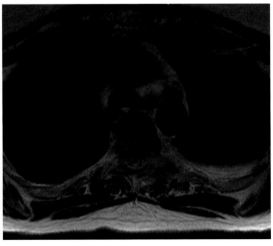

◀ 图 14-10　MRI 显示 T_5 病理骨折伴硬膜外延伸及相关轻度脊髓受压

SMM)，很容易被误诊为骨髓瘤。使用 FISH 评估特定基因易位可用于风险分析，并有助于预后。

中度风险骨髓瘤的治疗取决于造血细胞移植（hematopoietic cell transplantation, HCT）和并发症。对于大多数患者，建议使用硼替佐米、来那度胺和地塞米松（VRd）进行初始治疗，除非来那度胺有禁忌证（如急性肾衰竭），在这种情况下，硼替佐米可作为替代品使用[103]。

蛋白酶体抑制剂如卡非佐米已显示出可以提高疾病复发中生存率。在先前未经治疗的骨髓瘤中使用卡非佐米代替硼替佐米并没有显示出益处[104]。抗 CD38 单克隆抗体达拉单抗是治疗复发性多发性骨髓瘤（multiple myeloma, MM）的另一种首选药物。在最近的试验中，达拉单抗在新诊断的骨髓瘤中的应用已显示出良好的反应和提高无进展生存率，尽管进一步的随访仍在等待中[105, 106]。

（一）复发率和生存率

多发性骨髓瘤是非霍奇金淋巴瘤之后第二常见的血液系统恶性肿瘤，是浆细胞的肿瘤性增生，脊柱是最常见的转移部位，因为 60% 的患者在诊断时有脊柱转移[107]。中位生存期从数月到 10 年以上不等，尽管基因位点 t（14；16）（q32；q23）或 t（4；14）（p16.3；q32）与更差的预后相关。基因移位患者的中位生存率为 24.5～36.1 个月[108, 109]。预后因素已被证明是基于受影响的轻链比率≥100，>60% 的骨髓浆细胞负荷，以及脊柱中一个以上的溶解性病变[110]。SEER 数据表明，到 2011 年，5 年生存率为 49%，比 30 年前提高了近 25%[111]。同样，对瑞典注册中心的评估表明，在所有 4 个检查期内，5 年生存率都有改善，5 年

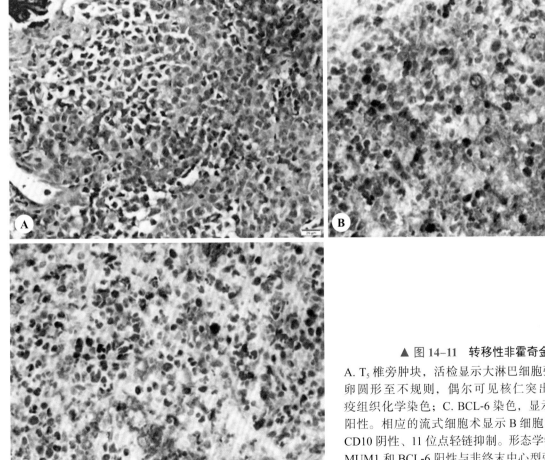

▲ 图 14-11　转移性非霍奇金淋巴瘤
A. T5 椎旁肿块，活检显示大淋巴细胞弥漫性浸润，核呈卵圆形至不规则，偶尔可见核仁突出；B. MUM1 的免疫组织化学染色；C. BCL-6 染色，显示肿瘤细胞中的核阳性。相应的流式细胞术显示 B 细胞淋巴瘤 CD5 阴性、CD10 阴性、11 位点轻链抑制。形态学特征、CD10 阴性、MUM1 和 BCL-6 阳性与非终末中心型弥漫性大 B 细胞淋巴瘤一致

时为 41%，10 年时为 20%[112]。这些结果表明，随着自体干细胞移植和药物（如沙利度胺、硼替佐米和来那度胺）可用性的增加，生存率在提高。

（二）影像学和诊断特征

在 MGUS 病例中，血清 M 蛋白水平<3g/dl，骨髓中可发现<10% 的单克隆浆细胞。当这些数量增加时，MGUS 进展为无症状多发性骨髓瘤，根据 "CRAB" 标准，多发性骨髓瘤最终被诊断为终末器官损伤，包括高钙血症、肾衰竭、贫血和大于 5mm 的溶骨性病变。临床上，由于多发性骨髓瘤以进行性骨质破坏为特征，腰痛是脊柱转移患者的主要症状。大约 5% 的多发性骨髓瘤患者的病变会导致脊髓压迫[113]。

放射学上，脊柱内边界清晰的病变比膨胀性病变更常见，膨胀性病变更常见于肋骨等其他骨结构中[114]。CT 表现与 X 线片相似；然而，低剂量全身 CT 可识别其他病变，并显示任何皮质破裂或延伸至邻近组织的情况，因为骨质破坏可能会被忽略，直到 30% 的小梁体积损失[115]。事实上，最近一项比较各种成像方式的系统性综述表明，低剂量 CT、MRI 和 PET/CT 在识别除颅骨和肋骨外的所有病例中的多发性骨髓瘤骨病变方面优于 X 线片[116]。MRI 应进行对比增强，以确定可能因骨髓浸润而遗漏的离散性病变。这种骨髓变化可以通过脂肪抑制序列来突出显示。由于脂肪含量低于相邻椎间盘，MM 病变在 T_1 加权像上呈低信号。如脂肪抑制成像系列所示，增加的水分含量和细胞密度转化为高信号。多发性骨髓瘤可与血管瘤混淆，血管瘤通常含有脂肪，在加权 MRI 序列上很容易区分。Stäbler 等对脊椎骨髓受累的 5 种不同表现进行了分类：正常骨髓、局灶性病变、弥漫性浸润、合并（异质）局灶性和弥漫性浸润及胡椒盐样病变[117]。

PET/CT 还可以显示脊柱骨髓浸润，因为骨髓受累的多发性骨髓瘤患者是 FDG-PET/CT 阳性。然而，PET/CT 对弥漫性骨髓受累的敏感性不如

MRI；对于 MGUS 患者或低疾病负担患者，PET/CT 也呈阴性[118]。其他放射性示踪剂，如氟化钠，也已用于评估，尽管 MRI 仍是迄今为止首选的成像方式。PET/MRI 的引入非常有用，早期的研究显示很有应用前景[119, 120]。

全身 CT 与 ^{18}F-FDG PET/CT 的结合提供了一种显示骨髓浸润的替代方法，同时也可以显示全身肿瘤负荷。根据葡萄糖需求量高的细胞中 FDG 摄取量计算相关病变的代谢活性，并与标准摄取值进行比较。然后将 CT 图像与 PET 图像结合，以提供解剖学定位。重要的是，在没有潜在的溶骨性病变的情况下，可以确定高代谢性骨病变。尽管 FDG-PET/CT 在评估弥漫性骨髓浸润方面不如 MRI 敏感，但活动性多发性骨髓瘤在骨髓间隙 FDG-PET/CT 呈阳性（图 14-12）[106]。低疾病负荷的 MGUS 和 SMM 患者的 FDG-PET/CT 呈阴性[121]。治疗反应的特点是减少或消除受累骨结构中的 FDG 积累。

多中心研究比较了进行全身 MRI 或同时进行脊柱和骨盆 MRI 检查与 FDG-PET/CT 检查活动性多发性骨髓瘤患者中，结果表明 MRI 在骨骼病变的检测方面优于 CT（图 14-13 和图 14-14）。然而，比较全身 MRI 和 FDG-PET/CT 的研究结果意义不大，因为这些成像方式具有相同的敏感度，除了评估脊柱病变时，MRI 是首选。PET/MRI 是一种很有前途的新型混合技术，在初步研究中似乎至少与 PET/CT 一样灵敏。

八、肉瘤

（一）复发率和生存率

脊柱是原发性骨肉瘤的罕见部位，占病例的不到 3%，预后不良。一项对 25 例脊柱肉瘤患者的研究显示，软骨肉瘤患者的中位生存率为 59.5 个月，而骨肉瘤患者的中位生存率为 16.8 个月。接受病灶内切除术的患者的中位生存期为 17.8 个月[122]。另一项针对 17 例骨肉瘤患者的研究显示，中位生存期为 38.1 个月，而接受骨肿瘤切除术的

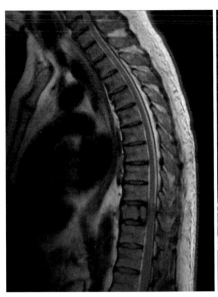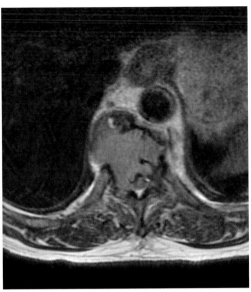

◀ 图 14-12　MRI 显示 T₁₀ 病
理性骨折伴轻度椎管狭窄
多发性骨髓瘤通常有正常骨髓
信号和弥漫性受累

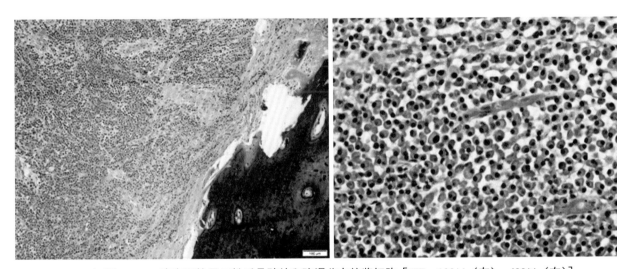

▲ 图 14-13　病变活检显示松质骨碎片和弥漫分布的浆细胞 [HE，100×（左）；400×（右）]

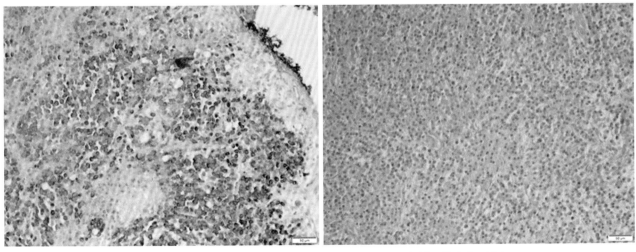

▲ 图 14-14　Kappa 轻链原位杂交（左）和 lambda 轻链原位杂交（右）
肿瘤浆细胞的 Kappa 轻链限制（原始放大倍数 200×）

患者的中位生存期为 77.3 个月。这项研究显示，35% 出现局部复发[123]。

转移性脊柱肉瘤包括软骨肉瘤、横纹肌肉瘤、脂肪肉瘤、平滑肌肉瘤和滑膜细胞肉瘤。据报道，中枢神经系统转移患者的复发时间为 0.2～6.9 年，中位数为 1.6 年[124]，而其他文献已证明转移性尤因肉瘤的 5 年生存率为 42%，强调了根据肉瘤类型的广泛生存范围[125]。对 80 例原发性和转移性脊柱肉瘤患者的回顾发现，原发性肉瘤患者的中位生存期为 40.2 个月，而脊柱转移性肉瘤患者的中位生存期为 17.3 个月[126]。同样的分析发现，原发状态与转移状态对复发率没有影响，患者年龄也没有影响。然而，骨肉瘤和高级别肿瘤与较高的局部复发率相关。转移性脊柱肉瘤的复发率也从病灶内切除的 35% 提高到整体切除的 25%，中位复发时间为 22.7 个月。

近一半的软组织肉瘤（soft-tissue sarcomas，STS）患者通常在诊断后 3 年内发生转移[127]。脊柱转移性软组织肉瘤的诊断中位生存率为 5 个月，范围为 1～21 个月[128]。转移性软组织肉瘤如滑膜肉瘤可在脊柱内转移，据报道可从腰椎转移到颈椎，复发率为 28%～70%[129]。与其他软组织肉瘤不同，黏液样脂肪肉瘤有向轴向骨骼转移的倾向，5 年总生存率为 81%，10 年为 72%[130, 131]。

（二）影像学和诊断特征

转移性软组织肉瘤继发的脊髓压迫发生在 3% 的患者中，最常见于腰骶椎[128]。更常见的症状是隐匿性腰痛伴或不伴神经根病。脊柱转移性肉瘤通常对骨骼和邻近组织具有破坏性，需要多种成像方式进行评估。

X 线片有助于鉴别大多数良性病变和骨破坏超过 50% 的转移性病变[132]。在一些报道中偶然发现了软组织肉瘤的诊断，通常是由创伤后获得的影像学提示[133]。同一项研究发现，MRI 在识别此类病变方面越来越敏感，使用 PET 扫描时的灵敏度仅为 14%。尽管一些患者 PET 扫描呈阴性，但 MRI 阳性证实了诊断。总的来说，FDG-PET 扫描的阳性预测值为 100%，阴性预测值为 85%，它们忽略了在轴向 MRI 成像中可能发现的肉瘤脊柱转移[131, 133]。在转移到脊柱的软组织肉瘤病例中，MRI 显示椎体旁肿块向后延伸，导致局部破坏和椎管受累，并导致脊髓受压。T_1 加权增强序列显示高信号病变，对比增强也有助于区分硬膜内和硬膜外肿瘤。扩散加权成像在文献中得到了进一步验证，类似的序列也用于影像筛选（通常与胸部、腹部和骨盆的 CT 结合）[134]。考虑到脊柱转移性肉瘤的多样性，最终，组织学分析将是确诊的标准，从而进一步指导治疗。

九、展望

脊柱转移瘤的治疗仍然具有挑战性，但前景光明。随着大剂量立体定向放射、靶向化疗和免疫治疗的进步，曾经被认为无法治愈的肿瘤现在可以得到更好的控制。三维打印等新工具有助于术前规划复杂且经常变异的解剖结构。此外，导航和机器人手术的进步继续为外科医生提供额外的工具来处理这些复杂的病例。

癌症的外科治疗将继续取得进展。但是，有些原则仍将保持不变，如将患者置于治疗计划的中心。每个患者都有其独特的医疗、心理、肿瘤、骨质疏松、社会和情感变量，应采用多学科方法加以考虑。我们相信，通过使用以患者为中心的医疗模式（如 MOSS），可以使用最新的治疗模式来提供高质量的个性化治疗。

致谢：我们要特别感谢支持我们的团队，包括 Paul Holman，MD；Christoph B. Meyer，MD；Hosun Hwang，MD；Alberto Ayala，MD；and Jonathan Y. Zhang，MD。

参考文献

[1] Laufer I, Rubin DG, Lis E, et al. The NOMS framework: approach to the treatment of spinal metastatic tumors. Oncologist. 2013;18(6):744–51. https://doi. org/10.1634/theoncologist.2012–0293.

[2] Marco RAW, Brindise J, Dong D. MOSS: a patient-centered approach. In: Marco RAW, editor. Metastatic spine disease: a guide to diagnosis and management. Cham: Springer International Publishing; 2018. p. 1–20. https://doi. org/10.1007/978–3–319–76252–4_1.

[3] Tokuhashi Y, Matsuzaki H, Oda H, Oshima M, Ryu J. A revised scoring system for preoperative evaluation of metastatic spine tumor prognosis. Spine (Phila Pa 1976). 2005;30(19):2186–91. https://doi. org/10.1097/01.brs.0000180401.06919.a5.

[4] Tokuhashi Y, Matsuzaki H, Toriyama S, Kawano H, Ohsaka S. Scoring system for the preoperative evaluation of metastatic spine tumor prognosis. Spine (Phila Pa 1976). 1990;15(11):1110–3. https://doi. org/10.1097/00007632–199011010–00005.

[5] Fisher CG, DiPaola CP, Ryken TC, et al. A novel classification system for spinal instability in neoplastic disease: an evidence-based approach and expert consensus from the Spine Oncology Study Group. Spine (Phila Pa 1976). 2010;35(22):E1221–9. https://doi.org/10.1097/BRS.0b013e3181e16ae2.

[6] Panjabi MM. Clinical spinal instability and low back pain. J Electromyogr Kinesiol. 2003;13(4):371–9. https://doi.org/10.1016/s1050–6411(03)00044–0.

[7] Shaoxian T, Baohua Y, Xiaoli X, et al. Characterisation of GATA3 expression in invasive breast cancer: differences in histological subtypes and immunohistochemically defined molecular subtypes. J Clin Pathol. 2017;70(11):926–34. https:// doi.org/10.1136/jclinpath-2016–204137.

[8] Zaha DC. Significance of immunohistochemistry in breast cancer. World J Clin Oncol. 2014;5(3):382–92. https://doi.org/10.5306/wjco.v5.i3.382.

[9] Robson ME, Tung N, Conte P, et al. OlympiAD final overall survival and tolerability results: olaparib versus chemotherapy treatment of physician's choice in patients with a germline BRCA mutation and HER2–negative metastatic breast cancer. Ann Oncol Off J Eur Soc Med Oncol. 2019;30(4):558–66. https://doi. org/10.1093/annonc/mdz012.

[10] Litton JK, Rugo HS, Ettl J, et al. Talazoparib in patients with advanced breast cancer and a germline BRCA mutation. N Engl J Med. 2018;379(8):753–63. https://doi.org/10.1056/NEJMoa1802905.

[11] Van Poznak C, Somerfield MR, Barlow WE, et al. Role of bone-modifying agents in metastatic breast cancer: an American Society of Clinical Oncology-Cancer Care Ontario focused guideline update. J Clin Oncol. 2017;35(35):3978–86. https://doi. org/10.1200/JCO.2017.75.4614.

[12] Coleman R, Body JJ, Aapro M, Hadji P, Herrstedt J, Group EGW. Bone health in cancer patients: ESMO clinical practice guidelines. Ann Oncol Off J Eur Soc Med Oncol. 2014;25(Suppl 3):iii124–37. https:// doi. org/10.1093/annonc/mdu103.

[13] Gennari A. The impact of new chemotherapeutic and hormone agents on survival in a population-based cohort of women with metastatic breast cancer. Breast Dis A Year B Q. 2008;19(2):180. https://doi.org/10.1016/S1043–321X(08)80124–5.

[14] Cheang MCU, Martin M, Nielsen TO, et al. Defining breast cancer intrinsic subtypes by quantitative receptor expression. Oncologist. 2015;20(5):474–82. https://doi.org/10.1634/theoncologist.2014–0372.

[15] DeSantis CE, Fedewa SA, Goding Sauer A, Kramer JL, Smith RA, Jemal A. Breast cancer statistics, 2015: convergence of incidence rates between black and white women. CA Cancer J Clin. 2016;66(1):31–42. https://doi.org/10.3322/caac.21320.

[16] Caswell-Jin JL, Plevritis SK, Tian L, et al. Change in survival in metastatic breast cancer with treatment advances: meta-analysis and systematic review. JNCI cancer Spectr. 2018;2(4):pky062. https://doi.org/10.1093/jncics/pky062.

[17] Miller KD, Nogueira L, Mariotto AB, et al. Cancer treatment and survivorship statistics, 2019. CA Cancer J Clin. 2019;69(5):363–85. https://doi. org/10.3322/caac.21565.

[18] Lin J, Goldstein L, Nesbit A, Chen MY. Influence of hormone receptor status on spinal metastatic lesions in patients with breast cancer. World Neurosurg. 2016;85:42–8. https://doi.org/10.1016/j.wneu.2015.07.068.

[19] Onitilo AA, Engel JM, Greenlee RT, Mukesh BN. Breast cancer subtypes based on ER/PR and Her2 expression: comparison of clinicopathologic features and survival. Clin Med Res. 2009;7(1–2):4–13. https://doi.org/10.3121/cmr.2009.825.

[20] Ahn SG, Lee HM, Cho S-H, et al. Prognostic factors for patients with bone-only metastasis in breast cancer. Yonsei Med J. 2013;54(5):1168–77. https://doi.org/10.3349/ymj.2013.54.5.1168.

[21] Briasoulis E, Karavasilis V, Kostadima L, Ignatiadis M, Fountzilas G, Pavlidis N. Metastatic breast carcinoma confined to bone: portrait of a clinical entity. Cancer. 2004;101(7):1524–8. https://doi. org/10.1002/cncr.20545.

[22] Sherry MM, Greco FA, Johnson DH, Hainsworth JD. Metastatic breast cancer confined to the skeletal system. An indolent disease. Am J Med. 1986;81(3):381–6. https://doi. org/10.1016/0002–9343(86)90286–x.

[23] Leone BA, Romero A, Rabinovich MG, et al. Stage IV breast cancer: clinical course and survival of patients with osseous versus extraosseous metastases at initial diagnosis. The GOCS (Grupo Oncológico Cooperativo del Sur) experience. Am J Clin Oncol. 1988;11(6):618–22. https://www.ncbi.nlm.nih.gov/ pubmed/3055932

[24] Ahmad A. Pathways to breast cancer recurrence. ISRN Oncol. 2013;2013:290568. https://doi.org/10.1155/2013/290568.

[25] Lafourcade A, His M, Baglietto L, Boutron-Ruault M-C, Dossus L, Rondeau V. Factors associated with breast cancer recurrences or mortality and dynamic prediction of death using history of cancer recurrences: the French E3N cohort. BMC Cancer. 2018;18(1):171. https://doi.org/10.1186/ s12885–018–4076–4.

[26] Greenberg PA, Hortobagyi GN, Smith TL, Ziegler LD, Frye DK, Buzdar AU. Long-term follow-up of patients with complete remission following combination chemotherapy for metastatic breast cancer. J Clin Oncol. 1996;14(8):2197–205. https://doi. org/10.1200/JCO.1996.14.8.2197.

[27] Hortobagyi GN. Can we cure limited metastatic breast cancer? J Clin Oncol. 2002;20(3):620–3. https://doi.org/10.1200/JCO.2002.20.3.620.

[28] Sun Y-S, Zhao Z, Yang Z-N, et al. Risk factors and preventions of breast cancer. Int J Biol Sci. 2017;13(11):1387–97. https://doi.org/10.7150/ijbs.21635.

[29] Landreneau FE, Landreneau RJ, Keenan RJ, Ferson PF. Diagnosis and management of spinal metastases from breast cancer. J Neuro-Oncol. 1995;23(2):121–34. https://doi.org/10.1007/bf01053417.

[30] Levack P, Graham J, Collie D, et al. Don't wait for a sensory level--listen to the symptoms: a prospective audit of the delays in diagnosis of malignant cord compression. Clin Oncol (R Coll Radiol). 2002;14(6):472–80. https://doi.org/10.1053/ clon.2002.0098.

[31] Purushothamdas S, Quraishi N, Giannoulis K. Results of surgical management of metastatic spinal tumors based on an epidural spinal cord compression scale. Spine J. 2011;11(10):S79. https://doi.org/10.1016/j.spinee.2011.08.197.

[32] Ju DG, Yurter A, Gokaslan ZL, Sciubba DM. Diagnosis and surgical management of breast cancer metastatic to the spine. World J Clin Oncol. 2014;5(3):263–71. https://doi.org/10.5306/wjco. v5.i3.263.

[33] Schirrmeister H. Detection of bone metastases in breast cancer by positron emission tomography. PET Clin. 2006;1(1):25–32. https://doi. org/10.1016/j. cpet.2005.09.005.

[34] Kawaguchi T, Koh Y, Ando M, et al. Prospective analysis of oncogenic driver mutations and environmental factors: Japan molecular epidemiology for lung cancer study. J Clin Oncol. 2016;34(19):2247–57. https://doi.org/10.1200/JCO.2015.64.2322.

[35] Shi Y, Au JS-K, Thongprasert S, et al. A prospective, molecular epidemiology study of EGFR mutations in Asian patients with advanced non-small-cell lung cancer of adenocarcinoma histology (PIONEER). J Thorac Oncol. 2014;9(2):154–62. https://doi. org/10.1097/JTO.0000000000000033.

[36] Bergethon K, Shaw AT, Ou S-HI, et al. ROS1 rearrangements define a unique molecular class of lung cancers. J Clin Oncol. 2012;30(8):863–70. https:// doi.org/10.1200/JCO.2011.35.6345.

[37] Chin LP, Soo RA, Soong R, Ou S-HI. Targeting ROS1 with anaplastic lymphoma kinase inhibitors: a promising therapeutic strategy for a newly defined molecular subset of non-small-cell lung cancer. J Thorac Oncol. 2012;7(11):1625–30. https://doi. org/10.1097/JTO.0b013e31826baf83.

[38] Rimkunas VM, Crosby KE, Li D, et al. Analysis of receptor tyrosine kinase ROS1–positive tumors in non-small cell lung cancer: identification of a FIG-ROS1 fusion. Clin Cancer Res. 2012;18(16):4449–57. https:// doi.org/10.1158/1078–0432. CCR-11–3351.

[39] Shaw AT, Ou S-HI, Bang Y-J, et al. Crizotinib in ROS1–rearranged non-small-cell lung cancer. N Engl J Med. 2014;371(21):1963–71. https://doi. org/10.1056/NEJMoa1406766.

[40] Drilon A, Somwar R, Wagner JP, et al. A novel crizotinib-resistant solvent-front mutation responsive to cabozantinib therapy in a patient with ROS1–rearranged lung cancer. Clin Cancer Res. 2016;22(10):2351–8. https://doi. org/10.1158/1078– 0432.CCR-15–2013.

[41] Kinno T, Tsuta K, Shiraishi K, et al. Clinicopathological features of nonsmall cell lung carcinomas with BRAF mutations. Ann Oncol Off J Eur Soc Med Oncol. 2014;25(1):138–42. https://doi. org/10.1093/annonc/mdt495.

[42] Sequist LV, Heist RS, Shaw AT, et al. Implementing multiplexed genotyping of non-small-cell lung cancers into routine clinical practice. Ann Oncol Off J Eur Soc Med Oncol. 2011;22(12):2616–24. https:// doi.org/10.1093/annonc/mdr489.

[43] Paik PK, Arcila ME, Fara M, et al. Clinical characteristics of patients with lung adenocarcinomas harboring BRAF mutations. J Clin Oncol. 2011;29(15):2046–51. https://doi.org/10.1200/ JCO.2010.33.1280.

[44] Uei H, Tokuhashi Y, Maseda M. Treatment outcome of metastatic spine tumor in lung cancer patients: did the treatments improve their outcomes? Spine (Phila Pa 1976). 2017;42(24):E1446–51. https://doi. org/10.1097/BRS.0000000000002382.

[45] Niu Y-J, Wen Y-T, Shen W-W, Deng L, Liu L-L, Zhang H-L. Risk factors for bone metastasis in patients with primary lung cancer: study protocol for a systematic review. BMJ Open. 2014;4(7):e005202. https://doi.org/10.1136/bmjopen-2014–005202.

[46] al-Kattan K, Sepsas E, Fountain SW, Townsend ER. Disease recurrence after resection for stage I lung cancer. Eur J Cardiothorac Surg. 1997;12(3):380–4. https://doi.org/10.1016/s1010–7940(97)00198–x.

[47] Carnio S, Novello S, Papotti M, Loiacono M, Scagliotti GV. Prognostic and predictive biomarkers in early stage non-small cell lung cancer: tumor based approaches including gene signatures. Transl Lung Cancer Res. 2013;2(5):372–81. https://doi.org/10.3978/ j.issn.2218–6751.2013.10.05.

[48] Cruz C, Afonso M, Oliveiros B, Pêgo A. Recurrence and risk factors for relapse in patients with non-small cell lung cancer treated by surgery with curative intent. Oncology. 2017;92(6):347–52. https:// doi.org/10.1159/000458533.

[49] Nakagawa M, Uramoto H, Oka S, et al. Clinical significance of IGF1R expression in non-small-cell lung cancer. Clin Lung Cancer. 2012;13(2):136–42. https://doi.org/10.1016/j.cllc.2011.10.006.

[50] Oka S, Uramoto H, Chikaishi Y, et al. Abstract 1149: The expression of Ki-67, but not IGF1R, predicts a poor disease-free survival in patients with adenocarcinoma of the lung. Cancer Res. 2012;72(8 Supplement):1149 LP–1149. https://doi.org/10.1158/1538–7445. AM2012–1149.

[51] Yoshino I, Yohena T, Kitajima M, et al. Survival of non-small cell lung cancer patients with postoperative recurrence at distant organs. Ann Thorac Cardiovasc Surg. 2001;7(4):204–9. https://www. ncbi.nlm.nih. gov/pubmed/11578260

[52] Blandin Knight S, Crosbie PA, Balata H, Chudziak J, Hussell T, Dive C. Progress and prospects of early detection in lung cancer. Open Biol. 2017;9(9):170070. https://doi.org/10.1098/ rsob.170070.

[53] Milovanovic IS, Stjepanovic M, Mitrovic D. Distribution patterns of the metastases of the lung carcinoma in relation to histological type of the primary tumor: an autopsy study. Ann Thorac Med. 2017;12(3):191–8. https://doi.org/10.4103/atm. ATM_276_16.

[54] da Cunha SG, Shepherd FA, Tsao MS. EGFR mutations and lung cancer. Annu Rev Pathol. 2011;6:49–69. https://doi.org/10.1146/ annurev-pathol-011110–130206.

[55] Chia PL, Mitchell P, Dobrovic A, John T. Prevalence and natural history of ALK positive non-small-cell lung cancer and the clinical impact of targeted therapy with ALK inhibitors. Clin Epidemiol. 2014;6:423–32. https://doi.org/10.2147/CLEP. S69718.

[56] Davies KD, Doebele RC. Molecular pathways: ROS1 fusion proteins in cancer. Clin Cancer Res. 2013;19(15):4040–5. https://doi. org/10.1158/1078– 0432.CCR-12–2851.

[57] Boyle P, Chapman CJ, Holdenrieder S, et al. Clinical validation of an autoantibody test for lung cancer. Ann Oncol Off J Eur Soc Med Oncol. 2011;22(2):383–9. https://doi.org/10.1093/annonc/ mdq361.

[58] Chapman CJ, Healey GF, Murray A, et al. EarlyCDT?Lung test: improved clinical utility through additional autoantibody assays. Tumour Biol. 2012;33(5):1319–26. https://doi.org/10.1007/ s13277–012–0379–2.

[59] James ND, de Bono JS, Spears MR, et al. Abiraterone for prostate cancer not previously treated with hormone therapy. N Engl J Med. 2017;377(4):338–51. https://doi.org/10.1056/NEJMoa1702900.

[60] Fizazi K, Tran N, Fein L, et al. Abiraterone plus prednisone in metastatic, castration-sensitive prostate cancer. N Engl J Med. 2017;377(4):352–60. https://doi.org/10.1056/NEJMoa1704174.

[61] Sweeney CJ, Chen Y-H, Carducci M, et al. Chemohormonal therapy in metastatic hormone-sensitive prostate cancer. N Engl J Med. 2015;373(8):737–46. https://doi.org/10.1056/ NEJMoa1503747.

[62] Kyriakopoulos CE, Chen Y-H, Carducci MA, et al. Chemohormonal therapy in metastatic hormone-sensitive prostate cancer: long-term survival analysis of the randomized phase III E3805 CHAARTED trial. J Clin Oncol. 2018;36(11):1080–7. https://doi. org/10.1200/ JCO.2017.75.3657.

[63] Kantoff PW, Higano CS, Shore ND, et al. Sipuleucel-T immunotherapy for castration-resistant prostate cancer. N Engl J Med. 2010;363(5):411–22. https://doi.org/10.1056/nejmoa1001294.

[64] Parker C, Nilsson S, Heinrich D, et al. Alpha emitter radium-223 and survival in metastatic prostate cancer. N Engl J Med. 2013;369(3):213–23. https://doi. org/10.1056/nejmoa1213755.

[65] Mahal BA, Butler S, Franco I, et al. Use of active surveillance or watchful waiting for low-risk prostate cancer and management trends across risk groups in the United States, 2010–2015. JAMA. 2019;321(7):704. https://doi.org/10.1001/jama.2018.19941.

[66] Meng T, Chen R, Zhong N, et al. Factors associated with improved survival following surgical treatment for metastatic prostate cancer in the spine: retrospective analysis of 29 patients in a single center. World J Surg Oncol. 2016;14(1). https://doi.org/10.1186/ s12957–016–0961–y.

[67] Drzymalski DM, Oh WK, Werner L, Regan MM, Kantoff P, Tuli

S. Predictors of survival in patients with prostate cancer and spinal metastasis. J Neurosurg Spine. 2010;13(6):789–94. https://doi.org/10.3171/2010.6.spine10167.

[68] Robson M, Dawson N. How is androgen-dependent metastatic prostate cancer best treated? Hematol Oncol Clin North Am. 1996;10(3):727–47. https:// doi.org/10.1016/s0889–8588(05)70364–6.

[69] Ginzburg S, Nevers T, Staff I, et al. Prostate cancer biochemical recurrence rates after robotic-assisted laparoscopic radical prostatectomy. JSLS J Soc Laparoendosc Surg. 2012;16(3):443–50. https://doi. org/10.4293/108680812x13462882736538.

[70] McCormick BZ, Mahmoud AM, Williams SB, Davis JW. Biochemical recurrence after radical prostatectomy: current status of its use as a treatment endpoint and early management strategies. Indian J Urol. 2019;35(1):6–17. https://doi.org/10.4103/iju. IJU_355_18.

[71] Jeffers A, Sochat V, Kattan MW, et al. Predicting prostate cancer recurrence after radical prostatectomy. Prostate. 2016;77(3):291–8. https://doi. org/10.1002/pros.23268.

[72] Sridharan S, Macias V, Tangella K, et al. Prediction of prostate cancer recurrence using quantitative phase imaging: Validation on a general population. Sci Rep. 2016;6(1). https://doi.org/10.1038/ srep33818.

[73] Cereceda LE, Flechon A, Droz J-P. Management of vertebral metastases in prostate cancer: a retrospective analysis in 119 patients. Clin Prostate Cancer. 2003;2(1):34–40. https://doi.org/10.3816/ cgc.2003.n.010.

[74] Sarkar S, Das S. A review of imaging methods for prostate cancer detection. Biomed Eng Comput Biol. 2016;7s1:BECB.S34255. https:// doi.org/10.4137/ becb.s34255.

[75] Fottner A, Szalantzy M, Wirthmann L, et al. Bone metastases from renal cell carcinoma: patient survival after surgical treatment. BMC Musculoskelet Disord. 2010;11(1). https://doi. org/10.1186/1471–2474–11–145.

[76] Angelov L, Chao S, Heng DY, Djemil T, Kolar M, Suh J. Stereotactic spine radiosurgery (SRS) for pain and tumor control in patients with spinal metastases from renal cell carcinoma: a prospective study. Int J Radiat Oncol. 2008;72(1):S489. https://doi. org/10.1016/ j.ijrobp.2008.06.1437.

[77] Motzer RJ. Prognostic factors for survival of patients with stage IV renal cell carcinoma: Memorial Sloan-Kettering Cancer Center experience. Clin Cancer Res. 2004;10(18):6302S–3S. https://doi. org/10.1158/1078–0432.ccr-040031.

[78] Jonasch E, Gao J, Rathmell WK. Renal cell carcinoma. BMJ. 2014;349(nov10 11):g4797. https://doi. org/10.1136/bmj.g4797.

[79] Fuchs B, Trousdale RT, Rock MG. Solitary bony metastasis from renal cell carcinoma. Clin Orthop Relat Res. 2005;NA;(431):187–192. https://doi. org/10.1097/01.blo.0000149820.65137.b4.

[80] Flanigan RC, Salmon SE, Blumenstein BA, et al. Nephrectomy followed by interferon Alfa-2b compared with interferon Alfa-2b alone for metastatic renal-cell cancer. N Engl J Med. 2001;345(23):1655–9. https://doi.org/10.1056/nejmoa003013.

[81] Mickisch GHJ, Garin A, van Poppel H, de Prijck L, Sylvester R. Radical nephrectomy plus interferon-alfa-based immunotherapy compared with interferon alfa alone in metastatic renal-cell carcinoma: a randomised trial. Lancet. 2001;358(9286):966–70. https://doi. org/10.1016/ s0140–6736(01)06103–7.

[82] Motzer RJ, Penkov K, Haanen J, et al. Avelumab plus Axitinib versus Sunitinib for advanced renal-cell carcinoma. N Engl J Med. 2019;380(12):1103–15. https://doi.org/10.1056/nejmoa1816047.

[83] Rini BI, Plimack ER, Stus V, et al. Pembrolizumab plus Axitinib versus Sunitinib for advanced renal-cell carcinoma. N Engl J Med. 2019;380(12):1116–27. https://doi.org/10.1056/nejmoa1816714.

[84] Janzen NK, Kim HL, Figlin RA, Belldegrun AS. Surveillance after radical or partial nephrectomy for localized renal cell carcinoma and management of recurrent disease. Urol Clin North Am.

2003;30(4):843–52. https://doi.org/10.1016/ s0094–0143(03)00056–9.

[85] Ljungberg A, Rasmuson R. Follow-up guidelines for nonmetastatic renal cell carcinoma based on the occurrence of metastases after radical nephrectomy. BJU Int. 2001;84(4):405–11. https://doi. org/10.1046/ j.1464–410x.1999.00202.x.

[86] Hafez KS, Novick AC, Campbell SC. Patterns of tumor recurrence and guidelines for followup after nephron sparing surgery for sporadic renal cell carcinoma. J Urol. 1997:2067–70. https://doi. org/10.1097/00005392–199706000–00008.

[87] Sandock DS, Seftel AD, Resnick MI. A new protocol for the followup of renal cell carcinoma based on pathological stage. J Urol. 1995:28–31. https://doi.org/10.1097/00005392–199507000–00011.

[88] Kroeger N, Choueiri TK, Lee J-L, et al. Survival outcome and treatment response of patients with late relapse from renal cell carcinoma in the era of targeted therapy. Eur Urol. 2014;65(6):1086–92. https://doi.org/10.1016/j.eururo.2013.07.031.

[89] Bilsky MH, Laufer I, Fourney DR, et al. Reliability analysis of the epidural spinal cord compression scale. J Neurosurg Spine. 2010;13(3):324–8. https:// doi.org/10.3171/2010.3.spine09459.

[90] Manke C, Bretschneider T, Lenhart M, et al. Spinal metastases from renal cell carcinoma: effect of preoperative particle embolization on intraoperative blood loss. AJNR Am J Neuroradiol. 2001;22(5):997–1003. https://www.ncbi.nlm.nih. gov/pubmed/11337348

[91] Woodward E, Jagdev S, McParland L, et al. Skeletal complications and survival in renal cancer patients with bone metastases. Bone. 2011;48(1):160–6. https://doi.org/10.1016/j.bone.2010.09.008.

[92] Louie PK, Sayari AJ, Frank RM, An HS, Colman MW. Metastatic renal cell carcinoma to the spine and the extremities. JBJS Rev. 2019;7(9):e7. https://doi.org/10.2106/jbjs.rvw.19.00002.

[93] Eeles RA, O'Brien P, Horwich A, Brada M. Non-Hodgkin's lymphoma presenting with extradural spinal cord compression: functional outcome and survival. Br J Cancer. 1991;63(1):126–9. https://doi.org/10.1038/bjc.1991.25.

[94] Dürr H, Müller P, Hiller E, et al. Malignant lymphoma of bone. Arch Orthop Trauma Surg. 2001;122(1):10–6. https://doi.org/10.1007/ s004020100316.

[95] Perry JR, Deodhare SS, Bilbao JM, Murray D, Muller P. The significance of spinal cord compression as the initial manifestation of lymphoma. Neurosurgery. 1993;32(2):157–62. https://doi. org/10.1097/00006123–199302000–00001.

[96] Flanagan EP, O'Neill BP, Porter AB, Lanzino G, Haberman TM, Keegan BM. Primary intramedullary spinal cord lymphoma. Neurology. 2011;77(8):784–91. https://doi.org/10.1212/wnl.0b013e31822b00b9.

[97] Hashi S, Goodwin CR, Ahmed AK, Sciubba DM. Management of extranodal lymphoma of the spine: a study of 30 patients. CNS Oncol. 2018;7(2):CNS11. https://doi.org/10.2217/ cns-2017–0033.

[98] Vela D, Ribera JM, Florensa R, et al. Spinal cord compression in non-Hodgkin's lymphoma. A study of 10 patients TT – compresión medular en los linfomas no hodgkinianos. Estudio de 10 pacientes. Med Clin (Barc). 1997;109(10):375–7. https://www.ncbi. nlm.nih.gov/ pubmed/9379720

[99] Ferreri AJM, Blay J-Y, Reni M, et al. Prognostic scoring system for primary CNS lymphomas: the International Extranodal Lymphoma Study Group experience. J Clin Oncol. 2003;21(2):266–72. https://doi.org/10.1200/jco.2003.09.139.

[100] Epelbaum R, Haim N, Ben-Shahar M, Ben-Arie Y, Feinsod M, Cohen Y. Non-Hodgkin's lymphoma presenting with spinal epidural involvement. Cancer. 1986;58(9):2120–4. https://doi. org/10.1002/1097–0142(19861101)58:9<2120::aidcncr2820580926> 3.0.co;2–a.

[101] Uehara M, Takahashi J, Hirabayashi H, et al. Hodgkin's disease of the thoracic vertebrae. Spine J. 2013;13(8):e59–63. https://doi.org/10.1016/j. spinee.2013.03.026.

[102] Moussaly E, Nazha B, Zaarour M, Atallah JP. Primary non-Hodgkin's

lymphoma of the spine: a case report and literature review. World J Oncol. 2015;6(5):459–63. https://doi.org/10.14740/ wjon947w.

[103] Durie BGM, Hoering A, Abidi MH, et al. Bortezomib with lenalidomide and dexamethasone versus lenalidomide and dexamethasone alone in patients with newly diagnosed myeloma without intent for immediate autologous stem-cell transplant (SWOG S0777): a randomised, open-label, phase 3 trial. Lancet. 2017;389(10068):519–27. https://doi.org/10.1016/s0140–6736(16)31594–x.

[104] Facon T, Lee JH, Moreau P, et al. Carfilzomib or bortezomib with melphalan-prednisone for transplant-ineligible patients with newly diagnosed multiple myeloma. Blood. 2019;133(18):1953–63. https://doi.org/10.1182/blood-2018–09–874396.

[105] Moreau P, Attal M, Hulin C, et al. Bortezomib, thalidomide, and dexamethasone with or without daratumumab before and after autologous stem-cell transplantation for newly diagnosed multiple myeloma (CASSIOPEIA): a randomised, open-label, phase 3 study. Lancet (London, England). 2019;394(10192):29–38. https://doi.org/10.1016/ S0140–6736(19)31240–1.

[106] Conyers R, Young S, Thomas DM. Liposarcoma: molecular genetics and therapeutics. Sarcoma. 2011;2011:1–13. https://doi.org/10.1155/2011/483154.

[107] Kyle RA, Rajkumar SV. Multiple myeloma. N Engl J Med. 2004;351(18):1860–73. https://doi. org/10.1056/nejmra041875.

[108] Fonseca R, Bergsagel PL, Drach J, et al. International Myeloma Working Group molecular classification of multiple myeloma: spotlight review. Leukemia. 2009;23(12):2210–21. https://doi.org/10.1038/ leu.2009.174.

[109] Narita T, Inagaki A, Kobayashi T, et al. t(14;16)–positive multiple myeloma shows negativity for CD56 expression and unfavorable outcome even in the era of novel drugs. Blood Cancer J. 2015; 5(2):e285. https://doi.org/10.1038/bcj.2015.6.

[110] Rajkumar SV, Dimopoulos MA, Palumbo A, et al. International Myeloma Working Group updated criteria for the diagnosis of multiple myeloma. Lancet Oncol. 2014;15(12):e538–48. https://doi.org/10.1016/s1470–2045(14)70442–5.

[111] Siegel RL, Miller KD, Jemal A. Cancer statistics, 2016. CA Cancer J Clin. 2016;66(1):7–30. https:// doi.org/10.3322/caac.21332.

[112] Thorsteinsdottir S, Dickman PW, Landgren O, et al. Dramatically improved survival in multiple myeloma patients in the recent decade: results from a Swedish population-based study. Haematologica. 2018;103(9):e412–5. https://doi.org/10.3324/ haematol.2017.183475.

[113] Watanabe Y, Endou A, Ooi S, Matsushima E, Shimisu Y, Nakashima K. Extraosseous epidural IgD myeloma presenting with compression myelopathy. Psychiatry Clin Neurosci. 2000;54(6):665–7. https:// doi.org/10.1046/j.1440–1819.2000.00767.x.

[114] Lasocki A, Gaillard F, Harrison SJ. Multiple myeloma of the spine. Neuroradiol J. 2017;30(3):259–68. https://doi.org/10.1177/ 1971400917699426.

[115] Edelstyn GA, Gillespie PJ, Grebbell FS. The radiological demonstration of osseous metastases. Experimental observations. Clin Radiol. 1967;18(2):158–62. https://doi.org/10.1016/ s0009–9260(67)80010–2.

[116] Regelink JC, Minnema MC, Terpos E, et al. Comparison of modern and conventional imaging techniques in establishing multiple myeloma-related bone disease: a systematic review. Br J Haematol. 2013;162(1):50–61. https://doi.org/10.1111/ bjh.12346.

[117] Stäbler A, Baur A, Bartl R, Munker R, Lamerz R, Reiser MF. Contrast enhancement and quantitative signal analysis in MR imaging of multiple myeloma: assessment of focal and diffuse growth patterns in marrow correlated with biopsies and survival rates. Am J Roentgenol. 1996;167(4):1029–36. https://doi. org/10.2214/ajr.167.4.8819407.

[118] Dutoit JC, Verstraete KL. Whole-body MRI, dynamic contrast-enhanced MRI, and diffusion-weighted imaging for the staging of multiple myeloma. Skelet Radiol. 2017;46(6):733–50. https://doi.org/10.1007/ s00256–017–2609–6.

[119] Sachpekidis C, Hillengass J, Goldschmidt H, et al. Comparison of (18)F-FDG PET/CT and PET/MRI in patients with multiple myeloma. Am J Nucl Med Mol Imaging. 2015;5(5):469–78. https://www.ncbi. nlm.nih.gov/pubmed/26550538

[120] Shah SN, Oldan JD. PET/MR imaging of multiple myeloma. Magn Reson Imaging Clin N Am. 2017;25(2):351–65. https://doi.org/10.1016/j. mric.2017.01.003.

[121] Jones RL, Fisher C, Al-Muderis O, Judson IR. Differential sensitivity of liposarcoma subtypes to chemotherapy. Eur J Cancer. 2005;41(18):2853–60. https://doi.org/10.1016/j.ejca.2005.07.023.

[122] Groves ML, Zadnik PL, Kaloostian P, et al. Epidemiologic, functional, and oncologic outcome analysis of spinal sarcomas treated surgi- cally at a single institution over 10 years. Spine J. 2015;15(1):110–4. https://doi.org/10.1016/j. spinee.2014.07.005.

[123] Schwab J, Gasbarrini A, Bandiera S, et al. Osteosarcoma of the mobile spine. Spine (Phila Pa 1976). 2012;37(6):E381–6. https://doi.org/10.1097/ brs.0b013e31822fb1a7.

[124] Bekiesinska-Figatowska M, Duczkowska A, Duczkowski M, et al. CNS metastases from bone and soft tissue sarcomas in children, adolescents, and young adults: are they really so rare? Biomed Res Int. 2017;2017:1–9. https://doi.org/10.1155/2017/1456473.

[125] Raciborska A, Bilska K, Drabko K, et al. Validation of a multi-modal treatment protocol for Ewing sarcoma- A report from the polish pediatric oncology group. Pediatr Blood Cancer. 2014;61(12):2170–4. https://doi.org/10.1002/pbc.25167.

[126] Rao G, Suki D, Chakrabarti I, et al. Surgical management of primary and metastatic sarcoma of the mobile spine. J Neurosurg Spine. 2008;9(2):120–8. https://doi.org/10.3171/spi/2008/9/8/120.

[127] Woll PJ, Reichardt P, Le Cesne A, et al. Adjuvant chemotherapy with doxorubicin, ifosfamide, and lenograstim for resected soft-tissue sarcoma (EORTC 62931): a multicentre randomised controlled trial. Lancet Oncol. 2012;13(10):1045–54. https://doi.org/10.1016/s1470–2045(12)70346–7.

[128] Merimsky O, Kollender Y, Bokstein F, et al. Radiotherapy for spinal cord compression in patients with soft-tissue sarcoma. Int J Radiat Oncol. 2004;58(5):1468–73. https://doi.org/10.1016/j. ijrobp.2003.09.026.

[129] Sakellaridis N, Mahera H, Pomonis S. Hemangiopericytoma-like synovial sarcoma of the lumbar spine. J Neurosurg Spine. 2006;4(2):179–82. https://doi.org/10.3171/spi.2006.4.2.179.

[130] Schwab JH, Boland P, Guo T, et al. Skeletal metastases in myxoid liposarcoma: an unusual pattern of distant spread. Ann Surg Oncol. 2007;14(4):1507–14. https://doi.org/10.1245/s10434–006–9306–3.

[131] Dürr HR, Rauh J, Baur-Melnyk A, et al. Myxoid liposarcoma: local relapse and metastatic pattern in 43 patients. BMC Cancer. 2018;18(1). https://doi. org/10.1186/s12885–018–4226–8.

[132] Ciftdemir M, Kaya M, Selcuk E, Yalniz E. Tumors of the spine. World J Orthop. 2016;7(2):109. https:// doi.org/10.5312/wjo. v7.i2.109.

[133] Schwab JH, Boland PJ, Antonescu C, Bilsky MH, Healey JH. Spinal metastases from myxoid liposarcoma warrant screening with magnetic resonance imaging. Cancer. 2007;110(8):1815–22. https:// doi. org/10.1002/cncr.22992.

[134] Nakanishi K, Kobayashi M, Nakaguchi K, et al. Whole-body MRI for detecting metastatic bone tumor: diagnostic value of diffusion-weighted images. Magn Reson Med Sci. 2007;6(3):147–55. https:// doi.org/10.2463/mrms.6.147.

第 15 章　脊柱转移瘤的现代外科治疗理念
Modern Technical Concepts in Surgical Metastatic Disease

Michiel E. R. Bongers　Joseph H. Schwab　著

脊柱转移性肿瘤通常被认为是不可治愈的，因此治疗往往是姑息性治疗。外科手术适应证包括有脊髓神经受压、脊柱不稳定及放射治疗不敏感。近几年来，外科技术尤其是微创技术得到了很大进步，这些技术的优势是复发率较低，术后恢复较快。另一个重大进展是射频消融技术在骨肿瘤的应用，尤其是在脊柱肿瘤的治疗中得到广泛的应用。这一节将回顾脊柱肿瘤临床治疗中正在使用的一些现代技术。

一、历史回顾

在 20 世纪 80 年代以前，后路椎板切除、椎管减压技术是治疗脊柱转移瘤的首选。这个手术的目的是扩大椎管容积和减轻脊髓的压迫，而不考虑肿瘤所在位置[1, 2]。然而，由于神经系统的改善并不令人满意，这种技术的成功率并不高[1-6]。研究发现，单纯椎板切除术、椎板切除术联合放疗或单独放疗在治疗脊柱转移瘤中疗效并没有显著差异，随后放射治疗成为脊柱转移瘤的主要治疗方法[1, 2]。20 世纪 90 年代早期，外科医生采用了新的技术即经腹侧入路进行椎体切除、重建脊柱稳定，从而减轻神经压迫，改善患者生活质量[7, 8]。2005 年，Patchell 等[9] 在一项随机对照研究中发现，尽早地神经减压、脊柱内固定术加上术后放疗效果较单独放疗有明显的优势。随后在需要手术的脊柱转移瘤患者中，神经减压和脊柱稳定的重要性多次被证实[10, 11]。除了脊髓受压外，机械性脊柱不稳定也是患者可能需要手术干预的另一个重要指征。2010 年，SINS 标准的出现是为了指导医生评估脊柱肿瘤的相关稳定性，帮助外科医生确定手术时机[12]。SINS 标准基于以下 6 个因素：位置、疼痛、骨病变、放射学脊柱力线改变、椎体塌陷程度和脊柱后外侧受累部位[10, 12]。然而，由于脊柱转移性瘤患者的治疗不能仅仅由神经学和骨科学来决定，它的治疗逐渐发展为一种多学科的治疗方法。因此，在脊柱转移瘤的治疗中引入了 NOMS 决策框架，其中包含神经学、肿瘤学、骨科学等系统共同组成，以提供最佳的治疗方案[13]。外科手术技术的进步可以降低并发症，神经压迫和脊柱失稳通过微创手术治疗也越来越广泛，但考虑到肿瘤因素和患者全身系统状况，外科开放手术并不是首选[14]。

二、外科微创手术

（一）经皮椎弓根螺钉固定

经皮椎弓根螺钉固定（percutaneous pedicle screw fixation，PPSF）是一种微创技术，可用于有症状的脊柱不稳定且无脊髓压迫的患者。在手术过程中，患者取俯卧位，维持脊柱的矢状面序列。经皮螺钉可以通过图像引导，在术中 X 线透视或 CT 引导下进行。CT 引导包括使用术前的 CT 图像或手术中获得的 CT 图像。经皮螺钉的优势在于不需要剥离太多肌肉，从而减少术后疼痛的发生。螺钉可以通过或不通过导丝来进行，取决于医生采用的手术方法。如果在透视下进行，穿刺针首先置入椎弓根内从而引导导丝置入，导线放置后移除穿刺针。如果术前或术中采用CT导航，不使用导丝也能完成螺钉置入。从技术角度来看，密切关注螺钉置入的轨迹是很重要的，必须避免螺钉直接固定在上下相邻的小关节内。如果相邻的小关节被螺钉固定，术后患者在伸屈活动时可能会出现慢性疼痛不适。如果使用导丝放置螺钉，在置入螺钉时必须注意避免推进导丝。这可能发生在导丝上残留血迹并干燥时，从而导致导丝"黏附"于螺钉。导丝可能会无意中穿过椎体前方，使前方解剖结构处于危险之中。虽然没有对照研究，但经皮螺钉置入能够减轻患者术后疼痛，且大多数患者在术后3天可以进行下地活动[15-18]。此外，有Ⅳ级证据表明，经皮螺钉置入相比于开放螺钉置入手术，手术并发症更少。

（二）骨水泥强化螺钉

由于脊柱肿瘤合并转移、其他疾病、放疗和一些化疗药物如阿霉素对骨骼的有害影响，脊柱转移瘤的骨强度往往较差。此外，许多肿瘤患者合并与肿瘤无关的骨质疏松症。对于这些患者来说，因内固定失效而进行的翻修手术是一个潜在的主要负担。因此，在脊柱结构遭到破坏时坚强固定至关重要。PMMA长期以来一直应用于骨科相关领域中。最近，科研人员专门研发了可以允许注射PMMA的螺钉[19, 20]。最新的研究表明，使用这些骨水泥螺钉可以降低因内固定失效而导致的翻修率[21]。

（三）微创减压技术

不论是由于椎体塌陷引起的骨块压迫还是肿瘤的直接压迫，特别是当有神经系统损伤症状存在时，脊髓受压的患者通常需要减压手术[22]。当肿瘤对常规放射治疗不敏感时，或肿瘤和脊髓之间没有足够的空间不能安全应用立体定向放射技术，这些患者也可能需要手术治疗。如果骨折碎块因素或者脊柱失稳导致疼痛，放疗不会缓解疼痛症状，因为它不会改善脊柱的稳定性。以往临床医生往往采用前路手术，然而，前路手术已被证实存在出血量增多、手术时间延长、并发症较多等缺点[23]。同样，后路单纯椎板切除术也存在增加后凸畸形风险及神经减压不充分的不足。最近，使用后路减压结合器械内固定的手术方法越来越受欢迎。该方法能够进行360°的脊髓环形减压而无须前路手术，且较前路手术有很少的并发症[24]。在某些情况下，可以使用微创或较"微创"的方法，这类方法包括一个较小的切口或使用管状牵开器械。这些方法的主要优势是较少的肌肉剥离及更少的出血量和较少的手术并发症，这些手术技术通常与经皮椎弓根螺钉结合。在某些情况下，微创减压技术也可以利用术中导航来识别肿瘤的解剖位置，从而在导航引导下安全进行。

（四）典型病例

患者，男，58岁，T₆椎体肺小细胞癌转移瘤，临床表现为逐渐加重的肋间神经痛（图15-1）。通过通道进行胸椎微创减压手术（图15-2），减压后，进行了经皮椎弓根螺钉固定（图15-3）。

（五）机器人辅助技术

机器人辅助外科技术主要用于内固定装置的安全置入而逐渐被临床医生接受，脊柱肿瘤患者内固定物的置入也可在机器人辅助下进行。机器人辅助技术的缺点是机器人本身及研发与之相关的工作程序的成本较高。机器人辅助手术使术

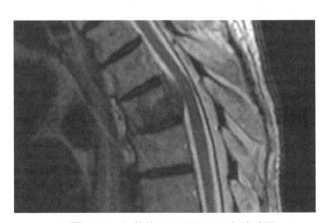

▲ 图 15-1　矢状位 MRI 显示 T₆ 脊髓受压

前计划与术中机械臂导航相结合，使实物与图像高度吻合。虽然外科医生最初的兴趣在于机器人如何精确地置入内固定装置，但后期随着机器人技术的摄高，脊柱肿瘤的完整切除也将在机器人辅助下能够实现，而不仅仅是单纯完成螺钉的置入。

三、烧蚀技术

（一）射频消融技术

对于放射治疗有禁忌证或无反应的脊柱转移瘤患者，射频消融术（radiofrequency ablation，RFA）是令人满意的缓解疼痛替代方案。射频消融的原理是利用高频交流电产生的热量通过针状电极进入肿瘤。电磁电流的快速波动使水分子在电流的影响下迅速改变方向。这会导致摩擦产生热量，最终导致组织坏死。随后，根据肿瘤大小注入骨水泥重建脊柱的稳定性。一项回顾性研究证实，在治疗后多个时间节点上疼痛明显降低[25, 26]。由于该手术是经皮操作，与开放性手术不同，该技术一般不需要中止其他正在进行的全身治疗[27]。射频消融术的并发症包括穿刺部位血肿、神经血管损伤等，据报道其发病率为 0%～7%[26, 27]。

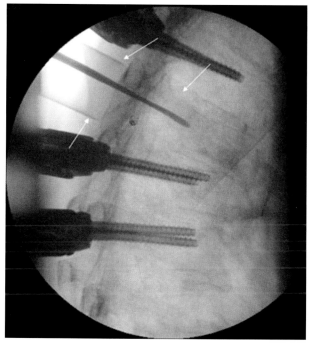

▲ 图 15-2　胸椎减压（白箭）经皮椎弓根螺钉置入

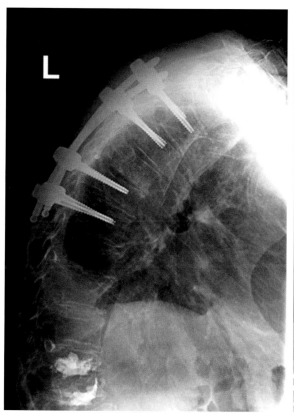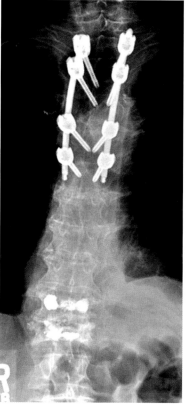

◀ 图 15-3　最后置入椎弓根螺钉

（二）冷冻消融技术

冷冻消融是另一种消融技术。这项技术原理是利用极端寒冷而导致肿瘤细胞死亡。将绝缘的消融探针插入椎体肿瘤，然后通过探针注入高压氩气，探针末端高压气体快速膨胀导致温度降低至 –100℃左右[28]。治疗区域的边缘可以通过 CT 和 MRI 进行可视化，这使得该技术在具有关键周围结构的转移瘤中非常有用，这是射频消融术所缺乏的优势[28-30]。冷却效应可以穿透骨组织，对于体积较大的脊柱肿瘤可能具有良好效果。氩气通过消融探针引入后，其末端迅速冷却形成冰球或冰晶，导致细胞内外渗透压不同，肿瘤细胞吸收过量的细胞外液进而导致肿瘤细胞破坏而死亡。当手术结束后，探针尖端可以恢复到合适的温度，以免低温探针取出时对患者其他正常组织造成医源性损伤。同样，在冷冻消融术中，对于脊柱不稳定的患者，可以使用骨水泥增强术或椎体成形术重建脊柱的稳定性。回顾性研究报道，术后不同时间点疼痛均有所减轻，减少了镇痛药用量。术后未出现慢性疼痛，96.7% 的患者没有肿瘤进展的证据[26, 30]。

（三）微波消融术

微波消融术（microwave ablation，MWA）的原理依赖于细胞中水分子的极性，由于 2 个氢离子带正电荷，1 个氧离子带负电荷，微波辐射时电荷发生振荡。由于微波具有极高的频率（9.2×10^8Hz），这些分子旋转（20 亿～50 亿）/ 次。微波通过搅拌周围组织的水分子摩擦生热，这些热量足以使细胞内蛋白质变性，从而使肿瘤细胞发生凝固性坏死[31]。微波消融术的治疗方法多种多样，但经皮微波治疗其创伤最小，利用 CT 引导下将微波电极插入肿瘤，并通过天线中暴露的非绝缘部分辐射电磁微波，该技术的优点是不需要接入地垫，并且可以接入多个电极，可以达到更高的肿瘤间室温度，在最短的时间内消融较大面积的肿瘤。然而，由于消融肿瘤后留下较大的缺损，可能需要骨水泥来填充。微波消融术缺点是不能像冰冻消融术进行实时可视化。有研究报道微波消融术治疗椎体骨转移疼痛患者，65 例患者中有 64 例（98%）疼痛得到即刻缓解，在 20～24 周后，65% 的幸存者得到局部控制[32]。另一项针对 17 例转移性脊柱疾病患者的研究显示，术后疼痛立即显著减轻，在连续 6 个月的随访中，所有患者均未服用阿片类药物[33]。

四、展望

脊柱转移瘤的治疗未来可能包括越来越多的包括消融技术的微创性手术，机器人辅助技术也有助于指导外科医生进行微创手术。

另外一些药物逐渐引起了人们的关注，这些药物本身对肿瘤没有疗效，而使用这些药物似乎增强肿瘤对辐射敏感性。正在进行的临床前期研究工作中发现，立体定向放射与这些药物相结合能够发挥更大的作用，且有助于减轻全身不良反应，这些药物可能是消融技术的辐射增敏剂。

当其他技术与机器学习算法技术相结合且快速发展时，机器人辅助技术可能越来越受到临床医生青睐。例如，临床正在研究基于依据电化学差异能够有效识别不同组织类型的探针，并与 MRI 或 CT 图像相结合，帮助机器人来指导临床医生开展手术。这些探针已被证明在微创或内镜技术下得到应用，比如，它可以帮助外科医生区别神经组织和椎间盘组织。

机器学习算法会继续帮助外科医生作为决策的辅助工具，几种机器学习算法已被用于预测脊柱转移瘤患者的生存率。这些学习算法研究正在其他患者群体中得到验证并可在线获取（www.SORG-AI.com）。由于它们可以提供更可靠的不良事件概率、生存率和总体结果，所以应用这些辅助工具将有助于临床医生的决策[34-38]。

参 考 文 献

[1] Klimo PJ, Schmidt MH. Surgical management of spinal metastases. Oncologist. 2004;9:188–96.

[2] Findlay G. Occasional review adverse effects of the management of malignant spinal cord compression. J Neurol Neurosurg Psychiatry. 1984;47:761–8.

[3] Perese DM. Treatment of metastatic extradural spinal cord tumors. A series of 30 cases. Cancer. 1958;11(1):214–21.

[4] Arseni CN, Simionescu MD, Horwath L. Tumors of the spine. A follow-up study of 350 patients with neurosurgical considerations. Acta Psychiatr Scand. 1959;34(4):398–410.

[5] Black P. Spinal metastasis. Neurosurgery. 1979;5(6):726–46.

[6] Young RF, Post EM, King GA. Treatment of spinal epidural metastases. Randomized prospective comparison of laminectomy and radiotherapy. J Neurosurg. 1980;53(6):741–8.

[7] Gokaslan ZL, York JE, Walsh GL, et al. Transthoracic vertebrectomy for metastatic spinal tumors. J Neurosurg. 1998;89(4):599–609.

[8] Hosono N, Yonenobu K, Fuji T, Ebara S, Yamashita K, Ono K. Orthopaedic management of spinal metastases. Clin Orthop Relat Res. 1995;312:148–59.

[9] Patchell RA, Tibbs PA, Regine WF, et al. Direct decompressive surgical resection in the treatment of spinal cord compression caused by metastatic cancer: a randomised trial. Lancet (London, England). 366(9486):643–8.

[10] Fourney DR, Frangou EM, Ryken TC, et al. Spinal instability neoplastic score: an analysis of reliability and validity from the Spine Oncology Study Group. J Clin Oncol. 2011;29:3072–7.

[11] Sciubba DM, Petteys RJ, Dekutoski MB, et al. Diagnosis and management of metastatic spine disease. A review. J Neurosurg Spine. 2010;13(1):94–108.

[12] Fisher CG, Dipaola CP, Ryken TC, et al. A novel classification system for spinal instability in neoplastic disease: an evidence-based approach and expert consensus from the spine oncology study group. Spine (Phila Pa 1976). 2010;35(22):E1221–9.

[13] Laufer I, Rubin DG, Lis E, et al. The NOMS framework: approach to the treatment of spinal metastatic tumors. Oncologist. 2013;18(6):744–51.

[14] Molina CA, Gokaslan ZL, Sciubba DM. A systematic review of the current role of minimally invasive spine surgery in the management of metastatic spine disease. Int J Surg Oncol. 2011;2011:598148.

[15] Schwab JH, Gasbarrini A, Cappuccio M, et al. Clinical study minimally invasive posterior stabilization improved ambulation and pain scores in patients with plasmacytomas and/or metastases of the spine. Int J Surg Oncol. 2011;2011:239230.

[16] Versteeg AL, Verlaan JJ, de Baat P, et al. Complications after percutaneous pedicle screw fixation for the treatment of unstable spinal metastases. Ann Surg Oncol. 2016;23(7):2343–9.

[17] Hamad A, Vachtsevanos L, Cattell A, Ockendon M, Balain B. Minimally invasive spinal surgery for the management of symptomatic spinal metastasis. Br J Neurosurg. 2017;31(5):526–30.

[18] Uei H, Tokuhashi Y, Maseda M, et al. Comparison between minimally invasive spine stabilization with and without posterior decompression for the management of spinal metastases: a retrospective cohort study. J Orthop Surg Res. 2018;13(1):87.

[19] Elder BD, Lo S-FL, Holmes C, et al. The biomechanics of pedicle screw augmentation with cement. Spine J. 2015;15(6):1432–45.

[20] Frankel BM, Jones T, Wang C. Segmental polymethylmethacrylate-augmented pedicle screw fixation in patients with bone softening caused by osteoporosis and metastatic tumor involvement: a clinical evaluation. Neurosurgery. 2007;61:531–7.

[21] Barzilai O, McLaughlin L, Lis E, Reiner AS, Bilsky MH, Laufer I. Utility of cement augmentation via percutaneous fenestrated pedicle screws for stabilization of cancer-related spinal instability. Oper Neurosurg (Hagerstown, Md). 2019;16(5):593–9.

[22] Cameron Hatrick N, Lucas JD, Timothy AR, Smith MA. The surgical treatment of metastatic disease of the spine. Radiother Oncol. 2000;56(3):335–9.

[23] Donnelly DJ, Abd-El-Barr MM, Lu Y. Minimally invasive muscle sparing posterior-only approach for lumbar circumferential decompression and stabilization to treat spine metastasis--technical report. World Neurosurg. 2015;84(5):1484–90.

[24] Saigal R, Wadhwa R, Mummaneni PV, Chou D. Minimally invasive extracavitary transpedicular corpectomy for the management of spinal tumors introduction: nature of the problem. Neurosurg Clin N Am. 2014;25(2):305–15.

[25] Goetz MP, Callstrom MR, Charboneau JW, et al. Percutaneous image-guided radiofrequency ablation of painful metastases involving bone: a multicenter study. J Clin Oncol. 2004;22:300–6.

[26] Lee S-K, Weiss B, Yanamadala V, Brook A. Percutaneous interventional management of spinal metastasis goals and treatment options for spinal metastatic lesion. Semin Interv Radiol. 2019;36:249–54.

[27] Wallace XAN, Tomasian XA, Vaswani XD, Vyhmeister XR, Chang XRO, Jennings XJW. Radiographic local control of spinal metastases with percutaneous radiofrequency ablation and vertebral augmentation. AJNR Am J Neuroradiol. 2016;37(4):759–65.

[28] Kurup AN, Callstrom MR. Ablation of skeletal metastases: current status. J Vasc Interv Radiol. 2010;21(8 Suppl):S242–50.

[29] Saliken JC, McKinnon JG, Gray R. CT for monitoring cryotherapy. Am J Roentgenol. 1996;166(4):853–5.

[30] Tomasian XA, Wallace XA, Northrup XB, Hillen TJ, Jennings XJW. Spine cryoablation: pain palliation and local tumor control for vertebral metastases. AJNR Am J Neuroradiol. 2016;37(1):189–95.

[31] Simon CJ, Dupuy DE, Mayo-Smith WW. Oncologic interventions microwave ablation: principles and applications. Radiographics. 2005;25(Suppl 1):S69–83.

[32] Deib G, Deldar B, Hui F, Barr JS, Khan MA. Percutaneous Microwave Ablation and Cementoplasty: Clinical Utility in the Treatment of Painful Extraspinal Osseous Metastatic Disease and Myeloma. Am J Roentgenol. 2019;212(6):1377–84.

[33] Kastler A, Alnassan H, Aubry S, Kastler B. Microwave thermal ablation of spinal metastatic bone tumors. J Vasc Interv Radiol. 2014;25(9):1470–5.

[34] Karhade AV, Thio QCBS, Ogink PT, et al. Predicting 90–day and 1–year mortality in spinal metastatic disease: development and internal validation. Neurosurgery. 2019;85(4):E671–81.

[35] Karhade AV, Ahmed AK, Pennington Z, et al. External validation of the SORG 90–day and one-year machine learning algorithms for survival in spinal metastatic disease. Spine J. 2020;20(1):14–21.

[36] Karhade AV, Shin JH, Schwab JH. Prognostic models for spinal metastatic disease: evolution of methodologies, limitations, and future opportunities. Ann Transl Med. 2019;7(10):219.

[37] Karhade AV, Thio QCBS, Kuverji M, Ogink PT, Ferrone ML, Schwab JH. Prognostic value of serum alkaline phosphatase in spinal metastatic disease. Br J Cancer. 2019;120(6):640–6.

[38] Karhade AV, Thio QCBS, Ogink PT, et al. Development of machine learning algorithms for prediction of 30–day mortality after surgery for spinal metastasis. Neurosurgery. 2019;85(1):E83–91.

第 16 章　脊柱转移性肿瘤的放射治疗
Radiotherapy in Metastatic Spinal Disease

Mehee Choi　Dian Wang　Aidnag Z. Diaz　著

30%～40% 的癌症患者中会发生脊柱转移[1, 2]。某些癌症，如前列腺癌、乳腺癌和黑色素瘤，容易出现骨转移。这些癌症患者中，超过一半在其发病过程中发展为脊柱转移[3]。脊柱转移后会导致不稳定、神经功能损伤和疼痛。5%～10% 的癌症患者会出现转移性 ESCC，其中高达 40% 的患者同时出现其他部位骨转移[4-6]。美国住院患者样本数据库报道[7, 8]，每年约有 2 万名患者诊断肿瘤时即出现脊髓受压，每年超过 8000 例因出现 MESCC[9] 入院。

治疗性干预可减轻疼痛，保留或改善神经功能，实现力学稳定，利于局部肿瘤控制，提高生活质量。除了系统的内科治疗外，还采用了许多手术和放射治疗策略。Patchell 等[10] 在一项随机对照研究中，手术减压联合常规放疗（30Gy、10 次分割）治疗恶性实体肿瘤脊柱转移导致的 ESCC，与单独放疗相比，证实了手术结合放疗在维持和恢复行走、行走时间、功能、控制大小便失禁和生存方面的优越性。自这项标志性的研究发布以来，治疗方式和治疗策略仍在继续发展。

一、说明

脊柱转移性肿瘤的早期诊断是重要的，因为其预后取决于发病时的神经和力学稳定状况。背痛是肿瘤转移到骨或硬膜外间隙最常见的症状，通常先于其他神经系统症状几周或几个月出现。脊柱肿瘤患者中出现两种不同类型的背痛：肿瘤本身所致疼痛和机械性背痛。肿瘤直接导致的疼痛主要是夜间或清晨的疼痛，通常随着白天的活动而改善。这种疼痛可能是由炎症介质或肿瘤刺激椎体的骨膜引起的[11]。肿瘤相关的疼痛通常对使用低剂量类固醇有反应。通过放疗或手术诊断性治疗潜在的肿瘤通常可以缓解肿瘤相关的疼痛。治疗后疼痛的复发可能是局部肿瘤复发的征兆。机械性疼痛是由脊柱结构异常引起的，如病理压缩性骨折导致不稳定。这种疼痛与运动有关，可能因坐着或站立而加重，这些动作增加了脊柱的轴向负荷。机械性疼痛通常对类固醇没有反应，虽然麻醉剂或支具可以改善疼痛，但通常需要手术干预来改善机械稳定性。

病理性压缩骨折通常表现为急性疼痛，无论有无支具固定，通常都会缓慢缓解，除非发生进一步机械形变。神经系统症状和体征通常表现为神经根病（神经根症状）或脊髓病（脊髓压迫），这取决于压迫的程度和位置。颈椎或腰椎神经根病分别引起上肢或下肢疼痛或无力，而胸椎神经根病发生为节段性水平的束带状疼痛。一些患者发展为由不稳定和神经根孔肿瘤压迫引起的机械性神经根病，这种疼痛负重时发生，躺下可以减轻。它常伴有机械性背痛。脊髓受压症状可能会表现出来，并伴有不协调和反射性的改变，如反射亢进、巴宾斯基征、阵挛。更严重的改变可能包括无力、本体感觉丧失、脊髓受压平面以下的痛觉和温度觉丧失。自主神经功能障碍可能是由脊髓压迫或马尾压迫所致。

无痛尿潴留可能是神经系统原因所致，但可

能也会由阻塞性泌尿生殖系统异常导致[12]。特定的脊髓综合征，如脊髓圆锥综合征，可能表现为轻微的疼痛和孤立的直肠和膀胱功能丧失。此外，孤立的骶骨受累，特别是低位骶神经根，可能不出现疼痛。

二、评估

（一）影像学评估

影像学的进步提高了检测脊柱转移肿瘤的敏感性和与其他脊柱疾病进行鉴别诊断的特异性。MRI 已经对脊柱转移肿瘤的评估产生了革命性的影响。但其他检查，包括 X 线片、骨扫描、CT、脊髓造影和 PET，也都具有各自的作用。影像学发展的目标在于识别肿瘤，发现精确的解剖细节，识别远处转移，在放置器械后仍可显示肿瘤复发，提供尽可能敏感和特异的检查。

在 MRI 得到广泛应用之前，脊髓造影和 CT 扫描是评估急性脊髓受压的最佳诊断方式。MRI 是脊柱转移最敏感和最特异性的成像方式。整个脊柱的矢状面图像显示骨、硬膜外和椎旁肿瘤。脊髓压迫的范围和程度也容易评估[13]。

用于评估脊柱转移的磁共振序列通常是 T_1 和 T_2 加权像。T_1 加权像上的肿瘤相对于正常的骨髓呈低信号。在 T_1 加权像上可以识别优先于 X 线片的高信号变化，并可能在 X 线片没有显示时做出紧急治疗决策。在标准的 T_2 加权成像上，肿瘤相对于骨髓呈现高信号，并由于脑脊液的高信号产生脊髓造影效应。STIR 图像显示，脂质骨髓（低信号）和肿瘤（高信号）之间的对比度增强[14-16]。STIR 技术图像可能是肿瘤最敏感的筛选方式，但与标准 T_1 或快速自旋回波 T_2 图像[17] 相比，所提供的解剖细节更少。

（二）神经肿瘤力学系统量表

ESCC 量表提供了根据硬膜外肿瘤扩散[18] 程度描述和将患者分级的常用工具。局限于骨的肿瘤（0 期）和虽有轻微硬膜外扩张、但脊髓未受压

迫的肿瘤（Ⅰa 和 Ⅰb 期），为安全地进行 SRS 提供了必要的间隙。这些肿瘤归属于低级别 ESCC。相比之下，肿瘤挤占或压迫脊髓（分别为 Ⅱ 期和 Ⅲ 期）被划分为高级别 ESCC，并在 SRS 前需要切除硬膜外成分，以将肿瘤与脊髓分离。ESCC 量表在评分者内部和评分者之间具有可靠的评分。ESCC 量表代表 NOMS 算法中四项考虑中的一项。Bilsky 和 Smith[19] 发表了 NOMS 系统，该系统整合了多种因素，包括：①神经系统检查、影像学上脊髓压迫程度；②肿瘤对辐射的敏感性；③有无脊柱不稳定；④转移性疾病对全身的影响。

NOMS 系统允许通过综合考虑神经（N）、肿瘤（O）、力学（M）和全身情况（S）等因素[20] 来确定每个患者的最佳治疗组合和治疗方式。神经方面的考虑包括 ESCC 的放射学分级和确定因脊髓或神经根受压导致的神经学症状，而肿瘤学考虑依赖于肿瘤组织对放射抵抗或放射敏感。乳腺癌、前列腺癌、卵巢癌和神经内分泌肿瘤通常被认为对放射敏感，而肾癌、甲状腺癌、肝细胞癌、结肠癌、非小细胞肺癌、肉瘤和黑色素瘤往往更具有放射抵抗。放射敏感肿瘤患者（不必考虑 ESCC）一般采用 cEBRT 治疗，能获得良好的局部控制。相比之下，如果不是弥漫性扩散，耐放射性肿瘤受益于 SRS 进行局部控制。

力学方面的考量是确认需否手术的独立指征。2010 年，SOSG 发表了 SINS[21]。该系统在外科和非外科肿瘤专家中已被证明是可靠的[22-24]。力学不稳定的患者通常需要稳定，脊柱除了骨水泥增强外，还可使用开放或经皮放置的内固定来稳定。SINS 是一个有效的决策工具，便于脊柱稳定性的判断[25, 26]。反映和判定稳定的因素包括肿瘤所处脊柱的节段的生物力学特性，比如脊柱交界区或颈腰椎等部位与半固定的胸椎或固定的骶骨相比，容易出现不稳定。疼痛、骨破坏、椎体塌陷、后外侧受累或明显的移位等，被统计和加权，分为稳定、不稳定或不确定的类别。对于评分不确定

或不稳定的患者，手术干预是有指征的。

在 NOMS 框架下，对于有高级别脊髓受压和（或）脊柱不稳定的患者，应考虑进行手术。组织学上对于放射非常敏感的，如淋巴瘤、骨髓瘤或精原细胞瘤，即使是高级别的压迫，在许多中心也可以单独接受放射治疗。在其他情况下紧急手术的需求及 SRS 对局部肿瘤具有较高控制率的认识，导致应用于合并高级别 ESCC [27] 脊柱转移患者的"分离手术"概念的诞生。分离手术的目的是通过在硬膜囊周围创建一个无肿瘤的边界而不需要切除更多的肿瘤，以重建脊髓与硬膜囊之间的脑脊液间隔。术后接着使用 SRS 治疗剩余的脊柱肿瘤。

三、治疗

（一）力学稳定

目前，首选手术干预的两个主要适应证是脊髓受压和如果有脊柱不稳定证据的脊柱稳定。在过去几十年中，肿瘤切除后的脊柱重建有多种选择，并有许多可行的解决方案。为病理性椎体骨折提供脊柱支撑的相对较新的方法是椎体成形术和后凸成形术。椎体成形术最早出现在 20 世纪 80 年代末 [28]，之后 10 年出现后凸成形术 [29, 30]。对于每一个手术，通过经皮椎弓根入路将 PMMA 注入骨折椎体。椎体后凸成形术还有一个额外的步骤，即在注射骨水泥之前在椎体中扩张一个球囊以形成一个空腔，这在理论上有助于减少后凸畸形，并增加注射的总骨水泥量而不会外渗。这些好处是有争议的，不一定能够被资料所证实。这两种方法都被证明可以改善疼痛评分（视觉模拟评分），减少麻醉剂的使用，提高生活质量 [31]。这些手术作为 SRS 之前的辅助治疗特别有用 [32]，既可以缓解机械性背痛，也可以提供机械稳定性。

（二）放射治疗

放射治疗在治疗脊柱转移瘤方面得到广泛确认。局部放射治疗的目的是减轻疼痛，阻止疾病进展，阻止或逆转神经损害。

放射治疗肿瘤组（Radiation Therapy Oncology Group，RTOG）比较了延长组（30Gy、10 次）和单次（8Gy）标准组放射治疗方案，并报道 3 个月的疼痛缓解率仅为 66%，且疼痛缓解无显著差异，这就引出了治疗是否可以改进的问题，如果可以的话，立体定向放疗（stereotactic body radiotherapy，SBRT）是否也可以这样做 [33]。

脊柱转移引起的疼痛可以通过放疗与其他多种治疗方法的组合使用得到缓解。当肿瘤缩小时，放疗通过减少脊髓、骨骼和脊神经机械性压力来缓解疼痛。放疗还可以通过减轻肿瘤与骨基质相互作用引起的炎症来减轻疼痛。最后，它可以通过让骨愈合过程阻碍活跃的肿瘤细胞来改善疼痛。

（三）单次立体定向放射治疗

SBRT 能精确地向颅外肿瘤提供每次高剂量放疗。其前身是脑 SRS，由 Leksell 于 1951 年首次描述，并利用固定在头骨上的准直器头盔精确定位目标，以便向大脑提供单次高剂量辐射 [34, 35]。尽管脊柱作为治疗靶点与大脑有一些共同的优势，但 SBRT 直到大约 40 年后才出现，这是由于在颅骨之外进行固定和定位的局限性及治疗规划技术的局限性所决定的 [36]。射波刀系统是第一个应用于脊柱肿瘤治疗的先进 SRS 平台 [37]。自那时以来，这项技术已经进行了多次迭代，当用作转移性脊柱肿瘤的主要治疗方式时，令人惊奇的是局部肿瘤控制率超过 90%。2007 年 Gerszten 等 [38] 发表了 500 例脊柱转移中的 393 例接受脊柱放射治疗的患者，他们排除了有神经功能受损或脊柱不稳的患者，结果尤其令人鼓舞，获得了令人满意的长期疼痛控制率（86%）和肿瘤控制率（90%）。

SRS 和 SBRT 的功效在于能够向脊柱提供高消融剂量，同时借助图像引导技术限制正常组织的辐射暴露。最近对生存时间超过 5 年的转移性肿瘤幸存者的研究报道，高剂量单次放疗后的局部肿瘤控制率超过 80%[39]。目前，没有随机试验证实单次放疗优于 SBRT。然而，有种假设，将肿瘤暴露在至少 8Gy 的剂量下，可能通过激活除有丝分裂突变和凋亡之外的放射生物学机制导致肿瘤细胞死亡[40]。当用常规方法照射时，细胞死亡的主要形式是凋亡。SBRT 增加细胞死亡的可能机制包括辐射诱导的肿瘤抗原特异性免疫反应、内皮 / 血管损伤，或因高剂量照射而增加的细胞杀伤[41-49]。临床前期研究支持辐射诱导的免疫原性肿瘤细胞死亡有助于原位免疫[50, 51]。有证据表明，辐射可诱导免疫原性肿瘤细胞死亡，并改变肿瘤微环境以增强抗肿瘤 T 细胞的募集，这一观点得到了进一步验证[52-54]。

单次放疗通常用于具有辐射抵抗组织学特征或具有良好预后或两者兼有的早期患者，也就是说，与传统的分次姑息治疗相比，这些患者可能活得足够长，能够体验到消融治疗的好处。合适的病例是没有高级别 ESCC，也没有在同一区域接受过放疗，因为脊髓完整性可能会进一步受到肿瘤生长侵犯或辐射本身的危害。在不符合这些标准的情况下，低分隔治疗或常规治疗通常更合适。

斯隆凯 – 特林纪念癌症中心（Memorial Sloan Kettering Cancer Center，MSKCC）目前使用 24Gy 作为标准的单次脊柱 SBRT 剂量[55]。Yamada 等报道的最新研究结果包括 657 名患者中的 811 处脊柱转移，中位剂量为 24Gy（范围为 16～26Gy）。中位随访时间为 26.9 个月，12 个月和 48 个月时局部失败率分别 <1% 和 3.1%。通过对接受较低剂量［总肿瘤体积（gross tumor volume，GTV）接受中位数为 17.09Gy 的照射］和较高剂量（GTV 接受中位数为 23.56Gy 的照射）的病变进行亚组分析，12 个月和 48 个月时局部失败率分别为 14% 和 2.1%，表明较高剂量的益处与组织学无关[55]。

2007 年，匹兹堡大学医学中心（University of Pittsburgh Medical Center，UPMC）的另一个大型机构报道，包括 500 个脊柱转移瘤，单次放疗剂量范围从 12.5～25Gy（平均 20Gy，中位数 19Gy）。

86% 的患者疼痛可以得到长期控制，90% 先前治疗的病灶和 88% 先前接受过放疗的病灶实现了长期肿瘤控制[38]。得克萨斯大学 MD Anderson 癌症中心（University of Texas MD Anderson Cancer Center，MDCC）的 I / II 期研究包括 61 例患者，用单次剂量为 16Gy 的 18Gy 给临床靶体积(clinical target volume，CTV)/GTV 治疗非肾细胞组织学（30 个病灶）和 16 个 24Gy 的 CTV/GTV 肾细胞组织学（33 个病灶）。在平均 20 个月的随访中，他们发现 18 个月局部控制率和总生存率分别为 88% 和 64%，只有 2 名患者出现 2 级或更高级别的不良反应[56]。

（四）分次立体定向放射治疗

20 世纪 80—90 年代发展起来的 IMRT 和最近出现的容积调节放射治疗（volumetric-modulated arc therapy，VMAT），与传统的基于直线加速器的治疗相比，允许更准确的剂量规划和安全地传递消融剂量，同时保留脊髓和其他邻近结构[57]。因此，高剂量治疗可以以 1～5 次的短疗程（即 SBRT）传递到脊柱，目前用于各种肿瘤，包括脊柱转移性肿瘤和原发性肿瘤。

脊柱 SBRT 最广泛的应用是转移性肿瘤，占所有脊柱肿瘤的 90% 以上[58]。自 2000 年初以来，脊柱 SBRT 治疗转移性疾病的应用显著增加[59]。如前所述，每次更高剂量和更短整体治疗时间具有放射生物学优势，那样肿瘤更容易消融。这可能会更好地缓解疼痛和更少地需要再次治疗的可能性。这一点尤其重要，因为新疗法可以延长某些转移性癌症患者的预期寿命[33, 60-63]。

虽然 SBRT 的临床应用在不断扩大，但必须指出的是，并非所有脊柱转移瘤都适用于脊柱 SBRT，而且对于一些患者来说，当常规分隔放疗（conventional fractionation）足够有效时，根本不需要进行 SBRT[20, 59]。SINS 经过了临床验证，有助于评估机械不稳定性的程度[25]。对全身情况也需要评估，并且对预计的生存期和耐受治疗的可能性也需要进行评估。

（五）术后放射外科

如果脊髓压迫已经缓解，椎体和脊髓之间的距离也更大，那么在以前没有放疗过的情况下，几次甚至单次治疗可能变得可行。关于脊柱术后 SBRT 的最大研究是 Laufer 等的回顾性报道。对 186 名患者进行了单次 24Gy、3 次 27～30Gy 的治疗，称为"高剂量低分割"，或 5～6 次 18～26Gy 的治疗，称为"低剂量低分割"。SRS 在 1 年时局部进展的总发生率为 16.4%，高剂量低分割组为 4.1%，低剂量低分割组为 22.6%（P=0.04）[20]。Redmond 等的一项综述估计，总共 426 名患者，术后 SBRT 后的大概局部控制率为 88.6%（范围 70%～100%）[64]。Tao 等还评估了在 MDACC 进行的 I／II 期试验中治疗的术后患者（未在先前的回顾分析中），发现 1 年时有 85% 的局部控制率和 74% 的总生存率[65]。Masicotte 等描述了 10 名患者采用微创脊柱手术，然后进行 SBRT 治疗，结果在中位数 13 个月的时间内，达到 70% 的局部控制率和 80% 的总生存率[66]。

（六）分离手术

分离手术的目标包括硬膜外减压和脊柱稳定，而不进行肿瘤全切或整块切除[67]。如果患者适合 SBRT，这是最有用的，因为脊髓和肿瘤之间的最小物理间隔需要在 3～5mm，以允许足够的剂量衰减，特别是对于那些之前接受过脊髓放射治疗的患者。通常在减压前进行器械固定，以避免通过开放的椎管进行操作，可进行部分椎体切除术以促进减压，而无须尝试进行大块肿瘤或椎体切除，因此，很少需要前路重建。在严重椎体破坏的情况下，可使用带斯氏针的 PMMA 进行前部重建，或者聚醚醚酮或钛笼也可通过后外侧入路放置[67]。

（七）再照射

上述在 UPMC 接受治疗的 500 名患者的研究中，69% 的患者接受再照射，在该亚组中，局部控制率保持在 88% 的高水平，长期疼痛控制率为 86%[38]。Damast 等评估了 94 名 30Gy、10 次照射

后出现原位复发的患者。然后，这些患者接受更传统的 20Gy、5 次治疗，或者更激进的 30Gy、5 次治疗。高剂量组的局部失败率显著降低，1 年时为 45% vs. 26%（P=0.04），且无患者发生脊髓病[68]。另一项对七家医疗机构 215 名患者进行再照射的研究，纳入了先前治疗和再治疗的不同方案组合。之前给药的中位剂量为 30Gy、10 次，在之前照射后中位数为 13.1 个月后进行再照射，中位剂量为 18Gy、1 次。在 6 个月和 12 个月时，局部控制率分别保持在 93% 和 83% 的高水平[69]。在 MDACC 进行再照射前瞻性研究，包括 59 名患者，使用 30Gy、5 次剂量或 27Gy、3 次剂量。在平均 17.6 个月的随访中，1 年局部控制率和生存率均为 76%，1 年时无神经功能恶化率为 92%[70]。考虑到接受再放射治疗的患者通常不如接受初次放疗患者那样有利，一篇回顾研究中再治疗患者中的中位局部控制率为 76%（范围 66%～90%），疼痛评分从 65% 提高到 81%，这无疑是令人鼓舞的[71]。

四、毒性

SRS 和 SBRT 可能会出现一些潜在的并发症，这些并发症通常取决于需要治疗的病变的部位。急性毒性包括恶心、疲劳、皮炎、食管炎和脊髓炎。晚期毒性更为显著，包括食管狭窄、瘘、溃疡形成，椎体压缩骨折（vertebral compression fracture, VCF）及脊髓损伤。其中，VCF 和脊髓损伤已在文献中得到充分描述和广泛报道。Sahgal 等报道了 410 个脊柱节段接受脊柱 SBRT 治疗的汇总结果。1 年和 2 年的 VCF 发病率分别为 12.35% 和 13.49%，骨折的中位时间为 2.46 个月[72]。压缩性骨折的显著预测因子为每次剂量 >19Gy、溶骨性肿瘤、原先存在脊椎移位和压缩性骨折。在另一项研究中，在接受 SRS 24Gy 治疗的患者中，需要干预的有症状压缩骨折的 5 年累积率 <10%[73]。MSKCC 对脊柱单次 SRS 24Gy 的经验表明，放射性 VCF 发生率为 36%，其中 14% 出现症状并需要干预[39]。脊柱转移瘤 SBRT 术后 VCF 的治疗包括

经皮骨水泥椎体成形术和后凸成形术，因为它们提供疼痛缓解和力学支撑；然而，预防策略仍在研究中[74]。

脊髓损伤，或者更具体地说辐射诱发脊髓病（radiation-induced myelopathy，RM），是最可能导致无力的并发症，在精心治疗和照射消融中，其风险小于 1%。Sahgal 等对 19 名常规治疗后再次接受放射治疗的患者进行了剂量学分析。无 RM 组的平均总 P（max）nBED 为 62.3Gy（2/2），显著低于 RM 组相应的 105.8Gy（2/2）。两组患者在常规放疗初始疗程的生物有效剂量（biologic effective dose，BED）无显著差异。基于该分析建议的剂量限制是，将硬膜囊的累积 BED 限制在 <70Gy（2/2）范围内，将最大 SBRT 的 BED 限制在 25Gy（2/2）范围内。此外，放射治疗疗程之间的 5 个月间隔被认为是安全的[75]。Saghal 等的一项回顾性研究中提出，将 SBRT 后脊柱出现辐射诱发脊髓病的 9 名患者与 66 名未出现的患者进行建模，以限制硬膜囊最大点体积 – 单次的剂量为 12.4Gy，三次剂量为 20.3Gy 和五次剂量为 25.3Gy，以将辐射诱发脊髓病风险降低到 5% 以下[76]。一项全面的研究检查了初次 SBRT 脊柱病例的剂量 – 体积数据，发现 13Gy 1 次和 20Gy 3 次照射的脊髓损伤的风险为 1%。在再照射病例中，5 次分割的脊髓损伤的风险在 10Gy 时为 0.4%，14Gy 时为 0.6%[77]。关于食管毒性，Cox 等报道了 204 名患者接受了中位剂量为 24Gy 1 次的治疗，其中 31 名（15%）患者出现急性食管毒性，24 名（12%）患者出现晚期食管毒性。总体而言，根据 CTCAE 4.0，14 名患者（6.8%）的食管毒性等级为 3 级或更高[78]。在 MDACC Ⅰ/Ⅱ 期研究的二次分析中，食管毒性率也较低，10 名（15%）患者和 8 名（12%）患者有胃肠道毒性，包括食管炎及吞咽困难、恶心、呕吐、厌食和腹泻。没有出现 3 级或更高级别胃肠毒性的病例[65]。

五、小结

脊柱转移瘤的诊断和治疗需要多学科参与。无论采用何种治疗，在出现明显的神经损伤和功能受损之前进行诊断和干预都会改善预后。背痛通常是转移性肿瘤的最早症状。影像学的正确使用极大帮助肿瘤的筛查，并有助于将肿瘤与其他脊柱病变区分开来。放疗仍然是治疗转移性脊柱肿瘤的主要方法。立体定向放射治疗技术的进展，如 SRS 和 SBRT，继续改善肿瘤控制。放疗、手术和化疗仍在一直发挥作用。影像学、化疗、放射治疗和外科手术的不断进步及医生临床意识的不断提高，可能会改善这些患者的生活质量。

参考文献

[1] Wong DA, Fornasier VL, MacNab I. Spinal metastases: the obvious, the occult, and the impostors. Spine (Phila Pa 1976). 1990;15(1):1–4.

[2] Ortiz Gómez JA. The incidence of vertebral body metastases. Int Orthop. 1995;19(5):309–11.

[3] Sutcliffe P, Connock M, Shyangdan D, et al. A systematic review of evidence on malignant spinal metastases: natural history and technologies for identifying patients at high risk of vertebral fracture and spinal cord compression. Health Technol Assess. 2013;17(42):1–274.

[4] Gilbert RW, Kim JH, Posner JB. Epidural spinal cord compression from metastatic tumor: diagnosis and treatment. Ann Neurol. 1978;3(1):40–51.

[5] Gers20en PC, Welch WC. Current surgical management of metastatic spinal disease. Oncology (Williston Park). 2000;14(7):1013–24, 1029–1030

[6] Sciubba DM, Petteys RJ, Dekutoski MB, et al. Diagnosis and management of metastatic spine disease. A review. J Neurosurg Spine. 2010;13(1):94–108.

[7] Schiff D. Spinal cord compression. Neurol Clin. 2003;21(1):67–86.

[8] Ecker RD, Endo T, Wetjen NM, et al. Diagnosis and treatment of vertebral column metastases. Mayo Clin Proc. 2005;80(9):1177–86.

[9] Mak KS, Lee LK, Mak RH, et al. Incidence and treatment patterns in hospitalizations for malignant spinal cord compression in the United States, 1998–2006. Int J Radiat Oncol Biol Phys. 2011;80(3):824–31.

[10] Patchell RA, Tibbs PA, Regine WF, et al. Direct decompressive surgical resection in the treatment of spinal cord compression caused by metastatic cancer: a randomised trial. Lancet. 2005;366(9486):643–8.

[11] Gokaslan ZL, York JE, et al. Transthoracic vertebrectomy for metastatic spinal tumors. J Neurosurg. 1998;89:599–609.

[12] Graham GP, Dent CM, Burgess N, et al. Urinary retention in prostatic carcinoma: obstructive or neurogenic? Br J Hosp Med. 1993;49:733–4.

[13] Schiff D, O'Neill BP, Wang CH, et al. Neuroimaging and treatment implications of patients with multiple epidural spinal metastases. Cancer. 1998;83:1593–601.

[14] Traill Z, Richards MA, Moore NR. Magnetic resonance imaging of metastatic bone disease. Clin Orthop. 1995;312:76–88.

[15] Jones KM, Schwartz RB, Mantello MT, et al. Fast spin-echo MR in the

detection of vertebral metastases: comparison of three sequences. Am J Neuroradiol. 1994;15:401–7.

[16] Mehta RC, Marks MP, Hinks RS, et al. MR evaluation of vertebral metastases: T1–weighted, short-inversion-time inversion recovery, fast spin-echo, and inversion-recovery fast spin-echo sequences. Am J Neuroradiol. 1995;16:281–8.

[17] Dwyer AJ, Frank JA, Sank VJ, et al. Short T1 inversion recovery pulse sequence: analysis and initial experience in cancer imaging. Radiology. 1988;168:827–36.

[18] Bilsky MH, Laufer I, Fourney DR, et al. Reliability analysis of the epidural spinal cord compression scale. J Neurosurg Spine. 2010;13(3):324–8.

[19] Bilsky M, Smith M. Surgical approach to epidural spinal cord compression. Hematol Oncol Clin North Am. 2006;20:1307–17.

[20] Laufer I, Rubin DG, Lis E, et al. The NOMS framework: approach to the treatment of spinal metastatic tumors. Oncologist. 2013;18(6):744–51.

[21] Fisher CG, DiPaola CP, Ryken TC, Bilsky MH, Shaffrey CI, Berven SH, et al. A novel classification system for spinal instability in neoplastic disease: an evidence-based approach and expert consensus from the Spine Oncology Study Group. Spine (Phila Pa 1976). 2010;35:E1221–9.

[22] Arana E, Kovacs FM, Royuela A, Asenjo B, Pérez-Ramírez ú, Zamora J. Spine instability neoplastic score: agreement across different medical and surgical specialties. Spine J. 2016;16:591–9.

[23] Campos M, Urrutia J, Zamora T, Román J, Canessa V, Borghero Y, et al. The spine instability neoplastic score: an independent reliability and reproducibility analysis. Spine J. 2014;14:1466–9.

[24] Fourney DR, Frangou EM, Ryken TC, Dipaola CP, Shaffrey CI, Berven SH, et al. Spinal instability neoplastic score: an analysis of reliability and validity from the spine oncology study group. J Clin Oncol. 2011;29:3072–7.

[25] Fourney DR, Frangou EM, Ryken TC, et al. Spinal instability neoplastic score: an analysis of reliability and validity from the spine oncology study group. J Clin Oncol. 2011;29(22):3072–7.

[26] Campos M, Urrutia J, Zamora T, et al. The spine instability neoplastic score: an independent reliability and reproducibility analysis. Spine J. 2013;pii:S1529–9430(13)01492–7.

[27] Moussazadeh N, Laufer I, Yamada Y, Bilsky MH. Separation surgery for spinal metastases: effect of spinal radiosurgery on surgical treatment goals. Cancer Control. 2014;21:168–74.

[28] Galibert P, Deramond H, Rosat P, Le Gars D. Preliminary note on the treatment of vertebral angioma by percutaneous acrylic vertebroplasty. Neurochirurgie. 1987(Fr);33:166–168.

[29] Belkoff SM, Mathis JM, Deramond H, Jasper LE. An ex vivo biomechanical evaluation of a hydroxyapatite cement for use with kyphoplasty. AJNR Am J Neuroradiol. 2001;22:1212–6.

[30] Theodorou DJ, Theodorou SJ, Duncan TD, Garfin SR, Wong WH. Percutaneous balloon kyphoplasty for the correction of spinal deformity in painful vertebral body compression fractures. Clin Imaging. 2002;26:1–5.

[31] Chi JH, Gokaslan ZL. Vertebroplasty and kyphoplasty for spinal metastases. Curr Opin Support Palliat Care. 2008;2:9–13.

[32] Gerszten PC, Germanwala A, Burton SA, Welch WC, Ozhasoglu C, Vogel WJ. Combination kyphoplasty and spinal radiosurgery: a new treatment paradigm for pathological fractures. J Neurosurg Spine. 2005;3:296–301.

[33] Hartsell WF, Scott CB, Bruner DW, et al. Randomized trial of short- versus long-course radiotherapy for palliation of painful bone metastases. J Natl Cancer Inst. 2005;97(11):798–804.

[34] Leksell L. The sterotaxic method and radiosurgery of the brain. Acta Chir Scand. 1951;102(4):316–9.

[35] Leksell L. Stereotactic radiosurgery. J Neurol Neurosurg Psychiatry. 1983;46(9):797–803.

[36] Blomgren H, Lax I, Naslund I, Svanstrom R. Stereotactic high dose fraction radiation therapy of extracranial tumors using an accelerator. Clinical experience of the first thirty-one patients. Acta Oncol. 1995;34(6):861–70.

[37] Ryu SI, Chang SD, Kim DH, Murphy MJ, Le QT, Martin DP, et al. Image-guided hypo-fractionated stereotactic radiosurgery to spinal lesions. Neurosurgery. 2001;49:838–46.

[38] Gerszten PC, Burton SA, Ozhasoglu C, Welch WC. Radiosurgery for spinal metastases: clinical experience in 500 cases from a single institution. Spine (Phila Pa 1976). 2007;32:193–9.

[39] Moussazadeh N, Lis E, Katsoulakis E, et al. Five-year outcomes of high-dose single-fraction spinal stereotactic radiosurgery. Int J Radiat Oncol Biol Phys. 2015;93(2):361–7.

[40] Tseng CL, Eppinga W, Charest-Morin R, et al. Spine stereotactic body radiotherapy: indications, outcomes, and points of caution. Global Spine J. 2017;7(2):179–97.

[41] Brown JM, Carlson DJ, Brenner DJ. The tumor radiobiology of SRS and SBRT: are more than the 5 Rs involved? Int J Radiat Oncol Biol Phys. 2014;88(2):254–62.

[42] Dewan MZ, Galloway AE, Kawashima N, et al. Fractionated but not single-dose radiotherapy induces an immune-mediated abscopal effect when combined with anti-CTLA-4 antibody. Clin Cancer Res. 2009;15(17):5379–88.

[43] Fuks Z, Kolesnick R. Engaging the vascular component of the tumor response. Cancer Cell. 2005;8(2):89–91.

[44] Garcia-Barros M, Paris F, Cordon-Cardo C, et al. Tumor response to radiotherapy regulated by endothelial cell apoptosis. Science. 2003;300(5622):1155–9.

[45] Kirkpatrick JP, Meyer JJ, Marks LB. The linear-quadratic model is inappropriate to model high dose per fraction effects in radiosurgery. Semin Radiat Oncol. 2008;18(4):240–3.

[46] Kocher M, Treuer H, Voges J, Hoevels M, Sturm V, Muller RP. Computer simulation of cytotoxic and vascular effects of radiosurgery in solid and necrotic brain metastases. Radiother Oncol. 2000;54(2):149–56.

[47] Lugade AA, Moran JP, Gerber SA, Rose RC, Frelinger JG, Lord EM. Local radiation therapy of B16 melanoma tumors increases the generation of tumor antigen-specific effector cells that traffic to the tumor. J Immunol. 2005;174(12):7516–23.

[48] Park HJ, Griffin RJ, Hui S, Levitt SH, Song CW. Radiationinduced vascular damage in tumors: implications of vascular damage in ablative hypofractionated radiotherapy (SBRT and SRS). Radiat Res. 2012;177(3):311–27.

[49] Postow MA, Callahan MK, Barker CA, et al. Immunologic correlates of the abscopal effect in a patient with melanoma. N Engl J Med. 2012;366(10):925–31.

[50] Formenti SC, Demaria S. Local control by radiotherapy: is that all there is? Breast Cancer Res. 2008;10(6):215.

[51] Obeid M, Panaretakis T, Joza N, et al. Calreticulin exposure is required for the immunogenicity of gamma-irradiation and UVC light-induced apoptosis. Cell Death Differ. 2007;14(10):1848–50.

[52] Apetoh L, Ghiringhelli F, Tesniere A, et al. Toll-like receptor 4dependent contribution of the immune system to anticancer chemotherapy and radiotherapy. Nat Med. 2007;13(9):1050–9.

[53] Demaria S, Formenti SC. Sensors of ionizing radiation effects on the immunological microenvironment of cancer. Int J Radiat Biol. 2007;83(11–12):819–25.

[54] Matsumura S, Wang B, Kawashima N, et al. Radiation-induced CXCL16 release by breast cancer cells attracts effector T cells. J Immunol. 2008;181(5):3099–107.

[55] Yamada Y, Katsoulakis E, Laufer I, et al. The impact of histology and delivered dose on local control of spinal metastases treated with stereotactic radiosurgery. Neurosurg Focus. 2017;42(1):E6.

[56] Garg AK, Shiu AS, Yang J, et al. Phase 1/2 trial of single-session stereotactic body radiotherapy for previously unirradiated spinal

metastases. Cancer. 2012;118(20):5069–77.

[57] Brahme A, Roos JE, Lax I. Solution of an integral equation encountered in rotation therapy. Phys Med Biol. 1982;27(10):1221–9.

[58] Simmons ED, Zheng Y. Vertebral tumors: surgical versus nonsurgical treatment. Clin Orthop Relat Res. 2006;443:233–47.

[59] McClelland S, Kim E III, Passias PG, Murphy JD, Attia A, Jaboin JJ. Spinal stereotactic body radiotherapy in the United States: a decade-long nationwide analysis of patient demographics, practice patterns, and trends over time. J Clin Neurosci. 2017;46:109–12.

[60] Parker C, Nilsson S, Heinrich D, et al. Alpha emitter radium-223 and survival in metastatic prostate cancer. N Engl J Med. 2013;369(3):213–23.

[61] Reck M, Rodriguez-Abreu D, Robinson AG, et al. Pembrolizumab versus chemotherapy for PD-L1–positive non-small-cell lung cancer. N Engl J Med. 2016;375(19):1823–33.

[62] Swain SM, Kim SB, Cortes J, et al. Pertuzumab, trastuzumab, and docetaxel for HER2–positive metastatic breast cancer (CLEOPATRA study): overall survival results from a randomised, doubleblind, placebo-controlled, phase 3 study. Lancet Oncol. 2013;14(6):461–71.

[63] Topalian SL, Sznol M, McDermott DF, et al. Survival, durable tumor remission, and long-term safety in patients with advanced melanoma receiving nivolumab. J Clin Oncol. 2014;32(10):1020–30.

[64] Redmond KJ, Lo SS, Fisher C, Sahgal A. Postoperative stereotactic body radiation therapy (SBRT) for spine metastases: a critical review to guide practice. Int J Radiat Oncol Biol Phys. 2016;95(5):1414–28.

[65] Tao R, Bishop AJ, Brownlee Z, et al. Stereotactic body radiation therapy for spinal metastases in the postoperative setting: a secondary analysis of mature phase 1–2 trials. Int J Radiat Oncol Biol Phys. 2016;95(5):1405–13.

[66] Massicotte E, Foote M, Reddy R, Sahgal A. Minimal access spine surgery (MASS) for decompression and stabilization performed as an out-patient procedure for metastatic spinal tumours followed by spine stereotactic body radiotherapy (SBRT): first report of technique and preliminary outcomes. Technol Cancer Res Treat. 2012;11(1):15–25.

[67] Wang JC, Boland P, Mitra N, et al. Single-stage posterolateral transpedicular approach for resection of epidural metastatic spine tumors involving the vertebral body with circumferential reconstruction: results in 140 patients. J Neurosurg Spine. 2004;1(3):287–98.

[68] Damast S, Wright J, Bilsky M, et al. Impact of dose on local failure rates after image-guided reirradiation of recurrent paraspinal metastases. Int J Radiat Oncol Biol Phys. 2011;81(3):819–26.

[69] Hashmi A, Guckenberger M, Kersh R, et al. Re-irradiation stereotactic body radiotherapy for spinal metastases: a multiinstitutional outcome analysis. J Neurosurg Spine. 2016;25(5):646–53.

[70] Garg AK, Wang XS, Shiu AS, et al. Prospective evaluation of spinal reirradiation by using stereotactic body radiation therapy: the University of Texas MD Anderson Cancer Center experience. Cancer. 2011;117(15):3509–16.

[71] Myrehaug S, Sahgal A, Hayashi M, et al. Reirradiation spine stereotactic body radiation therapy for spinal metastases: systematic review. J Neurosurg Spine. 2017;27(4):428–35.

[72] Sahgal A, Atenafu EG, Chao S, et al. Vertebral compression fracture after spine stereotactic body radiotherapy: a multiinstitutional analysis with a focus on radiation dose and the spinal instability neoplastic score. J Clin Oncol. 2013;31(27):3426–31.

[73] Virk MS, Han JE, Reiner AS, et al. Frequency of symptomatic vertebral body compression fractures requiring intervention following single-fraction stereotactic radiosurgery for spinal metastases. Neurosurg Focus. 2017;42(1):E8.

[74] Sahgal A, Whyne CM, Ma L, Larson DA, Fehlings MG. Vertebral compression fracture after stereotactic body radiotherapy for spinal metastases. Lancet Oncol. 2013;14(8):e310–20.

[75] Sahgal A, Ma L, Weinberg V, et al. Reirradiation human spinal cord tolerance for stereotactic body radiotherapy. Int J Radiat Oncol Biol Phys. 2012;82(1):107–16.

[76] Sahgal A, Weinberg V, Ma L, et al. Probabilities of radiation myelopathy specific to stereotactic body radiation therapy to guide safe practice. Int J Radiat Oncol Biol Phys. 2013;85(2):341–7.

[77] Grimm J, Sahgal A, Soltys SG, et al. Estimated risk level of unified stereotactic body radiation therapy dose tolerance limits for spinal cord. Semin Radiat Oncol. 2016;26(2):165–71.

[78] Cox BW, Jackson A, Hunt M, Bilsky M, Yamada Y. Esophageal toxicity from high-dose, single-fraction paraspinal stereotactic radiosurgery. Int J Radiat Oncol Biol Phys. 2012;83(5):e661–7.

第四篇
微创方法和最新技术
Minimally Invasive Approach and Current Technology

Dan Sciubba　著

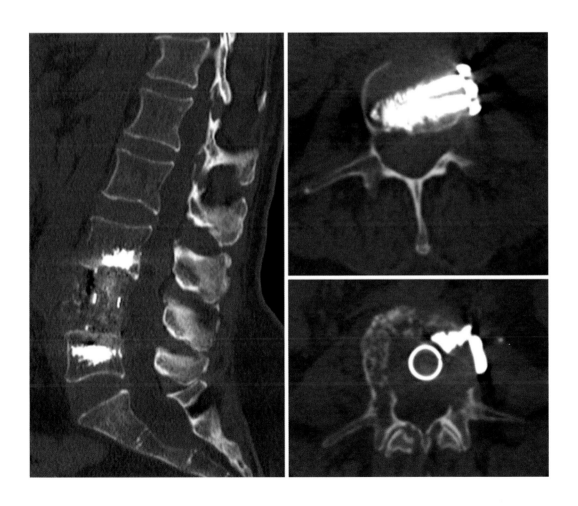

第 17 章 经皮治疗技术
Percutaneous Modalities

Sreekumar Madassery　Bulent Arslan　David M. Tabriz　著

一、脊柱骨组织活检

（一）历史、适应证与禁忌证

经皮穿刺脊柱活检是于 20 世纪 30 年代初首次描述，并于 20 世纪 30 年代末首次出现了在影像学引导下的活检技术[1]。与开放手术活检相比，影像学引导活检是一个更快速、经济、有效、并发症少的活检方法。经皮脊柱穿刺活检的一般适应证和禁忌证见表 17-1[2]。

表 17-1　经皮脊柱活检的适应证和禁忌证
• 经皮脊柱穿刺的适应证
• 确认转移性疾病
• 原发病变的评估
• 病理性骨折的评估
• 感染
• 化疗效果评估
• 骨髓增生异常的流式细胞术分析
• 经皮脊柱活检的一般禁忌证
• 凝血功能障碍
• 疑似血管性疾病
• 穿刺路径皮肤或软组织感染
• 对手术所需镇痛药物的严重过敏

（二）术前评估

当决定进行活检时，必须根据可能的手术方案就活检的位置进行多学科讨论，因为脊柱病变（特别是肉瘤）有针道种植转移的风险[3]。因此，如果活检穿刺的位置在计划手术的切口平面之外，则必须更改手术方案以考虑可能被污染的组织平面。

在考虑脊柱活组织检查之前，需要了解重点的病史和体格检查，并完善相关的术前影像学检查。要注意与手术相关问题：当前使用的药物（如抗凝血药或抗生素）、过敏史、麻醉药物的耐受性，以及计划活检穿刺路径上潜在的皮肤或组织感染。相关的化验指标包括凝血功能的评估（如凝血酶原时间 / 国际标准化比值、血小板计数）和任何可能影响手术镇痛和镇静安全性的指标（如基本代谢情况）。

（三）工具

目前可用于脊柱活检的影像引导包括超声、X 线片、CT、CT 透视（CT fluoroscopy，CTF）和 MRI。目前的标准是 CT。

当经皮穿刺路径规划好后，还需要决定使用 FNA 或空芯针穿刺活检（core needle biopsy，CNB）。在对 FNA 和 CNB 的诊断率研究中发现，CNB 能够提供更高的诊断准确率[4, 5]。FNA 更适合转移性疾病中穿刺部位比较困难的淋巴结活检。而与非骨性病变相比，骨性病变活检通常需要更大的病变核心组织，以获得足够的样本量。

通常使用同轴技术能够获得多个样本。如果病变位于完整的骨皮质之下，则使用环钻尖针手动或通过电动设备进入病变位置。一旦到达病变位置，则依据病变组织的密度特性决定同轴穿刺所需的活检针，①切割弹簧针在软组织或囊性肿瘤病变中能获得更好的样本；②环钻尖针在矿化病变区能够增加获得圆柱形组织核心的可能，其外套管通常分别为 11G 或 13G，内活检针分别为 14G 或 16G。

（四）活检入路技术

经皮脊柱活检应该在了解相关鉴别诊断的情况下进行，这对于可沿针道种植转移的肉瘤和其他恶性肿瘤尤其重要。与四肢骨病变活检一样，CT 引导是用于中轴骨局灶性病变活检的主要影像学方式。但当涉及整个椎体的骨病变时，可考虑使用透视方法，因为经椎弓根建立通路后的精确活检路径就相对次要了。透视引导的优点是在活检针向目标域进针时能够对目标区域进行实时成像和监测。软组织或更浅的病变可以通过超声引导处理。如病变非常浅表且容易触及，甚至在没有影像引导的情况下就可以考虑进行经皮活检。

（五）特定的解剖区域（颈椎、胸椎、腰椎、骶骨）

1. 颈椎（图 17-1、病例 17-1）

对于高位颈椎（$C_1 \sim C_3$）椎体病变，可以行前外侧、经口或咽入路穿刺活检。上颈部病变更适合经口入路，中颈部病变更适合前外侧入路（图 17-1）。如果怀疑脊索瘤，应特别注意要避免经咽部穿刺活检，因为此处沿针道种植转移风险高，且转移后手术切除难度大。对于脊柱后方附件病变，下颈椎（$C_4 \sim C_7$）相对较大的后部空间允许

从后路进入病变位置。

2. 胸椎（图 17-2、病例 17-2）

纵隔结构使胸椎前部椎体难以准确定位，但是存在经椎弓根、经椎间孔和椎旁入路。其中经椎弓根入路能够提供了一条通往椎体的安全通路，如果可能，应作为首选的入路。

3. 腰椎（图 17-3、病例 17-3）

与颈椎和胸椎相比，腰椎后部的空间大且周围无重要的解剖结构使得经皮穿刺活检更容易。存在经椎弓根和经后外侧 2 种入路。

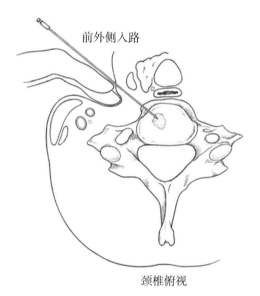

▲ 图 17-1　颈椎椎体病变前外侧入路技术

活检针在颈动脉鞘和食管之间穿过[2]（经作者 T Jamshid 许可复制）

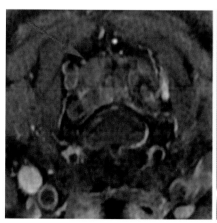
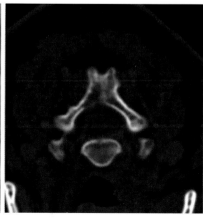
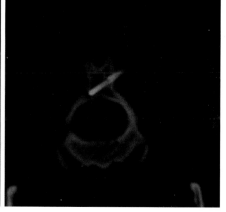

▲ 病例 17-1　患者，女，58 岁，有浸润性导管乳腺癌病史，T_1 脂肪抑制增强 MRI 显示左侧旁正中椎板和 C_2 棘突内的强化的病变（红箭）。患者最初要求进行手术活检，最终尝试在透视引导下经皮活检。C_2 病变处病理学检查证实与乳腺癌的原发灶一致

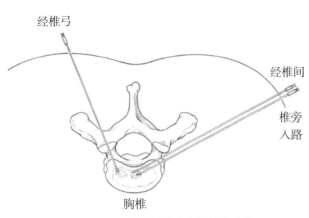

▲ 图 17-2　胸椎椎体病变活检技术 [2]
经作者 T Jamshid 许可复制

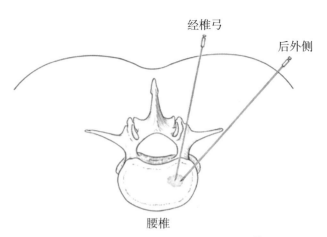

▲ 图 17-3　腰椎椎体病变活检技术 [2]
经作者 T Jamshid 许可复制

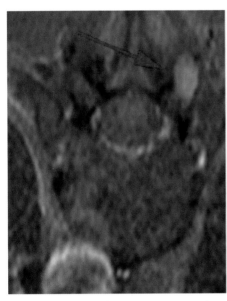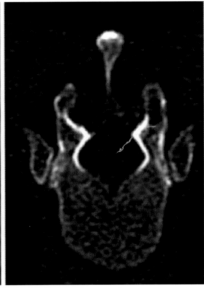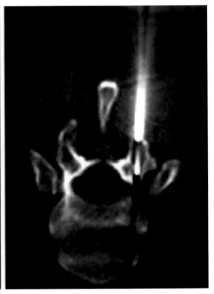

▲ 病例 17-2　患者，男，57 岁，有 L_3 浆细胞瘤病史。L_3 椎体切除术后，$L_2 \sim L_4$ 经皮椎弓根螺钉内固定术后，辅助放疗，随访影像显示 T_{12} 右侧关节突 FDG 代谢增高，局部溶骨性破坏，T_1 脂肪抑制增强 MRI 显示局部呈高信号的病变（红箭）。CT 引导下活检发现浆细胞瘤新病灶

4. 骶骨（病例 17-4）

骶骨病变经皮活检时，穿刺针通常需要更大的角度同时还要避开骶丛 / 神经根。以后方入路为标准，通常认为骶孔之间的椎间孔间骨桥是安全的经皮途径。由于常见的骶骨肿瘤（如脊索瘤）有肠道种植风险，应避免经直肠或经腹入路。

（六）样本处理和术后护理

样本除了进行病理学检查外，有时还需要进行其他的检测，如考虑感染（细菌培养 + 药物敏感试验）或淋巴瘤（流式细胞术）。如果病变主要是囊性的，抽吸的样本可进行细胞病理学分析，理想情况下，结节 / 实性或 MRI 增强部分的病变应作为核心活检的靶点，以提高诊断率。

术后护理主要监测患者是否有任何潜在并发症发生的迹象，如出血或与术前相比神经系统的改变。脊椎病变活检时，神经或脊髓直接的损伤通常比邻近血肿形成的压迫效应要弱得多。因此，应认真对待任何神经系统症状的下降或改变，并及时采取对应的治疗措施。

▲ 病例 17-3　患者，女，82 岁，既往有乳腺癌和滤泡性淋巴瘤病史。L₄ 椎体呈弥漫性强化，考虑复发可能。最初尝试在 CT 引导下经后外侧入路活检（A 至 C），但在术中迅速出现血肿（红箭，C）后放弃，发现为腰动脉假性动脉瘤（红箭，D）损伤所致。在弹簧圈栓塞后，顺利进行透视引导下经椎弓根入路穿刺活检（E 和 F），结果证实为滤泡性淋巴瘤复发

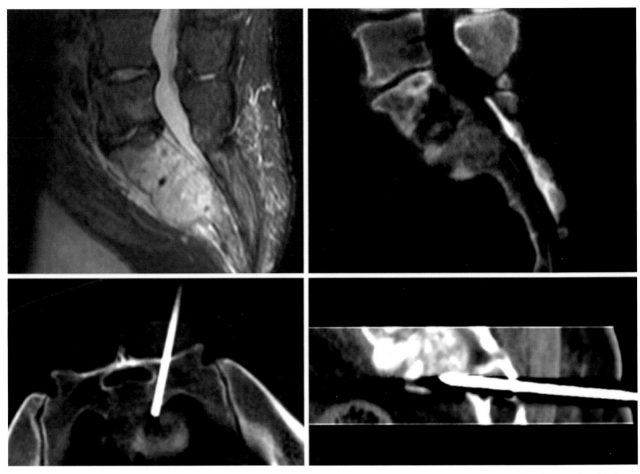

▲ 病例 17-4　患者，男，63 岁，最初表现为全身无力，T_1 脂肪抑制增强 MRI 上发现骶骨膨胀性肿块。避开骶孔成功行经皮活检，诊断为来源不明的低分化癌

二、椎体强化术

椎体强化术（vertebral augmentation，VA）是一种微创的经皮介入治疗技术，旨在减轻椎体压缩性骨折患者的疼痛，并有可能恢复椎体高度。无论是良性疾病（如骨质疏松），还是恶性肿瘤（如造血系统肿瘤或转移性肿瘤），骨基质中的潜在病理改变都能够影响椎体结构的完整性。经皮椎体强化术适用于保守治疗无效、严重影响生活质量的椎体压缩性骨折患者。特别是在肿瘤环境中，必须在仔细考虑肿瘤组织学、神经状态、骨皮质完整性、患者的意愿及并发症，在多学科会诊后综合选择是否使用经皮椎体成形术。近年来，已经开发并使用了多种椎体强化术类型。经皮椎体强化术治疗的选择还取决于骨折的类型、病理和操作者的经验。

两种常见的椎体强化术包括经皮穿刺脊柱椎体成形术（percutaneous vertebroplasty，PVP）和经皮球囊椎体后凸成形术（percutaneous kyphoplasty，PKP），前者是通过经椎弓根入路将 PMMA 骨水泥注入病变椎体，后者是在空洞形成后注入 PMMA。一旦发生脊椎骨折，由于局部炎症和运动过程中脊柱的不稳定，往往会产生剧烈的疼痛。疼痛导致活动量减少，会增加血栓栓塞症、呼吸系统疾病的发生率，并导致阿片类镇痛药物依赖[6]。经皮椎体强化术治疗骨质疏松性不全骨折的目的是将骨水泥渗入骨折的多孔松质骨，从而加强整个脊柱节段，最终减轻疼痛。病理性椎体骨折目的与此相似，尽管脊柱肿瘤会出现特定的技术问题。与 PVP 相比，PKP 能够恢复椎体高度并减少骨水泥渗漏，而生活质量和疼痛改善与 PVP 相似[7]。

此外，骨折还会导致脊柱结构完整性的破坏，尤其患者在骨折疼痛时尝试行走所发生的生物力学变化，可能导致相邻的椎体的骨折。经皮穿刺脊柱强化术是为了实现脊柱更快的稳定，并减轻骨折相关的疼痛，以试图减少长期卧床、病理性运动和未来骨折的发病率。总体而言，PKP 在这些方面比 PVP[8] 更为成功，推测是由于椎体高度恢复，减少了相邻椎体的应力。同样重要的是要考虑到潜在的骨病可能，这需要咨询内分泌学和肿瘤学等多学科专家。

长期以来，关于椎体强化术的疗效一直存在很大的争议，包括将经皮穿刺脊柱强化术与保守治疗进行比较研究及与接受相同操作的假手术治疗比较研究。传统上保守治疗是使用 NSAID、阿片类药物、促进骨愈合药物及佩戴支具，并需要进行 8～12 周的康复治疗。而对于肿瘤相关骨折，除上述之外可能还需要放疗或全身系统的治疗。Farrokhi 等 2011 年在一项关于 PVP 与药物治疗椎体骨质疏松性压缩骨折的随机研究中发现，接受 PVP 的患者早期疼痛缓解和生活质量改善具有统计学意义[9]。这与之前有争议的研究形成了鲜明对比，如 2009 年 Buchbinder 等发表在新英格兰医学杂志上的一项研究[10]指出，在接受 PVP 和假手术治疗的 6 个月中，疼痛变化无统计学意义，并在 2 年后进一步证实。其他随机双盲对照研究，如 VERTOS Ⅳ 研究也显示 PVP 和假手术之间没有显著差异[11]。相反，2016 年的 VAPOUR 试验研究显示，与急性非肿瘤性压缩骨折的假手术患者相比，接受 PVP 患者的疼痛可得到改善，并发症减少[10]。在评估这些研究时发现，骨折后的时间、盲法因素和使用的影像学标准存在显著差异。目前当严格保守治疗失败，并有持续疼痛、影像学提示骨折未愈合及患者身体虚弱时，医生多选择使用椎体强化术治疗。

此外，随着新的技术和设备不断更新发展，人们开始更多地关注如何减少骨水泥的渗漏与恢复椎体高度。在一个系统中将射频能量添加到 PMMA 输送中，能够提供输送更高黏度的骨水泥，与标准 PKP 相比，减少了骨水泥渗漏[12]。KIVA 系统是先在椎体内插入螺旋形金属线圈，永久性生物聚合物（PEEK-OPTIMA）通过线圈传送至椎体内，然后移除线圈，进而通过植入聚合物的内腔注入 PMMA 骨水泥。虽然研究有限，但有报道称与 PKP 相比，该系统的骨水泥用量更少，疼痛缓解率相近，高度恢复略有增加[13, 14]。最大限度恢复椎间高度的一个例子是 Spine Jack 系统，最近在美国市场推出（在欧洲存在 10 多年），它结合了经双椎弓根通路置入钛制椎体扩张器与 PMMA 骨水泥置入。最近发表随访时间长达 3 年的 SAKOS 试验[15]中指出，与 PKP 相比，该系统在椎体高度恢复和后凸矫正方面效果显著，在预防相邻椎体骨折和改善脊柱后凸相关的并发症方面具有重要意义。

经皮穿刺椎体强化术也可用于病理性椎体压缩骨折，以缓解转移性瘤和骨髓瘤患者的疼痛。最常见的转移瘤包括乳腺癌、前列腺癌、肺癌和甲状腺癌。疼痛认为是来自与肿瘤相关的骨膜、痛觉受体感受器的激活与炎性细胞因子[16]。放射治疗主要用于非手术患者，特别是存在脊柱外肿瘤，放疗虽然有助于治疗肿瘤，但并不能增强骨骼稳定性，尤其是溶骨性病变，这会使患者面临增加病理压缩骨折和身体衰弱的风险。Lim 等[17]对 100 例以上病理性溶骨性椎体压缩骨折患者行椎体强化术治疗，并进行了 12 个月的随访，结果显示脊柱稳定性良好，早期症状明显改善，1 年后 VAS 略有提高。Erdem 等[18]2013 年回顾了 21 世纪初 792 例多发性骨髓瘤患者的近 2700 例椎体强化术手术，结果显示 VAS 平均减少 4 分，麻醉性镇痛药需求显著减少甚至停止，活动量增加，同时作者还报道了 0.3% 感染相关并发症，并需要抗生素治疗。本次回顾性研究的一个明显的不足是，只有大约 50% 的患者可以获得详细数据。癌症患者骨折评估（Cancer Patient Fracture Evaluation，CAFE）研究是一项前瞻性随机对照试验，评估保守与 PKP 治疗 134 名患者的疗效，结果显示接受椎体强化术治疗的患者在疼痛、生活质量、镇痛药需求和活动方面均有显著改善[19]。唯一的严重并发症是术中心肌梗死，作者将其归咎于麻醉反应。总体而言，椎体强化术治疗病理性压缩性骨折能够改善患者的疼痛、活动度及生活质量，同时减少了麻醉性镇痛药物的使用，最大程度减少不良事件的发生。

根据多学科共识声明，椎体强化术的适应证包括椎体压缩骨折能够定位但药物治疗不能缓解疼痛的患者，因椎体恶性肿瘤而有骨折风险的患者及在 MRI 上发现有症状的微骨折（尽管没有椎体高度下降）。椎体强化术的绝对禁忌证包括败血症、不可纠正的凝血障碍或对 PMMA 有明确的过敏史。手术相关的禁忌证包括骨折碎片后移位所致神经的损害，硬膜外肿瘤向椎管内延伸及骨折水平的马尾综合征[20]。同时术者往往倾向于避免对椎体后壁有明显缺损压缩性骨折的椎体实施椎体强化术干预，由于担心术中或术后出血并发症，有时也会避免对血管过多肿瘤进行干预。一般情况下，当患者出现亚急性、药物治疗无效的胸腰椎压缩性骨折（骨折后<16 周），MRI 流体信号成像显示明显的炎症变化，以及依靠检查可以对骨折疼痛部位准确定位时，视为行椎体强化术理想的情况。CT 能够详细评估骨皮质完整性，对病理性骨折诊断意义较大。已经证明，后外侧椎体破坏可能导致椎体强化术术后早期失效，如果出现脊髓损害，有时还可能需要手术治疗[21]。据报道椎体强化术的主要并发症包括脊髓压迫、神经根压迫、心力衰竭、骨水泥肺栓塞，这些并发症在骨质疏松性骨折发生率<1%，在肿瘤性骨折中发生率<5%[20]。已报道的主要并发症是与骨水泥渗漏相关，常见于椎间盘间隙、椎前静脉丛，有时见于肺动脉，椎体后壁缺损时也可见于椎管内，报道的骨水泥渗漏范围为 2%~27%，通常不需要进一步干预[22]。

骶骨成形术对骨质疏松性或肿瘤性骶骨功能不全骨折患者的生活质量也有重要影响。这些患者由于剧烈疼痛不能活动或长期卧床，可能导致压疮、坠积性肺炎和其他部位感染等严重疾病的发生。俯卧位在透视或 CT 引导下注射骨水泥是一种快速、简单、能够缓解疼痛的手术，同时也能够稳定骨折。2017 年 Frey 等在一项前瞻性研究中评估骶骨成形术与非手术治疗疗效，在长达 10 年的随访中，与非手术治疗相比，骶骨成形术后药物依赖性显著降低，疼痛与活动能力均得到改善[23]。这使得在持续增长的癌症存活患者中，姑息手术治疗的数量不断增加。

综上所述，椎体强化术能够减少良性和恶性脊柱压缩性骨折和骶骨功能不全骨折引起的并发症和死亡率。尽管多年来研究结果存在争议，导致人们对这种微创技术来改善脊柱肿瘤患者的生活质量缺乏统一认识和未被广泛采用。但目前越来越多的证据支持椎体强化术能够在保守治疗失败的患者中获益。同时新兴的工艺和技术减少并发症发生率，减少了术后邻近椎体骨折和阿片类镇痛药物依赖。通过更多的宣传和患者选择，并通过与多学科专家团队合作，实现高效、高质量的治疗，这种方法可以帮助患者加速康复并改善生活质量。具体见病例 17-5 至病例 17-7。

三、脊柱肿瘤消融治疗

与非病理性骨折相比，病理性椎体骨折可导致类似或更严重的疼痛、无力与生活质量下降。脊椎转移瘤的疼痛可能更严重，因为在受限的椎体内生长的肿瘤除了释放与肿瘤介导的疼痛因子外，还会引起压力介导的疼痛。骨折非手术治疗中，有效的辅助治疗可能包括全身化疗及外部的分次放疗。放疗虽能缓解疼痛症状，但效果有限且短暂，一些研究报道称，近 60% 的患者在化疗 2 周左右会重现疼痛，重复放疗效果较差，且潜在的并发症多[24]。尽管可以重复放疗，但也应考虑其他治疗方法。如同时进行椎体强化术与局部肿瘤消融术干预，不仅能够增加受累节段的

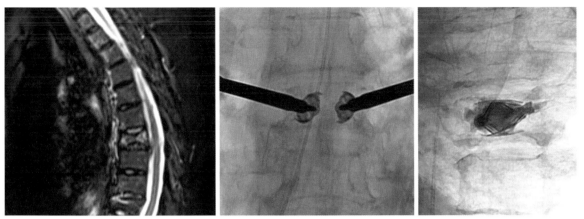

▲ 病例 17-5　患者，男，58 岁，跌倒致 T_{10} 椎体严重压缩性骨折，保守治疗后疼痛仍未缓解

矢状位 MRI 液体信号序列显示 T_{10} 椎体中度压缩骨折。前后位和矢状位透视显示 Spine jack 系统套管经双侧椎弓根将椎体扩张器置入椎体，并进行 PMMA 骨水泥注射。注意椎体高度明显恢复

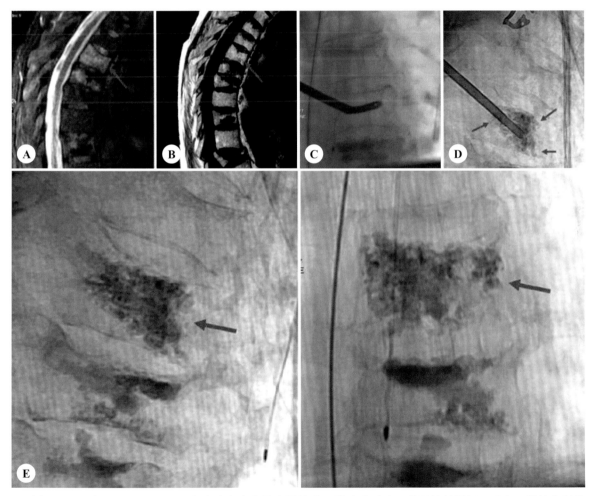

▲ 病例 17-6　患者，女，58 岁，有乳腺癌病史并脊柱转移，曾治疗过胸腰椎压缩性骨折，现出现新的非创伤性 T_6 骨折，活检证实为乳腺癌转移

A. 矢状 T_2 液体信号图像显示具有的高信号；B. T_6 椎体压缩性骨折中钆摄取后矢状 T_1 增强扫描图像（红箭）；C. 前后位透视：T_6 椎体压缩性骨折中单侧椎弓根入路椎体成形术的术中图像，弯曲套管在位；D. 侧位图显示通过套管注入 PMMA 骨水泥。透视下可见骨水泥"交错"（红箭）进入松质骨区域；E. 完整的侧位（左）和正位（右）透视图像显示骨水泥充分分布到 T_6 VCF 中（红箭）中，没有水泥渗出。T_7、T_8 同样为椎体强化术后改变

稳定性，还能减轻疼痛和杀死肿瘤。经验告诉我们未放疗时行椎体强化术和消融术效果可能更好。此外，如果需要，椎体强化术后仍可进行放射治疗。

使用时间最久的热消融方法是射频消融，虽然这一类设备的具体区别超出了本章讨论的范围，但所有消融技术的共性是通过高温消融以实现肿瘤破坏。可以通过使用单极探针或同时使用水冷却的双极探针以减轻可能发生的炭化效应，具体取决于病例的详细情况。Tomasian 等在对 33 例肿瘤进行 1 个月评估回顾中指出，通过双级探针射频消融联合椎体强化术能够使局部肿瘤得到安全的控制[25]。其他涉及多达 55 例患者的研究显示疼痛也有类似的显著缓解，其中包括 23% 已经接受放射治疗的患者[26]。如前所述，联合椎体强化术和射频消融治疗脊椎转移瘤可以从同一入路进行，能够同时获得缓解疼痛、肿瘤消融和骨折椎体稳定的好处。射频消融的消融能量和 PMMA 水泥的力学机械性能显示出对缓解疼痛的协同效应。Wallace 等对 55 例射频消融联合椎体强化术治疗的患者进行评估，发现 3 个月时局部肿瘤控制率为 89%，1 年时控制率为 70%[27]。Reyes 等在 2017 年进行的一项前瞻性研究中，72 例脊柱转移瘤患者接受射频消融联合椎体强化术治疗，术后患者疼痛明显减轻，功能状态得到改善，肿瘤得到控制，无明显并发症[28]。从这些研究中可以得出的结论，射频消融联合椎体强化术有很高的临床实用价值，可以作为一种有效姑息治疗方法为脊柱肿瘤患者提供治疗。然而，还需要进一步的随机、盲法试验来验证。

使用氩气的冷冻热消融，被称为冷冻消融（cryoablation，CA），也用于脊柱肿瘤的治疗。与射频消融相比，该技术使用后在 CT 成像上具有良好的可见性，并可减少手术相关疼痛[29]。在一项双臂研究中，对 46 名患者分别进行了椎体强化术联合冷冻消融术与单独椎体强化术治疗，结果显示，在术后 6 个月联合治疗组的疼痛评分和生活质量得到显著持续改善[30]。

在肿瘤介入性手术中，与其他消融方法相比，微波消融具有明显优势，主要表现在一定消融体积所需的探头数量更少，肿瘤内温度更高，手术时间更快。Khan-MA 等对利用这些特性并联合椎体强化术治疗 69 例脊柱转移瘤患者，结果显示 94% 的患者疼痛立刻缓解并能维持 6 个月。此外，还注意到局部肿瘤被很好地控制[31]。

目前在脊柱中使用消融技术的一个缺点是，椎体的后外侧不是理想的靶点，此处消融可能发生的潜在邻近神经或脊髓损伤，尽管一些技术通过监测脊髓温度探头减少了这种影响。不可逆电穿孔（irreversible electroporation，IRE）作为一种潜在的技术，尽管目前仅在动物研究中评估，但它可使脊柱后部疼痛性骨转移瘤病变患者受益[32]。这项技术可使细胞膜不可逆的去极化，而不影响神经的完整性。

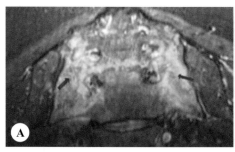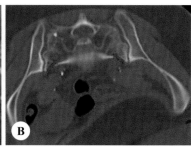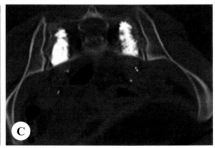

▲ 病例 17-7　患者，女，76 岁，骶骨骨折病史，长期卧床疼痛严重

A. MRI 液体敏感序列显示双侧骶骨功能不全骨折；B. 介入手术时 CT 平扫显示低密度区与骨折区一致；C. 术后 CT 显示骨水泥弥漫性渗入骨折骨松质区。无非目标区域骨水泥外渗

尽管缺乏大样本、随机、双盲的实验数据，但热消融联合椎体强化术似乎是一种安全有效的方法，它可以在稳定骨折椎体的同时控制局部肿瘤，同时达到快速、持久的镇痛效果。目前消融方法的选择取决于操作者，射频消融是使用时间最长的消融方法。作为一种姑息疗法，这值得进一步评估和试验。同时也需要优秀的多学科团队共同努力，这对于不断增长的肿瘤患者是非常重要的。具体见病例 17-8 和病例 17-9。

四、脊柱肿瘤中的栓塞治疗

（一）概述

栓塞治疗脊柱疾病有如下几个适应证。最常见的适应证是术前肿瘤血管栓塞，以减少术中出血，其次是有症状的血管瘤。动静脉畸形（arteriovenous malformation，AVM）和出血也属于脊柱栓塞的罕见适应证，但不在本章的讨论范围内。本章将回顾脊柱富血管性肿瘤和有症状性血管瘤的术前栓塞治疗。

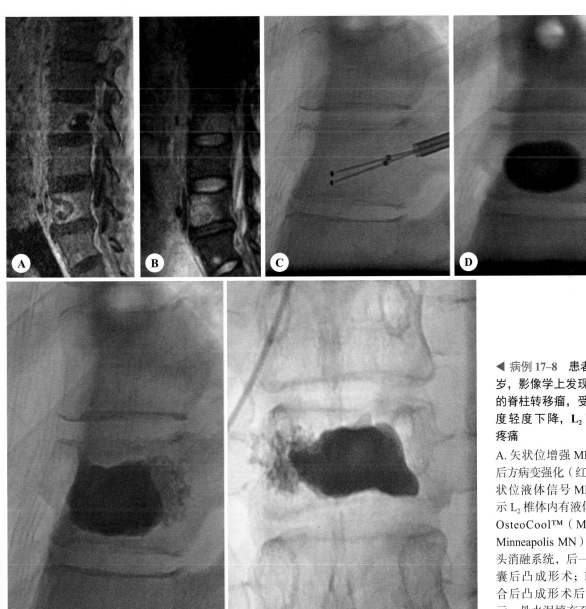

◀ 病例 17-8　患者，女，65 岁，影像学上发现多处增强的脊柱转移瘤，受累椎体高度轻度下降，L_2 节段剧烈疼痛

A. 矢状位增强 MRI 显示 L_2 后方病变强化（红箭）；B. 矢状位液体信号 MRI 序列显示 L_2 椎体内有液体信号；C. OsteoCool™（Medtronic，Minneapolis MN）的双级探头消融系统，后一张图为球囊后凸成形术；D. 消融联合后凸成形术后的图像显示，骨水泥填充至球囊产生的空腔及易受损伤的松质骨缝隙中

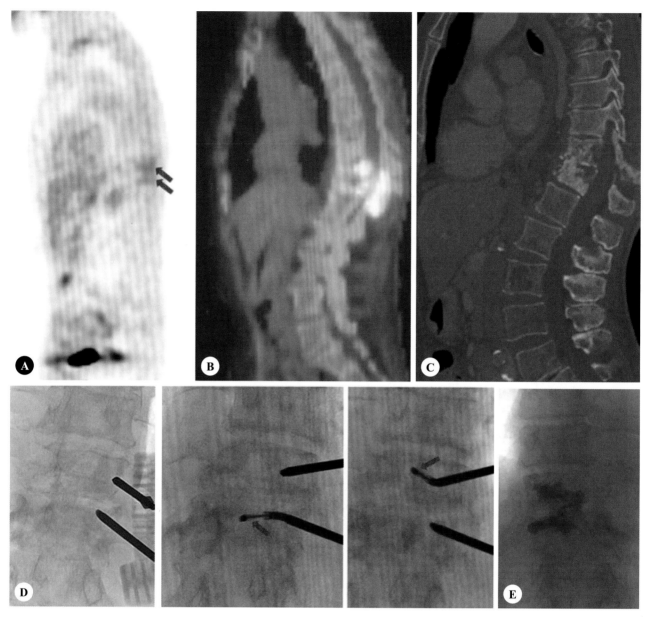

▲ 病例 17-9　患者，男，74 岁，有前列腺癌病史，伴局灶性中至重度下胸椎疼痛，影像学检查提示转移，并经活检证实

A. PET/CT 的衰减校正图像显示活动性 T_{11} 和 T_{12} 病灶；B. 融合的 PET/CT 图像显示 T_{11}～T_{12} 节段及其周围代谢增高显著；C. CT 图像显示同一水平区域可见硬化和骨质破坏；D. 通过单椎弓根入路进入 T_{11} 和 T_{12} 两个节段的。中间和第三张图像显示，STAR™（Merit, Jordan UT）射频消融探头（红箭）在椎体内，以便进行射频消融术。E. 消融联合椎体成形术后透视显示，骨水泥覆盖范围良好

在过去的 40 年里，栓塞疗法有了很大的发展。20 世纪 70 年代首次成功进行动脉内栓塞术，从此多种类型的栓塞剂、通路和包括超小型微导管在内的支持性导管得到充分研发，使得现在介入放射科医生能够治疗风险较高部位的病变。随着这一领域的发展，我们对栓塞相关的并发症也更熟悉，一种罕见但具有潜在破坏性的并发症是"非靶向"栓塞。

本章回顾脊柱栓塞术的常用方法、临床适应证、技术和并发症。

（二）栓塞技术

栓塞术的临床应用范围很广，如动脉瘤的治疗、活动性或即将发生的出血、分流、肿瘤治疗和其他适应证。每一种临床方案都涉及不同的技术和方法，每次栓塞都需要详细的经皮血管造影术，我们的重点将放在脊柱病变的栓塞治疗上。在大多数手术中，最终的目标是闭塞靶血管，以减少富血管性肿瘤或动静脉畸形的血供。

脊髓血供主要通过脊髓前动脉供应，脊髓前动脉来源于主动脉的椎动脉、胸段和腰段节段性动脉分支，有广泛的侧支循环，可以相互交通重叠。虽然"分水岭区域"确实存在，但只要侧支循环能够代偿或血流动力学能够自我调节，几个分支血管的闭合通常对脊髓无明显的影响。当涉及栓塞脊柱的结构时，有几个重要的技术因素需要考虑。第一，最重要的是避开 Adamkiewicz 动脉（为脊髓前动脉分支，供应胸腰段脊髓最重要的动脉），直接栓塞脊髓前动脉的这一分支或其他无侧支的供血动脉，存在严重的脊髓缺血/梗死的风险。胸腰段脊髓是 Adamkiewicz 动脉最可能的供血部位，侧支供应最差。第二，要考虑栓塞剂的大小。如果栓塞剂足够小，它可以横穿至脊髓，并可能导致脊髓梗死。一般来说，使用颗粒的尺寸≥300μm 认为是安全的，通常认为它足够大，即使进入血管也不会移动太远。当使用液体栓塞剂（如 Onyx 或胶水）时，需仔细评估动脉解剖结构，以确保避免栓塞供给脊髓的血管。乙醇是外周系统动静脉畸形中最有效的栓塞剂/硬化剂之一，但它在脊椎中的应用可能是毁灭性的。而当使用线圈或微血管塞时，通常风险要小得多。弹簧圈和塞子通常用于近段（节段性）动脉，只要避免脊髓前动脉，就不会导致脊髓缺血或感染。

在大多数情况下，栓塞通过股总动脉通路进入动脉系统。由于术后恢复和出院时间更短，桡动脉通路在一些医疗中心也越来越受欢迎，但目前大多数可用的工具都是为股总动脉设计的。

以 5Fr（内腔直径）的内鞘为标准，将 5Fr（外径）导管推入动脉系统以寻找靶动脉。可供选择导管种类、形状很多，通常根据操作人员的经验和喜好进行选择。我们机构通常使用 SOS-2 导管（AngioDynamics，Latham，NY）用于初始血管的选择。可通过该导管行血管造影以识别靶点（肿瘤、动静脉畸形）。在 0.014 或 0.018 英寸导丝辅助下，通过使用微导管（1.7～2.8Fr）同轴到达更远距离的靶点。从这个位置，可以获得更多的选择性血管造影，以确认正确血管的选择和位置，并重点对非靶血管分支进行评估。然后用最合适的栓塞剂（微球、颗粒或液体栓塞剂）进行栓塞。一些操作者会更倾向于使用线圈或栓子，因为觉得有必要。在某些病例中，由于靶点靠近主动脉和（或）脊髓，微球或液体栓塞不安全，这可能导致术者只能使用微线圈和微塞子。线圈和塞子能够减少流向靶区的血流量，但不会完全阻断。而微球和液体栓塞剂的主要目标则是更好地切断靶血管，但是手术风险更高。

一般来说，颗粒和微球是富血管性肿瘤栓塞的首选，而液体栓塞剂，尤其是 Onyx，则为脊柱动静脉畸形的首选。两者都可以与微线圈或微塞子一起使用，也可以单独使用。

（三）富血管性脊柱转移瘤术前栓塞治疗

脊柱转移瘤通常是富含血管的，肾细胞癌是最常见的脊柱转移瘤，尽管甲状腺癌也可能是多血管的。血管肉瘤等更为罕见的以血管为基础的恶性实体肿瘤也是极度富含血管的。可能的症状包括局部疼痛、脊柱不稳和神经功能障碍。治疗方案包括外照射、椎体强化术和手术切除脊柱内固定术[33]。由于肿瘤的多血管性，手术（特别是病灶内手术）有很高大出血的风险，栓塞肿瘤区域的供血动脉能够显著减少术中出血量。Manke 及其同事证明，颗粒栓塞能够将手术失血量从 5000ml 减少至 1500ml[34]。

对于脊柱肿瘤的术前栓塞，已有许多栓塞剂类型。目前认为中等尺寸（300～700μm）的颗粒/微球是最安全有效（病例17-10）。此外，栓塞术可以单独使用，也可以与其他微创方法联合使用。有两项研究报道了直接栓塞或肿瘤消融联合椎体成形术可作为传统手术的有效替代方法[34, 35]。

小颗粒栓塞后，近端主干血管线圈和（或）栓子栓塞会进一步减少流向肿瘤的血流，同时在透视下也可作为后续手术的定位工具（病例17-10）。如果靶点有需要多次栓塞的可能，一般不推荐上游主干血管使用线圈或塞子栓塞，因为这些工具会阻碍再次接近分支血管。而在术前栓塞中，外科医生能够直接切除肿瘤，很少需要重复栓塞。

如上所述，脊柱栓塞术最严重的并发症为脊髓缺血和梗死。因此，栓塞前有必要进行的血管造影，以确认脊髓前动脉（典型的发夹形外观）位置，如果不能排除脊髓前动脉被栓塞的风险，则应该中止或仅部分实施，因为即使不完全栓塞也能够减少术中失血量[34, 36]。其他危险程度相对较低的并发症有皮肤/肌肉坏死、血管剥离、入口出血、造影剂过敏等。

（四）症状性椎体血管瘤的栓塞治疗

椎体血管瘤在人群中发病率约10%，多见于年轻女性患者。多数为良性病变，但侵袭性血管瘤可导致椎体扩张、疼痛及神经功能损伤，并可能需要治疗。外科手术是主要治疗方法，但有术中大量出血风险。首次发表的评估栓塞在症状性脊椎血管瘤治疗中作用的文章指出，单独使用栓塞是一种很好的治疗选择[37]。如果将其作为外科手术的辅助手段，同样是安全有效的[35]。后来Hurley及其同事发现，与微球相比，Onyx在侵袭性脊椎血管瘤的术前栓塞中效果更好[38]。在使用微球栓塞血管瘤未能达到满意效果的2个病例中，在用Onyx栓塞后最终获得良好的结果（病例17-11）[38]。目前通常在血管瘤术前24～48h内同时使用颗粒和液体栓塞剂栓塞，以获得最大的栓塞益处。尤其是对于颗粒和微球，如果栓塞和手术之间的间隔时间太长，有再通可能，但可能减弱栓塞术后手术过程中减少出血的效果。

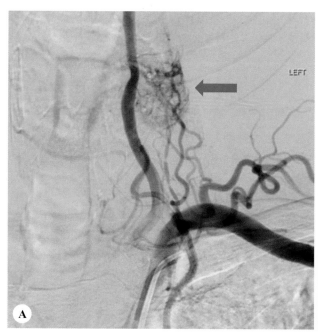
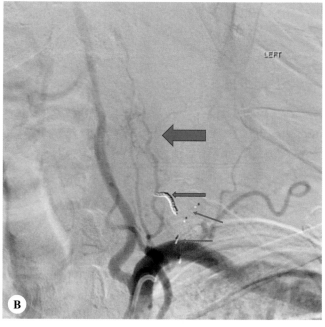

▲ 病例 17-10　脊柱肿瘤的术前栓塞
A. 肾细胞癌转移至颈椎（大粗箭），患者计划行病椎切除脊柱融合术；B. 300～500μm 微球栓塞（大粗箭），另外用线圈（小粗箭）和微血管栓子（细箭）分别对分支血管进行栓塞（图片合著者 B.Arslan）

五、小结

已证明患者在脊柱转移瘤和血管瘤的术前栓塞治疗中能够明显获益。在这两种情况下，手术失血量都将显著减少，这对肾癌、甲状腺癌及任何起源于血管前体细胞的实体肿瘤都同样有效。

但是作为一种独立的治疗方法，到目前为止还没有显示出明显的效果，可能是由于恶性肿瘤固有的新生血管的能力，但在理论上仍然是一种可使用的选择。血管瘤的非手术治疗包括椎体消融和（或）椎体成形术，对病变处直接液体栓塞治疗也有研究，并取得了良好的效果。

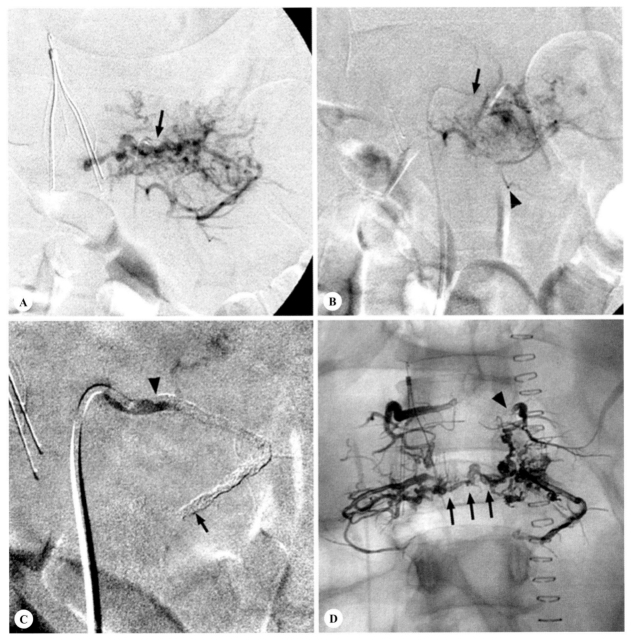

▲ 病例 17–11　微球栓塞效果不良后的 Onyx 栓塞

A. L₂ 左侧腰动脉选择性血管造影显示肿瘤的多血管性，未发现脊柱吻合。注意下腔静脉滤器和原位的诊断导管（箭）。B. 经 Prowler 微导管（Cordis）（箭头）行微球栓塞后血管造影显示肿瘤持续强化。C. 注意 Onyx 栓塞后的引导导管（箭）及动脉闭塞，但栓剂主要局限于主要动脉（从无尾箭头延伸到箭头）。D. 正位 X 线片显示 4 个 Onyx 栓剂的分布。注意 Onyx 从左侧 L₁ 近端腰动脉（箭头）向下延伸至 L₂ 水平，然后穿过中线（箭）（经 AJNR 许可转载）

栓塞治疗最严重的并发症是脊髓梗死，其他并发症包括皮肤和肌肉坏死、出血及动脉损伤。

精湛的技术及在正确的解剖结构下选择最佳的栓塞材料，可以最大限度地减少并发症的发生。

参考文献

[1] Murphy WA, Destouet JM, Gilula LA. Percutaneous skeletal biopsy 1981: a procedure for radiologists- –results, review, and recommendations. Radiology. 1981;139(3):545–9. https://doi.org/10.1148/radiology. 139.3.7232719.

[2] Tehranzadeh J, Tao C, Browning CA. Percutaneous needle biopsy of the spine. Acta Radiol. 2007;48(8):860–8. https://doi.org/10.1080/02841850701459783.

[3] Roberts CC, Beauchamp CP. Guidelines for core needle biopsy of bone tumors: implications for limb-sparing. Radiographics. 2007;27:189–206.

[4] Rekhi B. Core needle biopsy versus fine needle aspiration cytology in bone and soft tissue tumors. J Cytol. 2019;36(2):118. https://doi.org/10.4103/JOC. JOC_125_18.

[5] Yang YJ, Damron TA. Comparison of needle core biopsy and fine-needle aspiration for diagnostic accuracy in musculoskeletal lesions. Arch Pathol Lab Med. 2004;128(7):759–64. https://doi. org/10.1043/1543–2165(2004)128<759:CONCBA>2. 0.CO;2.

[6] Winking M, Stahl JP, Oertel M, Schnettler R, Böker DK. Treatment of pain from osteoporotic vertebral collapse by percutaneous PMMA vertebroplasty. Acta Neurochir. 2004;146(5):469–76. https://doi.org/10.1007/s00701–004–0259–7.

[7] Wang B, Zhao C-P, Song L-X, Zhu L. Balloon kyphoplasty versus percutaneous vertebroplasty for osteoporotic vertebral compression fracture: a meta-analysis and systematic review. J Orthop Surg Res. 2018;13(1):264. https://doi.org/10.1186/ s13018–018–0952–5.

[8] Boonen S, Van Meirhaeghe J, Bastian L, et al. Balloon kyphoplasty for the treatment of acute vertebral compression fractures: 2–year results from a randomized trial. J Bone Miner Res. 2011;26(7):1627–37. https://doi.org/10.1002/jbmr.364.

[9] Farrokhi MR, Alibai E, Maghami Z. Randomized controlled trial of percutaneous vertebroplasty versus optimal medical management for the relief of pain and disability in acute osteoporotic vertebral compression fractures. J Neurosurg Spine. 2011;14(5):561–9. https://doi.org/10.3171/2010.12.SPINE10286.

[10] Clark W, Bird P, Gonski P, et al. Safety and efficacy of vertebroplasty for acute painful osteoporotic fractures (VAPOUR): a multicentre, randomised, double-blind, placebo-controlled trial. Lancet. 2016;388(10052):1408–16. https://doi.org/10.1016/ S0140–6736(16)31341–1.

[11] Firanescu CE, de Vries J, Lodder P, et al. Vertebroplasty versus sham procedure for painful acute osteoporotic vertebral compression fractures (VERTOS IV): randomised sham controlled clinical trial. BMJ. 2018:k1551. https://doi.org/10.1136/bmj. k1551.

[12] Bornemann R, Jansen TR, Kabir K, et al. Comparison of radiofrequency-targeted vertebral augmentation with balloon kyphoplasty for the treatment of vertebral compression fractures. Clin Spine Surg. 2017;30(3):E247–51. https://doi.org/10.1097/ BSD.0000000000000050.

[13] Tutton SM, Pflugmacher R, Davidian M, Beall DP, Facchini FR, Garfin SR. KAST study. Spine (Phila Pa 1976). 2015;40(12):865–75. https:// doi.org/10.1097/ BRS.0000000000000906.

[14] Korovessis P, Vardakastanis K, Repantis T, Vitsas V. Balloon kyphoplasty versus KIVA vertebral augmentation— Comparison of 2 techniques for osteoporotic vertebral body fractures. Spine (Phila Pa 1976). 2013;38(4):292–9. https://doi.org/10.1097/ BRS.0b013e31826b3aef.

[15] Noriega DC, Rodríguez-Monsalve F, Ramajo R, Sánchez-Lite I, Toribio B, Ardura F. Long-term safety and clinical performance of kyphoplasty and SpineJack® procedures in the treatment of osteoporotic vertebral compression fractures: a pilot, monocentric, investigator-initiated study. Osteoporos Int. 2019;30(3):637–45. https://doi.org/10.1007/ s00198–018–4773–5.

[16] Witham TF, Khavkin YA, Gallia GL, Wolinsky J-P, Gokaslan ZL. Surgery insight: current management of epidural spinal cord compression from metastatic spine disease. Nat Clin Pract Neurol. 2006;2(2):87– 94; quiz 116. https://doi.org/10.1038/ncpneuro0116.

[17] Lim B-S, Chang U-K, Youn S-M. Clinical outcomes after percutaneous vertebroplasty for pathologic compression fractures in osteolytic metastatic spinal disease. J Korean Neurosurg Soc. 2009;45(6):369–74. https://doi.org/10.3340/jkns.2009.45.6.369.

[18] Erdem E, Samant R, Malak SF, et al. Vertebral augmentation in the treatment of pathologic compression fractures in 792 patients with multiple myeloma. Leukemia. 2013;27(12):2391–3. https:// doi.org/10.1038/leu.2013.162.

[19] Berenson J, Pflugmacher R, Jarzem P, et al. Balloon kyphoplasty versus non-surgical fracture management for treatment of painful vertebral body compression fractures in patients with cancer: a multicentre, randomised controlled trial. Lancet Oncol. 2011;12(3):225–35. https:// doi.org/10.1016/ S1470–2045(11)70008–0.

[20] ACR; ASNR; ASSR; SIR; SNIS. Acr – Asnr – Assr – Sir – Snis Practice parameter for the performance of vertebral augmentation. 2017;1076:1–18. https://www.acr.org/–/media/ACR/Files/Practice-Parameters/verebralaug.pdf.

[21] Rajah G, Altshuler D, Sadiq O, Nyame VK, Eltahawy H, Szerlip N. Predictors of delayed failure of structural kyphoplasty for pathological compression fractures in cancer patients. J Neurosurg Spine. 2015;23(2):228–32. https://doi.org/10.3171/2014.11.SPINE14909.

[22] Papanastassiou ID, Phillips FM, Van Meirhaeghe J, et al. Comparing effects of kyphoplasty, vertebroplasty, and non-surgical management in a systematic review of randomized and non-randomized controlled studies. Eur Spine J. 2012;21(9):1826–43. https://doi. org/10.1007/ s00586–012–2314–z.

[23] Frey ME, Warner C, Thomas SM, et al. Sacroplasty: a ten-year analysis of prospective patients treated with percutaneous sacroplasty: literature review and technical considerations. Pain Physician. 2017;20(7):E1063–72. http://www.ncbi.nlm.nih.gov/ pubmed/29149151

[24] Tong D, Gillick L, Hendrickson FR. The palliation of symptomatic osseous metastases final results of the study by the radiation therapy oncology group. Cancer. 1982;50(5):893–9. https://doi. org/10.1002/1097–0142(19820901)50:5<893::AIDCNCR2820500515> 3.0.CO;2–Y.

[25] Tomasian A, Hillen TJ, Chang RO, Jennings JW. Simultaneous bipedicular radiofrequency ablation combined with vertebral augmentation for local tumor control of spinal metastases. Am J Neuroradiol. 2018;39(9):1768–73. https://doi.org/10.3174/ajnr. A5752.

[26] Dupuy DE, Liu D, Hartfeil D, et al. Percutaneous radiofrequency ablation of painful osseous metastases. Cancer. 2010;116(4):989–97. https://doi. org/10.1002/cncr.24837.

[27] Wallace AN, Tomasian A, Vaswani D, Vyhmeister R, Chang RO, Jennings JW. Radiographic local control of spinal metastases with percutaneous radiofrequency ablation and vertebral augmentation. Am J Neuroradiol. 2016;37(4):759–65. https://doi. org/10.3174/ajnr.A4595.

[28] Reyes M, Georgy M, Brook L, et al. Multicenter clinical and imaging

evaluation of targeted radiofrequency ablation (t-RFA) and cement augmentation of neoplastic vertebral lesions. J Neurointerv Surg. 2018;10(2):176–82. https://doi.org/10.1136/ neurintsurg-2016–012908.

[29] Tomasian A, Wallace A, Northrup B, Hillen TJ, Jennings JW. Spine cryoablation: pain palliation and local tumor control for vertebral metastases. Am J Neuroradiol. 2016;37(1):189–95. https://doi.org/10.3174/ajnr.A4521.

[30] Masala S, Chiocchi M, Taglieri A, et al. Combined use of percutaneous cryoablation and vertebroplasty with 3D rotational angiograph in treatment of single vertebral metastasis: comparison with vertebroplasty. Neuroradiology. 2013;55(2):193–200. https://doi.org/10.1007/s00234–012–1096–7.

[31] Khan MA, Deib G, Deldar B, Patel AM, Barr JS. Efficacy and safety of percutaneous microwave ablation and cementoplasty in the treatment of painful spinal metastases and myeloma. Am J Neuroradiol. 2018;39(7):1376–83. https://doi.org/10.3174/ajnr.A5680.

[32] Tschon M, Salamanna F, Ronchetti M, et al. Feasibility of electroporation in bone and in the surrounding clinically relevant structures. Technol Cancer Res Treat. 2016;15(6):737–48. https://doi.org/10.1177/1533034615604454.

[33] Prince E, Ahn S. Interventional management of vertebral body metastases. Semin Intervent Radiol. 2013;30(03):278–81. https://doi.org/10.105 5/s-0033–1353480.

[34] Manke C, Bretschneider T, Lenhart M, et al. Spinal metastases from renal cell carcinoma: effect of preoperative particle embolization on intraoperative blood loss. AJNR Am J Neuroradiol. 2001;22(5):997–1003. http://www.ncbi.nlm.nih.gov/pubmed/11337348

[35] Schirmer CM, Malek AM, Kwan ES, Hoit DA, Weller SJ. Preoperative embolization of hypervascular spinal metastases using percutaneous direct injection with n-butyl cyanoacrylate. Neurosurgery. 2006;59(2):E431–2. https://doi.org/10.1227/01. NEU.0000223503.92392.CE.

[36] Mendel E, Bourekas E, Gerszten P, Golan JD. Percutaneous techniques in the treatment of spine tumors. Spine (Phila Pa 1976). 2009;34(Supplement):S93–S100. https://doi. org/10.1097/BRS.0b013e3181b77895.

[37] Smith TP, Koci T, Mehringer CM, et al. Transarterial embolization of vertebral hemangioma. J Vasc Interv Radiol. 1993;4(5):681–5. https://doi.org/10.1016/ S1051–0443(93)71948–X.

[38] Hurley MC, Gross BA, Surdell D, et al. Preoperative onyx embolization of aggressive vertebral hemangiomas. Am J Neuroradiol. 2008;29(6):1095–7. https:// doi.org/10.3174/ajnr.A1010.

第 18 章　脊柱肿瘤的侧方手术入路
Lateral Corpectomy for Spinal Neoplasms

Philip Louie　Matthew Colman　著

一、概述与概念

胸腰椎直接侧路起源于脊柱创伤[1, 2]，在良恶性肿瘤局部切除和重建方面非常重要。这项技术提供了完整的胸腰椎前、中柱解剖入路。此外，它通过小切口进行暴露，有助于体弱患者术后的快速恢复和早期活动。虽然此技术及其演变术式并不适用于所有临床情况，但考虑经胸、腹膜后及后路的手术并发症发生率，现代脊柱肿瘤外科医生也可以将其当作有力的手段[3-5]。

WBB 分期描述了脊柱肿瘤的解剖位置和轴向深度[6]。直接侧方入路对脊柱肿瘤特别是 4～9 区肿瘤的治疗，是很有用的。骨内（深度修正 B/C 型）、单纯一侧及前外侧骨外占位（深度修正 A 型）是最方便使用直接外侧入路技术的类型。理论上，该入路通过熟练的操作可以处理椎管腹侧（深度修正 D型）和单侧椎弓根内（轴位修正 10/3 区）肿瘤，但大多数椎管内或后方肿瘤还应使用后侧入路。

二、适应证和禁忌证（表 18-1）

当选择侧路切除肿瘤时，肿瘤组织学特性是重要的考虑因素。虽然可以通过侧方入路进行椎体整块切除[7]，但大多数直接侧方入路椎体切除是瘤内切除。因此，这种技术最适合放、化疗敏感的肿瘤，如骨髓瘤、淋巴瘤或乳腺癌，通常这些肿瘤仅需瘤内切除，并且对术后局部辅助治疗有效。同样，需要广泛切除且辅助治疗效果不佳的恶性肿瘤，如软骨肉瘤或脊髓瘤，一般不采用直接侧方入路。

如果侵袭性的良性肿瘤（动脉瘤样骨囊肿、骨巨细胞瘤）或放疗效果不佳的肿瘤（肺癌或肾细胞癌）边缘有病灶，由于肿瘤切除效果会直接影响局部复发，必须行完全整块切除。因此，当选择直接侧路手术时，外科医生必须考虑疾病的各方面因素。

一些位于椎管、椎体后方的肿瘤，或者肿瘤侵及大血管、双侧椎体节段血管，考虑术中神经、血管解剖结构视野不佳的风险，通常不采用直接侧路手术。同样，因为很难获得充分减压，侧路也不适合对椎管进行直接、广泛地减压。与侧路间盘切除术的禁忌证类似，像 L_5/S_1 节段肿瘤、大血管及腋窝解剖结构复杂的上胸椎肿瘤，也不适于直接侧路椎体切除术。某些情况下，手术目标不单纯是切除肿瘤，还需脊柱重建及缓解疼痛。在这种情况下，直接侧路可以提供可靠的前柱重建。这是因为侧方暴露可以直视完整的椎体，便于安放植入物进行重建，使其最大面积接触上下终板而获得最大支撑。

三、技术

（一）术前

术前仔细规划是直接侧路技术成功的关键。适应证有预期寿命大于 3 个月，没有急性高钙血症或其他代谢异常，保留运动能力，无严重心肺并发症。在 MRI T_1 加权像上辨认大血管、节段血管畸形及其他重要解剖结构，这些结构可能会阻挡侧路。另一个重要的考虑因素是脊髓血供，涉

表 18-1　胸腰椎肿瘤直接侧路手术适应证和禁忌证	
适应证	相对禁忌证
解剖范围	**解剖范围**
• 椎体	• 椎管内肿瘤
• 单侧或前外侧骨外占位	• 背侧肿瘤
• 椎管腹侧部分侵及	• 双侧骨外占位
• 单侧椎弓根部分侵及	• L_5/S_1 水平
• L_4 至中胸椎水平	• 解剖变异如回肠高跨、腹膜后血管神经变异
	• 腋部解剖结构或大血管
	• 复杂的上胸椎水平
组织学	**组织学**
• 放疗高度敏感（骨髓瘤、淋巴瘤、小细胞肺癌、生殖细胞瘤）	• 原发恶性肿瘤（脊索瘤、软骨肉瘤、其他骨肉瘤）
• 放疗中度敏感（乳腺癌、甲状腺癌）	• 较大的侵袭性良性肿瘤（成骨细胞瘤、晚期乳腺癌、骨巨细胞瘤）
• 放疗不敏感，但可行 R_1 切除	• 放疗不敏感的较大肿瘤（肾癌、软组织肉瘤、黑色素瘤、非小细胞肺癌）
临床症状	**临床症状**
• 病理性压迫/爆裂骨折需要重建前柱	• 直接环形/双侧神经减压需求
• 潜在病理性椎体骨折	

动脉。因为分离这些关键血管，可能导致脊髓缺血 [8]。最后，血供丰富的肿瘤，如肾细胞癌、甲状腺癌和其他血管源性肉瘤，术前应给予血管栓塞以减少术中出血量。

（二）术中

常规患者体位为右侧卧位，手术台要有足够的曲度以暴露所需的节段。中、高位胸椎入路可以使用固定器辅助安置同侧手臂。与传统的直接侧方入路椎间盘手术一样，由于腔静脉解剖位置较远，通常首选左侧入路，依据肿瘤的范围和患者具体解剖结构，也可以转变为右侧入路。肌电图（electromyography，EMG）和其他形式的神经

监测有助于器械连接和神经导航步骤，因此在麻醉诱导时应避免肌肉麻痹。同时，还需使用腋窝轴垫，也要很好地垫护和保护四肢。

通过操纵手术床、固定透视机于中立位（没有旋转或倾斜），来获得完美的前后位和侧位透视图像。在皮肤上标出所需切除椎体上、下方的椎间盘间隙，并采用与胸廓平行的斜切口进行暴露（图 18-1）。

向下剥离至腹壁，并沿腹外斜肌纤维小心地分离至深筋膜。如果有一根或多根肋骨阻碍手术显露，则先对肋骨伴随的神经血管进行处理，然后进行肋骨截骨或切除以允许安装牵开器。切除的肋骨可以稍后作为自体骨移植材料，腹膜后内容物可用手指钝性分离。膈肌附着的纤维可能会阻碍 T_{10}～L_3 的入路，需要钝性分离。

在神经监测下，依次进行器械连接、扩张分离腰大肌和在邻近椎间隙上、下放置牵开器。在椎体切除范围的上方和下方依次切除椎间盘、处理终板和使用 Cobb 剥离器横断对侧纤维环。在下腰椎，作者更倾向于这种分段处理的方法，而不是换用一个更大的牵开器，在牵开器之间允许 5～7min 的"休息"时间。使用牵开器处理单个椎间盘/终板的时间应该少于 15～20min，特别是在下腰椎，以尽量减少牵开器相关腰丛神经损伤的风险。

在每个切除椎体的节段，将器械轻柔地重新连接，扩张分离腰大肌，并在椎体中部打开牵开器。纱布解剖器用于确定节段动、静脉的位置，可能需要烧灼、结扎和分离，尽可能靠后方分离这些血管，便于识别和显露血管残端；如果靠前分离，就会有血管回缩或撕脱的风险，特别是靠近主动脉的出血会很难控制。

最后，跨越之前切除的椎间盘从头端至尾端的位置放置牵开器（图 18-2）。可在前方放置篮式牵开器，将腹膜后或胸部内容物牵开。先用高速钻头于椎体前后开槽，使用钻头、刮匙或咬骨钳行椎体切除直至对侧椎体壁。保留对侧壁是非常重要的，因为对侧节段血管（直接位于深部的对

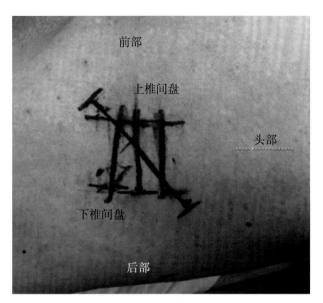

▲ 图 18-1　单节段腰椎椎体切除术的典型皮肤切口，标出目标椎体上、下位间盘范围，并采用与胸廓下缘平行的斜切口

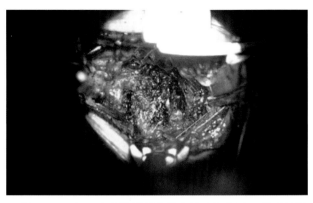

▲ 图 18-2　在切除头尾端间盘并安放牵开器后，典型的椎体切除前的图像

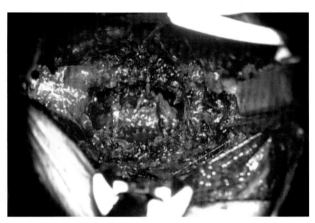

▲ 图 18-3　典型的椎体切除后图像

侧中部椎体壁）的出血很难控制。通常，保留椎体前壁以保护大血管（图 18-3）。

可以操纵牵开器向椎管前方或后方倾斜，以完成所需的全部切除。术者可以通过透视或简单触诊后方的横突和椎弓根来保持定位。对于椎管直接减压，应切除近侧椎弓根（如果在胸椎，应切除其上的肋骨头），并将其作为神经根管、出口根和硬膜囊的标志。后纵韧带提供了良好的肿瘤屏障，通常可以完整保留作为硬膜前保护层。

该技术可以根据患者解剖和个体因素的不同进行改进。如经过改进可以进行胸椎侧方入路椎体切除。首先，入路时要小心保护壁层胸膜，避免造成气胸。肋骨切除后，用"花生米"轻轻地进入胸膜后间隙，靠近胸壁内侧，剥离并保护胸膜直至肋横突关节。然后，使用篮式牵开器将肺和大血管向前牵开，以方便暴露椎体外侧。如果胸膜破损，则尝试直接修补，只有在胸膜负压腔无法重建时才考虑插入胸管。

通道倾斜至腰大肌前方的技术也是可行的，理论上具有腰丛牵拉更小和术后相关并发症更少的优势。虽然侧前方入路椎体切除的相关资料较少，对侧前方入路椎间融合术的资料显示，短暂性髋屈肌无力、感觉障碍的发病率明显低于经腰大肌的侧方入路，但交感神经链或大血管损伤的风险相应增加[9]。这可能由于腰大肌侧前方入路需要直视和钝性解剖血管。然而，使用专用牵开器和植入物的腰大肌侧前方入路与上述经腰大肌侧方入路相似，都是可行的。

最后，侧路椎体切除不能用于全椎体切除手术，需要根据肿瘤 WBB 分期决定是否采用此技术。在一些病例中，椎体次全切可以保留部分解剖结构，避免行融合手术。图 18-4 至图 18-6 为 42 岁女性患者，活检为良性纤维性病变，进展超过 6 年，导致疼痛和 L_2 椎体隐匿性骨折。考虑到终板和上下椎间盘的良好形态，给予直接侧方入路椎体次全切辅以骨水泥强化，无须破坏终板或椎间盘，也没有使用金属内固定物进行重建。

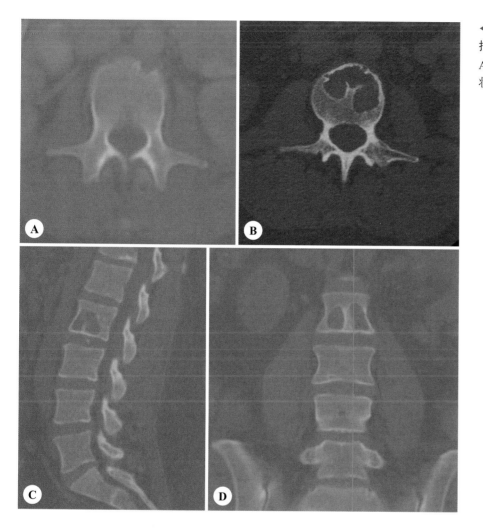

◀ 图 18-4　6 年前 L₂ 椎体 CT 扫描图像和本次就诊时 CT 图像
A. 轴向；B. 轴向；C. 矢状位；D. 冠状位

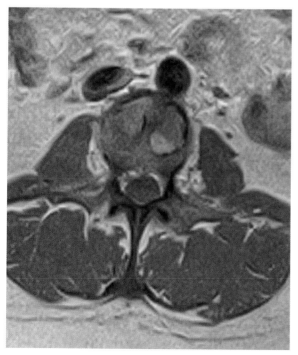

▲ 图 18-5　腰椎肿瘤使用钆增强后的轴位 T₁ 序列 MRI 图像

（三）重建

可以使用数量不一的静态或可撑开植入物进行重建，包括 X 线透光材料、金属钛笼、针、骨水泥及结构性同种异体骨。作者倾向使用基于侧方入路的可撑开钛笼，其模块化末端设计类似于直接侧路椎间融合器，可以接触椎体终板，并通过可撑开核心的扩张以贴附终板。图 18-7 和图 18-8 为 63 岁男性，活检为多发性骨髓瘤，L₃ 病理性骨折。行直接侧路椎体切除术，使用 XLIF 器械装置（Nuvasive，Inc，San Diego，CA）进行切除和重建。

使用卡钳和（或）试模对椎体切除后的缺损处进行测量和测试（图 18-9）。当使用可撑开钛笼时，将其直接从侧方置入，保证钛笼置入椎间盘切除后的间隙中，并接触上下终板。同时，确保

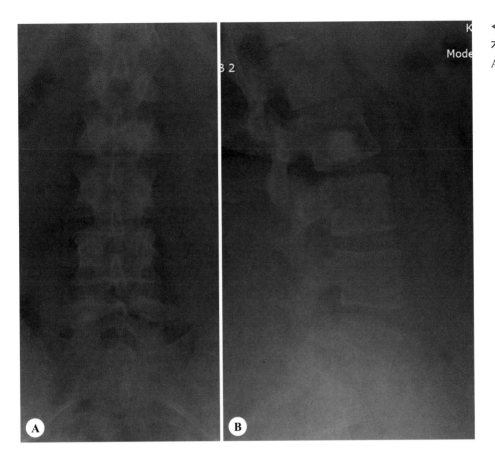

◀ 图 18-6　肿瘤切除和骨水泥术后站立腰椎 X 线片
A. 前后位；B. 侧位

对侧椎体壁没有被破坏。然后将笼体撑开来固定，注意不要过度撑开缺损处（图 18-10）。

脊柱失稳并行侧路椎体切除术时，建议辅以后路内固定。对于需要直接神经减压和椎管内肿瘤切除的病例，作者采用传统的一期后路开放手术，对于某些特殊病例，俯卧位下采用侧方入路椎体切除术，以便于行单体位双入路手术。当不需打开椎管时，作者倾向于微创经皮椎弓根螺钉固定。为了减少融合节段，可考虑在腰椎病椎上、下行单节段螺钉固定，但这是基于良好的前柱稳定性、较好的骨质和其他个体化因素。对于大多数胸椎、胸腰段的重建及多节段椎体切除手术，作者倾向于在病椎上方和下方进行两个节段固定。

手术时需考虑矢状面平衡和畸形矫正，两者对于良性肿瘤的远期预后很重要。通常矢状面失衡是由于肿瘤平面的局部后凸所引起，恢复矢状面序列对这一患者群体至关重要。部分脊柱畸形文献已经描述了骨盆入射角（pelvic incidence，PI）、

腰椎前凸（lumbar lordosis，LL）和健康相关生命质量（healthrelated quality of life，HRQOL）结果的相关性[10, 11]。因此，术中需结合患者年龄调整不匹配的 PI-LL，术后才可以使患者达到最佳平衡并恢复活动[12]。重建完成后，作者建议术中拍摄脊柱全长 X 线片，以评估整体矢状面矫正效果。当然，矢状面平衡与脊柱转移瘤的相关性，只存在于罕见的预期寿命较长的病例中。然而，随着辅助治疗的发展，这些病例变得越来越多见。此外，虽然术后即刻重建失败是多因素的，但肯定与矢状面失衡、内固定物—椎体接触面生物力学应力增加有关。

（四）围术期康复

侧路椎体切除术后的康复原则包括尽快活动和早期下床。允许步行和日常活动，术后 6 周不允许提超过 10 磅（4.54kg）的重物，也不能剧烈活动。作者很少使用支具，但需要基于植入物稳定性和骨骼质量具体分析。通常，术后 6 周进行

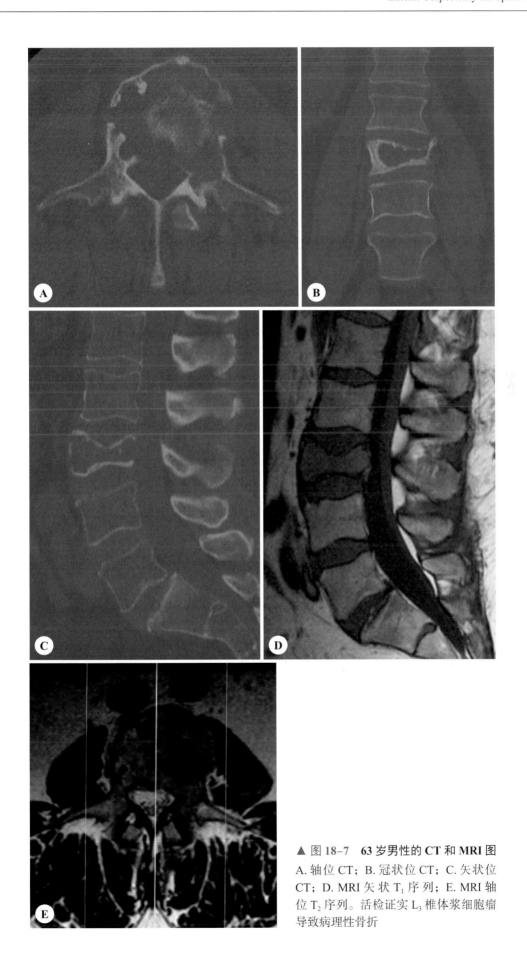

▲ 图 18-7　**63 岁男性的 CT 和 MRI 图**
A. 轴位 CT；B. 冠状位 CT；C. 矢状位 CT；D. MRI 矢 状 T_1 序 列；E. MRI 轴 位 T_2 序列。活检证实 L_3 椎体浆细胞瘤 导致病理性骨折

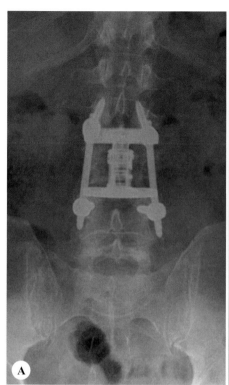 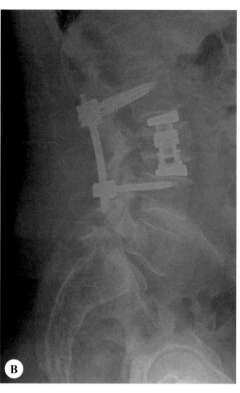

◀ 图 18-8　图 18-7 患者直接侧方入路椎体切除和重建术后的正位和侧位 X 线片
A. 正位；B. 侧位

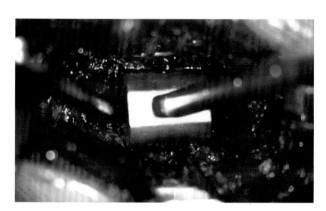

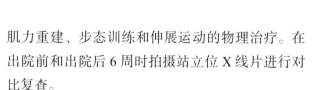

▲ 图 18-9　椎体重建钛笼试模，使用试模确保植入金属笼前充分切除椎体

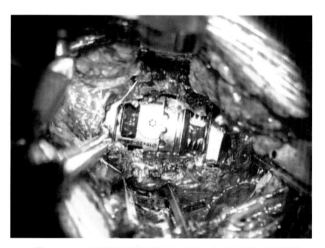

▲ 图 18-10　腰椎椎体切除后，植入金属钛笼时的图像

肌力重建、步态训练和伸展运动的物理治疗。在出院前和出院后 6 周时拍摄站立位 X 线片进行对比复查。

四、并发症

与传统的直接侧路椎间融合术相同，直接侧方经腰大肌椎体切除术有类似的神经并发症，包括短暂性屈髋无力（约 20%）、短暂性同侧感觉障碍（约 20%），或永久性神经损伤（<3%）[9]。腰大肌牵拉时间过长是直接侧路术后神经功能障碍的始动因素，在椎体切除术中神经并发症的发生率会更高。然而，很少有文献涉及神经损伤的报道，尚缺乏直接侧方入路椎体切除术后神经并发症的可靠数据[13, 14]。

Baaj 等报道了 80 例直接侧路椎体切除术，术后无神经并发症出现。因相关病例罕见且孤立，包括内固定失效、深静脉血栓、硬膜撕裂和感染[15]，总并发症发生率为 12.5%。有关创伤[2]和肿瘤[16]的直接侧路椎体切除术的两组研究中，术后神经功能普遍得到改善或维持不变，同样是单独的并发症，如肺炎、内固定失败、血胸等，总发生率为 5%～15%。无论如何，对于本章讨论的侧路技术，我们建议尽可能缩短牵开器时间，术中辅以牵开器放松 / 复位、肌电图神经监测、直视下良好的术野来减少神经并发症。

其他并发症很少见。大血管损伤在腰大肌前入路、右侧入路和一些手术操作中都具有较高的风险，这些操作包括右侧入路、任何导致损伤前纵韧带的操作或椎体前方植入物的移位。通过使用辅助切口将内脏损伤降至最低，并确保切开胸腹壁时其内容物已经分离，而后在暴露过程中再向腹侧分离相关脏器。保留对侧椎体壁，小心处理近侧节段血管，避免回缩或从主动脉撕脱，可以避免节段血管的大出血。有关腹壁疝的报道[17]，可能是由于肋间神经损伤和侧腹部肌肉麻痹，而不是筋膜缝合修复失败；因此，腹壁分离方向应与腹外斜肌纤维或肋骨平行。最后，胸膜破裂或胸腔外伤可导致气胸或血胸[14, 18]。当胸腔负压不能维持或出血不能直接修补控制时，建议进行胸腔闭式引流。

直接侧路椎体切除术的翻修率很低。虽然成功的关节融合率并没有得到很好的报道，但 Smith 等在 52 例患者中仅报道了 1 例（2%）因固定失败而再次手术，同时指出，在创伤因素下的传统前路椎体切除术翻修率高达 19%[2]。另一组报道了在 12 例患者中，观察到 1 例后路固定的单节段椎体切除术后钛笼下沉，选择在切除椎体的上三节和下两节进行后路翻修内固定[19]。

五、结果

微创或小切口手术具有的传统优势，如更短的住院时间和更少的术中出血量，同样通过侧方入路椎体切除术也可以实现。应用于创伤或肿瘤患者的大样本侧路研究报道，其手术时间在 2h 内，术中出血量在 300～400ml 内，住院时间为 3～4 天[2, 16]。与侧路手术相比，传统和微创手术其手术时间和出血量都要高得多[3, 10-22]。值得注意的是，以上文献报道者在腰椎退变方面具有丰富的腰椎侧方入路手术经验，这并不代表处于该术式不同学习阶段的所有医生的水平。

因脊柱肿瘤或创伤行侧路椎体切除，术后致神经功能下降的情况很少见。尽管这项操作有技术性要求，但似乎对直接椎管减压有一定效果[14, 23]。19 例患者因硬膜外转移瘤压迫脊髓，而接受直接侧方入路椎体切除术的患者中，32% 的患者 Frankel 分级至少提高一级，且未出现神经功能下降[14]。

采用此类技术的患者预后已被很好的报道。Uribe 等报道了 21 例接受直接侧路椎体切除术的患者，VAS 评分从 7.7 改善为 2.9，Oswestry 指数评分从 53% 改善为 25%。另一组 12 例患者术后终末 Oswestry 指数平均改善至 20%[19]。

有文献也评估了经腰大肌直接侧路技术对力线和畸形的矫正能力。在创伤性单节段椎体爆裂性骨折中，有文献报道了局部腰椎前凸改善 22°，整体腰椎前凸改善 15°，仅在最后随访时轻微丢失[19]。在脊柱肿瘤的治疗中，Tan 等报道了平均 8mm 的椎体高度恢复和 8° 前凸矫正[14]。

六、小结

综上所述，直接侧方入路椎体切除术是一种安全、可靠、微创的技术，可以完全到达前柱进行肿瘤切除、神经减压及力线 / 畸形矫正。它可实现横跨终板重建和短节段后路固定，有利于功能恢复和早期康复。这些益处对于那些身体较弱、生存期可能不长的肿瘤患者尤其适合。然而，由于该技术学习曲线缓慢，而且，良好的效果主要是由在退行性疾病进行侧方手术具备经验丰富的团队报道的，因此使用时应谨慎。

参 考 文 献

[1] Baaj AA, Dakwar E, Le TV, et al. Complications of the mini-open anterolateral approach to the thoracolumbar spine. J Clin Neurosci. 2012;19(9):1265-7.

[2] Choi JH, Jang JS, Jang IT. Abdominal flank bulging after lateral retroperitoneal approach: a case report. NMC Case Rep J. 2016;4(1):23-6.

[3] Colman MW, Hornicek FJ, Schwab JH. Spinal cord blood supply and its surgical implications. J Am Acad Orthop Surg. 2015;23(10):581-91.

[4] Gandhoke GS, Tempel ZJ, Bonfield CM, Madhok R, Okonkwo DO, Kanter AS. Technical nuances of the minimally invasive extreme lateral approach to treat thoracolumbar burst fractures. Eur Spine J. 2015;24(Suppl 3):353-60.

[5] Gokaslan ZL, York JE, Walsh GL, et al. Transthoracic vertebrectomy for metastatic spinal tumors. J Neurosurg. 1998;89:599-609.

[6] Justin SS, Christopher IS, Steven DG, et al. Clinical and radiographic parameters that distinguish between the best and worst outcomes of scoliosis surgery for adults. Eur Spine J. 2013;22(2):402-10.

[7] Hart RA, Boriani S, Biagini R, Currier B, Weinstein JN. A system for surgical staging and management of spine tumors: a clinical outcome study of giant cell tumors of the spine. Spine. 1997;22(15):1773-82.

[8] Kossman T, Jacobi D, Trentz O. The use of a retractor system (SynFrame) for open, minimal invasive reconstruction of the anterior column of the thoracic and lumbar spine. Eur Spine J. 2001;10:396-402.

[9] Lafage R, Schwab F, Glassman S, et al. Age-adjusted alignment goals have the potential to reduce PJK. Spine. 2017;17(42)1275-82.

[10] Malham GM. Minimally invasive direct lateral corpectomy for the treatment of a thoracolumbar fracture. J Neurol Surg A Cent Eur Neurosurg. 2015;76(3):240-3.

[11] Park MS, Deukmedjian AR, Uribe JS. Minimally invasive anterolateral corpectomy for spinal tumors. Neurosurg Clin N Am. 2014;25:317-25.

[12] Payer M, Sottas C. Mini-open anterior approach for corpectomy in the thoracolumbar spine. Surg Neurol. 2008;69:25-32. 51.

[13] Ragel BT, Kan P, Schmidt MH. Blood transfusions after thoracoscopic anterior thoracolumbar vertebrectomy. Acta Neurochir. 2010;152:597-603.

[14] Schwab F, Lafage V, Patel A, Farcy JP. Sagittal plane considerations

and the pelvis in the adult patient. Spine. 2009;34(17):1828-33.

[15] Serak J, Vanni S, Levi AD. The extreme lateral approach for treatment of thoracic and lumbar vertebral body metastases. J Neurosurg Sci. 2019;63(4):473-8.

[16] Smith WD, Dakwar E, Le TV, Christian G, Serrano S, Uribe JS. Minimally invasive surgery for traumatic spinal pathologies: a mini-open, lateral approach in the thoracic and lumbar spine. Spine. 2010;35(26 Suppl):S338-46.

[17] Tan T, Chu J, Thien C, Wang YY. Minimally invasive direct lateral corpectomy of the thoracolumbar spine for metastatic spinal cord compression. J Neurol Surg A Cent Eur Neurosurg. 2017;78(4):358-67.

[18] Theologis AA, Tabaraee E, Toogood P, Kennedy A, Birk H, McClellan RT, et al. Anterior corpectomy via the mini-open, extreme lateral, transpsoas approach combined with short-segment posterior fixation for single-level traumatic lumbar burst fractures: analysis of health-related quality of life outcomes and patient satisfaction. J Neurosurg Spine. 2016;24(1):60-8.

[19] Turner JD, Zaidi HA, Godzik J, Albuquerque FC, Uribe JS. Mini-open lateral en bloc corpectomy: cadaveric feasibility and early clinical experience. Clin Spine Surg. 2019;32(4):143-9.

[20] Uribe JS, Dakwar E, Le TV, Christian G, Serrano S, Smith WD. Minimally invasive surgery treatment for thoracic spine tumor removal: a mini-open, lateral approach. Spine. 2010;35(26 Suppl):S347-54.

[21] Uribe JS, Dakwar E, Cardona RF, Vale FL. Minimally invasive lateral retropleural thoracolumbar approach: cadaveric feasibility study and report of 4 clinical cases. Neurosurgery. 2011;68(1 Suppl Operative):32-9.

[22] Walker CT, Farber SH, Cole TS, Xu DS, Godzik J, Whiting AC, Hartman C, Porter RW, Turner JD, Uribe J. Complications for minimally invasive lateral interbody arthrodesis: a systematic review and meta-analysis comparing prepsoas and transpsoas approaches. J Neurosurg Spine. 2019:1-15.

[23] Zuckerman SL, Laufer I, Sahgal A, et al. When less is more: the indications for MIS techniques and separation surgery in metastatic spine disease. Spine. 2016;41(suppl 20):S246-53.

第 19 章　胸腰椎转移瘤的微创治疗
Minimally Invasive Approaches to Thoracic and Lumbar Metastatic Spine Disease

Eric Vess　Bowen Qui　Addisu Mesfin　著

转移瘤是脊柱最常见的恶性肿瘤。继肺和肝之后，骨骼系统是最常见的肿瘤转移部位。在骨骼系统中，脊柱是转移瘤的首要好发部位。原发性脊柱肿瘤较为少见。神经受压和骨质破坏导致的脊柱不稳是患者疼痛和病残的重要因素。对于脊柱不稳和（或）伴有神经受压症状的患者，针对肿瘤的开放性手术治疗已得到充分证实[1, 2]。然而，具有较大暴露视野的开放性手术可能会对病情严重患者造成新的生理应激反应。微创手术可以减少软组织暴露和出血，是治疗脊柱肿瘤的一种很有前途的方法。

微创手术（minimally invasive surgery，MIS）或脊柱微创技术（minimal access spine technique，MALT）涵盖多种治疗方法，包括视频辅助胸腔镜、小切口和经皮技术。微创手术是一种原则，旨在尊重人体组织结构和最小化组织切除，同时仍然可以实现与传统术式等同的效果和目标。人们普遍错误地认为，微创脊柱手术（Minimally Invasive Spinal Surgery，MISS）是一种受市场驱动的现代概念，但事实上，自 20 世纪 60 年代以来，随着腰椎间盘切除手术显微镜的改进，MISS 一直在发展[3]。随着照明、放大和专用仪器的进一步发展，MIS 技术亦不断进步[4]。

肿瘤患者由于其病情的复杂性和相关的并发症而面临手术挑战。考虑到与术中失血减少、术后疼痛减轻和住院时间缩短的既定关联，针对这一特定患者群体中的脊柱微创技术尤其具有吸引力[5-8]。此外，术后放疗或全身治疗等辅助治疗的早期应用可以减少伤口并发症的发生。

一、脊柱肿瘤的微创治疗原则

MISS 应用于肿瘤手术的基本肿瘤学原则与开放手术相同。重要的是，MISS 技术的使用不影响靶点治疗策略，并遵守基本的肿瘤学原则。换句话说，这些原则可以普遍适用于所有患者，外科医生必须确保任何 MISS 技术都能实现适当的目标[9]。

转移性肿瘤的治疗是姑息性的。考虑到这一点，肿瘤的整块（en-bloc）切除很少有指征。脊柱肿瘤手术治疗的主要指征在于神经减压和重建脊柱稳定性。转移性肿瘤可导致冠状面和矢状面脊柱畸形。脊柱不稳定肿瘤评分（spinal instability neoplastic score，SINS）有助于指导脊柱不稳定的治疗（非手术、观察、手术）[10]。MISS 技术能以与传统开放技术相同的方式，通过繁复的步骤来实现这一目标。本章的重点将是减压和稳定，因为这是肿瘤患者手术干预的最常见原因。

二、脊柱微创技术的局限性

脊柱微创技术与开放手术具备相同的手术指征，遵循相同的原则。微创手术的局限性包括暴露有限和外科医生、患者术中辐射暴露的增加。虽然微创手术可允许一些进入脊柱前柱和椎管的通道，但很难达到足够的暴露。一些需要多节段前路或环形减压的病例可能更适合开放手术。在胸椎，侧方减压可能是可行的。此外，还必须考虑肿瘤的特点，如果术前栓塞不可行或无法进行，则最好使用开放手术处理与过度出血相关的一些富血管化肿瘤组织，如肾细胞癌或甲状腺癌。最后，与微创手术相关的学习曲线可能很陡峭，外科医生的经验应该在选择手术入路时发挥作用。微创手术的最高并发症发生率和较长的手术时间主要发生在外科医生的前 30 个病例，之后趋于稳定[11, 12]。

三、微创脊柱减压

最初，后路椎板切除脊髓减压手术在临床上被证明与放射治疗相当[13]。然而，这种术式最多只能为前部病变提供间接减压。由于大多数转移病灶位于前方或前方硬膜外间隙，因此前路变得普及，并且与单纯后路椎板切除术相比显示出优越性[14, 15]。Bridwell 等最早报道通过经椎弓根途径实现后外侧脊髓减压，进而治疗脊柱转移瘤，该方法解决了腹侧脊髓压迫问题并改善了神经功能[16]。与前路手术相比，仅后路胸椎椎体切除术（肋横突切除术、侧腔外切除术）随后得到普及，并被认为术后风险较低，且与前路手术相比，不需要普通外科医生帮助[17-19]。然而，即使是新型后路，如肋横突切除术，仍然需要大面积筋膜

剥离，且需要较长的术后恢复期和较高的手术风险[19, 20]。因此，微创神经减压手术获得青睐，尤其是在已经存在并发症、身体虚弱和伤口并发症风险的人群中，可显著降低相关风险。

尽管已经描述了微创前路胸腔镜和极外侧胸廓小切口技术，但大多数围绕转移性脊柱肿瘤微创减压的焦点仍然集中在后路或侧路[21, 22]。这些技术可以通过使用经皮管状牵开器或小切口来完成，在这个小切口中，皮肤被完全切开，目标区域外筋膜组织被保留。尽管小切口入路仍采用较大的皮肤切口，但微创器械、可视化和外科技术仍可应用于筋膜深部（图 19-1）。

认识到脊髓减压和脊柱稳定之间的相互依赖关系是十分重要的。转移瘤患者的脊柱完整性已经被破坏，手术减压往往进一步导致医源性失稳。除少数例外（如腰椎硬膜外压迫、硬膜囊背侧压迫），脊髓减压同时应伴行某种形式的固定。经皮后路固定可以常规进行，但根据前路失稳的程度，必要时也可能需要补充前路固定。

微创手术技术要求很高，在大多数情况下，目前为止所进行的微创术式都是建立在开放手术的基础上。因此，了解开放手术是一个先决条件。如果术中可视化不合适或出现并发症（硬脊膜撕裂、过度出血），外科医生必须能够顺利地转为开放式手术入路。

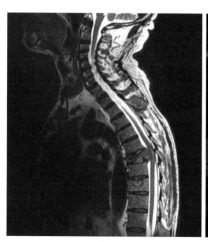
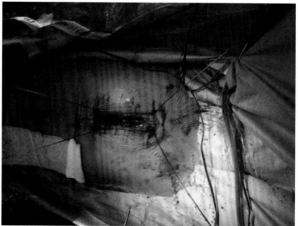
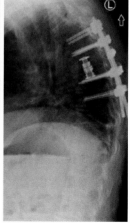

▲ 图 19-1　患者，男，59 岁，患有转移性前列腺癌，硬膜外脊髓压迫明显，SINS 评分 16 分，采用小切口筋膜切开、经皮螺钉固定、经椎弓根减压及可膨胀钛笼植入术治疗

四、经椎弓根入路

经椎弓根减压可直接进入 25% 的腹侧椎管，并可间接实现 75% 的后外侧减压（图 19-2）。Deutsch 等首先描述了此术式，并进行了多种改良，扩大了该方法的实用性[23-25]。该术式的特点是保留肋骨头，理论上避免了胸膜剥离相关的并发症。其他优点包括直接中线切口，可从同一小切口进入脊髓两侧。经椎弓根减压可通过微型开放式或经皮管状牵开器完成；然而，管状牵开器的使用可能妨碍钛笼的放置。在大多数溶骨性病变中，尽管出血较多，但由于骨强度下降，椎体相对容易切除。

简言之，该方法从椎板切除开始，在需要切除层面上完全切除上关节突。确定椎弓根后，使用高速磨钻打磨后方皮质。如果需要，在胸椎中结扎并切断出口神经根。出口神经根上的系带可用于轻轻收缩脊髓，以便进一步进行腹侧减压。这位资深作者偏好使用带有角度的刮匙和高速磨钻去除椎弓根和椎体。使用 woodson 骨膜提拉器去除脊髓腹侧硬膜外病变。切断后纵韧带，使用同种异体移植物充填椎体背侧空腔。根据需要进行单侧或双侧经椎弓根减压。有报道称，单侧经椎弓根减压联合对侧肋横突切除术及可膨胀钛笼的植入，可实现 360° 环形减压。

关于胸腰椎微创经椎弓根减压的系列文章已经公开发表[7, 9, 23]。Deutsch 等报道了 8 名仅接受椎弓根减压，无脊柱固定的患者，其中 5 名患者

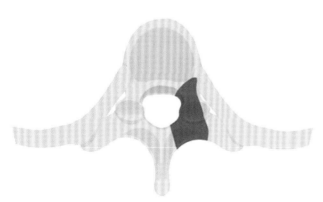

▲ 图 19-2 经椎弓根减压术手术示意图，直接可视化区域以紫色突出显示

的神经功能得到改善，疼痛减轻明显[23]。Zairi 等报道了 10 名患者接受经椎弓根脊髓减压术，并借助管状牵开器进行后路固定，术后神经功能获得改善[8]。值得注意的是，本研究中减压的目的是通过术后早期立体定向放射治疗（分离手术算法）获得 2~3mm 的减瘤区域，并且在术后 1 年随访时无肿瘤复发或脊髓压迫[8]。Chou 等报道了一项对 49 名患者的回顾性研究，比较了小切口与开放性椎弓根椎体切除联合前方钛笼重建、后方固定两种术式，并认为小切口手术组具有较低的出血量和较短的住院时间[6]。两组的平均手术时间具有可比性（开放手术组：413min，小切口手术组：452min）。然而，与 Zairi 等报道的平均 170min 相比，这个时间要长得多。微创经椎弓根减压对于有症状的脊髓压迫患者是一种可行的治疗选择，至少在短期疗效和并发症发生率方面可与传统手术相媲美。需要进一步的研究才能完全阐明该术式在总体发病率和复发率等方面的优势，但初步的研究结果已经显示出其潜在优势。

五、肋横突切除术 / 外侧腔外入路

此类入路提供了一种不经胸膜腔而直接进入椎体和椎管的方式。传统的开放入路需要广泛剥离肌肉组织，并将竖脊肌从肋骨上分离，这使得微创技术备受青睐。如图 19-3 所示，该入路增加了对前部结构的暴露，允许几乎完全的腹侧减压和椎体切除。Kim 等首先描述了一种使用管状牵开器的微创技术，可以实现平均 93% 的腹侧减压和 80% 的椎体切除[24]。

该手术切口位于中线偏外侧，取决于肿瘤位置。然后，将克氏针固定在靠近椎弓根的同侧小关节面上，引导肋横突切除入路。依次扩张通道，并引入管状牵开器或可膨胀牵开器。然后，用高速磨钻小心去除横突、近端肋骨和椎弓根，邻近的神经根常被牺牲。靠近胸膜的近端肋骨和腹侧椎体的骨膜需要小心保留以保护肺。一旦获得足够到达脊髓的通路，就进行减压和椎体切除，通

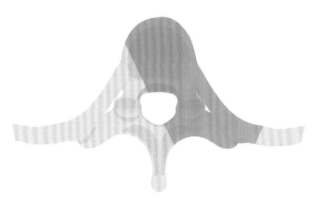

▲ 图 19-3 后外侧入路手术通道示意图，直接可视化区域以绿色高亮显示

常需要放置一个可膨胀钛笼来恢复前柱的稳定性。有报道称，将肋横突外侧入路与对侧经椎弓根入路相结合可实现更完整的环行减压[25, 26]。

与经椎弓根减压术相比，有关微创肋横突切除术的文献很少。已经有一些与小型临床病例相关的尸体可行性报告，但重点不只是肿瘤减压[26-28]。Kim 等首先在 4 名患者的系列报道中描述了该技术，其中 2 名患者涉及转移性肿瘤的减压，采用了肋横突切除、前路放置钛笼及后路经皮固定[24]。据报道，这些患者的神经功能有轻微改善，但尚不清楚他们的疼痛是否减轻，也没有神经或硬脊膜损伤的报道。Smith 等对 3 名患者进行了类似的研究，其中 1 名患者进行了多发性骨髓瘤减压术，术后神经功能有所改善，但胸膜破裂，需要临时放置胸管[28]。尽管需要更多的研究，微创肋横突切除术和椎体切除术已被证明能提供足够的减压，尤其是在腹侧脊髓上，与开放手术相比，可能具有同等的效果。长期随访结果和更大规模的队列研究将提供进一步的临床数据，与传统技术相比，其具有降低手术风险的潜力。

六、微创脊柱固定

肿瘤可破坏脊柱骨性结构，常导致病理性骨折和脊柱不稳，导致机械性疼痛。椎体塌陷导致的畸形可能是渐进性的，继发相邻节段应力增加，从而进一步增加了脊柱骨折和不稳定的风险[29, 30]。对于所有这些病例，维持脊柱稳定是治疗的一个重要方面，无论是作为独立的辅助治疗，还是在存在不稳时结合神经减压。经皮椎弓根螺钉和前柱支撑（如果需要）仍然是微创固定的标志。

关于肿瘤患者，有一些独特的稳定因素。与其他病理学相比，骨融合通常不是目的，也不可行，尤其是单纯经皮后路固定。由于化疗、放疗和营养不良等因素，骨的愈合能力和融合能力常常降低。患者的预期寿命也可能是不可预测的，因此，肿瘤病理学及预后在选择重建物时发挥着重要作用。Rao 等提出了一个小型系列研究，重点是基于改进的 Tokuhashi 评分，最大限度地减少固定和减压手术所带来的损伤，并主张对预后大于12 个月的患者进行坚强的固定和前路重建[31]。在另一系列报道中，有 50 名患者接受经皮椎弓根螺钉治疗，同时进行或未进行微创减压，其中 1 名患者的 Tomita 评分为 4 分，生存期为 51 个月[32]。由于溶骨性病变、既往放射治疗和骨质疏松症导致的骨质量变差，转移瘤患者可能会出现持续的椎弓根螺钉拔出现象。尽管一些人主张使用骨水泥增强螺钉增加其牢固性，但仅被证明可以增加骨质疏松患者的螺钉拔出强度，关于肿瘤患者的螺钉拔出强度研究却很少[33-35]。总的来说，肿瘤患者的固定方法必须考虑患者的预期寿命和预后，因为某些微创技术无法实现骨融合。长期生存的患者如果不能实现骨关节融合，将可能面临植入物失败的风险。

2001 年人们首次描述了后路经皮椎弓根螺钉技术（percutaneous pedicle screw fixation，PPSF），此后成功用于治疗多种疾病[36]。它可以独立于减压手术进行，且对后路组织破坏最小，如果需要进行后路减压，则可通过小切口进行。文献中有许多其用于转移瘤治疗且并发症极少的报道[6, 8, 23-25, 27, 37]。该技术有多种商用系统可供选择使用，且文献中对该技术亦进行了详细描述。如果治疗单个受累椎体，资深外科医师会选择在受累椎体上下邻近节段进行经皮器械植入，并且采用小切口经椎弓根减压（图 19-4）。

尽管在技术上更具挑战性，但如果存在多节

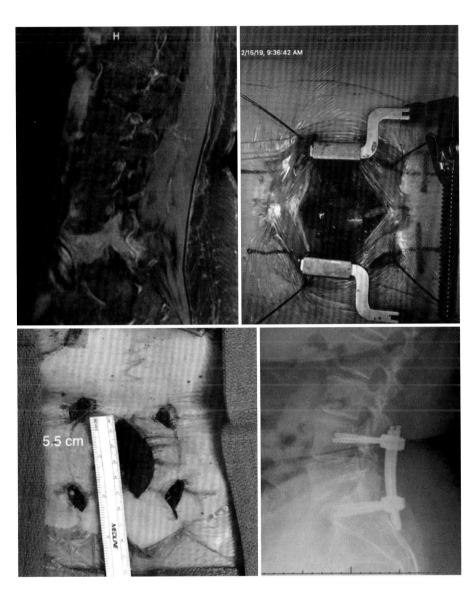

◀ 图 19-4　患者，女，67 岁，乳腺癌 L_5 椎体转移伴相应神经根症状，L_4 和 S_1 椎体采用经皮螺钉固定，L_5 节段行经椎弓根减压治疗

段疾病，则需要选择更长节段的固定，并且亦有文献报道了高达 15 个节段的超长固定（图 19-5）[38]。未经减压的后路微创内固定有助于缓解顽固性疼痛，并已证明对患者 VAS 评分、行走状态及日常生活能力有显著影响[39, 40]。资深外科医师倾向于首选过伸支具，如果有轻微的症状缓解，则会根据患者的预期寿命和承受手术的能力考虑微创内固定。总的来说，经皮后路椎弓根螺钉固定技术已经被证明可以降低术后感染和内固定失败的风险。Mesfin 等在一篇关于减少脊柱转移瘤手术伤口并发症的系统综述中，对微创内固定技术给予了弱推荐[41]。随着更多前瞻性多中心研究数据的收集和报道，微创内固定技术在减少伤口并发症方面获得了强烈推荐[42, 43]。

如果存在严重的前方结构破坏或患者预后良好，仅靠后路重建可能影响患者的生存时间，因此，通过微创入路和前柱重建有时则是后路固定的必要辅助手段。有许多可供选择的商用钛笼系统和可膨胀植入物，非常适合通过微创方法放置。钛网和腓骨移植也是一种选择。后路椎间融合器的放置可以通过多种技术完成，包括经皮经椎弓根椎体间融合和外侧入路椎体间融合。前路选择包括前路胸腔镜和极外侧经胸小切口技术，但不常见[20, 21]。在转移性硬膜外脊髓压迫的情况下，我们不推荐单独前路椎间融合器放置，而更倾向于前后路联合。

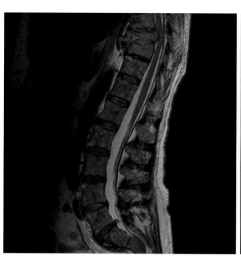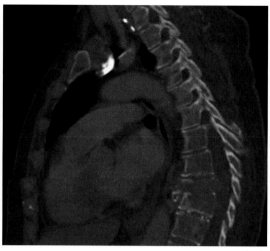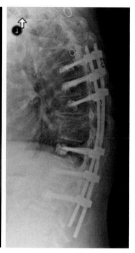

▲ 图 19-5　患者，女，63 岁，T_9 和 T_{10} 椎体病理性骨折伴相应层面脊髓压迫，为多发性骨髓瘤的首次表现。从 T_6～L_1 进行 8 个节段的经皮螺钉固定，并在无前柱支撑的情况下进行 T_9 和 T_{10} 椎弓根微创减压。微创手术的椎弓根螺钉使用骨水泥加固

七、放疗和微创脊柱手术

术后早期放疗是 MISS 的一个主要优势，因为与开放手术相比，软组织剥离减少，理论上伤口并发症更低。一般来说，大多数外科医生在术后 2～3 周开始放射治疗，甚至有报道称术后 3 天开始放射治疗[44]。同时，在开放手术中，外科医生最近达成的共识表明，33% 的患者在开始常规放疗之前通常要等待 4～6 周[45]。与传统手术相比，先前接受过放疗的患者也可能受益于组织剥离减少。

在讨论肿瘤微创手术时，分离手术（separation surgery，SS）的概念值得注意。分离手术于 2010 年提出，将神经单元与肿瘤分离和术后肿瘤控制通过立体定向身体放射治疗（stereotactic body radiation therapy，SBRT）相结合[46]。最初描述使用开放手术技术，最近出现了对 MISS 应用的兴趣。考虑到修改后的手术目标是有限的 2～3mm 环行减压，肿瘤切除程度显著降低，因此，可以通过更小的通道实现。已经有多个关于使用 MIS 进行分离手术的报道，甚至还有关于门诊手术的报道，这在以姑息治疗为重点的人群中是非常有希望的[47, 48]。尽管所有的临床优势尚未阐明，但这是一项很有前途的技术。

八、展望

随着技术的完善和微创训练的普及，毫无疑问微创技术在脊柱肿瘤中的应用会进一步扩大。具体而言，最近在脊柱内镜手术领域取得了一些进展，有望用于治疗转移性肿瘤。早期病例报道描述了在腰椎使用经椎间孔镜减压技术并取得了一些成功[49]。可视化技术、机器人技术和专用仪器的不断进步，无疑也将进一步推动脊柱肿瘤微创手术的发展。

九、小结

对于转移性脊柱肿瘤患者，微创脊髓/硬膜囊减压和固定是一种合适且安全的选择。与开放手术相比，失血量少、住院时间短、伤口并发症风险低。放射治疗也可以早期进行。不过，仍然需要长期随访，但 1 年随访结果表明微创手术效果至少等同于传统的开放手术。此外，患者因素很重要，某些情况下，包括富血管化肿瘤、严重畸形和某些需要环形减压的病例可能不适合 MIS 技术。许多可行的技术已经被成功描述，总体而言，对于并发症较多的人群来说，MIS 技术较传统开放手术是一个很好选择。

参 考 文 献

[1] Bilsky MH, Boland P, Lis E, Raizer J, Healey JH. Single-stage posterolateral transpedicle approach for spondylectomy, epidural decompression, and circumferential fusion of spinal metastases. Spine. 2000;25(17):2240–50.

[2] Patchell RA, Tibbs PA, Regine WF, et al. Direct decompressive surgical resection in the treatment of spinal cord compression caused by metastatic cancer: a randomized trial. Lancet. 2005;366(9486):643–8.

[3] Yaşargil MG. Microsurgical operation of herniated lumbar disc. Adv Neurosurg. 1977;4:81.

[4] Oppenheimer JH, DeCastro I, McDonnell DE. Minimally invasive spine technology and minimally invasive spine surgery: a historical review. Neurosurg Focus. 2009;27:E9.

[5] Holly LT, Schwender JD, Rouben DP, Foley KT. Minimally invasive transforaminal lumbar inter- body fusion: indications, technique, and complications. Neurosurg Focus. 2006;20(3):E6.

[6] Lau D, Chou D. Posterior thoracic corpectomy with cage reconstruction for metastatic spinal tumors: comparing the mini-open approach to the open approach. J Neurosurg Spine. 2015;23:217–27.

[7] Selznick LA, Shamji MF, Isaacs RE. Minimally invasive interbody fusion for revision lumbar surgery: technical feasibility and safety. J Spinal Disord Tech. 2009;22:207–13.

[8] Zairi F, Arikat A, Allaoui M, Marinho P, Assaker R. Minimally invasive decompression and stabilization for the management of thoracolumbar spine metastasis. J Neurosurg Spine. 2012;17:19–23.

[9] Hartl R, Korge A. Minimally invasive spine surgery – techniques, evidence, and controversies. New York, NY: Thieme Publishers; 2013.

[10] Fourney DR, et al. Spinal instability neoplastic score: an analysis of reliability and validity from the spine oncology study group. J Clin Oncol. 2011;29(22):3072–7.

[11] Sclafani JA, Kim CW. Complications associated with the initial learning curve of minimally invasive spine surgery: a systematic review. Clin Orthop Relat Res. 2014;472:1711–7.

[12] Nomura K, Yoshida M. Assessment of the learning curve for microendoscopic decompression surgery for lumbar spinal canal stenosis through an analysis of 480 cases involving a single surgeon. Global Spine J. 2017;7:54–8.

[13] Grant R, Papadopoulos SM, Greenberg HS. Metastatic epidural spinal cord compression. Neurol Clin. 1991;9:825–41.

[14] Sundaresan N, Galicich JH, Lane JM, et al. Treatment of neoplastic epidural cord compression by vertebral body resection and stabilization. J Neurosurg. 1985;63(5):676–84.

[15] Harrington KD. Anterior cord decompression and spinal stabilization for patients with metastatic lesions of the spine. J Neurosurg. 1984;61:107–17.

[16] Bridwell KH, Jenny AB, Saul T, et al. Posterior segmental spinal instrumentation (PSSI) with posterolateral decompression and debulking for metastatic thoracic and lumbar spine disease. Limitations of the technique. Spine. 1988;13:1383–94.

[17] Han SJ, Lau D, Lu DC, Theodore P, Chou D. Anterior thoracolumbar corpectomies: approach morbidity with and with- out an access surgeon. Neurosurgery. 2011;68(5):1220–5.

[18] Jarrett CD, Heller JG, Tsai L. Anterior exposure of the lumbar spine with and without an "access surgeon": morbidity analysis of 265 consecutive cases. J Spinal Disord Tech. 2009;22:559–64.

[19] Lau D, Song Y, Guan Z, Sullivan S, La Marca F, Park P. Perioperative characteristics, complications, and outcomes of single-level versus multilevel thoracic corpectomies via modified costotransversectomy approach. Spine (Phila Pa 1976). 2013;38:523–30.

[20] Lu DC, Lau D, Lee JG, Chou D. The transpedicular approach compared with the anterior approach: an analysis of 80 thoracolumbar corpectomies. J Neurosurg Spine. 2010;12:583–91.

[21] Meredith DS, Kepler CK, Huang RC, Hegde VV. Extreme lateral interbody fusion (XLIF) in the thoracic and thoracolumbar spine: technical report and early outcomes. HSS J. 2013;9(1):25–31.

[22] Kan P, Schmidt M. Minimally invasive thoracoscopic approach for anterior decompression and stabilization of metastatic spine disease. Neurosurg Focus. 2008;25:E8.

[23] Deutsch H, Boco T, Lobel J. Minimally invasive transpedicular vertebrectomy for metastatic disease to the thoracic spine. J Spinal Disord Tech. 2008;21:101–5.

[24] Kim DH, O'Toole JE, Ogden AT, et al. Minimally invasive posterolateral thoracic corpectomy: cadaveric feasibility study and report of four clinical cases. Neurosurgery. 2009;64(4):746–53.

[25] Taghva A, Li KW, Liu JC, Gokaslan ZL, Hsieh PC. Minimally invasive circumferential spinal decompression and stabilization for symptomatic metastatic spine tumor: technical case report. Neurosurgery. 2010;66:E620–2.

[26] Musacchio M, Patel N, Bagan B, Deutsch H, Vaccaro AR, Ratliff J. Minimally invasive thoracolumbar costotransversectomy and corpectomy via a dual-tube technique: evaluation in a cadaver model. Surg Technol Int. 2007;16:221–5.

[27] Khoo LT, Smith ZA, Asgarzadie F, et al. Minimally invasive extracavitary approach for thoracic discectomy and interbody fusion: 1–year clinical and radiographic outcomes in 13 patients compared with a cohort of traditional anterior transthoracic approaches. J Neurosurg. 2011;14(2):250–60.

[28] Smith ZA, Li Z, Chen NF, Raphael D, Khoo LT. Minimally invasive lateral extracavitary corpectomy: cadaveric evaluation model and report of 3 clinical cases. J Neurosurg. 2012;16(5):463–70.

[29] Lindsay R, Silverman SL, Cooper C. Risk of new vertebral fracture in the year following a fracture. JAMA. 2001;285:320–3. https://doi.org/10.1001/jama.285.3.320.

[30] Costa L, Badia X, Chow E, Lipton A, Wardley A. Impact of skeletal complications on patients' quality of life, mobility, and functional independence. Support Care Cancer. 2008;16:879–89. https://doi.org/10.1007/s00520–008–0418–0.

[31] Rao PJ, Thayaparan GK, Fairhall JM, et al. Minimally invasive percutaneous fixation techniques for metastatic spinal disease. Orthop Surg. 2014;6:187–95.

[32] Kwan MK, Lee CK, Chan CY. Minimally invasive spinal stabilization using fluoroscopic-guided percutaneous screws as a form of palliative surgery in patients with spinal metastasis. Asian Spine J. 2016;10:99–110.

[33] Burval DJ, McLain RF, Milks R, Inceoglu S. Primary pedicle screw augmentation in osteoporotic lumbar vertebrae: biomechanical analysis of pedicle fixation strength. Spine (Phila Pa 1976). 2007;32:1077–83.

[34] Sawakami K, Yamazaki A, Ishikawa S, Ito T, Watanabe K, Endo N. Polymethylmethacrylate aug- mentation of pedicle screws increases the initial fixation in osteoporotic spine patients. J Spinal Disord Tech. 2012;25:28–35.

[35] Kim P, Won Kim S. Bone cement-augmented percutaneous screw fixation for malignant spinal metastases: is it feasible? J Korean Neurosurg Soc. 2017;60:189–94. https://doi.org/10.3340/jkns.2016.0909.003.

[36] Foley KT, Gupta SK, Justis JR, Sherman MC. Percutaneous pedicle screw fixation of the lumbar spine. Neurosurg Focus. 2001;10(4):E10.

[37] Zhao Q, Zhang H, Hao D, Guo H, Wang B, He B. Complications of percutaneous pedicle screw fixation in treating thoracolumbar and

lumbar fracture. Medicine (Baltimore). 2018;97:e11560.

[38] Lee CK, Chan CY, Kwan MK. Ultra long construct minimally invasive spinal stabilization using percutaneous pedicle screws in the treatment of symptomatic multicentric spinal metastasis. Asian Spine J. 2015;9:962–5.

[39] Schwab JH, Gasbarrini A, Cappuccio M, Boriani L, De Iure F, Colangeli S, et al. Minimally invasive posterior stabilization improved ambulation and pain scores in patients with plasmocytomas and/or metastases of the spine. Int J Surg Oncol. 2011;2011:239230.

[40] Uei H, Tokuhashi Y, Oshima M, Maseda M, Matsumoto K, Soma H, et al. Clinical results of minimally invasive spine stabilization for spinal metastases. Orthopedics. 2017;40:e693–8.

[41] Mesfin A, Sciubba D, Dea N, Nater A, Bird J, Quraishi NA, et al. Changing the adverse event profile in metastatic spine surgery: an evidence based approach to target wound complications and instrumentation failure. Spine. 2016;41(Suppl 20):S262–70.

[42] Mesfin A, Baldwin A, Bernstein D, Emanski E, Molinari RW, Menga EM, et al. Reducing surgical site infections in spine tumor surgery: a comparison of three methods. Spine. 2019;44(24):E1428–35.

[43] Jubril A, Sherif S, Mesfin A. Clinical outcomes of percutaneous pedicle screws and open decompression in the management of thoracolumbar and lumbar spine metastases. Lumbar spine research society annual meeting. J Neurosurg Spine. 2019:103.

[44] Zuckerman SL, Laufer I, Sahgal A, Yamada YJ, Schmidt MH, Chou D, et al. When less is more: the indications for MIS techniques and separation surgery in metastatic spine disease. Spine. 2016;41(Suppl 20):s246–53.

[45] Lee RS, Batke J, Weir L, Dea N, Fisher CG. Timing of surgery and radiotherapy in the management of metastatic spine disease: expert opinion. J Spine Surg. 2018;4(2):368–73. https://doi.org/10.21037/jss.2018.05.05.

[46] Moulding HD, Elder JB, Lis E, Lovelock DM, Zhang Z, Yamada Y, et al. Local disease control after decompressive surgery and adjuvant high-dose single-fraction radiosurgery for spine metastases. J Neurosurg Spine. 2010;13(1):87–93. [PubMed: 20594023].

[47] Turel MK, Kerolus MG, O'Toole JE. Minimally invasive "separation surgery" plus adjuvant stereotactic radiotherapy in the management of spinal epidural metastases. J Craniovertebr Junction Spine. 2017;8(2):119–26. https://doi.org/10.4103/jcvjs. JCVJS_13_17.

[48] Moussazadeh N, Laufer I, Yamada Y, Bilsky MH. Separation surgery for spinal metastases: effect of spinal radiosurgery on surgical treatment goals. Cancer Control. 2014;21(2):168–74.

[49] Gao Z, Wu Z, Lin Y, Zhang P. Percutaneous transforaminal endoscopic decompression in the treatment of spinal metastases: a case report. Medicine. 2019;98:e14819. https://doi.org/10.1097/MD.0000000000014819.

第20章 肿瘤患者的复杂重建
Complex Reconstruction in Tumor Patients

Alexander R. Vaccaro   Srikanth N. Divi   Waqaas A. Hassan   著

可以说，过去几个世纪科学取得的最大成绩是将人类预期寿命从 50 岁延长至接近 80 岁[1]。这也导致了医疗领域流行病学的改变，特别是肿瘤发生率的增加，预计到 2030 年肿瘤发生率增长 70%，到达 2200 万～2300 万 / 年[2-4]。大多数肿瘤相关的伤残率和死亡率与肿瘤转移密切相关，而不是肿瘤本身[5]。特别对于大多数骨转移肿瘤患者，尽管在疾病终末期肿瘤仍然无明显临床症状，但是功能障碍是灾难性的并发症。

虽然没有大规模的关于骨转移癌的发病率和流行病学研究，但有一些转移癌的分布和频率研究。这些研究提示中轴骨，尤其是脊柱的发生率最高[6]。胸椎和腰椎是发生率最高的，颈椎最少[6,7]。理论上来说，任何肿瘤都可以转移至脊柱，但是，转移至脊柱的最常见的原发肿瘤包括乳腺（21%）、肺（19%）、前列腺（7.5%）、肾（5%）、胃肠道（4.5%）及甲状腺（2.5%）[5]。尽管绝大多数脊柱转移通常是骨转移（硬膜外），并非单纯椎体转移。另外一些少见的转移包括硬膜内髓外及髓内转移。而且，据估计超过 50% 的脊柱转移患者是多节段累及，高达 38% 患者是跳跃转移[6,7]。

复杂的脊柱重建通常被认为是治疗畸形、残疾和有神经症状脊柱转移癌的最终治疗方案。重建手术的目的通常是缓解疼痛，阻止脊柱结构进一步损害，矫正畸形（由于病理骨折）和重建（肿瘤切除后）。复杂的神经减压和局部肿瘤控制通常结合在一起。脊柱重建手术通常会极大提高转移

癌患者的生活质量。超过 80% 的患者由于肿瘤进展导致神经压迫，通过减压和稳定至少提高一个功能评级。超过 90% 患者感觉背痛明显减轻及行走功能恢复[8]。

手术也有极大的风险，包括脊髓损伤、致死性出血、感染、尿道感染、血栓和麻醉相关并发症[9,10]。但是随着重建技术的进步，微创手术、术中导航的应用均能明显提高手术安全，减少术中术后并发症，进而带来更好的效果。手术的适应证不仅是由组织学，而且是目前疾病的严重程度包括患者全身健康情况和其他因素决定的。本章会集中在复杂脊柱肿瘤手术重建的目标，包括手术方法、肿瘤患者的特殊情况、传统的内置物种类和现代肿瘤内置物进展。

一、肿瘤手术的目标

在过去的几十年中由于内固定和手术技术的进步，手术方案选择和治疗效果也得到了提升[11,12]。因此，脊柱转移癌可以通过手术治疗，当选择手术治疗脊柱转移癌时，手术目标的制订非常重要[11]。

- 局部肿瘤控制。
- 脊髓减压 / 神经功能减压。
- 稳定脊柱。
- 改善脊柱畸形。

脊柱力学和神经功能稳定均能缓解患者疼痛，获得活动能力并且提升生活质量[11]。特定的手术入路取决于转移癌的位置。例如，位于腹侧的肿

瘤可以通过前路，背侧肿瘤可以通过后路解决。前后联合入路通常应用[11, 13]。但是，手术重建不仅取决于肿瘤的解剖学位置，也取决于很多其他因素，如肿瘤生物学、生物力学因素、患者预后及患者选择。

减压和稳定技术有很多形式。选择合适的入路不仅需要考虑脊髓圆周减压而且需要骨或韧带的稳定。这可能取决于后侧椎板切除和融合或者前方椎间盘切除或椎体次全切和融合。更广泛的入路包括椎体切除或其他切除的稳定技术[10-14]。全椎体切除仅适用于单发的转移癌或者孤立的原发恶性肿瘤[11, 13]。

一旦手术入路和肿瘤特异性被确定，还需要考虑的关键要点包括重建的范围、关节融合、内置物材料和生物制剂的选择。本章节重点讨论复杂开放重建手术中的这些因素。

二、生物力学

手术策略进一步被肿瘤在脊柱中的位置影响。考虑到独特的解剖学特点，每个脊柱区域的肿瘤均应该特殊考虑。在 SINS 评分出现之前[15]，极少有医生在脊柱肿瘤疾病中脊柱稳定情况进行评分。根据 SOSG 定义，脊柱不稳定和移动相关性疼痛，症状性或进展性脊柱畸形或神经损害密切相关[15]。

一些作者尝试通过生物力学概念分类脊柱稳定。在最初，脊柱稳定的两柱模型被提出：前柱有椎体，后柱有神经弓[16]。在此基础上，Denis 提议建立三柱模型，这个模型强调椎体后方，后纵韧带和后方纤维环在脊柱稳定中的重要性[17]。大多数创伤分型通过损伤形态以推测各个脊柱结构的稳定性。近年来，颈椎的创伤分级和胸腰脊柱均强调后方韧带复合体（posterior ligamentous complex，PLC）在维持稳定性中的重要性[18, 19]。肿瘤发展导致局部的生物学特征和创伤机制是不同的。由于有广泛的静脉丛存在，转移癌更多累及椎体而非后方关节突关节或者后方韧带复合体

等结构。因此，脊柱稳定需要维持这类结构完整，除非它被创伤或者医源性破坏。

此外，局部的变化也会影响脊柱稳定。例如，肋骨加强胸腰椎脊柱稳定性。转移癌更多累及肋椎关节和它周围的皮质骨，而不是椎体内髓质骨，这会导致椎体塌陷[20]。相反，在腰椎，累及椎弓根会导致椎体塌陷风险更高，因为没有肋骨提供支撑。在脊柱移行节段需要增加固定长度以维持脊柱稳定性。如在颈胸段或胸腰段不能选择短节段固定，因为固定强度不够。另外，脊柱前后重建均需要考虑矢状面或者冠状面平衡。

三、手术入路

（一）后路

后路是胸腰段脊柱的主要入路。通过直接去除后方脊柱结构进行直接减压，直接进行椎弓根固定及在后外侧进行融合。

1. 无重建后方减压

在以前的脊柱肿瘤手术中，脊柱后方椎板切除减压后不进行重建非常常见[11]。但是，大约1/5的人由于腹侧肿瘤进展出现症状需要进一步治疗[21, 22]。此外，椎板切除术联合放疗的预后效果很差，主要并发症包括脊柱畸形、不稳、神经损害和手术切口并发症[11]。最近，某些解剖区域，如颈椎或者任何交界区域（颈-胸、胸-腰），不仅需要广泛减压椎板切除，还需要放置内固定，以防止后凸畸形和不稳。但是，在某些情况下仅进行椎板切除而不进行重建也是合适的，包括关节突关节和前柱骨质相对保留的腰椎硬膜外肿瘤或者稳定结构未累及的脊髓背侧硬膜外肿瘤。

2. 后方减压和融合手术

后方减压和融合手术是一个标准手术。典型重建需要通过后方螺钉和棒的固定完成[23-25]。这样并发症更少，如通过引入微创技术减少软组织发病率进而减少脊柱畸形进展[23-25]。此外，需要医师对该入路和技术非常熟悉。但是这个入路的缺点是肿瘤腹侧暴露非常少[23-25]。而且，对于前

柱累及的肿瘤，单纯重建后方张力带并不充分。

3. 后外侧减压和稳定

后外侧入路可以对脊髓四周减压，并且可以同时获得前方和后方稳定[25]，包括经椎弓根入路（transpedicular approach，TPA）或经肋切除入路，最常用于胸椎。经椎弓根入路或腔外技术也可用于腰椎，但是因为需要保护腰椎神经，通常受到限制[11]。这种方法特别适用于治疗胸上区和胸腰椎交界处的病变[11]。

由于转移性脊柱大多数是老年人，由于血管和肺部并发症的风险较高，因此全身虚弱和整体健康状况较差的患者不建议首选直接前路手术[26]。为了解决这个问题，有一种趋势是通过单纯后路进行环形减压和融合。具体来说，后外侧经椎弓根入路或经肋切除术伴脊髓环形减压和前路重建显示了良好的术后效果[26, 27]。

（二）前方减压和重建

前方减压重建是直接解决脊柱前路压迫的最佳方法。

前方重建可以用结构性同种异体骨移植（髂骨、股骨、腓骨）、自体结构骨移植（髂骨块、腓骨块、肋骨）、骨水泥技术或人工合成重建融合器。对于颈椎转移癌，传统的手术入路是前方减压通过椎体次全切或者椎体置换，并且通过颈前路钢板稳定[13, 28, 29]。多节段椎板切除或者肿瘤累及后方结构是通过单独入路重建后方张力带的相对适应证。此外，胸腰椎前柱转移瘤通过前方重建效果好，尤其对于 1～2 个连续节段患者[11, 30]。实际上，前方减压根据报道可以恢复患者超过 70% 神经症状[11]。一项回顾性研究，分析 100 例转移癌患者术后超过 80% 患者随访中临床症状明显恢复[11]。一项详细对胸椎和腰椎脊柱转移癌前方入路进行治疗的研究发现，94% 患者术后脊柱稳定并且功能得到改善，同时 90% 患者术后可以行走[31]。所有患者脊柱序列得到重建并且没有内固定失败[31]。

1. 全（en-bloc）椎体切除

脊柱转移癌患者需要根据疾病程度、原发病潜伏时间、全身身体情况和其他因素决定能否进行全椎体切除术[13, 32]。这个手术需要整体切除肿瘤和一层健康组织[33]。因此，本手术适用于孤立的和较少转移的组织学良好患者[13, 32]。由于脊柱转移癌通常表现比较晚，绝大多数患者并非能接受此治疗方案[28, 34, 35]。

全椎体整块切除术（total en-bloc, TES）是一个改良手术，包括同时完整去除椎体和椎板[35-37]。医生需要应用前后分期或者单独后路手术入路[36-40]。全椎体整块切除术，特别是多节段肿瘤，需要仔细游离肿瘤周围的神经血管，然后切除肿瘤，后方进行内固定并且重建缺损[32, 35-38, 40, 41]。

这类手术存在潜在的手术风险和术后并发症。如假关节、败血症、神经血管损伤、脊髓损伤、脑脊液漏、血肿形成、出血及随后出现的心肌梗死，这些均在文献中有报道[33-35, 37, 39, 42-46]。

2. 前后路联合入路

前面提到的技术均是基于个例分析，360° 环行融合有增加的趋势（联合前后路手术或者单纯后路手术）[47]。与单一入路手术相比，前后路联合手术可以增加治愈率并且可以减少再手术率。另外，与传统手术相比，而且手术花费更低[47]。但是，如前所述，这样会导致术中失血量和并发症增加[47]。

（三）恢复力学稳定

脊柱转移性肿瘤患者脊柱的稳定性结构遭到破坏，脊髓受压的风险性非常高[14]。硬膜外脊髓受压导致神经损伤是进行手术最常见原因，脊柱不稳定产生的顽固性疼痛也可通过手术增加机械稳定性而缓解[14]。因此，恢复脊柱稳定性对于缓解患者症状非常重要。值得注意的是，传统的放疗对于脊柱转移性肿瘤患者的骨愈合有负面影响，特别是对于病理性骨折。事实上，一项 2015 年的研究显示，放疗对于缓解疼痛没有任何改善[48]。由于放疗证实对骨质融合有害，因此，大多数医师建议术后 6 周再开始放射治疗[48]。

四、重建脊柱患者的特殊考量

肿瘤患者的重建手术中的挑战主要包括年龄、患者全身情况、骨质量（骨量减少或骨质疏松）、是否联合放化疗、术中出血和术中肿瘤细胞污染。

（一）年龄

随着年龄增加，手术风险增大，特别对于转移瘤患者[49]。随着年龄的增长，并发症（心肺疾病、糖尿病、肥胖等）的患病率增加，再加上脊柱重建手术的复杂性和对疾病恢复的要求，都大大提高了并发症的可能性[7]。虽然年龄本身并不是脊柱手术的禁忌证，但一些研究指出，随着手术复杂性的增加，并发和死亡率的风险更高[7, 50, 51]。

（二）虚弱

虽然虚弱不是由实际年龄决定的，但医学上定义为一种生理衰退的模式，其特征是易受不利健康结果的影响[52]。

骨质量降低，肌肉韧性和强度下降共同作用导致虚弱[53]。虚弱的成年人无法适应应激，因此容易发生手术并发症和其他危险。事实上，研究发现虚弱与并发症、死亡率、住院时间和出院恢复情况密切相关[54]。虚弱的患者从复杂的手术中恢复的时间也更长。手术重建是一个精神上和身体上都要求很高的过程，通常需要 1 年以上的时间才能完全恢复。因此虚弱的患者面临更长的恢复时间。虽然目前对虚弱的评价还没有达成共识或标准化（超过 70 种独特的测量方法已被提出），但它仍然与术后并发症、化疗不耐受、疾病进展和死亡的风险增加有关[53]。最近的一项研究提出了一种针对脊柱肿瘤患者特异性衰弱指数[55]。

（三）骨质量（骨量减少 / 骨质疏松）

骨量减少，通常被认为在健康骨骼和骨质疏松之间水平，骨密度测量（T-score）值为 –1～–2.5，在医学上被定义为骨骼密度的下降。骨量减少患者的骨质比正常的要弱，但又没有弱到容易骨折的程度。另外，骨质疏松症的定义是 T-score＜–2.5，表明由于钙、维生素 D 和磷盐代谢相关的骨密度（bone mineral density，BMD）降低。其脊柱表现为椎体小梁密度降低，因此易发生压缩性骨折，随后会导致愈合不良[56]。

较差的骨质量对接受肿瘤手术的患者构成了额外的挑战。由于这些患者的成骨细胞活力低，骨髓质量低，血管不足，因此骨愈合 / 融合率较低[56, 57]。在这个人群中，骨不连的发生率估计高达 35%[56]。在骨质疏松患者需要脊柱融合术的情况下，某些预防措施可以帮助降低风险。首先，获得骨折详细病史是很重要的，特别是在高危患者中。如果这些患者还没有得到骨质疏松症的诊断，他们应该做进一步的骨质疏松筛查。美国预防服务工作组定义骨质疏松风险，即所有 65 岁以上的妇女和 65 岁以下的绝经后妇女骨密度降低的风险增加[58]。目前，没有足够的证据建议对男性进行筛查[58]。骨质疏松症的诊断是使用双能 X 线吸收仪（dual energy X-ray absorptiometry，DXA）扫描，它测量腰椎和髋关节（全髋关节和股骨颈）的骨密度[57]。骨折风险评估（fracture risk assessment，FRAX）评分还可量化有或没有 DXA 数据的骨质疏松性骨折的 10 年风险，这可能是脊柱肿瘤人群中一个有用的替代指标[59]。

对于因肿瘤原因需要接受手术的骨质疏松患者，有几个治疗选择的考虑。在骨质疏松的患者中固定是困难的，需要更坚强的螺钉和额外的植骨。此外，值得注意的是，骨质疏松症对骨小梁的影响大于对骨皮质的影响，将导致螺钉松动和整体植入物失败率增加[56]。研究表明，更长的和更大直径的螺钉可以增强稳定性。此外，将螺钉固定在更高密度区域可以增加螺钉强度最终增加融合率[56]。计算机导航可以帮助精确地放置螺钉。PMMA 螺钉增强术也显示了良好的效果，增加了内置物在骨质疏松中的强度[56]。

其他治疗方案包括使用骨诱导生长因子（如

骨形态发生蛋白）直接改变骨质量，或通过外源性甲状旁腺激素增加成骨细胞（骨形成）活性[56]。

然而，在肿瘤患者中，尚未对骨形态生成蛋白（bone morphogenic protein，BMP）的安全性和有效性进行适当的研究，一般应避免使用，因为担心刺激局部肿瘤生长。钙和维生素 D 补充剂结合使用生物疗法抑制破骨细胞活性和减少骨吸收（如地舒单抗、奥达卡替）增加骨骼密度，与传统的双膦酸盐治疗相比，可以提升疗效[56]。另一种治疗方案包括术后使用支具进一步增加强度。不建议进行可能破坏融合的行为，如吸烟或长时间使用 NSAID[56]。

（四）畸形

老年患者的另一个重要考虑因素是整体矢状面平衡。腰椎前凸和胸椎后凸的平衡取决于腰骶椎在盆骨中的位置，这对保持脊柱和重心对齐至关重要，从而避免多余的能量消耗。任何脊柱区域的病理破坏都可能导致整体失衡。具体来说，在病理性胸腰椎后凸中，代偿动作包括颈椎过度前凸、胸腰椎平背、骨盆后倾和（或）膝关节屈曲[60]。需要注意的是，因为患者的臀部、大腿和膝盖被迫承受持久的紧张，这些身体变化往往会引起严重的疲劳[60]。由此产生的前倾姿势也具有社会学和心理学意义，可能会导致社交障碍和自我认同障碍[61]。此外，矢状面正平衡与整体健康状况恶化相关。矢状面不平衡对患者的影响，特别是那些脊柱恶性肿瘤患者，需要特别考虑和详细的评估。

为了避免脊柱畸形的发展，应该在手术中直接进行处理，因为矢状面失衡也可能导致早期内置物失败或融合失败[62]。

（五）辅助治疗（放化疗）对重建的影响

放疗和化疗是脊柱肿瘤患者手术的常用辅助治疗手段[63, 64]，因此，需要理解这两种疗法的生物学和重建方面的意义。

放疗直接影响皮肤及其周围的脉管系统，从而损害或延迟伤口愈合，导致伴随细胞再生的持续炎症循环[65-67]。手术创面愈合通常预计在前 2 周内完成，如果此时皮肤或组织未见愈合，则视为延迟愈合。伤口愈合的前两个阶段（炎症期和增殖期）被放疗打断。特异性促炎细胞因子（白介素 -1 和白介素 -8）过度表达，导致过度炎症和纤维化[65]。此外，由于胶原沉积（由于功能失调的成纤维细胞分泌）的缺乏和功能失调及基质金属蛋白酶活性下降，进而影响脊柱重建[65]。

放疗对循环系统也有有害影响，导致血管失去弹性，随后出现扩张、硬化和闭塞[67-69]。这些影响分别导致红肿、慢性组织缺氧和水肿。随着病情的不断恶化，患者伤口愈合会长期出现缺陷[67]。放疗对皮肤的影响已经被广泛关注，特别是对于基底层的影响[67-69]。典型的急性表现是随着放射剂量的增加出现广泛的局部红斑和深溃疡 / 干燥脱皮和皮肤坏死[67-69]。急性影响通常是自限性的和可逆的，但是慢性影响（6 个月之后）是不可逆的。慢性影响包括纤维化、毛囊丢失、显著皮肤坏死、皮肤色素沉着改变和新肿瘤的形成[67-69]。

与术前相比，术后放疗，特别是在术后 6 周内的放疗，不仅可以减少伤口并发症，而且在减少残余肿瘤方面具有显著优势[67]。术后放疗的适应证是手术后肿瘤边缘阴性或肿瘤仍与周围组织粘连[70]，通常术后低剂量放疗。使用术后放射治疗的一个特别考虑因素是结构骨移植。使用结构性骨移植物的目的是通过刺激新骨形成和随后骨融合提供新骨生长的框架，同时提供稳定性[71-74]。

骨移植术后放疗常伴有骨纤维化。这削弱了血管化和细胞对平衡 / 凋亡的调节，导致融合成功率降低[63, 74]。随之而来的并发症还包括骨坏死、骨不连和术后骨折[63, 74]。

由于这些原因，在使用结构骨移植时，术后放疗预后可能不理想。因此，许多外科医生倾向于在手术后至少 6 周开始放疗。

有趣的是，尽管人们普遍认为围术期放疗被证明会阻碍骨融合，但最近的一些研究表明，低剂量放疗实际上有助于骨折愈合，因为它会导致血管内皮生长因子（vascular endothelial growth factor，VEGF）的上调[63, 71]。然而，不同的患者预后和缺乏足够的临床研究使得围术期放疗中骨移植的结果不确定[63]。研究表明，手术和放射治疗相结合的方案比单纯放射治疗提供更好的结果，最好从手术日期开始尽可能地推迟术后放射治疗[63]。如果放射治疗作为一种辅助治疗，将带血管的组织移植到之前放射过的区域，比如通过轴向肋骨皮瓣或其他皮瓣，有助于骨融合。在必须放疗的情况下，其他有助于提升骨融合率的策略包括使用立体定向放疗以减少正常组织损伤，使用自体移植替代异体移植及在可能的情况下将术后放疗推迟术后6周以后[63]。

在转移性脊柱肿瘤的治疗中，全身化疗方案通常单独应用或与手术和放疗联合使用[63, 65, 70]。"化疗"一词经常被错误地使用，一般应定义为应用全身细胞毒性作用的药物。其他类别的药物，如靶向分子药物、抗血管生成药物或其他药物可能会有截然不同的效果，推荐在围术期，尤其是在复杂的脊柱重建方面中使用。化疗药物专门针对正在分裂的细胞，可影响骨愈合和骨转换，导致伤口愈合不良，骨形成减少，骨髓抑制[75-78]。由于转移性脊柱肿瘤是一种全身性问题，在60岁以上的癌症患者中最常见，全身性化疗通常作为首选治疗方式[77]。然而，需要注意的是，全身化疗会带来严重的并发症，这不同于局部治疗（如放疗或手术）的并发症。此外，围术期使用全身化疗可能对骨愈合有深远的影响，需要积极的计划和多学科团队的讨论。

五、复杂重建的技术考虑和并发症

（一）脊柱缩短

在侵袭性良性、原发性或继发性肿瘤导致显著脊柱畸形时，脊柱缩短通常是必要的[79]。在考虑重建和矢状面平衡时，允许一定程度的脊柱缩短，比尝试脊柱加长具有更大的神经保护作用。

然而，脊柱短缩的安全限度及由此产生的生理效应还有待确定[80]。Kawahara 等对7例胸腰椎角型后凸患者进行了一项研究，采用单一的前路闭合——开放楔形截骨术治疗，发现脊柱缩短约20%对神经完整性是安全的[80, 81]。犬模型研究表明，脊柱缩短的安全范围可能是1/3的椎节，1/3～2/3的椎体时就可能会有危险[79, 82]。Alemdaroğlu 等发现，去除椎板可以通过全节段缩短避免脊髓扭曲、损伤[79]。

（二）神经组织的无创伤处理

由于神经损伤是手术干预和治疗疾病的关键问题，因此确保对包括脊髓和神经根在内的神经成分进行充分无创伤性处理至关重要[11]。不管采用何种手术技术，并发症都可能包括周围结构的损伤、进一步的神经功能缺损和（或）瘫痪。诸如"拉伸"或"压缩"这样的操作可能会进一步破坏已经脆弱的神经纤维。另一个可能导致神经损伤的潜在因素是患者的体位。患者的体位如病理性拉伸神经，可能会引起神经内压力增加，导致灌注减少和随后的神经缺血[83-86]。具体来说，神经拉伸超过正常静息长度的15%与传导缺陷有关[83]。因此在术中操作过程中需要进行脊髓神经监测[84-86]。

（三）术中出血控制

复杂的脊柱重建手术，特别是转移性脊柱肿瘤，往往术中大量出血[11, 87-89]。由于大量急性失血会导致卒中、心肌梗死和外周循环衰竭引起的血栓，因此会显著增加并发症和死亡率[87, 88, 90-92]。在可能出现大量失血的情况下，某些干预措施可能是有益的，如术前栓塞、正常血压麻醉和使用纤维蛋白胶填塞。

1. 术前栓塞

术前栓塞治疗脊柱转移肿瘤的目的是消除肿瘤的血液供应，以减少术中出血量[88, 93-100]。术前栓塞在治疗血管丰富的肿瘤中被认为安全并且可以减少并发症[101]。术前栓塞需要注意的风险是来自于意外的血管栓塞，导致脊髓缺血和脑缺血[88, 97, 100, 102]。

肾细胞癌和甲状腺癌仍然是最常见的富含血管的转移性肿瘤。因此，关于术前血管栓塞的现有文献大多集中于肾细胞癌转移到脊柱，在术前采用栓塞治疗时，其临床结果令人满意[95-100]。

2. 麻醉时血压控制

正常麻醉或"血压正常麻醉"是目前麻醉的标准。在这种麻醉方式下，手术过程中患者血压保持稳定在正常范围内。对于非肿瘤患者进行选择性脊柱手术、髋关节或膝关节置换术，以及其他可能消耗容量的手术，可以通过诱导低血压来减少总失血量[89, 103]。然而，由于缺乏足够的脊髓灌注可能导致灾难性的缺血事件，控制性低血压很少用于肿瘤手术中。一般来说，平均动脉压目标应该在 80~90mmHg 范围内，以达到最佳的脊髓神经保护[104, 105]。

3. 纤维蛋白胶填塞

虽然采取诸如术前栓塞和"正常血压麻醉"等措施来防止术中大量失血，但外科医生仍可能经历大量的术中失血。在这种情况下，外科医生和手术团队必须迅速采取行动。如果出血的来源是继发性的小血管，使用电灼或用纱布垫压力填塞将有助于控制出血。纤维蛋白胶是一种有助于形成稳定凝块的重要止血工具。通过双筒注射器将冷沉淀和凝血酶、纤维蛋白胶的混合物喷到患处。纤维蛋白胶的作用机制是模拟凝血级联的最后阶段，形成纤维蛋白凝块[106-110]。研究发现，无论患者的凝血状态如何，在严重出血和钝器外伤的情况下，它都非常有用[107, 108]。这对于控制椎管减压过程中的硬膜外出血非常有用。

（四）大血管和节段血管损伤

血管损伤虽然罕见，但却是脊柱手术的危险和毁灭性的并发症。损伤可能发生在直接操作血管或肿瘤黏附血管壁[89]。特定的危险因素包括血

管周围肿瘤细胞浸润、骨髓炎等骨病变，植入物的移位和既往脊柱手术史[89, 107, 108]。这种损伤可能导致假性动脉瘤、梗死和夹层的形成[89, 108]。

应特别注意接受手术的脊柱部位的具体解剖。在颈椎中，放置经关节 / 椎弓根螺钉后，颈动脉和椎动脉是最脆弱的[89]。涉及胸椎的手术，特别是在 T_5~T_{12} 水平，对主动脉损伤的即时和延迟风险[89]。身体畸形如脊柱侧凸进一步增加了这种发生率[89, 107]。涉及腰椎的血管损伤的死亡率高达 40%，其中腹主动脉和左侧髂总血管损伤的风险最高[89, 107, 108]。

一般的预防措施包括术前全面评估肿瘤和血管的位置，谨慎处理血管，以及使用止血药物[89, 107, 108]。术后评价深静脉血栓形成也是必要的[111-113]。成功的处理这些并发症通常需要脊柱外科医生和血管外科医生之间的合作，选择从血管内或者开放探查和修复血管[89, 107, 108]。

（五）术中肿瘤细胞的处理

在脊柱肿瘤手术中，恶性细胞可能转移到远处。这种转移被认为是由于被污染的器械和（或）手术手套造成的，并极大可能导致肿瘤复发[114-117]。

外科医生在处理不同解剖区域时必须采取必要的预防措施，包括更换手套和器械[114]。其他预防方法包括用盐水、水、碘或过氧化物和（或）化疗药物冲洗伤口[114-117]。

当然，已被肿瘤污染的局部自体骨移植是禁止的。最后自体血回输在肿瘤治疗中是有争议的，因为理论上来说肿瘤细胞可以通过体循环播散[118-123]。

通过液氮冷冻自体移植是一种新的方法，以消除污染和残余的肿瘤细胞 / 碎片。这是预防感染和恶性肿瘤复发的关键步骤，因为可以在手术室内进行，所以既方便又有效。冷冻自体移植有效地促进骨融合，同时减少了并发症[124-126]。因为有内源性 BMP 和 VEGF 存在[124, 127]。BMP 在骨和软骨形成 / 修复的起始、促进和维持中的作用已经被广泛证实[127-129]。此外，VEGF 是血管生成的主要

调节剂，这对成骨和成软骨形成至关重要[127, 130–132]。

与自体移植物治疗的高热方法（如放射治疗）相比，冷冻 / 低温方法具有更好的骨诱导和成骨效果，肿瘤复发极小甚至无复发[124–126, 133, 134]。

六、肿瘤手术中传统材料类型和植入物的局限性

（一）聚醚醚酮

在过去的 30 年中，聚合物家族聚芳醚酮（poly-aryl-ether-ketone，PAEK）的研究、开发和应用不断增加。PAEK 是一种由醚键和酮键组成的主链耐热合成聚合物[135]。PAEK 的分子和化学结构也确保了其具有耐化学品和耐辐射特点[135]。它们通常是透光的，因此对放射治疗的成像散射或偏转不敏感。此外，它们具有比大多数金属更大的强度和耐久性，并具有高的生物相容性，允许与碳和（或）玻璃强化模式协同。它们已经作为生物材料被应用于创伤、骨科重建和脊柱植入治疗中[135]。具体来说，在骨科和脊柱植入中广泛应用的家族成员之一是 PEEK。事实上，PEEK 在脊柱植入物设计方面具有很大的临床影响，并作为许多金属生物材料的替代品被广泛接受[135]。

FDA 的一项初步临床试验显示，使用腰椎 I/F（brantigan）融合器进行腰椎后路体间融合（posterior lumbar interbody fusion，PLIF）的患者的临床结果、融合成功率和患者满意度方面，具有显著的效果[136]。随访 10 年，仍保持良好的临床疗效，该试验有效地为今天广泛使用 PEEK 作为植入物奠定了基础[135]。如今，PEEK 可用于各种不同分子量的制剂，并可与碳纤维增强聚合物（carbon fiber-reinforced polymer，CFRP）结合。

与钛植入物相比，PEEK 的缺点包括整合缓慢和融合率稍低。PEEK 的疏水表面特点也被证明可以通过在骨和种植体之间形成的纤维包膜阻碍骨沉积[135, 137, 138]。最近的研究集中在使用表面改性方式来提高其表面生物活性[135, 138–145]。表面改性方式包括多孔 PEEK 表面和（或）薄（层状）钛涂

层的生成。增加孔隙度或粗糙度被认为可以增加成骨，同时促进组织渗透。由此产生的脊柱植入物与骨的连接，保证了良好的整体融合和稳定性，从而降低了延迟愈合或不愈合的可能性[135, 145]。

（二）钛及钛合金

钛在医学领域有着广泛的应用，部分原因是它的生物相容性，以及它的强度、轻重量和耐用性[145–150]。腐蚀的能力、无毒的性质和在 MRI 的安全性也有助于其广泛应用于植入[145–147]。此外，高生物相容性为钛合金提供了最佳状态，以确保成功的骨结合[145–147]。

然而，值得注意的是，在骨质疏松或终板变弱的情况下，钛很容易下沉。这通常发生在脊柱植入物和宿主骨的弹性模量不匹配的情况下。其他可能对下沉有影响的属性包括钛笼的形状、大小和表面结构，以及患者的年龄、总体健康状况和骨密度[151]。此外，还必须考虑移植物的放置、终板的处理及术中撑开和加压的因素[151–153]。

事实上，一项队列研究报道了 300 例使用钛网笼进行 1 个节段和 2 个节段颈椎前路椎体切除术的患者，大约有 80% 的病例出现下沉[146]。此外，20% 的塌陷病例被归类为严重（＞3mm），伴有颈部疼痛、神经功能恶化和器械失效的相关并发症[146]。这可能是由于钛网的锋利边缘和力量集中分布在一个相对较小的表面积。钛植入物现代设计的演变和改进涉及多孔和更少的刚性结构在更大的终板表面上的力分布。

钛合金将其他金属结合在一起生产出具有不同力学性能的特性。与不锈钢笼相似，一些钛合金比纯钛植入物更坚硬，这增加了终板下沉的概率[149]。为了改善钛植入体的骨结合和降低下沉率，人们探索了各种表面改性技术[154, 155]。具体来说，粗糙表面的形成、表面形貌的修饰（通过宏观和纳米涂层）、热或碱处理、多孔材料的形成，以及羟基磷灰石 - 钛复合材料，都可以改善骨结合和生物活性。

粗糙的表面显示了更快的骨整合和更好的种植体与骨之间的接触[154, 155]。通过产生局部生长因子（转化生长因子 $-\beta_1$ 和前列腺素 E_2），粗糙的表面增强了成骨细胞的敏感性，从而缩短了愈合周期[154, 155]。

通过有机和无机纳米涂层，模拟人皮质骨的有机和无机成分，分别促进细胞黏附、增殖和骨传导，也可以增强钛内置物的骨结合[156-159]。

（三）复合聚醚醚酮材料

1. 聚醚醚酮 / 钛

与单独 PEEK 相比，在 PEEK 中添加钛可以增强机械 / 强度和骨结合（图 20-1 和图 20-2）[135, 141, 147, 149, 160, 161]。研究表明 PEEK/ 钛能够促使细胞附着增强，骨 / 组织体积增加，生长因子增加，骨—种植体直接接触增加[135, 141, 147, 149, 160, 161]。一项使用绵羊模型评估 PEEK-Ti 复合笼与传统 PEEK 笼的研究表明，复合笼的活动度显著减少，同时刚度增加[161]。这些发现被进一步证实在融合部位有更多的骨并向终板长入[161]。此外，曾经只

用于钛植入物的治疗，如"表面生物活化模型"，目前正在开发用于 PEEK/ 钛复合材料的治疗[160]。

2. 聚醚醚酮 / 羟基磷灰石

有报道称，最初将羟基磷灰石（hydroxyapatite，HA）添加到 PEEK 中是为了形成一种更接近天然骨的复合材料（图 20-3）[135, 160]。这种类型的复合材料比单独的 PEEK 具有更强的生物活性；然而，这是以牺牲机械强度为代价的[135]。尽管如此，一项评估使用 PEEK-HA 复合笼进行颈前路椎间盘切除术和融合的研究，在 97% 的患者中显示良好的临床结果[143]。在 1 年的随访观察中，其颈椎融合成功率分别是 3 个月 16.7%，6 个月 61.1%，1 年 100%[143]。

3. 聚醚醚酮 / 碳纤维增强聚合物

CFRP 的弹性模量更接近皮质骨。PEEK-CFRP 因其增加的机械强度、生物相容性、通用性和放射兼容性而特别引起人们的兴趣。文献强烈支持 PEEK-CFRP 作为一种合适和有前景的骨移植材料[162]。目前 PEEK-CFRP 应用的指标包括脊柱笼、骨固定螺钉 / 骨折固定装置和其他骨科植入物（图 20-4）[162]。放射相容性允许术后以任何成像方式显示融合[162]。此外，化学稳定性允许通过传统方法灭菌，如伽马射线。这将在下文中进一步讨论[162]。

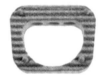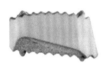

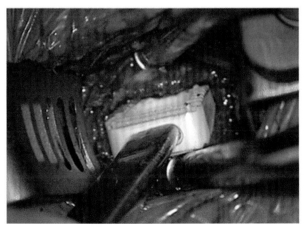

▲ 图 20-1　复合聚醚醚酮材料
顶部图片：钛融合器的上面、侧面和斜面观；底部图片：术中椎间融合器植入图片，椎间融合器仅在上面和下面有钛涂层［引自 Kotsias 等[270]，© CC BY 4.0（https://creativecommons.org/licenses/by/4.0/）］

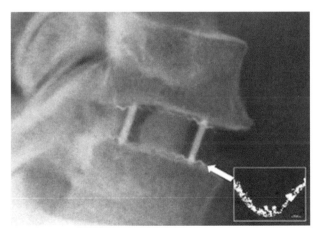

▲ 图 20-2　X 线侧位片显示 PEEK-Ti 植入物
可见钛金属波浪线和颈椎终板的关系［引自 Kotsias 等[270]，©CC BY 4.0（https://creativecommons.org/licenses/by/4.0/）］

（四）聚甲基丙烯酸甲酯

PMMA 对于大块骨缺损可以提供有效的结构支撑，因为它有助于稳定脆弱或骨折的椎骨。PMMA 也可有效加强螺钉固定[163]。这对于骨质量差、营养不良或合并疾病（如转移性脊柱肿瘤）的患者是必要的，因为他们的植入失败风险增加。

PMMA 的优点包括使用方便和减少手术时间[164]。此外，PMMA 植入物制备可以在手术中完成，这通常在椎体成形术和后凸成形术中进行[163, 164]。

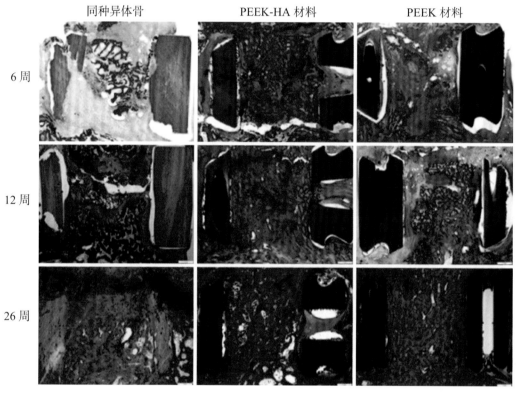

▲ 图 20-3　显微镜观察同种异体骨、PEEK-HA 和 PEEK 材料 6 周、12 周、26 周的组织学图片

所有组均逐渐融合。PEEK-HA 和 PEEK 组没有观察到融合失败，同种异体骨也没有观察到骨折或吸收。PEEK 组在 6、12 周观察到纤维组织界面，在 12 周 PEEK-HA 观察到明显的骨连接。到 26 周所有组都完全融合［引自 Walsh 等[271]，© CC BY 4.0（https://creativecommons.org/licenses/by/4.0/）］

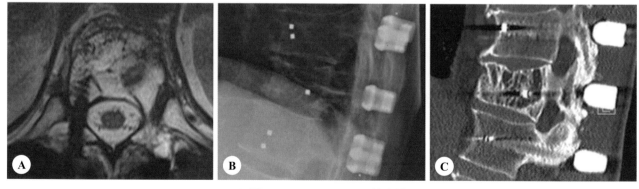

▲ 图 20-4　PEEK-CFRP 的应用

A. PEEK-CFRP 在带有减少伪影的 MRI 中能够较好的显像；B. 侧面 X 线片显示碳纤维螺钉，没有伪影；C. 接下来 CT 显示螺钉没有伪影，同时后外侧完全融合［引自 Laux 等[179]，©CC BY 4.0（https://creativecommons.org/licenses/by/4.0/）］

PMMA 的缺点包括伤口感染、短暂性低血压、松动 / 移位、过敏反应和热损伤[165]。特别是热损伤，其是水泥在体内硬化的结果，其温度可高达 86℃[165, 166]。

椎体成形术需要直接注射骨水泥，而后凸成形术则使用 PMMA 作为结构加固的 "填充物"[163]。然而，值得注意的是，已有椎体成形术相关的骨水泥渗漏（椎体外）的报道，但是其临床意义的报道有争论[163]。

（五）传统植入物失败（棒 / 螺钉 / 笼）

1. 螺丝松动，切断，拔出和螺钉 / 棒断裂

螺钉松动是椎弓根螺钉固定的常见并发症。这可能需要进行翻修手术，并对整个术后临床结果产生负面影响[167, 168]。目前的文献表明，螺钉松动率存在差异，具体而言，取决于骨质量[166-168]。

在没有骨质疏松症的患者中，松动的发生率在 1%～15%，但在骨质疏松症患者中，松动的发生率要高得多，一些人估计超过 50%[167, 169]。最终，螺钉松动、拔出或骨折会导致假关节（图 20-5）[56, 167, 168, 170]。如前一节所述，骨质量不好会导致内固定失败[56]。其他影响因素包括固定长度、融合节段数、融合类型和手术减压范围[167, 168, 170]。

2. 融合器下沉和失败

融合器的下沉与骨密度、年龄、大小和表面接触比等因素有关[171]。随着年龄的增长，脊柱的生理曲度也发生了变化。这种变化早于异常的应力承受和骨质疏松（图 20-6）[171]。高龄、骨质疏松和虚弱是转移性脊柱肿瘤成功植入融合器通常要考虑到的问题[172]。其他考虑因素包括但不限于手术技术、超重 / 肥胖和融合器设计的变化[173]。

手术技术，如积极的终板处理预备，也可能增加下沉的风险[173]。然而，研究未能确定下沉程度和临床结果的变化之间的显著相关性[174-177]。这些研究表明融合器下沉与疼痛、患者残疾并没有显著相关性。正如本章后面所提到的，由于弹性模量和骨骼相似并且术后射线无伪影，因此 PEEK 融合器是很大优势的[135, 139, 140, 173, 178-180]。

3. 邻近节段失败

近端邻近节段失败被认为是脊柱重建手术的严重并发症，可能导致神经损伤、疼痛、步态困难、矢状面不平衡，甚至社会孤立[181, 182]。邻近节段失败被定义为邻近节段后凸至少 15°，并伴有最上固定椎体（或更上一节）骨折（或固定失败），或在手术后 6 个月内需要延长该固定[181]。

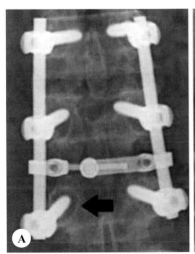
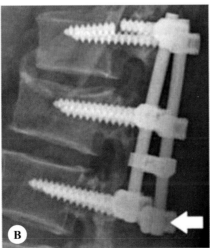
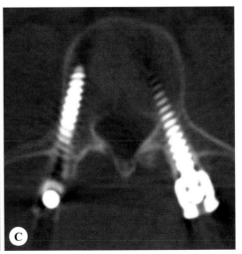

▲ 图 20-5　传统植入物失败：螺钉松动

A. 腰椎正位 X 线片，螺钉周围有透光带和双晕（黑箭），表明螺钉松动。此外，在最上层有螺钉断裂。B. 侧位 X 线片证实下螺丝已拔出（白箭）。C. 本例 CT 扫描未见下螺钉周围有间隙或光环［引自 Wu 等[170]，© CC BY 4.0（https://creativecommons.org/licenses/by/4.0/）]

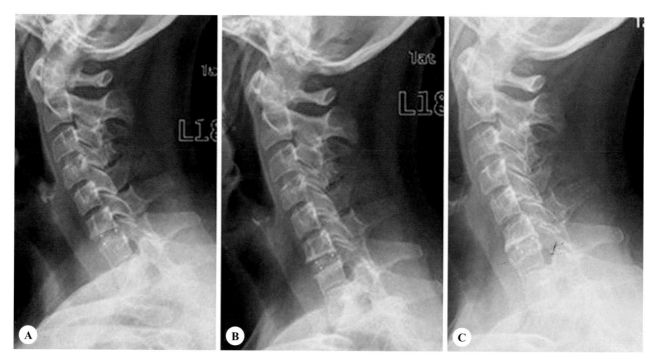

▲ 图 20-6　患者，女，59 岁，C_6/C_7 颈椎椎体侧位片

A. 术后立即行 X 线片显示钛笼放置满意；B. 术后 1 年 C_7 上终板开始下沉；C. 术后 2.5 年有明显的下沉和骨桥形成 [引自 Zajonz 等[272]，©CC BY 4.0（https://creativecommons.org/licenses/by/4.0/）]

邻近节段失败的潜在病理机制被认为是术后急性结构性改变；然而，它也可能是几个月到几年的渐进畸形导致的[181, 183, 184]。事实上，一项多中心回顾性研究报道，最常见的机制是骨折（47%）和软组织损伤（44%）[181, 185]。这个研究还指出，骨折最常发生在胸腰椎区域，而软组织损伤（无骨折或固定失败）最常发生在上胸椎[185]。此外，与其他对照组相比，那些经历胸腰椎邻近节段失败的患者年龄更大，融合节段更少，术后矢状面失衡更严重[185]。可改变的危险因素包括曲率矫正程度、前后融合、椎弓根螺钉结构和残余矢状面不平衡[181, 182]。不可改变的危险因素包括年龄（55 岁以上）、（术前）矢状面不平衡、骨量降低和体重指数[145-150, 181, 182]。

七、肿瘤内固定的最新进展

（一）结构钛网

结构钛网具有强大的机械性能、耐用性、生物相容性、相对容易操作、抗感染和腐蚀等特性，是一种可靠的广泛应用的内置物[186-188]。这包括前柱置换、植入控制和畸形矫正[186-188]。由于其坚固的机械性能、持久的稳定性和良好的临床结果，这些融合器最常用于颈椎和胸腰椎融合病例。

结构性钛网也有助于避免自体移植物的并发症，如移植物骨折和（或）塌陷[186]。这主要是通过它的多孔金属板来实现的，它可以支持高嵌体移植物，直到骨性融合。将移植物植入椎体融合器内，将不活跃的金属融合器转变为具有生物功能的椎体置换物[186]。

使用结构性钛网笼的一个显著优点是避免了自体取骨，并使患者 / 供体免于取骨部位的并发症[186]。避免使用同种异体移植物也可以减少不常见的移植物并发症的机会，如免疫反应和疾病传播[186]。

钛网的多规格性使得它可以用于不同尺寸的缺损（图 20-7 和图 20-8）[186]。为了达到预期的长度，这是使用一种可适应 / 可模压的设计来实现的。此外，钛网也可以通过三维打印定制[187]。

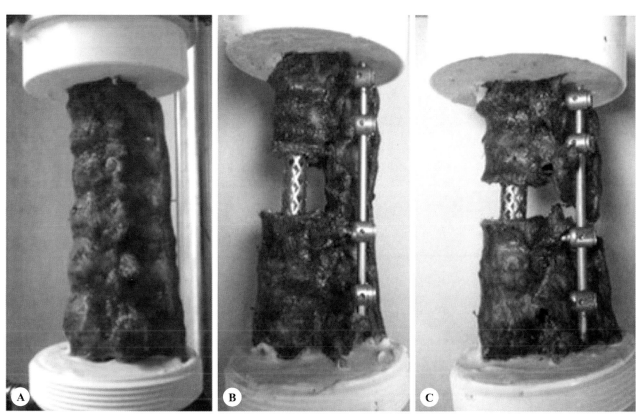

▲ 图 20-7 胸腰椎生物力学模型，描述了两种不同尺寸的 Harms 钛网笼

A. 完整的脊柱；B. 带有 17mm 笼的脊椎切除术；C. 椎体切除应用 10mm 短钛笼［引自 Kim 等[273]，© CC BY 4.0（https://creativecommons.org/licenses/by/4.0/）］

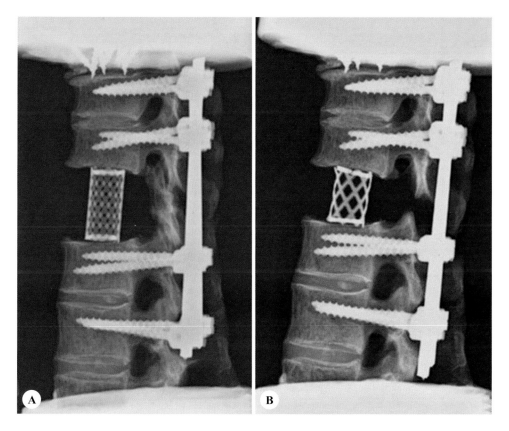

◀ 图 20-8 两种不同尺寸的重建模型的侧位胸腰椎 X 线片

A. 17mm；B. 10mm［引自 Kim 等[273]，© CC BY 4.0（https://creativecommons.org/licenses/by/4.0/）］

需要指出的是，尽管使用钛网融合器有明显的好处，但与传统钛植入物类似的并发症，如下沉，仍然可能发生[186]。

减少下沉的技术包括增加植入物/融合器——终板结构的表面积[189, 190]。根据报道，增加钛笼的末端面积，可以提升27%的负载力[189]。研究表明，这样可以使应力在终板上的分布更加均匀[189]。

（二）碳纤维增强聚合物植入物

CFRP作为植入材料已有20多年的历史。目前的应用主要是椎体置换和（或）椎间融合[190, 191]。CFRP在机械强度、耐久性、生物相容性和放射可透性具有优势[190]。此外，CFRP具有传统金属植入物的强度和稳定性，但其松动/迁移和下沉的发生率明显减少[190]。

此外，CFRP的放射不显影允许术后准确评估骨性融合[162]。CFRP具有与皮质骨相似的弹性模量，因此，与传统的金属植入物相比，这提供了防止应力遮挡和端板下沉的优势，同时显著增加融合率且降低并发症发生[190, 191]。然而，CFRP融合器也有由于刚度不足而失败的报道[191]。

如上所述，PEEK具有耐热性，比大多数金属具有更大的强度和耐久性，不显影，并具有较高的生物相容性[135]。

当与碳纤维结合形成CFRP-PEEK时，PEEK的这些优势进一步增强。CFRP-PEEK可最终融合为皮质骨或松质骨[192]。此外，力学试验表明，PEEK在拉伸、弯曲和压缩试验中强度较低，然而，在加入CFRP后，力学强度显著改善，类似于（人类）皮质骨[193]。

CFRP-PEEK主要用应用于椎间融合器，然而，使用这种技术的椎弓根螺钉和椎弓根棒也得到了发展[162]。它具有高度生物相容性，可以承受长期疲劳/负荷[162]。一项40例患者的回顾性研究分析了可折叠式CFRP-PEEK融合器用于多节段胸腰段重建的临床结果、融合率和椎体恢复率。39例患者获得临床和影像学的成功融合（CFR-PEEK融合器椎体恢复率平均60%）[162, 194]。这些研究表明，CFR-PEEK融合器在实现重建胸腰椎融合有效[194]。

由于弹性模量接近皮质骨，CFRP-PEEK种植入物已被证明可以减少应力并增加使用寿命[179]。这对于结构性骨缺损尤其重要，因为脊柱肿瘤患者的愈合可能会延迟[179]。目前脊柱肿瘤的外科治疗包括椎弓根螺钉和棒系统的固定。由于大多数现代椎弓根螺钉和棒均由钛合金制成，因此具有足够的刚度，但同时由于伪影，也对患者术后的成像提出了独特的挑战[178, 179, 195, 196]。这严重影响局部复发的及时诊断[179]。

此外，传统的金属器械常常阻碍术后放射治疗的计划和管理[178, 179, 195, 196]。金属植入物已经被证明会吸收辐射，从而阻碍放疗效果[195]。因此，CFRP植入物被开发用于提高放射性透明度（产生更少的伪影和吸收更少的辐射），并已被证明有助于后续成像[178, 179, 195, 196]。此外，研究还成功地建立了CFR-PEEK钉棒系统，由于这种图像伪影的缺失和更少的剂量干扰，更适合于患者（适合放射治疗）[178, 179, 195, 196]。

（三）膨胀式椎间融合器

膨胀式椎间融合器对于经微创后路前柱重建特别有价值，因为它们可以用于胸、腰椎重建[197]。除了有多种尺寸可供选择外，膨胀式融合器还可以插入压缩部位，并在原位进行膨胀、撑开[197]。前面提到的许多融合器都是可膨胀的，允许外科医生根据需要修改尺寸（图20-9）。膨胀式融合器已成功用于脊柱重建治疗感染、创伤等，但在脊柱转移肿瘤中并没有详细的报道[198, 199]。

有报道称可膨胀式融合器在脊柱肿瘤手术重建中的应用。一项对95例胸椎和腰椎恶性肿瘤（原发和转移性）患者进行的5年回顾性研究发现，这些患者接受了椎体切除和椎体重建，显示使用膨胀式融合器具有非常积极的结果[200]。具体来说，患者在疼痛数值评分及术后影像学发

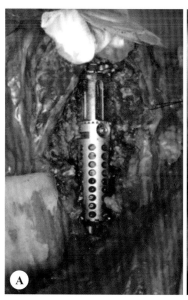
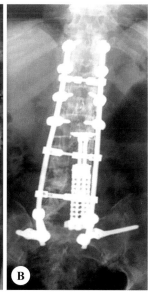
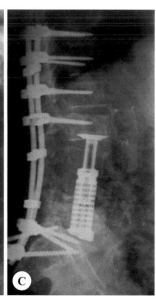

现方面有显著改善，如高度矫正率平均为 14%（最高 118%），矢状面对齐平均改善约 6°（最高 28°）[200]。另一项研究报道了使用单一后路入路治疗 21 例椎体恶性肿瘤，并报道了使用可膨胀椎间融合器直接引起的并发症[201]。这些并发症包括腰椎神经根的牵拉损伤（扩张时）、融合器下沉及由于融合器位置倾斜而不得不翻修手术[201]。

此外，一组 5 例患者接受了多节段颈椎椎体切除术，其中植入了膨胀式融合器，辅以颈椎前路钢板和后方内固定，以确保融合器周围完全融合，结果显示 80% 的患者实现了融合。所有 5 名患者术前后凸畸形得到矫正，疼痛明显减轻[199]。另一项回顾性研究收集和回顾了 24 例转移性脊柱肿瘤患者，这些患者也接受了 T5～L5 可膨胀式融合器的治疗。13 例患者神经功能明显改善，术后无明显并发症[198]。其余患者术后无神经功能恶化[198]。上述两项研究的作者得出结论，膨胀式融合器是一种安全有效的前柱重建方法，可预防脊柱转移性肿瘤进一步神经系统恶化[198, 199]。虽然这种治疗被认为是姑息性的，但它已被证明能立即稳定畸形脊柱，并缓解脊髓压迫、神经根病和（或）轴性疼痛症状[198, 199]。

由于其具有良好的矫正能力，膨胀式融合器为外科医生的治疗提供了多种选择。具体地说，

膨胀式融合器允许单一后路入路进行胸腰椎环形减压和稳定。一项研究报道了该技术在 8 名脊柱恶性肿瘤、结核和创伤性畸形的患者中的应用[202]。作者报道，所有的患者都进行了完全椎体切除术，术后功能得到改善，没有重大的神经并发症[202]。同样，一名 17 岁女性患者 L5 节段纤维组织细胞瘤并伴有严重骨质破坏，接受了后路减压和椎体置换，采用膨胀式融合器和螺钉固定[203]。作者认为可膨胀式融合器可以成功植入（切除后）和术后临床效果良好[203]。

此外，一项实验室研究通过不同的手术方法，比较了两种类似大小的植入物的生物力学稳定性：可膨胀 TLIF 融合器与传统的固定尺寸 ALIF 融合器[204]。在冠状面、轴向面和矢状面，可膨胀 TLIF 融合器的生物力学稳定性与 ALIF 融合器相当[204]。然而，作者指出，可膨胀 TLIF 融合器具有可微创植入和保留脊柱前方张力带的优点[204]。

值得一提的是，我们对膨胀式融合器的长期使用效果和晚期并发症研究较少。只有一项研究注意到使用膨胀式融合器可能出现并发症。Liu 等的研究表明，使用膨胀式融合器的患者沉降率几乎是使用固定融合器的患者的 2 倍[205]。这种现象在术后 1 年被随访观察到[205]。

（四）融合器—螺钉连接装置

椎间融合器的目的是实现前柱融合，而后路内固定和去皮质植骨用于后路融合。虽然椎间融合器可以作为承重装置，但对于长节段切除，临床效果不理想[206]。如前所述，融合器疲劳、下沉和稳定性丧失与融合器前移均可能导致灾难性后果。这在肿瘤病例中尤其如此，因为单个植入物跨越了长节段肿瘤。为了避免这种内固定失败风险和增加内固定强度，已经开发出新型的椎间融合器与脊柱后方负荷分担内置物。

传统上，这是通过后方的螺钉和前方的钛笼共同完成的。此外，基于前路的"Kaneda 器械"也用螺钉固定椎间融合器[207]。理论上加强了整体结构，固定运动节段，防止了并发症的发生。也已经开发出允许椎弓根螺钉与椎体融合器的连接器。通过该连接器，融合器可以相对于椎弓根螺钉平行移动，但同时也抗轴向压缩。这样的结构通过生物力学评价显示有最大的刚度和最小的下沉率[206]。与传统螺钉 – 融合器结构相比，椎弓根 – 融合器连接装置可以使系统的强度提高近40%，下沉减少 50%[206]。

（五）三维打印内置物

即使对最有经验的外科医生来说，重建手术也是一项极具挑战性的工作[208]。解剖的复杂性、缺损独特性及术中各个细节的独特性，都进一步加剧了重建手术的挑战[208]。患者特异性植入物需要与缺损部位精确匹配。对这种植入物的需求推动了技术的进步，尤其是三维打印技术[208]。事实上，美国 FDA 最近增加了对三维打印植入物的批准，允许供应商在常规和复杂的外科手术中使用三维打印植入物[208]。

各种同种异体植入材料，包括陶瓷、金属、聚合物和复合材料，目前都是由三维打印生产的[208]。其中，金属和陶瓷是最常用的骨科植入物，然而，两者都有明显的缺点。金属三维种植体由于机械强度和弹性模量高，与椎体骨模量不匹配，导致潜在应力遮挡、沉降和松动[208]。此外，金属会有伪影，影响术后放射性检查评价。

陶瓷虽然具有良好的生物相容性和生物活性，但具有较低的机械强度、较高的弹性模量和脆性，因此，它们很容易碎裂[208]。最近，利用 PEEK 研究了聚合物作为可持续性三维植入物替代品的使用[208]。如前所述，由于重量轻、强度高、耐用、耐热和耐化学腐蚀，PEEK 具有广泛的应用范围[208]。在脊柱重建领域，PEEK 及其复合材料（CFRP-PEEK）主要用于椎间融合器[208]。

虽然在三维打印中使用 PEEK 具有挑战性，但最近的"融丝制造成型技术"（fused filament fabrication，FFF）改善了三维打印制造[208]。这种专门的打印技术使得几乎任何复杂结构的物品都能完成[208]。

此外，三维打印技术的日益普及，价格逐渐降低，有望使外科医生在治疗过程中生产定制的植入物[208]。到目前为止，FFF 显示出了它的优势，包括成本控制、高效的植入物生产和根据患者定制化设计[208]。然而，最近的文献也指出，针对三维打印的监管范围扩大可能会延长新型植入物的批准和制造[208-210]。

八、生物材料和骨移植

（一）骨移植物

在美国，每年有超过 20 万例脊柱融合术，几乎所有的融合术都是使用自体移植或同种异体移植来实现成功的融合术[211]。最常见的骨移植取材部位包括从脊柱、髂骨、腓骨、肋骨、胫骨和股骨干的手术区域进行的局部自体骨移植[74, 211-214]。理想的骨移植能在最短的时间内促进愈合和融合，减少并发症[211-214]。重要特征包括骨形成（形成骨的能力）、骨传导（促进骨在移植物 / 植入物上的生长）和骨诱导（招募和刺激未成熟细胞发育成成骨细胞）[74, 211-214]。自体移植物和同种异体移植物都具有骨传导特性，但由于自体移植物的骨髓具有生物活性，因此只有自体移植物能直接促进成骨[211]。但是，这也会导致并发症发生率提高[11, 74, 215]。此外，自体移植还存在将感染性和肿瘤组织从采集部位转移到移植部位的风险[11, 74, 211, 215, 216]。

1. 髂骨移植

髂骨取骨是一种有效、安全且易于获取的自体移植来源。它是最常用的取骨部位[212, 213, 217]。髂骨块的特点包括可靠的结构完整性（由于其皮质成分）和骨诱导能力及成骨特性（由于其松质成分）[212, 213, 217]。髂骨取骨不会对髂骨的结构或功能造成过度损伤[212, 213, 216]。然而，近年来，由于对供区发病率/疼痛的关注，这种方法的使用率明显下降[216, 218]，感染也可能发生。髂骨取骨其他缺点包括失血过多、采集部位骨折及皮肤瘢痕形成[11, 212, 213, 219-222]。

2. 带血管的自体骨块

带血管的自体骨块具有独特的优势，由于它能保持血液供应。这直接加快了皮质骨融合和骨质重建[211, 212, 223]。带血管的自体骨块可以通过保留骨细胞和成骨细胞/祖细胞进而避免坏死，最终达到更好的强度、融合和整体可靠性，特别是对于骨缺损较大（＞6cm）的患者[211, 212, 223-227]。有文献报道高达90%的成功率，在脊柱肿瘤重建中，带血管的移植物与非带血管的移植物相比，融合时间更短[223-225]。

带血管的自体移植物的缺点在取材部位损伤大，并发症多。因此，只有在简单情况无法完成的情况下才考虑这种方法[225]。目前文献报道的并发症包括手术时间过长、吻合困难、神经血管损伤、疼痛、不稳定和骨折[223, 225, 227-230]。如果血管床较差，则情况会更加复杂，会阻碍移植骨的再血管化和吸收[217, 224, 231]。

血管化腓骨移植（free vascularized fibula graft，FVFG）是目前最常用的带血管自体骨块[227, 230, 232, 233]。FVFG最初仅用于创伤后骨缺损，然而现在适应证已经扩展到包括感染、恶性肿瘤和先天性原因造成的畸形，以及融合术失败、大节段缺损和骨质量差的患者[217, 230, 232, 233]。FVFG具有独特的特点，如长度、骨量和血液供应[217, 230, 232]。并发症包括吻合口出血伴或不伴血栓形成、肌无力、筋膜室综合征、骨不连、感染和骨折[230, 232, 234]。

带血管的肋骨移植比带血管的腓骨移植更方便，因为它们靠近脊柱，没有明显的供区发病率，而且相对容易获得[72, 228, 235]。椎弓根肋骨移植过去一直局限于脊柱手术，用于矫正脊柱后凸畸形及脊柱感染/坏死病变[228, 235]。血管化肋骨移植在复杂脊柱重建中的临床疗效尚未得到广泛研究，然而，有限的研究发现了与髂骨块移植相似的融合率[72]。同样的研究也表明，与髂骨块移植相比，自体肋骨移植的主要并发症和供区发病率显著降低[72, 235]。

肋骨移植没有髂骨块的结构完整性，这是它的一个缺点。而且，对于非常大的骨缺损，应该用血管化的腓骨移植，肋骨可能并不适用。但是，肋骨移植更加灵活应用在特定区域，比如颈椎后路[228]。

3. 结构性同种异体骨

结构性同种异体骨在脊柱重建中也发挥了重要作用，因为它们提供了相对较高的融合率而不增加供区发病率。虽然自体骨移植仍然是脊柱融合的金标准，但目前的文献表明同种异体骨移植是一种有价值的替代方法[11, 71, 74, 211-213, 215, 222]。同种异体移植物的制备通常是新鲜冷冻或冻干，其免疫原性几乎为0[11, 74, 215]。以往认为，与自体移植物相比，这种方法会导致更高的并发症和失败率[222, 236-238]，但最近的研究表明同种异体和自体移植物之间的融合率相似。此外，在感染、出血、神经血管损伤、翻修手术率或患者满意度方面没有显著差异[222, 237, 238]。然而，在多节段和复杂的病例中，自体移植物仍优于同种异体移植物[11, 222]。同种异体移植的一个独特风险是来自供体的感染传播风险[212, 213, 215, 239]。具体而言，艾滋病毒和肝炎等病毒性疾病传播的风险估计在1/1 600 000～1/200 000[11, 212]。然而，用冷冻干燥的同种异体移植物（冻干），从未有过病毒传播的记录[11, 213]。

当植入同种异体骨时，宿主立即产生免疫反应，通过间充质组织的快速动员开始成骨[240]。愈合过程包括炎症、移植物吸收、新血管形成和新骨形成[74, 213, 240-242]。目前临床使用的同种异体支撑骨包括股骨、胫骨或腓骨[74, 240, 243]。虽然胫骨支撑在脊柱重建中应用不广泛，但它被用于髋关节置换术，用于皮质修复、骨量存储和假体周围骨折的稳定[74, 240-242, 244]。

股骨干同种异体骨移植由于髓腔空而缺乏骨诱导特性[11, 29, 74, 215]。其独特的优点是由于其直径和接触面大，可以抵抗或避免椎体塌陷[29]。此外，股骨干同种异体骨能够避免应力遮挡，部分原因是其功能与自体骨相似[29]。结构性股骨干异体骨大多用于受损骨切除后的脊柱重建，因为它们在临床上能产生良好的融合结果[29, 245, 246]。最近的回顾性分析也显示在骨质疏松脊柱中使用股骨干同种异体骨，能够明显改善后凸和减少下沉[29]。

同种异体腓骨移植应用广泛，用于结构损伤/不稳定的病例[247, 248]。此外，如果患者骨量降低，需要进行必要的内固定[247]。

研究发现了同种异体腓骨移植在颈椎重建中的良好效果，其融合率高达90%以上，且无明显并发症[248-250]。与自体髂骨块移植患者相比，异体腓骨移植患者住院时间也更短[250]。

然而，也有研究指出，异体腓骨移植的愈合失败率高达41%[248, 251]。椎体与移植物表面接触面积的减少也可能使该区域承受过度的"剪应力"进而导致不愈合[248, 252, 253]。此外，多节段颈椎病例经常表现出稳定性下降，这可能使移植物有脱出的风险[248, 252, 253]。

4. 骨块替代品和骨填充物

骨移植替代品和骨填充物避免切除患者自体骨，从而以最小的并发率促进恢复[211, 212, 239]。一般来说，骨移植替代品和骨填充物是合成的或有机的[211-213]。它们被分类为陶瓷[HA、β-磷酸三钙（β-tricalcium phosphate，β-TCP）、硫酸钙]、生长因子[脱矿骨基质（decellularized bone matrix，DBM）、富血小板血浆或BMP][215]。

DBM是同种异体骨经过分离成骨蛋白和骨诱导蛋白（胶原蛋白、非胶原蛋白、胰岛素样生长因子、转化生长因子、成纤维细胞生长因子等生长因子）后的最终产物[74, 215]。收集到的材料如粉末、碎片，可以各种形式用于外科手术[74, 212, 215, 254]。DBM的优点包括容易获得、易于应用[211-213, 254]。剩下的成分包括硫酸钙、卵磷脂、透明质酸和甘油[254]。特别是卵磷脂，已被证明能显著改善融合部位的骨诱导能力[254-256]。除了作为载体使用外，使用注射器注射非常方便[255]。应注意特定的处理要求，如温度水平和存放限制[255, 257]。DBM的缺点包括由于不同的制剂和脱矿方法而导致疗效/成骨活性的差异[255]。

陶瓷作为传统骨移植的一种替代方法，得到了越来越广泛的应用[33, 211-213]。陶瓷的主要类型包括HA、β-TCP、硅酸盐取代的磷酸钙、硫酸钙和以上的组合[72, 215, 258]。陶瓷通过提供良好的支持来提高融合率，但不能刺激骨骼生长。因此，陶瓷必须结合骨诱导材料才能发挥作用，如自体移植/同种异体移植和（或）生长因子[72, 258]。它们来源广泛，供应充足，因此应用成本较低[72, 215]。

（二）磷酸钙骨水泥

PMMA传统骨水泥有着悠久的历史[165]。它的主要功能是占据空间，使种植体紧贴骨骼。然而，是其缺点是有毒成分和不可吸收。具体来说，它的毒性与低血容量、炎症、感染、心脏传导异常等并发症，最终导致骨水泥植入综合征[165]。此外，缺乏可生物降解性使得PMMA容易产生过多的热量[165]。因此，人们的注意力转向了一种更具有生物相容性的替代品，即磷酸钙骨水泥，它不会表现出这种毒性。

除了具有生物可吸收性和生物相容性外，磷酸钙骨水泥还通过促进骨形成和骨重塑促进结构完整性[259-261]。这与传统的 PMMA 形成了鲜明的对比，传统的 PMMA 既不促进骨形成，也无法促进骨重塑[165]。

事实上，涉及绵羊椎体模型的研究证明，PMMA 在术后立即具有更强的刚度，而磷酸钙骨水泥表现出更强的耐受性、组织反应、成骨能力和骨结合能力[259, 260]。此外，一项比较骨质疏松人类脊柱（尸体）的椎体螺钉固定的研究发现，磷酸钙强化螺钉组的刚度和拔出强度明显更大[261]。

目前有关 HA 在脊柱融合术中疗效存在争议[72, 258]。在颈椎椎间融合中，一项Ⅰ级研究显示，尽管临床结果和融合率相似，HA 与传统髂骨植骨相比在结构上存在缺陷，导致植入物塌陷率接近 90%，而髂骨植骨为 10%[258]。此外，四项Ⅳ级研究报道了颈椎椎间总体融合率从 93%～100% 的临床结果，表明 HA 也是髂骨自体移植的有效补充[258]。然而，在腰椎融合术中，HA 并没有更好的优势[258]。一项Ⅲ级回顾性研究和三项Ⅳ级研究得出结论，多孔 HA 在后外侧融合中作为移植物是有价值的，但只有在与其他骨替代品（如自体/同种异体骨移植）一起使用时才有价值[258]。

目前关于使用 β-TCP 也显示了不同的结果。它在腰椎融合术的应用证据还不确定[211-213]；然而，它在颈椎和脊柱侧凸治疗中的应用已显示出良好的融合效果和临床效果[258]。硅酸盐替代磷酸钙是另一种用于脊柱融合的陶瓷材料。硅酸盐被认为通过带负电荷将成骨细胞带到材料表面来促进骨传导和骨诱导[258]。一项Ⅳ级回顾性研究显示，颈椎和腰椎融合率为 76%～90%；然而，目前缺乏足够的高水平研究（Ⅰ级和Ⅱ级）证实这种材料与自体骨移植的临床对比效果[258]。

硫酸钙陶瓷主要用于腰椎融合术，其疗效存在争议。具体来说，一项单节段腰椎融合术的Ⅰ级前瞻性随机研究比较了髂骨块和硫酸钙片混合抽吸骨髓的融合率。与髂骨块组相比，硫酸钙组的融合率显著降低[258]。相反，Ⅱ级和Ⅲ级的前瞻性研究显示和自体髂骨块相比具有相类似的融合

率，87% 和 89% 的融合率（1 节段腰椎融合）及 83% 和 85% 的融合率（2 节段腰椎融合）[258]。这些研究证实硫酸钙陶瓷的有效性和益处[258]。

（三）生物制剂

在寻找最可靠的材料来帮助实现融合方面，生物制剂目前在临床上不断逐步应用。预计在脊柱融合术中对生物制剂的需求将会增加，部分原因是目前的自体移植方法带来的并发症。此外，随着 BMP、干细胞和其他生物制剂的科学和技术的进步，它们在非融合过程中的应用也有望增加。

1. 骨形态发生蛋白

BMP 是一种可以调节干细胞形成骨和软骨生长的细胞因子[72, 211-213, 258]。目前的文献已经确定 BMP 是最有效的成骨生长因子家族[62, 211-213, 239, 256]。许多 BMP 亚型（2、4、6、7、9 和 14）在骨形成中发挥作用[72]。用于患者的 BMP 通常是通过重组表达制造的，称为重组 BMP（recombinant, rhBMP）[262]。目前，rhBMP-2 是目前唯一 FDA 批准的用于脊柱融合（腰椎体间融合）的 BMP，而且在实际临床中也应用于更多领域[72, 212, 213, 262]。

然而，在脊柱肿瘤的治疗中，BMP 的使用是有争议的。由于 BMP 对肿瘤细胞生长的影响，恶性肿瘤患者是使用 BMP 促进脊柱融合的禁忌证[263, 264]。有趣的是，生物学功能研究发现 BMP 在恶性肿瘤的发展和抑制中都有作用[263]。实际上，一项研究显示，高剂量应用 rhBMP-2 随访 2 年发现 11 个患者中新出现 15 个肿瘤，而对照组中仅出现 2 个肿瘤[265]。在 5 年的随访中，高剂量应用 rhBMP-2 组的癌症发生率仍然显著增加[265]。也有研究表明，在普通人群中使用 BMP 是安全的。一项为期 5 年的回顾性分析检查了近 47 万名接受脊柱融合术的患者，癌症病例的发生率并没有显著增加[266]，证明 BMP 临床的使用与癌症增加风险无关，这项研究的平均随访期约为 3 年[266]。此外，一项 7300 人的纵向病例队列研究也发现，腰椎关节融合术中 BMP 的使用与癌症风险或死亡率

无关[264]。有报道 BMP 的使用与随后的癌症发生风险和死亡率之间缺乏相关性[264]。

2. 间充质干细胞

间充质干细胞（mesenchymal stem cell，MSC）可分化为三种细胞系，即成骨细胞、脂肪细胞和软骨细胞。它们的主要作用是替代受损细胞和刺激组织再生[212, 213, 267]。从脂肪组织、骨髓、骨膜和（或）骨骼肌中获得的骨髓间充质干细胞都显示出了分化为成骨细胞的能力，从而诱导成骨[267]。值得一提的是，间充质干细胞最常见的来源是骨髓

穿刺[268]。骨髓穿刺的采集通常是术中从髂骨后经皮进行，与传统的髂骨取骨相比，其局部发病率显著降低[267, 268]。

动物模型的研究表明，间充质干细胞与传统自体骨移植的融合率相似[267, 269]。一些研究表明，骨髓间充质干细胞的融合率远高于自体移植，然而，其他人的研究结果恰恰相反[267, 269]。由于可获得的干细胞的稀缺性和复杂性，其临床研究和随后的应用目前仍受到限制[267, 269]。虽然有希望，但这些细胞的使用是否能直接临床转化仍不确定。

参考文献

[1] Xu J, Murphy SL, Kochanek KD, Bastian B, Arias E. Deaths: final data for 2016. Natl Vital Stat Rep Cent Dis Control Prev Natl Cent Health Stat Natl Vital Stat Syst. 2018;67(5):1–76.

[2] Franceschi S, Wild CP. Meeting the global demands of epidemiologic transition — the indispensable role of cancer prevention. Mol Oncol. 2013;7(1):1–13. https://doi.org/10.1016/j.molonc.2012.10.010.

[3] Fitzmaurice C, Akinyemiju TF, Al Lami FH, et al. Global, regional, and national cancer incidence, mortality, years of life lost, years lived with disability, and disability-adjusted life-years for 29 cancer groups, 1990 to 2016. JAMA Oncol. 2018;4(11) https://doi.org/10.1001/jamaoncol.2018.2706.

[4] Bray F, Jemal A, Grey N, Ferlay J, Forman D. Global cancer transitions according to the Human Development Index (2008–2030): a population-based study. Lancet Oncol. 2012;13(8):790–801. https://doi.org/10.1016/S1470-2045(12)70211-5.

[5] Budczies J, von Winterfeld M, Klauschen F, et al. The landscape of metastatic progression patterns across major human cancers. Oncotarget. 2014;6(1):570–83.

[6] Maccauro G, Spinelli MS, Mauro S, Perisano C, Graci C, Rosa MA. Physiopathology of spine metastasis. Int J Surg Oncol. 2011;2011:107969. https:// doi.org/10.1155/2011/107969.

[7] Ziu E, Mesfin FB. Cancer, spinal metastasis. In: StatPearls. Treasure Island (FL): StatPearls Publishing; 2020. http://www.ncbi.nlm.nih.gov/books/NBK441950/. Accessed 9 Feb 2020.

[8] Harrington KD. Orthopedic surgical management of skeletal complications of malignancy. Cancer. 1997;80(8 Suppl):1614–27. https://doi.org/10.1002/ (sici)1097-0142(19971015)80:8+<1614::aidcncr12> 3.3.co;2-0.

[9] Deyo RA, Mirza SK, Martin BI, Kreuter W, Goodman DC, Jarvik JG. Trends, major medical complications, and charges associated with surgery for lumbar spinal stenosis in older adults. JAMA J Am Med Assoc. 2010;303(13):1259–65. https://doi.org/10.1001/jama.2010.338.

[10] Sobottke R, Csécsei G, Kaulhausen T, et al. Spinal surgery in the elderly: does age have an influence on the complication rate? Orthopade. 2008;37(4):367–73. https://doi.org/10.1007/s00132-008-1233-5.

[11] Dunning EC, Butler JS, Morris S. Complications in the management of metastatic spinal disease. World J Orthop. 2012;3(8):114–21. https://doi.org/10.5312/wjo.v3.i8.114.

[12] Riskin DJ, Longaker MT, Gertner M, Krummel TM. Innovation in surgery. Ann Surg. 2006;244(5):686–93. https://doi.org/10.1097/01.sla.0000242706.91771.ce.

[13] Delank K-S, Wendtner C, Eich HT, Eysel P. The treatment of spinal metastases. Dtsch Ärztebl Int. 2011;108(5):71–80. https://doi.org/10.3238/ arztebl.2011.0071.

[14] National Collaborating Centre for Cancer (UK). Metastatic spinal cord compression: diagnosis and management of patients at risk of or with metastatic spinal cord compression. Cardiff (UK): National Collaborating Centre for Cancer (UK); 2008. http://www.ncbi.nlm.nih.gov/books/NBK55007/. Accessed 9 Feb 2020.

[15] Fisher CG, DiPaola CP, Ryken TC, et al. A novel classification system for spinal instability in neoplastic disease: an evidence-based approach and expert consensus from the Spine Oncology Study Group. Spine. 2010;35(22):E1221–9. https://doi.org/10.1097/BRS.0b013e3181e16ae2.

[16] Kelly RP, Whitesides TE. Treatment of lumbodorsal fracture-dislocations. Ann Surg. 1968;167(5):705–17.

[17] Denis F. The three column spine and its significance in the classification of acute thoracolumbar spinal injuries. Spine. 1983;8(8):817–31. https://doi.org/10.1097/00007632-198311000-00003.

[18] Vaccaro AR, Lehman RA, Hurlbert RJ, et al. A new classification of thoracolumbar injuries: the importance of injury morphology, the integrity of the posterior ligamentous complex, and neurologic status. Spine. 2005;30(20):2325–33. https://doi.org/10.1097/01.brs.0000182986.43345.cb.

[19] Vaccaro AR, Hulbert RJ, Patel AA, et al. The subaxial cervical spine injury classification system: a novel approach to recognize the importance of morphology, neurology, and integrity of the disco-ligamentous complex. Spine. 2007;32(21):2365–74. https://doi.org/10.1097/BRS.0b013e3181557b92.

[20] Taneichi H, Kaneda K, Takeda N, Abumi K, Satoh S. Risk factors and probability of vertebral body collapse in metastases of the thoracic and lumbar spine. Spine. 1997;22(3):239–45. https://doi.org/10.1097/00007632-199702010-00002.

[21] Turner JA, Ersek M, Herron L, Deyo R. Surgery for lumbar spinal stenosis. Attempted meta-analysis of the literature. Spine. 1992;17(1):1–8. https://doi.org/10.1097/00007632-199201000-00001.

[22] Katz JN, Lipson SJ, Lew RA, et al. Lumbar laminectomy alone or with instrumented or noninstrumented arthrodesis in degenerative lumbar spinal stenosis. Patient selection, costs, and surgical outcomes. Spine.

1997;22(10):1123–31. https://doi. org/10.1097/00007632–199705150–00012.

[23] Voulgaris S, Alexiou GA, Mihos E, et al. Posterior approach to ventrally located spinal meningiomas. Eur Spine J. 2010;19(7):1195–9. https://doi. org/10.1007/s00586–010–1295–z.

[24] Steck JC, Dietze DD, Fessler RG. Posterolateral approach to intradural extramedullary thoracic tumors. J Neurosurg. 1994;81(2):202–5. https://doi. org/10.3171/jns.1994.81.2.0202.

[25] St Clair SF, McLain RF. Posterolateral spinal cord decompression in patients with metastasis: an endoscopic assisted approach. Surg Technol Int. 2006;15:257–63.

[26] Chiu Y-C, Yang S-C, Kao Y-H, Tu Y-K. Single posterior approach for circumferential decompression and anterior reconstruction using cervical trabecular metal mesh cage in patients with metastatic spinal tumour. World J Surg Oncol. 2015;13:256. https:// doi.org/10.1186/s12957–015–0685–4.

[27] Lau D, Chou D. Posterior thoracic corpectomy with cage reconstruction for metastatic spinal tumors: comparing the mini-open approach to the open approach. J Neurosurg Spine. 2015;23(2):217–27. https://doi.org/10.3171/2014.12.SPINE14543.

[28] Zeng H, Shen X, Luo C, et al. Comparison of three surgical approaches for cervicothoracic spinal tuberculosis: a retrospective case–control study. J Orthop Surg. 2015;10:100. https://doi.org/10.1186/ s13018–015–0238–0.

[29] Chang B-S, Jung J-H, Park S-M, Lee SH, Lee C-K, Kim H. Structural femoral shaft allografts for anterior spinal column reconstruction in osteoporotic spines. Biomed Res Int. 2016;2016:8681957. https:// doi.org/10.1155/2016/8681957.

[30] Harrington KD. Anterior cord decompression and spinal stabilization for patients with metastatic lesions of the spine. J Neurosurg. 1984;61(1):107–17. https://doi.org/10.3171/ jns.1984.61.1.0107.

[31] Cooper PR, Errico TJ, Martin R, Crawford B, DiBartolo T. A systematic approach to spinal reconstruction after anterior decompression for neoplastic disease of the thoracic and lumbar spine. Neurosurgery. 1993;32(1):1–8. https://doi. org/10.1227/00006123–199301000–00001.

[32] Yao KC, Boriani S, Gokaslan ZL, Sundaresan N. En bloc spondylectomy for spinal metastases: a review of techniques. Neurosurg Focus. 2003;15(5):E6. https://doi.org/10.3171/foc.2003.15.5.6.

[33] Kim K, Miller D, de Gonzalez A, et al. Occupational radiation doses to operators performing fluoroscopically-guided procedures. Health Phys. 2012;103(1):80–99. https://doi.org/10.1097/ HP.0b013e31824dae76.

[34] Luzzati AD, Shah S, Gagliano F, Perrucchini G, Scotto G, Alloisio M. Multilevel en bloc spondylectomy for tumors of the thoracic and lumbar spine is challenging but rewarding. Clin Orthop. 2015;473(3):858–67. https://doi.org/10.1007/ s11999–014–3578–x.

[35] Amendola L, Cappuccio M, De Iure F, Bandiera S, Gasbarrini A, Boriani S. En bloc resections for primary spinal tumors in 20 years of experience: effectiveness and safety. Spine J Off J North Am Spine Soc. 2014;14(11):2608–17. https://doi.org/10.1016/j.spinee.2014.02.030.

[36] Huang W, Wei H, Cai W, et al. Total en bloc spondylectomy for solitary metastatic tumors of the fourth lumbar spine in a posterior-only approach. World Neurosurg. 2018;120:e8–e16. https://doi.org/10.1016/j.wneu.2018.06.251.

[37] Jones M, Holton J, Hughes S, Czyz M. Total en bloc spondylectomy. J Spine Surg. 2018;4(3):663–5. https://doi.org/10.21037/jss.2018.06.12.

[38] Shimizu T, Murakami H, Demura S, et al. Total en bloc spondylectomy for primary tumors of the lumbar spine. Medicine (Baltimore). 2018;97(37):e12366. https://doi.org/10.1097/ MD.0000000000012366.

[39] Zaidi HA, Awad A-W, Dickman CA. Complete spondylectomy using orthogonal spinal fixation and combined anterior and posterior approaches for thoracolumbar spinal reconstruction: technical nuances and clinical results. Clin Spine Surg. 2017;30(4):E466–74. https://doi.

org/10.1097/ BSD.0000000000000292.

[40] Sciubba DM, De la Garza RR, Goodwin CR, et al. Total en bloc spondylectomy for locally aggressive and primary malignant tumors of the lumbar spine. Eur Spine J Off Publ Eur Spine Soc Eur Spinal Deform Soc Eur Sect Cerv Spine Res Soc. 2016;25(12):4080–7. https://doi.org/10.1007/ s00586–016–4641–y.

[41] Tomita K, Kawahara N, Murakami H, Demura S. Total en bloc spondylectomy for spinal tumors: improvement of the technique and its associated basic background. J Orthop Sci. 2006;11(1):3–12. https:// doi.org/10.1007/s00776–005–0964–y.

[42] Zoccali C, Scotto G, Cannavò L, Baldi J, Scaffidi-Argentina U, Luzzati A. En bloc spondylectomy in patients older than 60 years: indications, results and complications in a series of 37 patients. Eur Spine J. 2019;28(6):1512–9. https://doi.org/10.1007/ s00586–019–05970–x.

[43] Neves RPM, Oliveira VC, Costa LMD, et al. Major complications following total en bloc spondylectomy for giant-cell tumor. J Surg Case Rep. 2014;2014(1):rjt131. https://doi.org/10.1093/jscr/ rjt131.

[44] Zeng H, Zhang P, Shen X, et al. One-stage posterior-only approach in surgical treatment of single-segment thoracic spinal tuberculosis with neurological deficits in adults: a retrospective study of 34 cases. BMC Musculoskelet Disord. 2015;16:186. https://doi. org/10.1186/s12891–015–0640–0.

[45] Huang L, Chen K, Ye J, et al. Modified total en bloc spondylectomy for thoracolumbar spinal tumors via a single posterior approach. Eur Spine J. 2013;22(3):556–64. https://doi.org/10.1007/ s00586–012–2460–3.

[46] Yokogawa N, Murakami H, Demura S, et al. Perioperative complications of total en bloc spondylectomy: adverse effects of preoperative irradiation. PLoS One. 2014;9(6):e98797. https://doi. org/10.1371/journal.pone.0098797.

[47] Han X, Zhu Y, Cui C, Wu Y. A meta-analysis of circumferential fusion versus instrumented posterolateral fusion in the lumbar spine. Centre for Reviews and Dissemination (UK); 2009. https://www.ncbi. nlm. nih.gov/books/NBK78128/. Accessed 9 Feb 2020.

[48] Cho JH, Ha J-K, Hwang CJ, Lee D-H, Lee CS. Patterns of treatment for metastatic pathological fractures of the spine: the efficacy of each treatment modality. Clin Orthop Surg. 2015;7(4):476–82. https://doi. org/10.4055/cios.2015.7.4.476.

[49] Epstein NE. Spine surgery in geriatric patients: sometimes unnecessary, too much, or too little. Surg Neurol Int. 2011;2:188. https://doi. org/10.4103/2152–7806.91408.

[50] Cloyd JM, Acosta FL, Cloyd C, Ames CP. Effects of age on perioperative complications of extensive multilevel thoracolumbar spinal fusion surgery: clinical article. J Neurosurg Spine. 2010;12(4):402–8. https://doi.org/10.3171/2009.10.SPINE08741.

[51] POORMAN GW, MOON JY, WANG C, et al. Rates of mortality in lumbar spine surgery and factors associated with its occurrence over a 10–year period: a study of 803,949 patients in the nationwide inpatient sample. Int J Spine Surg. 2018;12(5):617–23. https://doi. org/10.14444/5076.

[52] Chen X, Mao G, Leng SX. Frailty syndrome: an overview. Clin Interv Aging. 2014;9:433–41. https:// doi.org/10.2147/CIA.S45300.

[53] Ethun CG, Bilen MA, Jani AB, Maithel SK, Ogan K, Master VA. Frailty and cancer: implications for oncology surgery, medical oncology, and radiation oncology. CA Cancer J Clin. 2017;67(5):362–77. https://doi.org/10.3322/caac.21406.

[54] Moskven E, Bourassa-Moreau é, Charest-Morin R, Flexman A, Street J. The impact of frailty and sarcopenia on postoperative outcomes in adult spine surgery. A systematic review of the literature. Spine J Off J North Am Spine Soc. 2018;18(12):2354–69. https://doi.org/10.1016/ j.spinee.2018.07.008.

[55] De la Garza RR, Goodwin CR, Jain A, et al. Development of a metastatic spinal tumor frailty index (MSTFI) using a nationwide

database and its association with inpatient morbidity, mortality, and length of stay after spine surgery. World Neurosurg. 2016;95:548–555. e4. https://doi.org/10.1016/j. wneu.2016.08.029.

[56] Park SB, Chung CK. Strategies of spinal fusion on osteoporotic spine. J Korean Neurosurg Soc. 2011;49(6):317–22. https://doi.org/10.3340/jkns.2011.49.6.317.

[57] Camacho PM, Petak SM, Binkley N, et al. American Association of Clinical Endocrinologists and American College of Endocrinology Clinical Practice Guidelines for the diagnosis and treatment of postmenopausal osteoporosis — 2016. Endocr Pract. 2016;22(Supplement 4):1–42. https://doi. org/10.4158/EP161435.GL.

[58] Final recommendation statement: osteoporosis to prevent fractures: screeninga US Preventive Services Task Force. https://www.usprevent iveservicestaskforce.org/Page/Document/RecommendationStatementFinal/osteoporosisscreening1. Accessed 9 Feb 2020.

[59] Kanis JA, Johnell O, Oden A, Johansson H, McCloskey E. FRAX and the assessment of fracture probability in men and women from the UK. Osteoporos Int J Establ Result Coop Eur Found Osteoporos Natl Osteoporos Found USA. 2008;19(4):385–97. https://doi.org/10.1007/s00198–007–0543–5.

[60] Kim D, Menger RP. Spine sagittal balance. In: StatPearls. Treasure Island (FL): StatPearls Publishing; 2020. http://www.ncbi.nlm.nih.gov/books/NBK534858/. Accessed 9 Feb 2020.

[61] Roussouly P, Nnadi C. Sagittal plane deformity: an overview of interpretation and management. Eur Spine J. 2010;19(11):1824–36. https://doi. org/10.1007/s00586–010–1476–9.

[62] Makhni MC, Shillingford JN, Laratta JL, Hyun S-J, Kim YJ. Restoration of sagittal balance in spinal deformity surgery. J Korean Neurosurg Soc. 2018;61(2):167–79. https://doi.org/10.3340/jkns.2017.0404.013.

[63] Kim T-K, Cho W, Youn SM, Chang U-K. The effect of perioperative radiation therapy on spinal bone fusion following spine tumor surgery. J Korean Neurosurg Soc. 2016;59(6):597–603. https://doi.org/10.3340/jkns.2016.59.6.597.

[64] Heidecke V, Rainov NG, Burkert W. Results and outcome of neurosurgical treatment for extradural metastases in the cervical spine. Acta Neurochir. 2003;145(10):873–80; discussion 880–881. https://doi.org/10.1007/s00701–003–0107–1.

[65] Wound healing after radiation therapy: review of the literature | Radiation Oncology | Full Text. https://ro-journal. biomedcentral.com/articles/10.1186/1748– 717X-7–162. Accessed 9 Feb 2020.

[66] Wallace HA, Basehore BM, Zito PM. Wound healing phases. In: StatPearls. Treasure Island (FL): StatPearls Publishing; 2020. http://www.ncbi. nlm.nih.gov/books/NBK470443/. Accessed 9 Feb 2020.

[67] Payne WG, Naidu DK, Wheeler CK, et al. Wound healing in patients with cancer. Eplasty. 2008;8:e9.

[68] Bray FN, Simmons BJ, Wolfson AH, Nouri K. Acute and chronic cutaneous reactions to ionizing radiation therapy. Dermatol Ther. 2016;6(2):185–206. https:// doi.org/10.1007/s13555–016–0120–y.

[69] Ryan JL. Ionizing radiation: the good, the bad, and the ugly. J Invest Dermatol. 2012;132(3 Pt 2):985–93. https://doi.org/10.1038/jid.2011.411.

[70] Park H-Y, Lee S-H, Park S-J, Kim E-S, Lee C-S, Eoh W. Surgical management with radiation therapy for metastatic spinal tumors located on cervicothoracic junction: a single center study. J Korean Neurosurg Soc. 2015;57(1):42–9. https://doi.org/10.3340/ jkns.2015.57.1.42.

[71] Gupta A, Kukkar N, Sharif K, Main BJ, Albers CE, El-Amin SF III. Bone graft substitutes for spine fusion: a brief review. World J Orthop. 2015;6(6):449–56. https://doi.org/10.5312/wjo. v6.i6.449.

[72] Vaz K, Verma K, Protopsaltis T, Schwab F, Lonner B, Errico T. Bone grafting options for lumbar spine surgery: a review examining clinical efficacy and complications. SAS J. 2010;4(3):75–86. https://doi.

org/10.1016/j.esas.2010.01.004.

[73] Polo-Corrales L, Latorre-Esteves M, Ramirez-Vick JE. Scaffold design for bone regeneration. J Nanosci Nanotechnol. 2014;14(1):15–56.

[74] Roberts TT, Rosenbaum AJ. Bone grafts, bone substitutes and orthobiologics. Organogenesis. 2012;8(4):114–24. https://doi.org/10.4161/ org.23306.

[75] Morcuende JA, Gomez P, Stack J, et al. Effect of chemotherapy on segmental bone healing enhanced by rhBMP-2. Iowa Orthop J. 2004;24:36–42.

[76] Baskar R, Lee KA, Yeo R, Yeoh K-W. Cancer and radiation therapy: current advances and future directions. Int J Med Sci. 2012;9(3):193–9. https://doi. org/10.7150/ijms.3635.

[77] Liang T, Wan Y, Zou X, Peng X, Liu S. Is surgery for spine metastasis reasonable in patients older than 60 years? Clin Orthop. 2013;471(2):628–39. https:// doi.org/10.1007/s11999–012–2699–3.

[78] Kaliberov SA, Buchsbaum DJ. Chapter Sevena "Cancer treatment with gene therapy and radiation therapy". In: Curiel DT, Fisher PB, editors. Advances in cancer research. Vol 115. Applications of viruses for cancer therapy. Academic Press; 2012. p. 221–63. https://doi. org/10.1016/ B978–0–12–398342–8.00007–0.

[79] Alemdaroğlu KB, Atlıhan D, Çimen O, Kılın? CY, İltar S. Morphometric effects of acute shortening of the spine: the kinking and the sliding of the cord, response of the spinal nerves. Eur Spine J. 2007;16(9):1451–7. https://doi.org/10.1007/ s00586–007–0325–y.

[80] Moon M-S, Lee B-J, Kim S-S. Spinal deformity. Indian J Orthop. 2010;44(2):123. https://doi. org/10.4103/0019–5413.61725.

[81] Kawahara N, Tomita K, Baba H, Kobayashi T, Fujita T, Murakami H. Closing-opening wedge osteotomy to correct angular kyphotic deformity by a single posterior approach. Spine. 2001;26(4):391–402. https://doi. org/10.1097/00007632–200102150–00016.

[82] Kawahara N, Tomita K, Kobayashi T, Abdel-Wanis ME, Murakami H, Akamaru T. Influence of acute shortening on the spinal cord: an experimental study. Spine. 2005;30(6):613–20. https://doi. org/10.1097/01.brs.0000155407.87439.a2.

[83] Kamel I, Barnette R. Positioning patients for spine surgery: avoiding uncommon position-related complications. World J Orthop. 2014;5(4):425–43. https://doi.org/10.5312/wjo.v5.i4.425.

[84] Stecker MM. A review of intraoperative monitoring for spinal surgery. Surg Neurol Int. 2012;3(Suppl 3):S174–87. https://doi. org/10.4103/2152–7806.98579.

[85] Ibrahim T, Mrowczynski O, Zalatimo O, et al. The impact of neurophysiological intraoperative monitoring during spinal cord and spine surgery: a critical analysis of 121 cases. Cureus. 2017;9(11):e1861. https://doi.org/10.7759/cureus.1861.

[86] Hadley MN, Shank CD, Rozzelle CJ, Walters BC. Guidelines for the use of electrophysiological monitoring for surgery of the human spinal column and spinal cord. Neurosurgery. 2017;81(5):713–32. https://doi. org/10.1093/neuros/nyx466.

[87] Lyaker MR, Tulman DB, Dimitrova GT, Pin RH, Papadimos TJ. Arterial embolism. Int J Crit Illn Inj Sci. 2013;3(1):77. https://doi. org/10.4103/2229–5151.109429.

[88] Patsalides A, Leng LZ, Kimball D, et al. Preoperative catheter spinal angiography and embolization of cervical spinal tumors: outcomes from a single center. Interv Neuroradiol. 2016;22(4):457–65. https:// doi. org/10.1177/1591019916637340.

[89] Hu SS. Blood loss in adult spinal surgery. Eur Spine J. 2004;13(Suppl 1):S3–5. https://doi.org/10.1007/ s00586–004–0753–x.

[90] Irita K. Risk and crisis management in intraoperative hemorrhage: human factors in hemorrhagic critical events. Korean J Anesthesiol. 2011;60(3):151–60. https://doi.org/10.4097/kjae.2011.60.3.151.

[91] Casualties I of M (US) C on FR for C, Pope A, French G, Longnecker DE. Pathophysiology of Acute Hemorrhagic Shock. National Academies Press (US); 1999. https://www.ncbi.nlm.nih.gov/ books/

NBK224592/. Accessed 10 Feb 2020.

[92] Gupta RK, Fahim M. Regulation of cardiovascular functions during acute blood loss. Indian J Physiol Pharmacol. 2005;49(2):213–9.

[93] Kobayashi K, Ozkan E, Tam A, Ensor J, Wallace MJ, Gupta S. Preoperative embolization of spinal tumors: variables affecting intraoperative blood loss after embolization. Acta Radiol Stockh Swed 1987. 2012;53(8):935–42. https://doi.org/10.1258/ ar.2012.120314.

[94] Awad A-W, Almefty KK, Ducruet AF, et al. The efficacy and risks of preoperative embolization of spinal tumors. J Neurointerv Surg. 2016;8(8):859–64. https://doi.org/10.1136/neurintsurg-2015–011833.

[95] Wilson MA, Cooke DL, Ghodke B, Mirza SK. Retrospective analysis of preoperative embolization of spinal tumors. Am J Neuroradiol. 2010;31(4):656–60. https://doi.org/10.3174/ajnr.A1899.

[96] Griessenauer CJ, Salem M, Hendrix P, Foreman PM, Ogilvy CS, Thomas AJ. Preoperative embolization of spinal tumors: a systematic review and meta-analysis. World Neurosurg. 2016;87:362 71. https://doi.org/10.1016/j.wneu.2015.11.064.

[97] Shi HB, Suh DC, Lee HK, et al. Preoperative transarterial embolization of spinal tumor: embolization techniques and results. AJNR Am J Neuroradiol. 1999;20(10):2009–15.

[98] Nair S, Gobin YP, Leng LZ, et al. Preoperative embolization of hypervascular thoracic, lumbar, and sacral spinal column tumors: technique and outcomes from a single center. Interv Neuroradiol. 2013;19(3):377–85.

[99] Hong CG, Cho JH, Suh DC, Hwang CJ, Lee D-H, Lee CS. Preoperative embolization in patients with metastatic spinal cord compression: mandatory or optional? World J Surg Oncol. 2017;15(1):45. https://doi.org/10.1186/s12957–017–1118–3.

[100] Berkefeld J, Scale D, Kirchner J, Heinrich T, Kollath J. Hypervascular spinal tumors: influence of the embolization technique on perioperative hemorrhage. Am J Neuroradiol. 1999;20(5):757–63.

[101] Breslau J, Eskridge JM. Preoperative embolization of spinal tumors. J Vasc Interv Radiol JVIR. 1995;6(6):871–5. https://doi.org/10.1016/ s1051–0443(95)71205–2.

[102] Prince EA, Ahn SH. Interventional management of vertebral body metastases. Semin Interv Radiol. 2013;30(3):278–81. https://doi.org/10.105 5/s-0033–1353480.

[103] Barak M, Yoav L, Abu el-Naaj I. Hypotensive anesthesia versus normotensive anesthesia during major maxillofacial surgery: a review of the literature. ScientificWorldJournal. 2015;2015:480728. https://doi.org/10.1155/2015/480728.

[104] Kiabi FH, Soleimani A, Habibi MR. Neuroprotective effect of low mean arterial pressure on postoperative cognitive deficit attenuated by prolonged coronary artery bypass time: a meta-analysis. Braz J Cardiovasc Surg. 2019;34(6):739–48. https://doi.org/10.21470/1678–9741–2018–0263.

[105] Leone M, Asfar P, Radermacher P, Vincent J-L, Martin C. Optimizing mean arterial pressure in septic shock: a critical reappraisal of the literature. Crit Care. 2015;19(1):101. https://doi.org/10.1186/ s13054–015–0794–z.

[106] Martinowitz U, Saltz R. Fibrin sealant. Curr Opin Hematol. 1996;3(5):395–402. https://doi.org/10.1097/00062752–199603050–00011.

[107] Hauser CJ. Hemostasis of solid viscus trauma by intraparenchymal injection of fibrin glue. Arch Surg Chic Ill 1960. 1989;124(3):291–3. https://doi.org/10.1001/archsurg.1989.01410030037006.

[108] Chiara O, Cimbanassi S, Bellanova G, et al. A systematic review on the use of topical hemostats in trauma and emergency surgery. BMC Surg. 2018;18(1):68. https://doi.org/10.1186/s12893–018–0398–z.

[109] Mankad PS, Codispoti M. The role of fibrin sealants in hemostasis. Am J Surg. 2001;182(2 Suppl):21S–8S. https://doi.org/10.1016/ s0002–9610(01)00773–5.

[110] Jackson MR. Fibrin sealants in surgical practice: an overview. Am

J Surg. 2001;182(2 Suppl):1S–7S. https://doi.org/10.1016/s0002–9610(01)00770–x.

[111] Tominaga H, Setoguchi T, Tanabe F, et al. Risk factors for venous thromboembolism after spine surgery. Medicine (Baltimore). 2015;94(5):e466. https://doi.org/10.1097/MD.0000000000000466.

[112] Yang S-D, Liu H, Sun Y-P, et al. Prevalence and risk factors of deep vein thrombosis in patients after spine surgery: a retrospective case-cohort study. Sci Rep. 2015;5:11834. https://doi.org/10.1038/ srep11834.

[113] Al-Dujaili TM, Majer CN, Madhoun TE, Kassis SZ, Saleh AA. Deep venous thrombosis in spine surgery patients: incidence and hematoma formation. Int Surg. 2012;97(2):150–4. https://doi.org/10.9738/ CC71.1.

[114] Berger-Richardson D, Xu RS, Gladdy RA, McCart JA, Govindarajan A, Swallow CJ. Glove and instrument changing to prevent tumour seeding in cancer surgery: a survey of surgeons' beliefs and practices. Curr Oncol. 2018;25(3):e200–8. https://doi.org/10.3747/co.25.3924.

[115] Moran B, Wynne B, Thomas S, Griffin M, McMenamin M, Ormond P. Malignant cytology in washings of mohs micrographic surgery instruments. Dermatol Surg. 2013;39(1pt1):133–5. https://doi.org/10.1111/j.1524–4725.2012.02517.x.

[116] Lu Z, Wang J, Wientjes MG, Au JL-S. Intraperitoneal therapy for peritoneal cancer. Future Oncol Lond Engl. 2010;6(10):1625–41. https://doi.org/10.2217/ fon.10.100.

[117] Muraoka M, Oka T, Akamine S, et al. Modified intrapleural cisplatin treatment for lung cancer with positive pleural lavage cytology or malignant effusion. J Surg Oncol. 2006;93(4):323–9. https://doi.org/10.1002/jso.20470.

[118] Kumar N, Zaw AS, Kantharajanna SB, Khoo BL, Lim CT, Thiery JP. Metastatic efficiency of tumour cells can be impaired by intraoperative cell salvage process: truth or conjecture? Transfus Med Oxf Engl. 2017;27(Suppl 5):327–34. https://doi.org/10.1111/ tme.12453.

[119] Kumar N, Zaw AS, Khoo BL, et al. Intraoperative cell salvage in metastatic spine tumour surgery reduces potential for reinfusion of viable cancer cells. Eur Spine J Off Publ Eur Spine Soc Eur Spinal Deform Soc Eur Sect Cerv Spine Res Soc. 2016;25(12):4008–15. https://doi.org/10.1007/ s00586–016–4478–4.

[120] Goubran HA, Elemary M, Radosevich M, Seghatchian J, El-Ekiaby M, Burnouf T. Impact of transfusion on cancer growth and outcome. Cancer Growth Metastas. 2016;9:1–8. https://doi.org/10.4137/ CGM.S32797.

[121] Cata JP, Gottumukkala V. Blood transfusion practices in cancer surgery. Indian J Anaesth. 2014;58(5):637–42. https://doi.org/10.4103/0019–5049.144675.

[122] Trudeau JD, Waters T, Chipperfield K. Should intraoperative cell-salvaged blood be used in patients with suspected or known malignancy? Can J Anesth Can Anesth. 2012;59(11):1058–70. https://doi.org/10.1007/s12630–012–9781–x.

[123] Esper SA, Waters JH. Intra-operative cell salvage: a fresh look at the indications and contraindications. Blood Transfus. 2011;9(2):139–47. https://doi.org/10.2450/2011.0081–10.

[124] Wu P-K, Chen C-F, Chen C-M, et al. Intraoperative extracorporeal irradiation and frozen treatment on tumor-bearing autografts show equivalent outcomes for biologic reconstruction. Clin Orthop. 2018;476(4):877–89. https://doi.org/10.1007/ s11999.0000000000000022.

[125] Sangsin A, Murakami H, Shimizu T, Kato S, Tsuchiya H. Four-year survival of a patient with spinal metastatic acinic cell carcinoma after a total en bloc spondylectomy and reconstruction with a frozen tumor-bearing bone graft. Orthopedics. 2018;41(5):e727–30. https://doi.org/10.3928/01477447–20180613–05.

[126] Igarashi K, Yamamoto N, Shirai T, et al. The long-term outcome following the use of frozen autograft treated with liquid nitrogen

in the management of bone and soft-tissue sarcomas. Bone Joint J. 2014;96–B(4):555–61. https://doi. org/10.1302/0301–620X.96B4.32629.

[127] Kakudo N, Kusumoto K, Wang YB, Iguchi Y, Ogawa Y. Immunolocalization of vascular endothelial growth factor on intramuscular ectopic osteoinduction by bone morphogenetic protein-2. Life Sci. 2006;79(19):1847–55. https://doi.org/10.1016/j. lfs.2006.06.033.

[128] Knippenberg M, Helder MN, Zandieh Doulabi B, Wuisman PIJM, Klein-Nulend J. Osteogenesis versus chondrogenesis by BMP-2 and BMP-7 in adipose stem cells. Biochem Biophys Res Commun. 2006;342(3):902–8. https://doi.org/10.1016/j. bbrc.2006.02.052.

[129] Taşlı PN, Aydın S, Yalva?ME, Sahin F. Bmp 2 and bmp 7 induce odonto- and osteogenesis of human tooth germ stem cells. Appl Biochem Biotechnol. 2014;172(6):3016–25. https://doi.org/10.1007/ s12010–013–0706–0.

[130] Roldán JC, Detsch R, Schaefer S, et al. Bone formation and degradation of a highly porous biphasic calcium phosphate ceramic in presence of BMP-7, VEGF and mesenchymal stem cells in an ectopic mouse model. J Cranio Maxillo fac Surg Off Publ Eur Assoc Cranio Maxillo fac Surg. 2010;38(6):423–30. https://doi.org/10.1016/ j.jcms.2010.01.003.

[131] Hu K, Olsen BR. The roles of vascular endothelial growth factor in bone repair and regeneration. Bone. 2016;91:30–8. https://doi. org/10.1016/j. bone.2016.06.013.

[132] Clarkin CE, Gerstenfeld LC. VEGF and bone cell signalling: an essential vessel for communication? Cell Biochem Funct. 2013;31(1):1–11. https://doi. org/10.1002/cbf.2911.

[133] Yonezawa N, Murakami H, Sangsin A, Mizukoshi E, Tsuchiya H. Lung metastases regression with increased CD8+ T lymphocyte infiltration following preoperative spinal embolization and total en bloc spondylectomy using tumor-bearing frozen autograft in a patient with spinal metastatic leiomyosarcoma. Eur Spine J Off Publ Eur Spine Soc Eur Spinal Deform Soc Eur Sect Cerv Spine Res Soc. 2019;28(Suppl 2):41–50. https://doi.org/10.1007/ s00586–018–5831–6.

[134] Takata M, Sugimoto N, Yamamoto N, et al. Activity of bone morphogenetic protein-7 after treatment at various temperatures: freezing vs. pasteurization vs. allograft. Cryobiology. 2011; 63(3):235–9. https:// doi.org/10.1016/j.cryobiol.2011.09.001.

[135] Kurtz SM, Devine JN. PEEK biomaterials in trauma, orthopedic, and spinal implants. Biomaterials. 2007;28(32):4845–69. https://doi. org/10.1016/j. biomaterials.2007.07.013.

[136] Brantigan JW, Neidre A, Toohey JS. The lumbar I/F cage for posterior lumbar interbody fusion with the variable screw placement system: 10–year results of a Food and Drug Administration clinical trial. Spine J. 2004;4(6):681–8. https://doi.org/10.1016/j. spinee.2004.05.253.

[137] Gittens RA, Olivares-Navarrete R, Schwartz Z, Boyan BD. Implant osseointegration and the role of microroughness and nanostructures: lessons for spine implants. Acta Biomater. 2014;10(8):3363–71. https://doi.org/10.1016/j.actbio.2014.03.037.

[138] Zou Q, Zhou Q, Liu L, Dai H. A highly hydrophilic and biodegradable novel Poly(amide-imide) for biomedical applications. Polymers. 2016;8(12):441. https://doi.org/10.3390/polym8120441.

[139] Jockisch KA, Brown SA, Bauer TW, Merritt K. Biological response to chopped-carbon-fiber- reinforced peek. J Biomed Mater Res. 1992;26(2):133–46. https://doi.org/10.1002/ jbm.820260202.

[140] Ha S-W, Mayer J, Koch B, Wintermantel E. Plasma-sprayed hydroxylapatite coating on carbon fibre reinforced thermoplastic composite materials. J Mater Sci Mater Med. 1994;5(6):481–4. https://doi. org/10.1007/BF00058987.

[141] Cook SD, Rust-Dawicki AM. Preliminary evaluation of titanium-coated PEEK dental implants. J Oral Implantol. 1995;21(3):176–81.

[142] Cho D-Y, Lee W-Y, Sheu P-C, Chen C-C. Cage containing a biphasic calcium phosphate ceramic (Triosite) for the treatment of cervical spondylosis. Surg Neurol. 2005;63(6):497–503; discussion 503–504. https://doi.org/10.1016/j. surneu.2004.10.016.

[143] Mastronardi L, Ducati A, Ferrante L. Anterior cervical fusion with polyetheretherketone (PEEK) cages in the treatment of degenerative disc disease. Preliminary observations in 36 consecutive cases with a minimum 12–month follow-up. Acta Neurochir. 2006;148(3):307–12; discussion 312. https://doi.org/10.1007/s00701–005–0657–5.

[144] S-W IIA, GISEP A, MAYER J, WINTERMANTEL E, GRUNER H, WIELAND M. Topographical characterization and microstructural interface analysis of vacuum-plasma-sprayed titanium and hydroxyapatite coatings on carbon fibre-reinforced poly(etheretherketone). J Mater Sci Mater Med. 1997;8(12):891–6. https://doi.org/10.102 3/A:1018562023599.

[145] Torstrick FB, Safranski DL, Burkus JK, et al. Getting PEEK to stick to bone: the development of porous PEEK for interbody fusion devices. Tech Orthop Rockv Md. 2017;32(3):158–66. https://doi. org/10.1097/BTO.0000000000000242.

[146] Chen Y, Chen D, Guo Y, et al. Subsidence of titanium mesh cage: a study based on 300 cases. J Spinal Disord Tech. 2008;21(7):489–92. https://doi. org/10.1097/BSD.0b013e318158de22.

[147] Li Z-J, Wang Y, Xu G-J, Tian P. Is PEEK cage better than titanium cage in anterior cervical discectomy and fusion surgery? A meta-analysis. BMC Musculoskelet Disord. 2016;17:379. https://doi. org/10.1186/s12891–016–1234–1.

[148] Rousseau M-A, Lazennec JY, Saillant G. Circumferential arthrodesis using PEEK cages at the lumbar spine. J Spinal Disord Tech. 2007;20:278–81. https://doi.org/10.1097/01. bsd.0000211284.14143.63.

[149] Seaman S, Kerezoudis P, Bydon M, Torner JC, Hitchon PW. Titanium vs. polyetheretherketone (PEEK) interbody fusion: meta-analysis and review of the literature. J Clin Neurosci Off J Neurosurg Soc Australas. 2017;44:23–9. https://doi.org/10.1016/j. jocn.2017.06.062.

[150] Junaid M, Rashid MU, Bukhari SS, Ahmed M. Radiological and clinical outcomes in patients undergoing anterior cervical discectomy and fusion: comparing titanium and PEEK (polyetheretherketone) cages. Pak J Med Sci. 2018;34(6):1412–7. https://doi.org/10.12669/ pjms.346.15833.

[151] Cabraja M, Oezdemir S, Koeppen D, Kroppenstedt S. Anterior cervical discectomy and fusion: comparison of titanium and polyetheretherketone cages. BMC Musculoskelet Disord. 2012;13:172. https:// doi.org/10.1186/1471–2474–13–172.

[152] Barsa P, Suchomel P. Factors affecting sagittal malalignment due to cage subsidence in standalone cage assisted anterior cervical fusion. Eur Spine J. 2007;16(9):1395–400. https://doi.org/10.1007/ s00586–006–0284–8.

[153] Effects of cervical cages on load distribution of cancellous core: a finite element analysis. Abstracta Europe PMC. https://europepmc. org/article/ med/15167339. Accessed 9 Feb 2020.

[154] Nasatzky E, Gultchin J, Schwartz Z. The role of surface roughness in promoting osteointegration. Refuat Ha-Peh Veha-Shinayim 1993. 2003;20(3):8– 19, 98.

[155] Rizo-Gorrita M, Luna-Oliva I, Serrera-Figallo M-A, Torres-Lagares D. Superficial characteristics of titanium after treatment of chorreated surface, passive acid, and decontamination with argon plasma. J Funct Biomater. 2018;9(4):71. https://doi. org/10.3390/jfb9040071.

[156] Gurzawska K, Svava R, Jørgensen NR, Gotfredsen K. Nanocoating of titanium implant surfaces with organic molecules. Polysaccharides including glycosaminoglycans. J Biomed Nanotechnol. 2012;8:1012–24. https://doi.org/10.1166/ jbn.2012.1457.

[157] Gurzawska K, Svava R, Yihua Y, et al. Osteoblastic response to pectin nanocoating on titanium surfaces. Mater Sci Eng C Mater Biol Appl. 2014;43:117–25. https://doi.org/10.1016/j.msec.2014.06.028.

[158] de Jonge LT, Leeuwenburgh SCG, Wolke JGC, Jansen JA. Organic–inorganic surface modifications for titanium implant surfaces. Pharm Res. 2008;25(10):2357–69. https://doi.org/10.1007/ s11095–008–9617–0.

[159] Søballe K, Overgaard S. The current status of hydroxyapatite coating of prostheses. J Bone Joint Surg Br. 1996;78(5):689–91.

[160] Rao PJ, Pelletier MH, Walsh WR, Mobbs RJ. Spine interbody implants: material selection and modification, functionalization and bioactivation of surfaces to improve osseointegration. Orthop Surg. 2014;6(2):81–9. https://doi.org/10.1111/os.12098.

[161] McGilvray KC, Waldorff EI, Easley J, et al. Evaluation of a polyetheretherketone (PEEK) titanium composite interbody spacer in an ovine lumbar interbody fusion model: biomechanical, microcomputed tomographic, and histologic analyses. Spine J Off J North Am Spine Soc. 2017;17(12):1907–16. https://doi.org/10.1016/ j.spinee.2017.06.034.

[162] Li CS, Vannabouathong C, Sprague S, Bhandari M. The use of carbon-fiber-reinforced (CFR) PEEK material in orthopedic implants: a systematic review. Clin Med Insights Arthritis Musculoskelet Disord. 2015;8:33–45. https://doi.org/10.4137/CMAMD. S20354.

[163] Tomé-Bermejo F, Piñera AR, Alvarez L. Osteoporosis and the management of spinal degenerative disease (II). Arch Bone Joint Surg. 2017;5(6):363–74.

[164] Fernandes da Silva AL, Borba AM, Simão NR, FLM P, Borges AH, Miloro M. Customized polymethyl methacrylate implants for the reconstruction of craniofacial osseous defects. Case Rep Surg. 2014;2014:358569. https://doi. org/10.1155/2014/358569.

[165] Vaishya R, Chauhan M, Vaish A. Bone cement. J Clin Orthop Trauma. 2013;4(4):157–63. https://doi. org/10.1016/j.jcot.2013.11.005.

[166] Ruskin J, Caravaggi P, Beebe KS, et al. Steinmann pin augmentation versus locking plate constructs. J Orthop Traumatol Off J Ital Soc Orthop Traumatol. 2016;17(3):249–54. https://doi.org/10.1007/ s10195–016–0394–y.

[167] Bokov A, Bulkin A, Aleynik A, Kutlaeva M, Mlyavykh S. Pedicle screws loosening in patients with degenerative diseases of the lumbar spine: potential risk factors and relative contribution. Glob Spine J. 2019;9(1):55–61. https://doi.org/10.1177/2192568218772302.

[168] Nakashima D, Ishii K, Nishiwaki Y, et al. Quantitative CT-based bone strength parameters for the prediction of novel spinal implant stability using resonance frequency analysis: a cadaveric study involving experimental micro-CT and clinical multislice CT. Eur Radiol Exp. 2019;3:1. https://doi. org/10.1186/s41747–018–0080–3.

[169] Galbusera F, Volkheimer D, Reitmaier S, Berger-Roscher N, Kienle A, Wilke H-J. Pedicle screw loosening: a clinically relevant complication? Eur Spine J Off Publ Eur Spine Soc Eur Spinal Deform Soc Eur Sect Cerv Spine Res Soc. 2015;24(5):1005–16. https://doi.org/10.1007/s00586–015–3768–6.

[170] Wu X, Shi J, Wu J, et al. Pedicle screw loosening: the value of radiological imagings and the identification of risk factors assessed by extraction torque during screw removal surgery. J Orthop Surg. 2019;14(1):6. https://doi.org/10.1186/s13018–018–1046–0.

[171] Zhang B, Li S, Miao D, Zhao C, Wang L. Risk factors of cage subsidence in patients with ossification of posterior longitudinal ligament (OPLL) after anterior cervical discectomy and fusion. Med Sci Monit Int Med J Exp Clin Res. 2018;24:4753–9. https://doi.org/10.12659/MSM.910964.

[172] Tsuzuki S, Park SH, Eber MR, Peters CM, Shiozawa Y. Skeletal complications in cancer patients with bone metastases. Int J Urol Off J Jpn Urol Assoc. 2016;23(10):825–32. https://doi.org/10.1111/ iju.13170.

[173] Rao PJ, Phan K, Giang G, Maharaj MM, Phan S, Mobbs RJ. Subsidence following anterior lumbar interbody fusion (ALIF): a prospective study. J Spine Surg Hong Kong. 2017;3(2):168–75.

https:// doi.org/10.21037/jss.2017.05.03.

[174] Swan J, Hurwitz E, Malek F, et al. Surgical treatment for unstable low-grade isthmic spondylolisthesis in adults: a prospective controlled study of posterior instrumented fusion compared with combined anterior-posterior fusion. Spine J Off J North Am Spine Soc. 2006;6(6):606–14. https://doi. org/10.1016/j.spinee.2006.02.032.

[175] Lequin MB, Verbaan D, Bouma GJ. Posterior lumbar interbody fusion with stand-alone trabecular metal cages for repeatedly recurrent lumbar disc herniation and back pain. J Neurosurg Spine. 2014;20(6):617–22. https://doi.org/10.3171/2014.2.SPINE13548.

[176] Tokuhashi Y, Ajiro Y, Umezawa N. Subsidence of metal interbody cage after posterior lumbar interbody fusion with pedicle screw fixation. Orthopedics. 2009;32(4).

[177] Cho JH, Hwang CJ, Kim H, Joo Y-S, Lee D-H, Lee CS. Effect of osteoporosis on the clinical and radiological outcomes following one-level posterior lumbar interbody fusion. J Orthop Sci Off J Jpn Orthop Assoc. 2018;23(6):870–7. https://doi.org/10.1016/j. jos.2018.06.009.

[178] Tedesco G, Gasbarrini A, Bandiera S, Ghermandi R, Boriani S. Composite PEEK/carbon fiber implants can increase the effectiveness of radiotherapy in the management of spine tumors. J Spine Surg Hong Kong. 2017;3(3):323–9. https://doi.org/10.21037/ jss.2017.06.20.

[179] Laux CJ, Hodel SM, Farshad M, Müller DA. Carbon fibre/polyether ether ketone (CF/PEEK) implants in orthopaedic oncology. World J Surg Oncol. 2018;16(1):241. https://doi.org/10.1186/ s12957–018–1545–9.

[180] Niu C-C, Liao J-C, Chen W-J, Chen L-H. Outcomes of interbody fusion cages used in 1 and 2–levels anterior cervical discectomy and fusion: titanium cages versus polyetheretherketone (PEEK) cages. J Spinal Disord Tech. 2010;23(5):310–6. https://doi. org/10.1097/ BSD.0b013e3181af3a84.

[181] Nguyen N-LM, Kong CY, Hart RA. Proximal junctional kyphosis and failure-diagnosis, prevention, and treatment. Curr Rev Musculoskelet Med. 2016;9(3):299–308. https://doi.org/10.1007/ s12178–016–9353–8.

[182] Hyun S-J, Lee BH, Park J-H, Kim K-J, Jahng T-A, Kim H-J. Proximal junctional kyphosis and proximal junctional failure following adult spinal deformity surgery. Korean J Spine. 2017;14(4):126–32. https:// doi.org/10.14245/kjs.2017.14.4.126.

[183] O'Leary PT, Bridwell KH, Lenke LG, et al. Risk factors and outcomes for catastrophic failures at the top of long pedicle screw constructs: a matched cohort analysis performed at a single center. Spine. 2009;34(20):2134–9. https://doi.org/10.1097/ BRS.0b013e3181b2e17e.

[184] Watanabe K, Lenke LG, Bridwell KH, Kim YJ, Koester L, Hensley M. Proximal junctional vertebral fracture in adults after spinal deformity surgery using pedicle screw constructs: analysis of morphological features. Spine. 2010;35(2):138–45. https://doi. org/10.1097/ BRS.0b013e3181c8f35d.

[185] Hostin R, McCarthy I, O'Brien M, et al. Incidence, mode, and location of acute proximal junctional failures after surgical treatment of adult spinal deformity. Spine. 2013;38(12):1008–15. https://doi. org/10.1097/BRS.0b013e318271319c.

[186] Grob D, Daehn S, Mannion AF. Titanium mesh cages (TMC) in spine surgery. Eur Spine J. 2005;14(3):211–21. https://doi.org/10.1007/ s00586–004–0748–7.

[187] Raisian S, Fallahi HR, Khiabani KS, Heidarizadeh M, Azdoo S. Customized titanium mesh based on the 3D printed model vs. manual intraoperative bending of titanium mesh for reconstructing of orbital bone fracture: a randomized clinical trial. Rev Recent Clin Trials. 2017;12(3):154–8. https://doi.org/10.2174/15 74887112666170821165206.

[188] Jeyaraj P. Efficacy and versatility of the 3–D titanium mesh implant

in the closure of large post-craniectomy osseous defects, and its therapeutic role in reversing the syndrome of the trephined: clinical study of a case series and review of literature. J Maxillofac Oral Surg. 2016;15(1):82–92. https://doi. org/10.1007/s12663–015–0807–0.

[189] Lu T, Liang H, Liu C, et al. Effects of titanium mesh cage end structures on the compressive load at the endplate interface: a cadaveric biomechanical study. Med Sci Monit Int Med J Exp Clin Res. 2017;23:2863–70. https://doi.org/10.12659/ MSM.905466.

[190] Früh HJ, Liebetrau A, Bertagnoli R. Fusion implants of carbon fiber reinforced plastic. Orthopade. 2002;31(5):454–8. https://doi. org/10.1007/ s00132–001–0295–4.

[191] Sardar Z, Jarzem P. Failure of a carbon fiber–reinforced polymer implant used for transforaminal lumbar interbody fusion. Glob Spine J. 2013;3(4):253–6. https://doi.org/10.1055/s-0033–1343075.

[192] Stratton-Powell AA, Pasko KM, Brockett CL, Tipper JL. The biologic response to polyetheretherketone (PEEK) wear particles in total joint replacement: a systematic review. Clin Orthop. 2016;474(11):2394–404. https://doi.org/10.1007/s11999–016–4976–z.

[193] Han X, Yang D, Yang C, et al. Carbon fiber reinforced PEEK composites based on 3D-printing technology for orthopedic and dental applications. J Clin Med. 2019;8(2):240. https://doi. org/10.3390/ jcm8020240.

[194] Heary RF, Kheterpal A, Mammis A, Kumar S. Stackable carbon fiber cages for thoracolumbar interbody fusion after corpectomy: long-term outcome analysis. Neurosurgery. 2011;68(3):810–8; discussion 818–819. https://doi.org/10.1227/ NEU.0b013e3182077a9f.

[195] Ringel F, Ryang Y-M, Kirschke JS, et al. Radiolucent carbon fiber-reinforced pedicle screws for treatment of spinal tumors: advantages for radiation planning and follow-up imaging. World Neurosurg. 2017;105:294–301. https://doi.org/10.1016/j. wneu.2017.04.091.

[196] Nevelsky A, Borzov E, Daniel S, Bar-Deroma R. Perturbation effects of the carbon fiber-PEEK screws on radiotherapy dose distribution. J Appl Clin Med Phys. 2017;18(2):62–8. https://doi. org/10.1002/ acm2.12046.

[197] Eleraky M, Papanastassiou I, Tran ND, Dakwar E, Vrionis FD. Comparison of polymethylmethacrylate versus expandable cage in anterior vertebral column reconstruction after posterior extracavitary corpectomy in lumbar and thoraco-lumbar metastatic spine tumors. Eur Spine J Off Publ Eur Spine Soc Eur Spinal Deform Soc Eur Sect Cerv Spine Res Soc. 2011;20(8):1363–70. https://doi.org/10.1007/ s00586–011–1738–1.

[198] Jeyamohan S, Vaccaro A, Harrop J. Use of expandable cages in metastasis to the spine. JHN J. 2009;4(4). https://doi.org/10.29046/ JHNJ.004.4.002.

[199] Omeis I, Bekelis K, Gregory A, et al. The use of expandable cages in patients undergoing multilevel corpectomies for metastatic tumors in the cervical spine. Orthopedics. 2010;33(2):87–92. https://doi. org/10.3928/01477447–20100104–12.

[200] Viswanathan A, Abd-El-Barr MM, Doppenberg E, et al. Initial experience with the use of an expandable titanium cage as a vertebral body replacement in patients with tumors of the spinal column: a report of 95 patients. Eur Spine J Off Publ Eur Spine Soc Eur Spinal Deform Soc Eur Sect Cerv Spine Res Soc. 2012;21(1):84–92. https:// doi.org/10.1007/s00586–011–1882–7.

[201] Shen FH, Marks I, Shaffrey C, Ouellet J, Arlet V. The use of an expandable cage for corpectomy reconstruction of vertebral body tumors through a posterior extracavitary approach: a multicenter consecutive case series of prospectively followed patients. Spine J. 2008;8(2):329–39. https://doi.org/10.1016/j.spinee.2007.05.002.

[202] Crocker M, James G, Ibrahim A, Thomas N, Chitnavis B. Posterior approach vertebrectomy in the thoracolumbar spine with expandable cage reconstruction: indications and techniques based on eight cases. Br J Neurosurg. 2008;22(2):235–40. https://doi.

org/10.1080/02688690701837273.

[203] Morales Alba NA. Posterior placement of an expandable cage for lumbar vertebral body replacement in oncologic surgery by posterior simple approach: technical note. Spine. 2008;33(23):E901–5. https:// doi.org/10.1097/BRS.0b013e31818b8a06.

[204] Mica MC, Voronov LI, Carandang G, Havey RM, Wojewnik B, Patwardhan AG. Biomechanics of an expandable lumbar interbody fusion cage deployed through transforaminal approach. Int J Spine Surg. 2017;11(4):24. https://doi.org/10.14444/4024.

[205] Liu X, Paulsen A, Giambini H, et al. A new vertebral body replacement strategy using expandable polymeric cages. Tissue Eng Part A. 2017;23(5–6):223–32. https://doi.org/10.1089/ten. TEA.2016.0246.

[206] Colman MW, Guss A, Bachus KN, Spiker WR, Lawrence BD, Brodke DS. Fixed-angle, posteriorly connected anterior cage reconstruction improves stiffness and decreases cancellous subsidence in a spondylectomy model. Spine. 2016;41(9):E519–23. https://doi. org/10.1097/BRS.0000000000001312.

[207] Kaneda K, Shono Y, Satoh S, Abumi K. New anterior instrumentation for the management of thoracolumbar and lumbar scoliosis. Application of the Kaneda two-rod system. Spine. 1996;21(10):1250–61; discussion 1261–1262. https://doi. org/10.1097/00007632–199605150–00021.

[208] Honigmann P, Sharma N, Okolo B, Popp U, Msallem B, Thieringer FM. Patient-specific surgical implants made of 3D printed PEEK: material, technology, and scope of surgical application. Biomed Res Int. 2018;2018:4520636. https://doi. org/10.1155/2018/4520636.

[209] Di Prima M, Coburn J, Hwang D, Kelly J, Khairuzzaman A, Ricles L. Additively manufactured medical products – the FDA perspective. 3D Print Med. 2016;2:1. https://doi.org/10.1186/ s41205–016–0005–9.

[210] Abdullah KA, Reed W. 3D printing in medical imaging and healthcare services. J Med Radiat Sci. 2018;65(3):237–9. https://doi. org/10.1002/jmrs.292.

[211] Fernandez de Grado G, Keller L, Idoux-Gillet Y, et al. Bone substitutes: a review of their characteristics, clinical use, and perspectives for large bone defects management. J Tissue Eng. 2018;9:2041731418776819. https://doi. org/10.1177/2041731418776819.

[212] Greene AC, Hsu WK. Orthobiologics in minimally invasive lumbar fusion. J Spine Surg. 2019;5(Suppl 1):S11–8. https://doi. org/10.21037/jss.2019.04.15.

[213] Wang W, Yeung KWK. Bone grafts and biomaterials substitutes for bone defect repair: a review. Bioact Mater. 2017;2(4):224–47. https:// doi.org/10.1016/j. bioactmat.2017.05.007.

[214] Albrektsson T, Johansson C. Osteoinduction, osteoconduction and osseointegration. Eur Spine J Off Publ Eur Spine Soc Eur Spinal Deform Soc Eur Sect Cerv Spine Res Soc. 2001;10(Suppl 2):S96–101. https://doi.org/10.1007/s005860100282.

[215] Campana V, Milano G, Pagano E, et al. Bone substitutes in orthopaedic surgery: from basic science to clinical practice. J Mater Sci Mater Med. 2014;25(10):2445–61. https://doi.org/10.1007/ s10856–014–5240–2.

[216] Lopez GD, Hijji FY, Narain AS, Yom KH, Singh K. Iliac crest bone graft: a minimally invasive harvesting technique. Clin Spine Surg. 2017;30(10):439–41. https://doi.org/10.1097/ BSD.0000000000000556.

[217] Myeroff C, Archdeacon M. Autogenous bone graft: donor sites and techniques. J Bone Joint Surg Am. 2011;93(23):2227–36. https://doi. org/10.2106/ JBJS.J.01513.

[218] Babbi L, Barbanti-Brodano G, Gasbarrini A, Boriani S. Iliac crest bone grafta: a 23–years hystory of infection at donor site in vertebral arthrodesis and a review of current bone substitutes. Eur Rev Med Pharmacol Sci. 2016;20(22):4670–6.

[219] Carlock KD, Hildebrandt KR, Konda SR, Egol KA. Autogenous iliac

crest bone grafting for the treatment of fracture nonunion is equally effective in elderly and nonelderly patients. J Am Acad Orthop Surg. 2019;27(18):696–703. https://doi.org/10.5435/ JAAOS-D-18–00322.

[220] Boehm KS, Al-Taha M, Morzycki A, Samargandi OA, Al-Youha S, LeBlanc MR. Donor site morbidities of iliac crest bone graft in craniofacial surgery: a systematic review. Ann Plast Surg. 2019;83(3):352–8. https://doi.org/10.1097/SAP.0000000000001682.

[221] Morris MT, Tarpada SP, Cho W. Bone graft materials for posterolateral fusion made simple: a systematic review. Eur Spine J Off Publ Eur Spine Soc Eur Spinal Deform Soc Eur Sect Cerv Spine Res Soc. 2018;27(8):1856–67. https://doi.org/10.1007/ s00586–018–5511–6.

[222] Tuchman A, Brodke DS, Youssef JA, et al. Iliac crest bone graft versus local autograft or allograft for lumbar spinal fusion: a systematic review. Glob Spine J. 2016;6(6):592–606. https://doi.org/10.105 5/s-0035–1570749.

[223] Elder BD, Ishida W, Goodwin CR, et al. Bone graft options for spinal fusion following resection of spinal column tumors: systematic review and meta-analysis. Neurosurg Focus. 2017;42(1):E16. https://doi.org/10.3171/2016.8.FOCUS16112.

[224] Fr N, Pc D, Mp M, Mm M. Vascularized autografts for reconstruction of skeletal defects following lower extremity trauma. A review. Clin Orthop. 1989;243:65–70.

[225] Moran CG, Wood MB. Vascularized bone autografts. Orthop Rev. 1993;22(2):187–97.

[226] Bohl MA, Almefty KK, Preul MC, et al. Vascularized spinous process graft rotated on a paraspinous muscle pedicle for lumbar fusion: technique description and early clinical experience. World Neurosurg. 2018;115:186–92. https://doi.org/10.1016/j. wneu.2018.04.039.

[227] Houdek MT, Rose PS, Bakri K, et al. Outcomes and complications of reconstruction with use of free vascularized fibular graft for spinal and pelvic defects following resection of a malignant tumor. J Bone Joint Surg Am. 2017;99(13):e69. https://doi. org/10.2106/ JBJS.16.01458.

[228] Bohl MA, Hlubek RJ, Turner JD, Kakarla UK, Preul MC, Reece EM. Far-lateral vascularized rib graft for cervical and lumbar spinal arthrodesis: cadaveric technique description. Plast Reconstr Surg Glob Open. 2019;7(4):e2131. https://doi.org/10.1097/ GOX.0000000000002131.

[229] Reece EM, Vedantam A, Lee S, et al. Pedicled, vascularized occipital bone graft to supplement atlantoaxial arthrodesis for the treatment of pseudoarthrosis. J Clin Neurosci Off J Neurosurg Soc Australas. 2019; https://doi.org/10.1016/j.jocn.2019.04.014.

[230] Saltzman BM, Levy DM, Vakhshori V, DeWald CJ. Free vascularized fibular strut autografts to the lumbar spine in complex revision surgery: a report of two cases. Korean J Spine. 2015;12(3):185–9. https://doi.org/10.14245/kjs.2015.12.3.185.

[231] Chacha PB. Vascularised pedicular bone grafts. Int Orthop. 1984;8(2):117–38. https://doi.org/10.1007/ bf00265834.

[232] Bumbasirevic M, Stevanovic M, Bumbasirevic V, Lesic A, Atkinson HDE. Free vascularised fibular grafts in orthopaedics. Int Orthop. 2014;38(6):1277–82. https://doi.org/10.1007/s00264–014–2281–6.

[233] Yanamadala V, Rozman PA, Kumar JI, et al. Vascularized fibular strut autografts in spinal reconstruction after resection of vertebral chordoma or chondrosarcoma: a retrospective series. Neurosurgery. 2017;81(1):156–64. https://doi. org/10.1093/neuros/nyw057.

[234] Aldridge JM, Urbaniak JR. Vascularized fibular grafting for osteonecrosis of the femoral head with unusual indications. Clin Orthop. 2008;466(5):1117–24. https://doi.org/10.1007/s11999–008–0201–z.

[235] Wilden JA, Moran SL, Dekutoski MB, Bishop AT, Shin AY. Results of vascularized rib grafts in complex spinal reconstruction. J Bone Joint Surg Am. 2006;88(4):832–9. https://doi.org/10.2106/ JBJS.

E.00409.

[236] Tuchman A, Brodke DS, Youssef JA, et al. Autograft versus allograft for cervical spinal fusion. Glob Spine J. 2017;7(1):59–70. https://doi.org/10.105 5/s-0036–1580610.

[237] Liao Z, Wang C-H, Cui W-L. Comparison of allograft and autograft in lumbar fusion for lumbar degenerative diseases: a systematic review. J Investig Surg Off J Acad Surg Res. 2016;29(6):373–82. https://doi.org/10.3109/08941939.2016.1166534.

[238] Godzik J, Ravindra VM, Ray WZ, Schmidt MH, Bisson EF, Dailey AT. Comparison of structural allograft and traditional autograft technique in occipitocervical fusion: radiological and clinical outcomes from a single institution. J Neurosurg Spine. 2015;23(2):144–52. https://doi. org/10.3171/2014.12.SPINE14535.

[239] Chang KY, Hsu WK. Spinal biologics in minimally invasive lumbar surgery. Minim Invasive Surg. 2018;2018:5230350. https://doi.org/10.1155/2018/5230350.

[240] Judas F, Saavedra MJ, Mendes AF, Dias R. Cortical strut allografting in reconstructive orthopaedic surgery. Acta Reumatol Port. 2011;36(1):24–8.

[241] Park JS, Moon KH. Medium- to long-term results of strut allografts treating periprosthetic bone defects. Hip Pelvis. 2018;30(1):23–8. https://doi. org/10.5371/hp.2018.30.1.23.

[242] Emerson RH, Malinin TI, Cuellar AD, Head WC, Peters PC. Cortical strut allografts in the reconstruction of the femur in revision total hip arthroplasty. A basic science and clinical study. Clin Orthop. 1992;285:35–44.

[243] Levack AE, Gadinsky N, Gausden EB, Klinger C, Helfet DL, Lorich DG. The use of fibular allograft in complex periarticular fractures around the knee. Oper Tech Orthop. 2018;28(3):141–51. https://doi.org/10.1053/j.oto.2018.07.004.

[244] Panegrossi G, Ceretti M, Papalia M, Casella F, Favetti F, Falez F. Bone loss management in total knee revision surgery. Int Orthop. 2014;38(2):419–27. https://doi.org/10.1007/s00264–013–2262–1.

[245] Bridwell KH, Lenke LG, McEnery KW, Baldus C, Blanke K. Anterior fresh frozen structural allografts in the thoracic and lumbar spine. Do they work if combined with posterior fusion and instrumentation in adult patients with kyphosis or anterior column defects? Spine. 1995;20(12):1410–8.

[246] Kozak JA, Heilman AE, O'Brien JP. Anterior lumbar fusion options. Technique and graft materials. Clin Orthop. 1994;300:45–51.

[247] Hildebrand GR, Wright DM, Marston SB, Switzer JA. Use of a fibular strut allograft in an osteoporotic distal humerus fracture: a case report. Geriatr Orthop Surg Rehabil. 2012;3(4):167–71. https://doi. org/10.1177/2151458513477108.

[248] Addosooki AI, Alam-Eldin M, Abdel-Wanis ME-S, Yousef MAA, Dionigi P, Kenawey MO. Anterior cervical reconstruction using free vascularized fibular graft after cervical corpectomy. Glob Spine J. 2016;6(3):212–9. https://doi.org/10.105 5/s-0035–1558653.

[249] Mayr MT, Subach BR, Comey CH, Rodts GE, Haid RW. Cervical spinal stenosis: outcome after anterior corpectomy, allograft reconstruction, and instrumentation. J Neurosurg. 2002;96(1 Suppl):10–6. https:// doi.org/10.3171/spi.2002.96.1.0010.

[250] Young WF, Rosenwasser RH. An early comparative analysis of the use of fibular allograft versus autologous iliac crest graft for interbody fusion after anterior cervical discectomy. Spine. 1993;18(9):1123–4. https://doi. org/10.1097/00007632–199307000–00002.

[251] Fernyhough JC, White JI, LaRocca H. Fusion rates in multilevel cervical spondylosis comparing allograft fibula with autograft fibula in 126 patients. Spine. 1991;16(10 Suppl):S561–4. https://doi.org/10.1097/00007632–199110001–00022.

[252] Cheung JPY, Luk KD-K. Complications of anterior and posterior cervical spine surgery. Asian Spine J. 2016;10(2):385–400. https://doi.org/10.4184/ asj.2016.10.2.385.

[253] Hilibrand AS, Fye MA, Emery SE, Palumbo MA, Bohlman HH. Increased rate of arthrodesis with strut grafting after multilevel anterior cervical decompression. Spine. 2002;27(2):146–51. https://doi.org/10.1097/00007632-200201150-00005.

[254] Zhang H, Yang L, Yang X, et al. Demineralized bone matrix carriers and their clinical applications: an overview. Orthop Surg. 2019;11(5):725–37. https:// doi.org/10.1111/os.12509.

[255] Lee KJH, Roper JG, Wang JC. Demineralized bone matrix and spinal arthrodesis. Spine J. 2005;5(6):S217–23. https://doi.org/10.1016/j.spinee.2005.02.006.

[256] Oryan A, Alidadi S, Moshiri A, Maffulli N. Bone regenerative medicine: classic options, novel strategies, and future directions. J Orthop Surg. 2014;9:18. https://doi.org/10.1186/1749-799X-9-18.

[257] Tilkeridis K, Touzopoulos P, Ververidis A, Christodoulou S, Kazakos K, Drosos GI. Use of demineralized bone matrix in spinal fusion. World J Orthop. 2014;5(1):30–7. https://doi.org/10.5312/ wjo.v5.i1.30.

[258] Kadam A, Millhouse PW, Kepler CK, et al. Bone substitutes and expanders in spine surgery: a review of their fusion efficacies. Int J Spine Surg. 2016;10:33. https://doi.org/10.14444/3033.

[259] Yang HL, Zhu XS, Chen L, et al. Bone healing response to a synthetic calcium sulfate/β-tricalcium phosphate graft material in a sheep vertebral body defect model. J Biomed Mater Res B Appl Biomater. 2012;100B(7):1911–21. https://doi.org/10.1002/ jbm.b.32758.

[260] Liu H, Liu B, Gao C, et al. Injectable, biomechanically robust, biodegradable and osseointegrative bone cement for percutaneous kyphoplasty and vertebroplasty. Int Orthop. 2018;42(1):125–32. https:// doi.org/10.1007/s00264-017-3674-0.

[261] Bai B, Kummer FJ, Spivak J. Augmentation of anterior vertebral body screw fixation by an injectable, biodegradable calcium phosphate bone substitute. Spine. 2001;26(24):2679–83. https://doi.org/10.1097/00007632-200112150-00009.

[262] Lykissas M, Gkiatas I. Use of recombinant human bone morphogenetic protein-2 in spine surgery. World J Orthop. 2017;8(7):531–5. https://doi. org/10.5312/wjo.v8.i7.531.

[263] Bach D-H, Park HJ, Lee SK. The dual role of bone morphogenetic proteins in cancer. Mol Ther Oncolytics. 2017;8:1–13. https://doi.org/10.1016/j. omto.2017.10.002.

[264] Beachler DC, Yanik EL, Martin BI, et al. Bone morphogenetic protein use and cancer risk among patients undergoing lumbar arthrodesis. J Bone Joint Surg Am. 2016;98(13):1064–72. https://doi. org/10.2106/

JBJS.15.01106.

[265] Carragee EJ, Chu G, Rohatgi R, et al. Cancer risk after use of recombinant bone morphogenetic protein-2 for spinal arthrodesis. J Bone Joint Surg Am. 2013;95(17):1537–45. https://doi.org/10.2106/JBJS.L.01483.

[266] Kelly MP, Savage JW, Bentzen SM, Hsu WK, Ellison SA, Anderson PA. Cancer risk from bone morphogenetic protein exposure in spinal arthrodesis. J Bone Joint Surg Am. 2014;96(17):1417–22. https://doi.org/10.2106/JBJS.M.01190.

[267] Schroeder J, Kueper J, Leon K, Liebergall M. Stem cells for spine surgery. World J Stem Cells. 2015;7(1):186–94. https://doi.org/10.4252/wjsc. v7.i1.186.

[268] Oliver K, Awan T, Bayes M. Single-versus multiple-site harvesting techniques for bone marrow concentrate: evaluation of aspirate quality and pain. Orthop J Sports Med. 2017;5(8). https://doi.org/10.1177/2325967117724398.

[269] Robbins MA, Haudenschild DR, Wegner AM, Klineberg EO. Stem cells in spinal fusion. Glob Spine J. 2017;7(8):801–10. https://doi.org/10.1177/2192568217701102.

[270] Kotsias A, Mularski S, Kühn B, Hanna M, Suess O. Does partial coating with titanium improve the radiographic fusion rate of empty PEEK cages in cervical spine surgery? A comparative analysis of clinical data. Patient Saf Surg. 2017;11:13.

[271] Walsh WR, Pelletier MH, Bertollo N, Christou C, Tan C. Does PEEK/HA enhance bone formation compared with peek in a sheep cervical fusion model? Clin Orthop Relat Res. 2016;474(11):2364–72.

[272] Zajonz D, Franke AC, von der Höh N, et al. Is the radiographic subsidence of stand-alone cages associated with adverse clinical outcomes after cervical spine fusion? An observational cohort study with 2-year follow-up outcome scoring. Patient Saf Surg. 2014;8(1):43.

[273] Kim JH, Rhee JM, Enyo Y, Hutton WC, Kim SS. A biomechanical comparison of 360° stabilizations for corpectomy and total spondylectomy: a cadaveric study in the thoracolumbar spine. J Orthop Surg Res. 2015;10:99.

[274] Roberto T, Daniele M, Martina C, Tiziano de G, Roberto D. Treatment of thoracolumbar spinal infections through anterolateral approaches using expandable titanium mesh cage for spine reconstruction. ScientificWorldJournal. 2012;2012:545293.

第 21 章 脊柱肿瘤手术中的影像学、机器人技术和重建方法选择
Radiation, Robotics, and Reconstructive Options in Spine Tumor Surgery

Matthew L. Goodwin   Daniel M. Sciubba   著

Wilhelm Roentgen 于 1895 年发现了 X 线，这为最终使用射线辅助诊断及植入性医疗装置的可视化铺平道路[1]。目前在脊柱外科中，已发展到多种术中成像模式，包括术中 X 线片、C 形臂成像 / 透视、多平面透视、术中 CT 成像、术前或术中成像导航及机器人辅助导航（图 21-1）[2-6]。外科医生决定手术过程中的成像方式选择，其受多种因素的影响，包括外科医生、手术人员和患者可能受到的辐射量。除了术前和术中传统的成像方式，脊柱肿瘤手术切除和重建的新方式也迅速发展，包括机器人辅助手术及三维打印植入物和导板[7-9]。

一、术中成像方式的选择

如果有多种成像方式可用，术中具体选择哪种是由外科医生决定的。常见的考虑因素包括外科医生对每种检查方式进行了哪些培训？医院可提供使用的方式有哪些？使用 / 拥有一个成像方式的成本是多少？外科医生或患者使用每种设备的辐射暴露是多少？哪种方式可以最准确地切除肿瘤及放置内固定？也许要解决的第一个问题是，是否需要术中成像。许多外科医生接受过"徒手"放置椎弓根螺钉的培训，依靠局部骨骼解剖和术前成像来帮助放置内固定。尽管许多受过徒手训练的外科医生可能会对转向图像引导手术室比较谨慎，但所有人都希望使用先进的技术设备。例

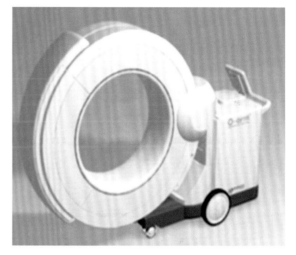

▲ 图 21-1　O 形臂

许多骨科专业的脊柱外科医生可能更习惯使用 C 形臂或 X 线成像，而许多神经外科医生可能更习惯使用术中 CT 或 O 形臂成像。随着外科医生持续在这两个专业"交叉训练"，这些差异可能会减少（转载自 Zhang 等[10]，Copyright 2009，with permission from IOS Press. This publication is available at IOS Press throughdoi：https://doi.org/10.3233/XST-2009-0231. https://content.iospress.com/articles/journal-of-x-ray-science- and-technology/xst00231）

如，一个徒手外科医生可以在不使用成像的情况下放置所有内固定，然后在离开手术室之前利用成像设备检查内固定位置。无论是 C 形臂、传统 X 线成像、术中 CT 还是其他成像方式，对手术结束后内固定位置的检查都是有帮助的。这样就可以发现有问题的螺钉并进行调整。对于成长中的外科医生，他们必须掌握术中如何使用成像系统及如何徒手置入螺钉。

二、徒手置入椎弓根螺钉

尽管肿瘤切除和截骨的方案因肿瘤位置和可用工具不同而有所区别，但所有脊柱外科医生均应熟知脊柱的基本解剖结构和手术器械的安全操作区域。本文作者一直认为，住院医师和研究员都应该接受如何正确徒手置入 C_1 到骨盆的椎弓根螺钉的培训。虽然本文没有对徒手与其他辅助技术置钉的准确性和复杂性的大量研究进行详尽回顾，但需要说明的是，徒手技术可用于检查任何导航或机器辅助置钉的准确性，并且在许多领域，有很好的数据表明，徒手可能实际上比当前的导航辅助更有效。如在放置 C_2 椎弓根螺钉时，峡部和椎弓根可视化置钉的效果优于图像引导[11]。这些差异可能是由于使用导航时增加了变量（额外的误差来源），也可能是由于难以获得可理解的图像平面。然而，随着技术的进步，这些因素可能会被最小化。总的来说，导航或机器人辅助手术并不完美，不能替代外科医生良好的空间概念和解剖意识。

虽然我们不打算将本章作为徒手置入螺钉的教程，但在每个节段都应记住一些关键点。手术中有术前 CT 图像对成功放置内植物非常关键。此外，对于任何颈椎手术（即使是单节段 ACDF），术前 MRI 应仔细检查椎动脉，以了解其优势侧和解剖畸形。外科医生应识别手术暴露接近椎动脉的位置，并制订控制椎动脉出血的计划。例如，图 21-2 为我们最近的一个病例，是一名 Hangman 骨折患者，需要固定。术前发现左侧椎动脉 V_3 段异常，并影响放置常规 C_1 侧块螺钉。相反，我们暴露在左侧 C_1 环上方，并将 C_1 侧块螺钉置于后弓上方。这说明术前规划至关重要，因为该患者左侧椎动脉是优势侧，左侧椎动脉损伤可能会造成灾难性后果。大多数患者不需要专门的血管检查，因为在标准 T_2 成像上，椎动脉通常很容易显示为流空效应（暗）（图 21-2）。

以下是在颈椎、胸椎和腰椎徒手置入椎弓根螺钉的一般方法。

- C_1：在 C_1 置钉时，可以选择切除或保留 C_2 神经根。在切除 C_2 神经根前，先在其根部周围用双极电凝止血，然后在背根神经节的两侧用双极止血，这非常重要。使用这种方法，能够很好地显示整个 $C_{1/2}$ 关节，可以在放置螺钉之前钻孔，并且能够很好地对这块血流丰富的区域进行止血。在临床中发现，患者耳后会有一些皮肤麻木区域，但几乎没有任何与 C_2 根结扎相关的疼痛。一旦准备好这个区域，就可以利用"橄榄球"形 C_1 侧块与后弓交界处作为 C_1 螺钉起始点的最佳位置。通过直接触诊和（或）视诊可以找到这一位置，该层面的轴向 CT 扫描有助于显示长方形美式"足球"长轴的方向。我们习惯先用高速磨转开口，然后根据术前测量（一般不超过 18mm），用带刻度的手转进行钉道的制备（图 21-3）。

- C_2：在 C_2 置钉时，需要仔细审阅患者术前 CT 或 MRI 检查。当椎动脉穿过 C_2 骨质时，它决定是否可以安全放置峡部/椎弓根螺钉。我们倾向于在观察该骨道时调整机器球管方向，以获得矢状位和轴向位的最佳视图。一旦认为有足够的空间，外科医生应仔细观察椎弓根的上部，注意保持在椎弓根的内侧，远离椎动脉。一旦可以用 4 号神经剥离子、神经钩或其他器械探到椎弓根内侧壁，则在其后上部开始钻孔，并使用丝锥和钻孔导向器制作钉道。外科医生在置钉时应将坚硬的内侧壁骨质作为标志。作为替代方案，可能需要使用经椎板螺钉，尤其是患者有椎动脉高跨、只有一条椎动脉（或只有一条优势的椎动脉），或是在对侧放置 C_2 螺钉时椎动脉损伤情况下。

- $C_3 \sim C_6$：在这些水平上，通常使用侧块螺钉。应注意椎动脉的位置，并注意螺钉的长度（通常为 12mm 或 14mm）。同样，调整机器球管方向有助于术前置钉规划。

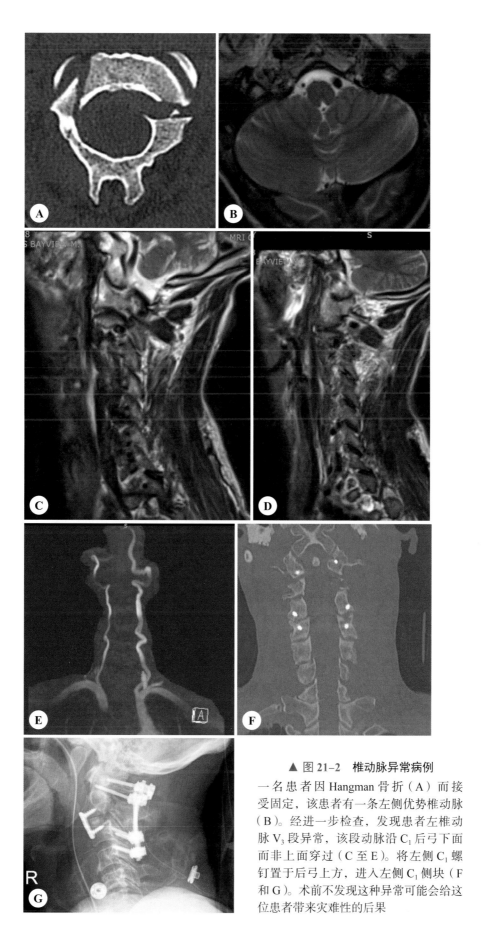

▲ 图 21-2　椎动脉异常病例

一名患者因 Hangman 骨折（A）而接受固定，该患者有一条左侧优势椎动脉（B）。经进一步检查，发现患者左椎动脉 V_3 段异常，该段动脉沿 C_1 后弓下面而非上面穿过（C 至 E）。将左侧 C_1 螺钉置于后弓上方，进入左侧 C_1 侧块（F 和 G）。术前不发现这种异常可能会给这位患者带来灾难性的后果

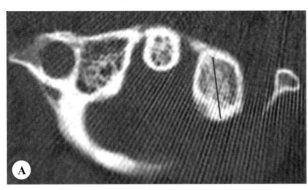 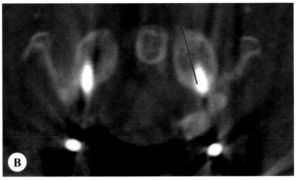

▲ 图 21-3　接受 C₁ 内固定患者的术前和术后 CT
A. 术前；B. 术后。注意，红线表示从左侧侧块最后面沿长轴的最佳轨迹

- C₇：虽然可以置入椎弓根螺钉，但由于其位于颈胸结合部位及起点和螺钉尾部通常撞击 C₆ 侧块螺钉，该部位通常被跳过。然而，在术前 MRI 和 CT 检查后，椎弓根螺钉可以安全地放置在这里。这种安全放置通常通过正位透视和（或）有限的 C₆/₇ 半椎板切开术来实现，这样可以探及椎弓根内侧壁。

(1) 胸椎椎弓根螺钉：一般来说，应记住 T₁ 螺钉从外侧开始，并朝向内侧，从 T₁ 开始，内倾角逐渐减小，而 T₁₂ 螺钉通常几乎完全垂直。放置这些螺钉时，请记住此规律。对于每个螺钉，应注意检查从椎板到上关节突的骨性标志（通常以骨嵴为界，通过小型截骨术去除重叠的下关节突）及上关节突的内侧和外侧边界，起点不得超过上关节突的中点。在矢状面上，螺钉方向与椎板接近平行，轴位起点的确定可以参考术前 CT，不同节段的旋转可以参考相应的横突。通过这些多平面的参考，可以近乎完美地置入胸椎椎弓根螺钉。在 T₁₁ 和 T₁₂ 节段，去除部分横突可以看到下面的椎弓根松质骨。

(2) 腰骶椎弓根螺钉：置入腰椎螺钉最容易通过观察横突中点上方和下方的标志来完成，同时参考 T₁₂~L₅ 的横向轨迹变化及 L₁~L₅ 横突的起点。S₁ 螺钉可通过参考骶骨翼解剖放置，从关节突下外侧朝向内侧。置入腰椎螺钉时，我们依然习惯参考轴向 CT。

(3) 骨盆螺钉：尽管对各种骨盆螺钉的全面讨论超出了本章的范围，但应注意的是，放置良好的经 S₂ 骶髂（S₂ alar-iliac，S₂AI）螺钉可以与 S₁ 对齐，并且可以始终徒手置钉。此外，S₂AI 螺钉的尾帽不易突出，且其比传统髂骨螺钉穿过更多皮质骨（通过骶髂关节），使其成为这一部位的首选固定方法。S₁ 孔在 S₁ 螺钉的远端和内侧很容易触及。然后触诊 S₂ 的骨骼，并将 S₁ 孔远端和外侧的位置作为起点进行钻孔（图 21-4A）。然后通过感觉髂后上棘、大转子的位置和查看 CT 来估计置钉轨迹。使用丝锥沿导丝钻入，触诊骨骼通道，根据需要调整丝锥的尖端[12]，置入后透视髂骨斜位和泪滴位 X 线片（图 21-4B 和 C）；S₂AI 螺钉不应侵犯坐骨切迹。或者，我们的首选方法是放置包括 S₂AI 螺钉在内的所有内固定，然后用术中三维成像系统检查内固定的位置。

三、术中使用透视、CT 及 X 线片

脊柱手术中最古老的实时图像引导技术是透视[13]。这利用低剂量辐射进行连续可视化。实际使用和辐射暴露可随 C 形臂的使用而发生显著变化。确保机器设置为最佳状态时，一些外科医生可能会使用 C 形臂在实时透视下放置每个椎弓根螺钉，而另一些医生只有在徒手放置所有内固定后才使用 C 形臂，以快速检查单独的透视节点，这两种不同的方法对患者、工作人员和外科医生的辐射暴露有明显的不同（见下文）。最近，三维透视技术也得到了应用[4, 14]。考虑到术中使用透视

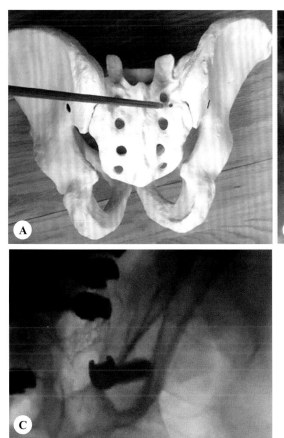

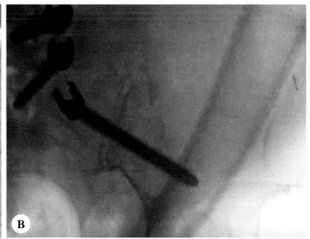

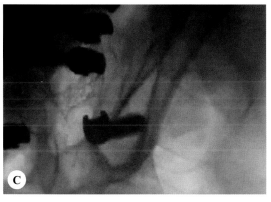

▲ 图 21-4　S₂ 骶髂螺钉
A. S₂AI 螺钉起始点；B. 髂骨斜位透视；C. 泪滴位透视

的异质性，透视与其他方法的比较往往因众多混杂变量而复杂化。

许多外科医生不是置入每个螺钉都是在透视下进行的（见辐射暴露部分），而是使用 C 形臂进行靶向透视。这类似于使用少量的 X 线片检查螺钉的位置，尽管对外科医生有更多的辐射暴露。在肿瘤手术中，特别是涉及复杂的截骨术，使用靶向透视甚至实时荧光透视是非常有用的。然而，在这种情况下，它的使用通常取决于外科医生对成像的兴趣度及放射技师调整机器，以配合外科医生需要的能力。

虽然 CT 有较大的辐射，但术中 CT 扫描或其他三维成像系统的辐射可能要少得多[3, 10]。术前 CT 图像常被徒手外科医生用于优化螺钉放置（如在术前轴向视图的帮助下选择起始点）。结合解剖标志的认识和术中 X 线片的定位，徒手置入螺钉是非常安全有效的。术中三维成像作为术中成像的一种方式是有用的，但许多外科医生认为会增

加手术时间，特别是当其试图在使用多种方式置入内固定时。然而，术中成像的现代应用，如多平面透视技术正在发展。工作流程的效率、机器的大小，以及外科医生对该技术的熟悉程度都有助于更广泛的应用。

四、导航

导航是包括可以用仪器把患者身上的位置信息实时投影到 CT 图像上的一种技术。这可能是最有帮助的，因为它给学员一个"检查"他们对徒手置钉理解的机会，可以在发育不良或椎弓根狭窄的情况下准确地置入螺钉，特别是在脊柱肿瘤的情况下可以清晰地显示最佳截骨方位，也可以使其他部位的截骨可视化和重建更加精确（如什么长度的螺钉是合适的等）。考虑到胸椎椎弓根螺钉的变异和徒手放置困难，许多研究提倡使用导航技术。研究表明，胸椎螺钉误置的比例高达 55%[15]，在一些使用透视[16]的情况下，这一比例

为 20%～30%。虽然通常在手术室用正侧位 X 线片检查螺钉的位置，但能用术中三维扫描[17]是更理想的。虽然我们支持使用导航，学员应该同时接受足够徒手和导航的培训。

导航可以通过术中图像采集和自动配准，或者通过使用骨性标志或先前放置的标记将术中解剖与术前扫描连接起来。基准标记可以与导航结合使用，也可以单独使用。许多外科医生采用术前放置标记物以避免手术节段的错误，特别是在胸椎[18]。在脊柱肿瘤手术中，由于肿瘤，手术部位通常更容易定位。然而，基准标记可以用来改善患者导航注册。这些努力正在进行中[18, 19]。

目前有几个导航平台。在大多数情况下，在进行术中扫描时，参考工具被放置在棘突（或其他标记物）上并留在原位。然后，这些工具可以注册到术前的 CT 或术中成像系统，并可以在屏幕上看到探头（及许多器械）的实时运动，从而在放置螺钉或进行截骨时可实现近乎可视化[20]。正如预期的那样，大量研究证实这提高了螺钉放置的准确性[20]。随着技术的改进，我们预计可能将继续提高其准确性，特别是在增强现实技术平台［如 Augmedics xvision™spine（XVS）系统[21] 和机器人辅助平台（见本章"六、机器人"）］的帮助下。虽然超出了本章的范围，但机器人可能会与导航结合，使大部分内固定放置和截骨手术可接近全自动完成。然而，这项技术的成功引入将需要外科医生在徒手技术方面接受良好的训练，因为它可能出现潜在且罕见的伤害患者的灾难性硬件或软件错误，这种错误要靠外科医生来阻止。我们预计这将是一个挑战。

另外，计算机导航在脊柱肿瘤手术中有很多好处。多节段螺钉放置的有效性和安全性、畸形解剖的定位和肿瘤切除边缘的精确评估都是有益的。另一个很少被讨论的好处是，导航可以使螺钉精确地放置在骨质量最佳的骨通道中。这对常伴有骨质破坏、骨质减少和骨质疏松的脊柱肿瘤患者尤为重要。

最后，导航在脊柱肿瘤手术中的最佳应用可能是骶骨肿瘤的切除，因为骶骨肿瘤的局部解剖使截骨更具有挑战性。我们发现导航在这些情况下是最有用的，在这些情况下，截骨的方位在骨盆或骶骨切口是相当困难的。导航允许在 3 个平面上实时反馈。图 21-5 展示了我们最近的一个病例，其中导航被用来尽量保留 S_1 骨量。

五、射线暴露

许多外科医生选择使用徒手技术、图像引导、导航，或者最近的机器人辅助导航。即使是徒手置入内固定，也必须决定如何在手术室中透视检查内固定位置。随着微创手术的兴起，成像方式和患者及外科医生的辐射暴露受到了更多的关注，特别是随着技术的进步，允许使用先进的成像方式，如术中 CT 成像。尽管使用导航成像可以在术前完成，避免手术室工作人员和外科医生暴露在辐射中。然而，术前成像会比较烦琐或者不兼容导航系统，或者外科医生可能不完全熟悉它。即使使用导航，也应该对内固定的位置进行一些透视检查。

不幸的是，在公众和外科医生中，关于辐射安全暴露的错误信息比比皆是。两个主要的管理机构，全国辐射防护委员会（National Council on Radiation Protection，NCRP）和国际辐射防护委员会（International Commission on Radiological Protection，ICRP），已经为那些从事辐射工作的人（即外科医生）和那些不从事辐射工作的人（即患者）制订了"最大限度"的一般指导原则。这些指导原则已被各种专业和社会团体采纳[5, 22-26]。

(1) 对于从事辐射工作的人员，5 年以上的年平均剂量不应超过每年 20mSv，任何一年的剂量不应超过 50mSv。

(2) 对于不从事辐射工作的人员，除自然暴露和医疗检查外，剂量不应超过每年 1mSv。

确定什么样的辐射水平是"安全的"是非常具有挑战性的，而且在很大程度上取决于在更短的时间内暴露在更大量的辐射下。例如，只有在

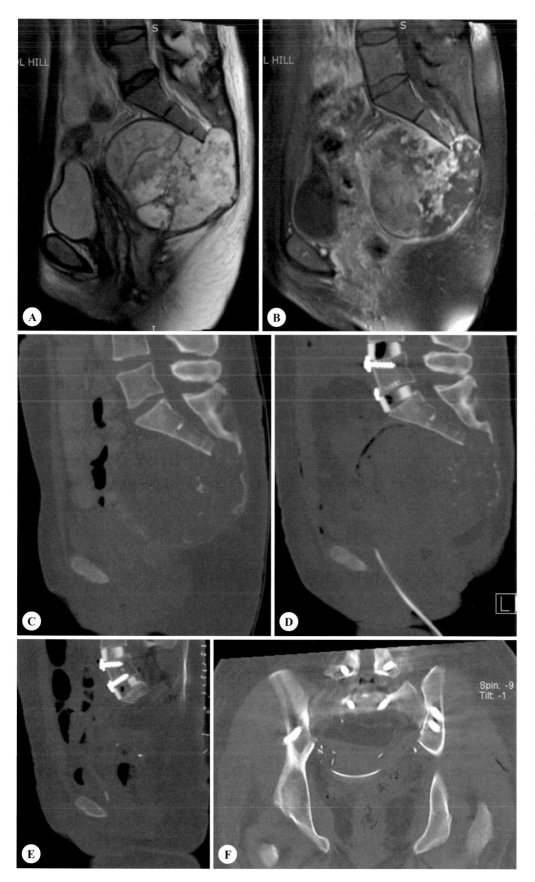

◀图 21-5　在一个 50 岁的巨大骶骨软骨肉瘤患者中，我们选择使用导航来最大限度地保留 S_1 的骨量。矢状面 T_2 MRI（A）、增强 MRI（B）和 CT（C）显示骶骨大肿块，未累及 S_1。一期手术涉及 $L_{4/5}$ 和 $L_{5/1}$ 节段前方暴露的前路腰椎椎体间融合术。一期手术后的 CT 可显示椎体间移植物及肿瘤的最新影像（D）。考虑到尽量保留 S_1 骨质非常关键，因为其间的肿瘤已经生长，导航显得至关重要。注意除了输尿管支架以外的典型爆米花样钙化。术后侧位（E）和冠状位（F）CT 切面显示左侧 S_1 边缘，同时整块切除肿瘤，切缘阴性。这证明了导航在脊柱肿瘤手术中的作用

500mSv 时才注意到血细胞的瞬时变化；1 年内小于 100mSv，即使癌症风险也没有变化[25]。作为参考点，表 21-1 显示了不同照射的不同辐射量（mSv）。注意，胸部 X 线片是约 0.1mSv（相当于从纽约到洛杉矶的班机往返），在地球上需接受辐射平均每年约为 3mSv，传统的 CT 可能是 10mSv，术中 CT 扫描可以是 2.5mSv 或更少（1mSv=100mrem）。必须指出，对非辐射工作人员（患者）的限制是在自然暴露和医疗辐射之外的。辐射的安全限度是基于考虑到潜在的短期（即"确定性"）和长期（即"随机性"）影响的理论限度。考虑到这些限制在理论上的本质，医生出于任何医疗原因要求进行 CT 检查所带来的好处，已经超过了理论上的辐射风险。正如 ICRP 所指出的，"对患者的医疗照射暴露的基本原则应有独特考虑。因为特定医疗目的暴露适当剂量水平使用的电离辐射是利大于弊的，剂量应无须考虑"[27]。在讨论安全辐射限度时，关于为什么医疗辐射不被视为辐射暴露的一部分，美国放射学会表示，"几乎所有的成像，对患者来说，受益大于风险"[22, 28]。如果我们认为只有超过 100mSv 才与癌症有关联，那么接受 10mSv 的 CT 扫描以计划开展一个大的高风险的手术当然是合理的。此外，术中 CT 每次扫描的辐射甚至低于 2.5mSv。在需要的时候，外科医生可以做 1 次或 2 次的 CT 扫描来确定内固定的位置，这对患者或手术团队（CT 扫描时手术团队走出房间）来说是没有风险的。

Pennington 等[4] 对术中患者和外科医生在不同模式下置入每颗螺钉的辐射量进行了详尽的研究。毫不奇怪，术中 CT 引导导航患者辐射暴露剂量最多。然而，即使患者接受 C_2- 骨盆手术，这也仅为 10～60mSv。然而，没有导航的二维透视为外科医生提供了最多的辐射，对于一个忙碌的外科医生来说，每年的辐射量达 20～30mSv。考虑到前面的剂量限度，不是患者，而是外科医生最有可能超过已知的辐射安全限制。儿科病例可能是个例外。一种解决方案是考虑使用术前 CT（或导

表 21-1 各种照射的辐射估计值 1mSv=100mrem[4, 5, 10, 25, 28]	
事 件	辐射量（mSv）
四肢 X 线片	0.001
双能 X 线吸收法	0.001
胸部 X 线片	0.1
航班往返（纽约至洛杉矶）	0.1
腰椎 X 线片	0.7
胸腰椎 X 线片	1.5
O 形臂（脊柱）a	2.5
自然辐射（地球）	3
CT（脊柱）	10
CTA（肺栓塞）	10
冠状动脉造影	5～15

a. O 形臂辐射剂量取决于多种因素，包括扫描水平和机器设置。这些会继续降低患者的辐射量

航）并徒手置入内植物，然后离开房间，在置入内固定后进行术中三维扫描检查。这将最大限度地减少外科医生和工作人员的暴露，是我们首选的方法。

六、机器人

机器人技术在脊柱外科中的应用是近期快速发展的一个领域。目前，大多数用于脊柱外科手术的机器人设备的功能是辅助外科医生，而不是独立工作。例如，Excelsius XP（Globus）是一台独立的机器，它集成了导航和机械臂，可以根据外科医生的需要调整螺钉的方向。一些研究已经证明利用机器人辅助[29] 可以提高螺钉放置的准确性，但在肿瘤患者中的数据仍然有限。例如，Solomiichuk 等[30] 研究了机器人在转移性肿瘤患者中放置内固定，发现该组与对照组之间在准确性或辐射剂量方面没有差异。Hu 等[31] 也报道了机器人辅助治疗胸腰段肿瘤患者的类似结果，但缺乏对照研究。然而，将机器人技术的讨论局限于机

器人辅助置入内固定可能是目光短浅的。如在脊柱肿瘤手术中截骨操作可能是具有挑战性的。机器人技术与导航近乎完美的结合，为复杂且精准的骶骨肿瘤切除提供了机会。这在原发性骶骨和骶前肿瘤中已经成功证实 [32, 33]。机器人技术未来可能发展的其他潜在用途包括病变切除后的触觉反馈或钻孔引导，或可控的畸形矫正操作。

在迅速引起关注的同时，脊柱外科的机器人技术落后于泌尿外科、妇科 / 肿瘤学和普通肿瘤学的机器人技术，这些领域的机器人技术已经被开发用于更复杂的解剖、更大的可视性和对精细结构的更多控制。目前，主流的脊柱外科机器人设备都是单个机械臂引导螺钉放置。不难想象，在不久的将来，它将如何发展成为一个具有多个模块化机械臂的系统，就像达·芬奇那样，以帮助脊柱肿瘤外科医生。文献中已经报道了一些使用达芬奇机器人的脊柱肿瘤病例，该机器人在操作时可以由外科医生使用多臂精确地控制 [34, 35]。

最近，"机器人"受到了一些不熟悉脊柱外科 [36] 的人的批评。然而，我们认为导航和机器人技术正在成为脊柱外科手术的一部分，应该用来增强而不是干扰或取代外科医生的技能。训练下一代外科医生使用此技术，但又不完全依赖它，将是一项挑战。一名外科医生已经开始在每个病例中使用导航，使外科工作人员和受术者更熟悉这些工具，因为复杂的脊柱肿瘤病例经常需要导航。主治医生将显示器放置好以便他能看到它，而住院医生或其他医生则徒手置入螺钉。通过这种方式，主治医生能够更好地看到患者的位置，以及他们对徒手置钉的理解程度。受训者可以在使用导航的同时获得徒手操作的经验，而且不会牺牲患者的安全。这样的创造性解决方案需要不断发展。

最后，我们必须提到图像增强现实技术，这是脊柱外科领域的一个发展领域，包括护目镜，可以增强外科医生的视野，使深层结构清晰可见。一个显示器覆盖在深层结构上，这样外科医生的视野立即被增强，包括深层和表层解剖结构。这项技术对未来脊柱外科手术的影响还有待观察。

七、重建方法

脊柱肿瘤切除后，无论是徒手技术、透视引导、导航还是机器人辅助，后续的重建都面临挑战。也许最恰当的例子是骶骨切除术，其重建从最小的骨重建到同种异体移植（甚至放疗后自体骨移植），再到最先进的三维打印定制植入物。

选定重建计划取决于许多因素。外科医生不得不考虑患者生存期及他们可能需要什么功能。需要长期放疗和广泛、不可治愈的转移性肿瘤的患者，可能需要手术来减压和稳定脊柱，而不增加手术时间和风险，并努力促进骨的长期融合。然而，孤立原发性脊柱肿瘤的患者积极接受肿瘤整块切除时，可能需要带血管的移植物来增加融合机会。了解患者的需求是最重要的，正如了解每种类型肿瘤的当前发展状况一样；多学科的肿瘤相关讨论是至关重要的。

对于不稳定的脊柱肿瘤，重建方案还涉及是否可能创造骨融合的环境，或者是否由于切除肿瘤或患者需要进行重建而无法进行融合。

在这些情况下，结构重建时必须考虑到，要么在患者剩余的生命周期内结构仍是健全的，要么在未来可以进行翻修。例如，我们最近对一名26 岁身高近 7 英尺（2.13 米）的年轻健壮男性进行了多节段椎体切除术。患者年轻、健康、活跃，表现为破坏性脊柱球孢子菌病（图 21-6）。我们非常担心置入一个长的重建物后可能出现假关节和失败。在本例中，患者 L_3 和部分 L_4 被破坏，前纵韧带下的软组织延伸至 $L_{4/5}$ 椎间盘间隙，MRI T_2 影像学可见椎间盘改变。除了减压神经和控制感染的紧迫问题外，我们还担心是否有一个足够大或足够长的移植物 / 植入体及远期的骨融合概率。我们选择保留 L_4 未受破坏的部分并在 $L_2 \sim L_4$ 放置一个可撑开的钛笼，然后进行了 $L_{4/5}$ 椎间盘切除术并进行同种异体骨移植融合。

这使得我们可以使用更短的假体，保留一些

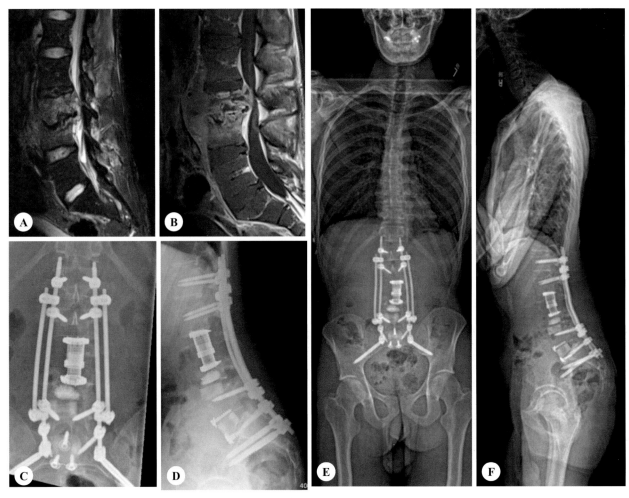

▲ 图 21-6　破坏性脊柱球孢子菌病例

MRI T_2（A）和增强矢状面（B）显示椎间盘的感染造成广泛破坏，增加了对结核和真菌的怀疑。该患者曾在亚利桑那州的一家仓库工作，最终被发现患有球孢子菌病。显示术后腰椎正、侧位片（C 和 D）和脊柱全长正侧位片（E 和 F）。注意在脊柱全长正侧片中有轻微的伪影，因为孩子身高太高，正侧片需要后期合成。注意 $L_{4/5}$ 和 $L_{5/1}$ 椎体间的四棒结构和大型同种异体股骨移植

骨量，并增加长期稳定的机会。最后，我们担心患者 L_5/S_1 节段的远期并发症，因为患者年轻、活跃，且将近 7 英尺（2.13 米）高。我们与患者详细讨论了这一点，并让他选择在住院期间接受 L_5/S_1 前路腰椎椎体间融合术，患者接受我们的手术方案（图 21-6）。

传统的脊柱重建方法是根据需要使用融合器、骨移植和（或）骨水泥。对于接受放射治疗的转移性肿瘤患者，重建通常不需要长期的骨融合，骨水泥可能是一个很好的重建选择[37]。然而，对于预后良好的患者，应考虑长期的稳定性和骨融合。我们首选的方法是使用网笼，在网笼内植入同种异体骨，在可能的情况下尽量增加植骨量（图

21-7）。有人推荐带血管的移植物，这可能提供骨融合的最佳方法。

全骶骨或部分骶骨切除术仍然是骶骨原发肿瘤累及 S_1 的标准治疗方法。一旦切除完成，外科医生就需要进行脊柱骨盆重建。理想的重建连接脊柱和骨盆，提供持久的固定，并保留一些骨界面尽可能进行融合。图 21-8 显示完全骶骨切除术后用同种异体股骨和腓骨支撑双侧重建。该患者接受了放射治疗，有骨不连或移植骨骨折的风险。值得注意的是，椎弓根螺钉被置入股骨移植物中，并使用腓骨支撑来改善脊柱和骨盆之间的骨界面。在术前或术后接受放射治疗的患者中，骨愈合是

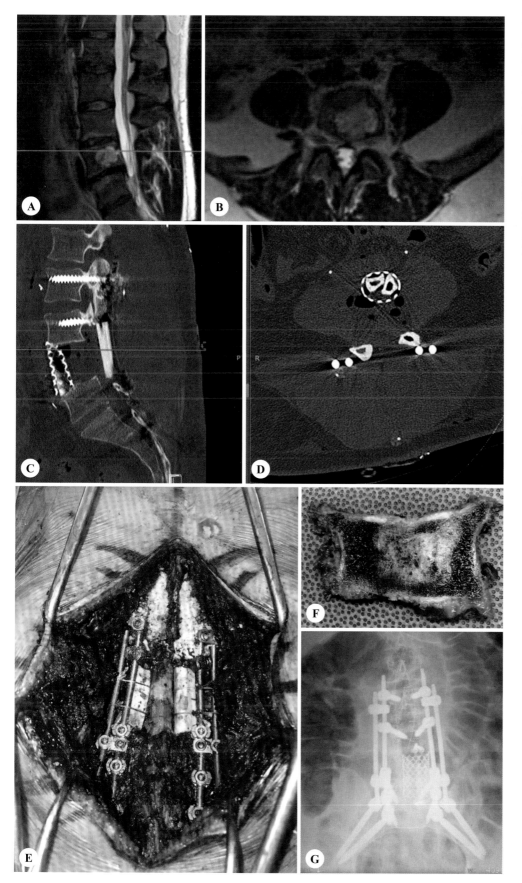

◀ 图 21-7 脊索瘤病例
A. MRI T_2 矢状位；B. T_2 轴位。A 和 B. L_4 脊索瘤。首先，从后路固定 L_2-骨盆，松解 L_4 上方和下方，然后进行前路，肿瘤切除、放置内有同种异体骨的钛笼。C 和 D. 术后 CT 检查。注意钛笼和后方的同种异体移植物支柱。E. 后路手术后术中图；F. 包含在椎体内的病理标本；G. 术后正位 X 线片

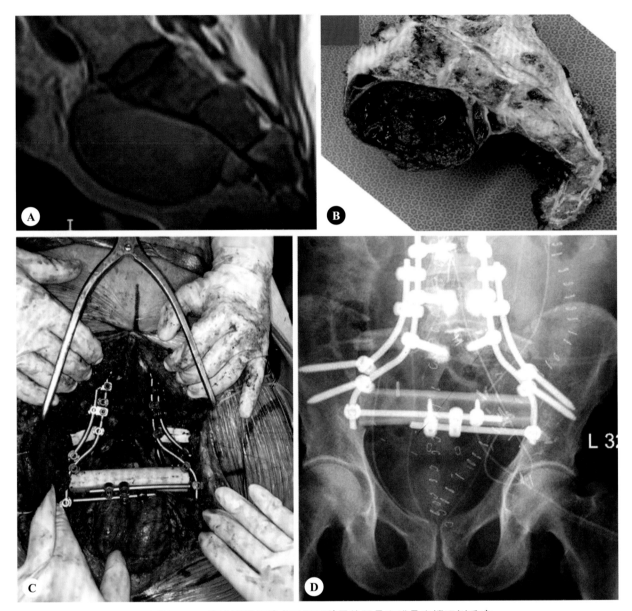

▲ 图 21-8　完全骶骨切除术后用同种异体股骨和腓骨支撑双侧重建

A. MRI；B. 需要全骶骨切除的大型脊索瘤的最终标本；C. 最终手术后的后部结构，这是通过前后路分期手术完成的；D. 最终的 X 线片。注意位于 L₅ 和骨盆之间的同种异体股骨和腓骨支柱

决定性因素之一。在接受辐射的情况下，一些人主张带血管的自体腓骨移植。然而，取自体移植骨是有创和耗时的，延长了手术时间，因此也增加了本已漫长的手术并发症风险。在可能的情况下，应尽量保留自体骨以增加融合的机会。例如，图 21-5 显示了骶骨巨大软骨肉瘤患者，她接受了骶骨切除术，但决定保留部分 S₁ 作为脊柱和骨盆之间的骨桥，从而不需要进行更复杂的重建，并显著降低骨不连和内固定失败的风险。相比之下，

图 21-9 显示的是高位骶脊索瘤切除后 1 年多由于断棒进行枕颈融合翻修的患者，切缘阴性，无复发。这个病例并发感染，行去除移植物、放疗及多次手术。在本例中，经过与患者长时间的讨论，我们决定使用 BMP 来帮助我们的骨融合尝试。考虑到现有的数据证明 BMP 对癌症风险几乎没有影响（尽管早期存在有瑕疵的报道）[38]，这个患者知情并同意在手术中使用 BMP（包括其他任何可以增加骨融合概率的材料）。图 21-9 显示了我们翻

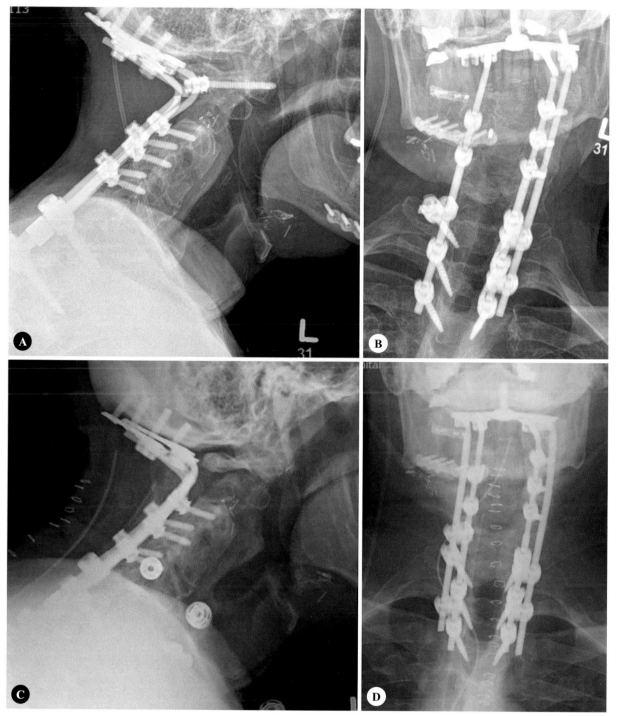

▲ 图 21-9　患者枕颈交界处脊索瘤切除 1 年以上，钛棒断裂（**A** 和 **B**），切缘阴性且无复发。在多次手术后，在翻修手术时应用了 **BMP**（**C** 和 **D**）

修手术的情况。在随访中，肿瘤没有复发。

　　在某些情况下，良性肿瘤破坏骨骼也需要手术干预（"良性侵袭性"病变）。骶骨中常见的一种病变是生长和侵蚀骨头的血管畸形。在这些病例中，切除病变应保留可能导致融合的骨表面。

例如，图 21-10 显示骶骨良性动静脉畸形的侵蚀和生长。病灶被切除，并进行了重建。然而，我们保留了一些 S_1 终板和 L_5/S_1 小关节突骨质，这使得它们能够融合。

　　定制的三维打印植入物可以用于重建，然而

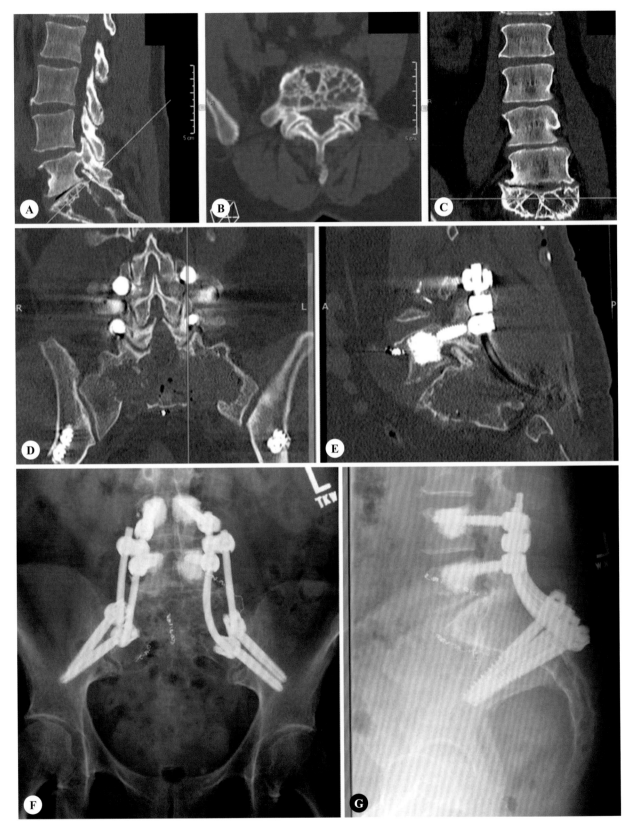

▲ 图 21-10 骶骨良性动静脉畸形

矢状（A）、轴状（B）和冠状（D）图像显示骶骨膨胀性破坏性病变。图像显示典型的"蜂窝状"（C），多个非诊断性活检仅显示血管和骨骼，最终诊断为骶骨良性动静脉畸形。病灶刮除并使用骨水泥螺钉行 L_4- 骨盆的四根钛棒固定（D 至 G）。注意 L_5/S_1 关节是保持完整的，去皮质以帮助骨融合

植入物的尺寸是预先制作的，使术中调整变得困难[8, 39]。此外，较高的成本可能会让患者不接受这种选择。虽然三维植入物本身不一定能达到骨融合（如在完全骶骨切除术中），但仍然需依赖其锚定在破坏的骨质上并长期保持固定和稳定。定制三维打印也可用于制作肿瘤模型、打印截骨导板等，以实现所需的截骨[7]。即使没有定制的向导或导航，术前三维打印的肿瘤和其周围骨结构的模型，也可以极大地帮助外科医生规划进行截骨和切除[7, 9]。

这些重建方法并不是在所有地方都可行，由此产生了一种激进的想法，即肿瘤侵袭的骨头可以整体切除、进行照射，然后作为完美匹配的移植物进行移植。如亚洲和非洲的一些文化禁止使用异体移植，但又负担不起三维打印的费用。使用同种异体移植物也存在疾病传播的风险，在许多国家维持同种异体移植物的骨库往往是不可行的[40-47]。

1968 年，第一次进行了"体外放射治疗"（extracorporeal radiation therapy，ECRT）重建。值得注意的是，这种方法在随后的几年很少使用[48]。总之，为了避免传统切除骶骨时需要重建的并发症，可以进行整块骶骨切除，然后接受一次剂量为 50Gy 的放疗，送回手术室，植入接受肿瘤切除缺损的患者体内（图 21-11 和图 21-12）。有充分的证据表明没有残留的肿瘤细胞，并证实该技术的复发率并不高[49]。该操作的辐射剂量应该在 50Gy 左右，因为这个剂量足够杀死所有活癌细胞，但又不会对骨骼结构造成明显损害[48, 50-56]。最近人们对同种异体骨移植失败率高的原因很感兴趣[43, 57]；一种可能的机制是同种异体骨保留了不匹配的主要组织相容性复合体。如果这种免疫介导机制是正确的，那么使用 ECRT 可以避免这种情况。此外，ECRT 的辐射（50Gy）足以杀死所有活细胞，且远低于传统的同种异体移植（1000Gy），也远低于可见骨骼损害的照射水平（约300Gy）[55]。虽然目前在美国还没有被批准，但用于骶骨肿瘤重建的 ECRT 仍然是一种有吸引力、成本低和有效的方法。

八、总结与展望

目前外科医生在进行脊柱肿瘤手术时有许多选择，从透视到机器人辅助。未来可能会有更多的选择。在技术创新提高外科医生技能的同时，必须不断地将其整合到实践中，同时必须谨慎地确保外科医生安全地整合这些技术。实施一项新技术，如果该技术需要不合理地延长手术时间，没有证明是安全可靠，或者没有疗效，这是一个应该避免的伦理问题。此外，所有外科医生应努力继续掌握解剖基础及徒手技术与新技术的结合。当新技术出现错误时，正是依靠这些基础，能够及时识别错误，最大限度地减少或避免对患者的伤害。

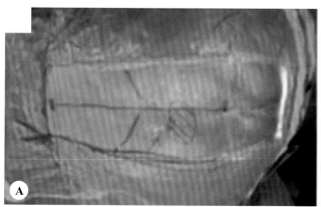
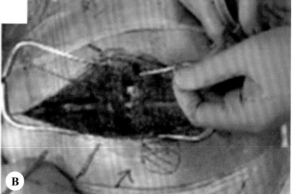

▲ 图 21-11　骶骨肿瘤体外放射治疗和再植的过程
A 至 C. 摘除骶骨

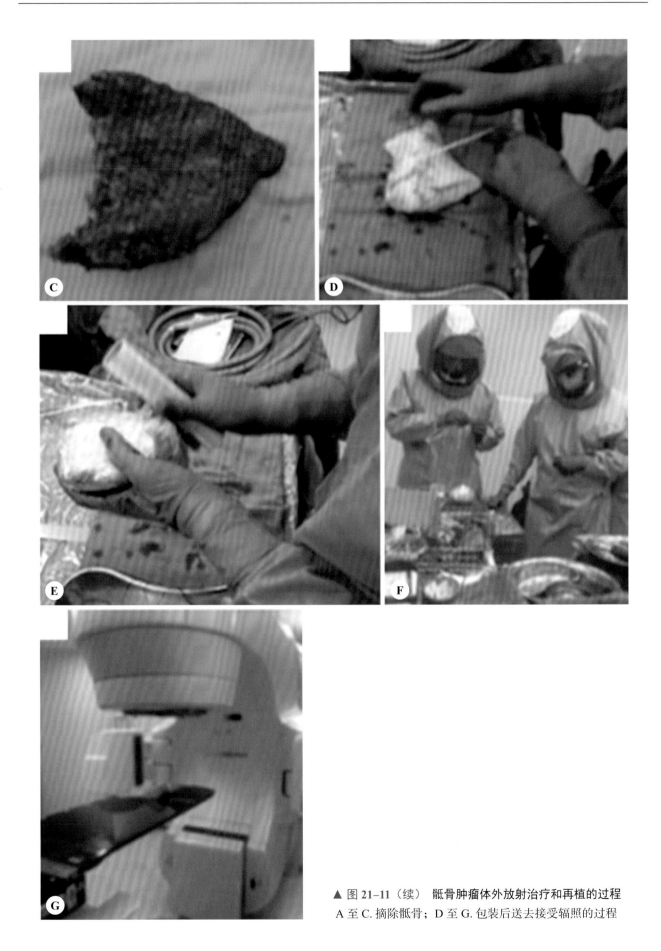

▲ 图 21-11（续） 骶骨肿瘤体外放射治疗和再植的过程

A 至 C. 摘除骶骨；D 至 G. 包装后送去接受辐照的过程

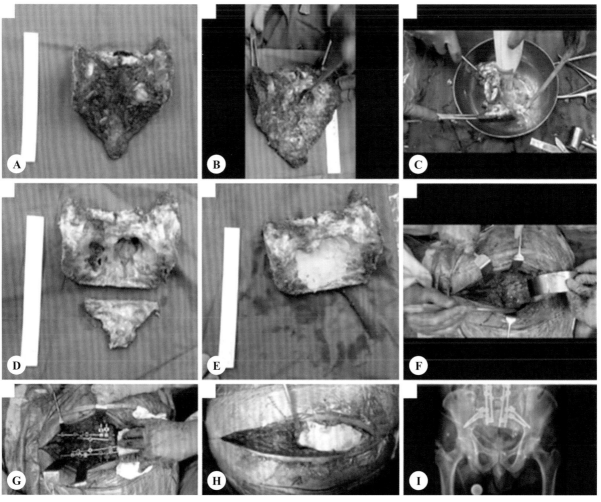

▲ 图 21-12　骶骨肿瘤体外放射治疗和再植的步骤

A. 放射治疗后；B. 切除坏死肿瘤；C. 清洗标本；D. 切除非结构性骶骨下段和尾骨；E. 将骨水泥填充到缺损处；
F 至 I. 以完全匹配的无反应移植物的形式重新植入（经 Goodwin 等[48] 许可转载）

参 考 文 献

[1] Roentgen WC. On a new kind of ray (first report). Munch Med Wochenschr. 1959;101:1237–9.

[2] Nasser R, Drazin D, Nakhla J, Al-Khouja L, Brien E, Baron EM, et al. Resection of spinal column tumors utilizing image-guided navigation: a multicenter analysis. Neurosurg Focus. 2016;41(2):E15.

[3] Kaissar F, Coudert P, Graillon T, Blondel B, Dufour H, Gille O, et al. Prospective comparative study in spine surgery between O-arm and Airo systems: efficacy and radiation exposure. World Neurosurg. 2018;118:e175–84.

[4] Pennington Z, Cottrill E, Westbroek EM, Goodwin ML, Lubelski D, Ahmed AK, et al. Evaluation of surgeon and patient radiation exposure by imaging technology in patients undergoing thoracolumbar fusion: systematic review of the literature. Spine J. 2019;19(8):1397–411.

[5] Singer G. Occupational radiation exposure to the surgeon. J Am Acad Orthop Surg. 2005;13(1):69–76.

[6] Kelly PD, Zuckerman SL, Yamada Y, Lis E, Bilsky MH, Laufer I, et al. Image guidance in spine tumor surgery. Neurosurg Rev. 2020;43(3):1007–17.

[7] Ozturk AM, Ozer MA, Suer O, Derin O, Govsa F. Patient-specific three-dimensional model for a safe surgical pathway in sacral chondrosarcoma. Indian J Surg Oncol. 2019;10(1):107.

[8] Wei R, Guo W, Ji T, Zhang Y, Liang H. One-step reconstruction with a 3D-printed, custom-made prosthesis after total en bloc sacrectomy: a technical note. Eur Spine J. 2017;26(7):1902–9.

[9] Sayari AJ, Pardo C, Basques BA, Colman MW. Review of robotic-assisted surgery : what the future looks like through a spine oncology lens. Ann Transl Med. 2019;7(10):1–10.

[10] Zhang J, Weir V, Fajardo L, Lin J, Hsiung H, Ritenour ER. Dosimetric characterization of a cone-beam O-arm imaging system. J Xray Sci Technol. 2009;17(4):305–17.

[11] Hlubek RJ, Bohl MA, Cole TS, Morgan CD, Xu DS, Chang SW, et al. Safety and accuracy of freehand versus navigated C2 pars or pedicle screw placement. Spine J. 2018;18(8):1374–81.

[12] Andrade NS, Okafor L, Neuman BJ. Novel technique for sacral alar-iliac (S2AI) fixation. Clin Spine Surg. 2018;31(9):373–6.

[13] Mulconrey D. P10. Fluoroscopic radiation exposure in degenerative spinal surgery: in vivo evaluation for operating room personnel. Spine

J. 2009;9(10):118S.

[14] Villard J, Ryang YM, Demetriades AK, Reinke A, Behr M, Preuss A, et al. Radiation exposure to the surgeon and the patient during posterior lumbar spinal instrumentation: a prospective randomized comparison of navigated versus non-navigated freehand techniques. Spine (Phila Pa 1976). 2014;39(13):1004–9.

[15] Xu R, Ebraheim NA, Ou Y, Yeasting RA. Anatomic considerationsof pedicle screw placement in the thoracic spine. Roy-Camille technique versus open-lamina technique. Spine (Phila Pa 1976). 1998;23:1065–8.

[16] Liljenqvist UR, Halm HF, Link TM. Pedicle screw instrumentation of the thoracic spine in idiopathic scoliosis. Spine (Phila Pa 1976). 1997;22:2239–45.

[17] Weinstein JN, Spratt KF, Spengler D, Brick C, Reid S. Spinal pedicle fixation: reliability and validity of roentgenogram-based assessment and surgical factors on successful screw placement. Spine (Phila Pa 1976). 1988;13:1012–8.

[18] Madaelil TP, Long JR, Wallace AN, Baker JC, Ray WZ, Santiago P, et al. Preoperative fiducial marker placement in the thoracic spine: a technical report. Spine. 2017;42(10):E624–8.

[19] Kim S, Kazandides P. Fiducial-based registration with a touchable region model. Int J Comput Assist Radiol Surg. 2017;12:277–89.

[20] Overley SC, Cho SK, Mehta AI, Arnold PM. Navigation and robotics in spinal surgery : where are we now? Neurosurgery. 2017;80(3):S86–99.

[21] Molina CA, Theodore N, Ahmed AK, Westbroek EM, Mirovsky Y, Harel R, et al. Augmented reality– assisted pedicle screw insertion: a cadaveric proof-of-concept study. J Neurosurg Spine. 2019;29:1–8.

[22] Amis ES, Butler PF, Applegate KE, Birnbaum SB, Brateman LF, Hevezi JM, et al. American College of Radiology White Paper on radiation dose in medicine. J Am Coll Radiol. 2007;4(5):272–84.

[23] Sinclair WK. Radiation protection: the NCRP guidelines and some considerations for the future. Yale J Biol Med. 1981;54(6):471–84.

[24] Rehani MM, Ciraj-Bjelac O, Vañó E, Miller DL, Walsh S, Giordano BD, et al. Radiological protection in fluoroscopically guided procedures performed outside the imaging department. Ann ICRP. 2010;40(6):5–6.

[25] Lin EC. Radiation risk from medical imaging. Mayo Clin Proc. 2010;85(12):1142–6.

[26] ICRP Publication 105. Radiation protection in medicine. Ann ICRP. 2007;37(6):1–63.

[27] Do KH. General principles of radiation protection in fields of diagnostic medical exposure. J Korean Med Sci. 2016;31:S6–9.

[28] Amis ES, Butler PF. ACR white paper on radiation dose in medicine: three years later. J Am Coll Radiol. 2010;7(11):865–70.

[29] Han X, Tian W, Liu Y, Liu B, He D, Sun Y, et al. Safety and accuracy of robot-assisted versus fluoroscopy-assisted pedicle screw insertion in thoracolumbar spinal surgery: a prospective randomized controlled trial. J Neurosurg Spine. 2019;30(5):615–22.

[30] Solomiichuk V, Fleischhammer J, Molliqaj G, Warda J, Alaid A, von Eckardstein K, et al. Robotic versus fluoroscopy-guided pedicle screw insertion for metastatic spinal disease: a matched-cohort comparison. Neurosurg Focus. 2017;42(5):E13.

[31] Hu X, Scharschmidt TJ, Ohnmeiss DD, Lieberman IH. Robotic assisted surgeries for the treatment of spine tumors. Int J Spine Surg. 2015;9:1.

[32] Oh JK, Yang MS, Yoon DH, Rha KH, Kim KN, Yi S, et al. Robotic resection of huge presacral tumors. J Spinal Disord Tech. 2014;27(4):E151–4.

[33] Bederman SS, Lopez G, Ji T, Hoang BH. Robotic guidance for en bloc sacrectomy. Spine (Phila Pa 1976). 2014;39(23):E1398–401.

[34] Pacchiarotti G, Wang MY, Kolcun JPG, Chang KH, Al Maaieh M, Reis VS, et al. Robotic paravertebral schwannoma resection at extreme locations of the thoracic cavity. Neurosurg Focus. 2017;42(5):E17.

[35] Yang MS, Kim KN, Yoon DH, Pennant W, Ha Y. Robot-assisted resection of paraspinal schwannoma. J Korean Med Sci. 2011;26(1):150–3.

[36] Sheetz KH, Dimick JB. Is it time for safeguards in the adoption of robotic surgery? JAMA J Am Med Assoc. 2019;321(20):1971–2.

[37] Jordan Y, Buchowski JM, Mokkarala M, Peters C, Bumpass DB. Outcomes and cost-minimization analysis of cement spacers versus expandable cages for posterior-only reconstruction of metastatic spine corpectomies. Ann Transl Med. 2019;7(10):212.

[38] Dettori JR, Chapman JR, DeVine JG, McGuire RA, Junge MR, Norvell DC. Longer follow-up continues to reveal no increased risk of cancer with the use of recombinant human bone morphogenetic protein in spine fusion. Spine J. 2019;19(10):1640–7.

[39] Wuisman P, Lieshout O, Sugihara S, van Dijk M. Total sacrectomy and reconstruction: oncologic and functional outcome. Clin Orthop Relat Res. 2000;381:192–203.

[40] Zhang S, Wang X, Wang J, Xu M. En bloc resection, intraoperative extracorporeal irradiation and re-implantation of involved bone for the treatment of limb malignancies. Mol Clin Oncol. 2017;7(6):1045–52.

[41] Araki N, Myoui A, Kuratsu S, Hashimoto N, Inoue T, Kudawara I, et al. Intraoperative extracorporeal autogenous irradiated bone grafts in tumor surgery. Clin Orthop Relat Res. 1999;368:196–206.

[42] Hamer A, Strachan J, Black M, Ibbotson C, Stockley I, Elson R. Biomechanical properties of cortical allograft bone using a new method of bone strength measurement. J Bone Joint Surg Br. 1996;78:363–8.

[43] Mankin HJ, Hornicek FJ, Raskin KA. Infection in massive bone allografts. Clin Orthop Relat Res. 2005;432:210–6.

[44] Matejovsky Z, Matejovsky Z, Kofranek I. Massive allografts in tumour surgery. Int Orthop. 2006;30(6):478–83.

[45] Tomford WW. Transmission of disease through transplantation of musculoskeletal allografts. J Bone Joint Surg Ser A. 1995;77(11):1742–54.

[46] Yasin NF, Singh VA, Saad M, Omar E. Which is the best method of sterilization for recycled bone autograft in limb salvage surgery: a radiological, biomechanical and histopathological study in rabbit. BMC Cancer. 2015;15(1):1–11.

[47] Tomford WW, Mankin HJ. Bone banking: update on methods and materials. Orthop Clin North Am. 1999;30(4):565–70.

[48] Goodwin ML, Gundavda MK, Reddy R, Deogaonkar K, Lala M, Baliarsing A, et al. Extracorporeal radiation and reimplantation: a safe and viable option for reconstruction after sacral tumor resection? Ann Transl Med. 2019;7(10):229.

[49] Hatano H, Ogose A, Hotta T, Endo N, Umezu H, Morris T. Extracorporeal irradiated autogenous osteochondral graft. J Bone Joint Surg Br. 2005;87:1006–11.

[50] Wu P-K, Chen C-F, Chen C-M, Cheng Y-C, Tsai S-W, Chen T-H, et al. Intraoperative extracorporeal irradiation and frozen treatment on tumor-bearing autografts show equivalent outcomes for biologic reconstruction. Clin Orthop Relat Res. 2018;476(4):877–89.

[51] Agarwal M, Gundavda M, Gupta R, Reddy R. Does extracorporeal irradiation and reimplantation after acetabular resections result in adequate hip function? A preliminary report. Clin Orthop Relat Res. 2018;476(9):1738–48.

[52] Kotb SZ, Mostafa MF. Recycling of extracorporeally irradiated autograft for malignant bone tumors: long-term follow-up. Ann Plast Surg. 2013;71(5):493–9.

[53] Sanjay BK, Moreau PG, Younge DA. Reimplantation of autoclaved tumour bone in limb salvage surgery. Int Orthop. 1997;21(5):291–7.

[54] Davidson AW. En-bloc resection, extracorporeal irradiation, and re-implantation in limb salvage for bony malignancies. J Bone Joint Surg Br Vol. 2005;87–B(6):851–7.

[55] Sabo D, Brocai DRC, Eble M, Wannenmacher M, Ewerbeck V. Influence of extracorporeal irradiation on the reintegration of autologous grafts of bone. J bone Joint Surg. 2000;82–B(1):276–82.

[56] Currey J, Foreman J, Laketic I, Mitchell J, Pegg D, Reilly G. Effects of ionizing radiation on the mechanical properties of human bone. Clin Orthop Relat Res. 1997;15:111–7.

[57] Lietman SA, Tomford WW, Gebhardt MC, Springfieldand DS, Mankin HJ. Complications of irradiated allografts in orthopaedic tumor surgery. Clin Orthop Relat Res. 2000;375:214–7.

第22章 脊柱肿瘤：技术进展
Spine Tumors: Technological Advances

Arash J. Sayari　Matthew Colman　Kern Singh　著

虽然脊柱肿瘤手术领域的技术进步是巨大的，但它们都服务于实现一些基本目标：遏制肿瘤进展、优化神经和脊柱的稳定性。随着近年来技术的不断进步，在更广泛的患者群体中实现这些目标变得越来越可行。持续的改进和新的理念使得脊柱肿瘤切除手术在多个层面发生了变化。改进方法包括加强导航的应用，通过微创途径到达目标部位，使用更有效和更少辐射的成像技术及运用人工智能[1]。与传统的脊柱手术方法相比，荧光引导技术、机器人辅助和人工智能的运用都显示出巨大的潜力。本章将详细介绍一些有望在术前、术中、术后等改善手术效果的技术进展。

一、三维技术

（一）手术规划

特定的设计程序和先进的工业打印机，将3D打印技术扩展到了脊柱和脊柱肿瘤领域。仅

靠CT和MRI往往是不够的，3D模板可以借助于这样的成像软件，辅助手术规划。具体来说，结合术前影像，打印出一个精确的解剖复制品，从而在手术前可以仔细分析，这个过程称为生物建模[2, 3]。将病理形态可视化后，进行复杂解剖结构的手术模拟可以指导精确的手术规划和手术过程。3D模型除了可以用来进行患者宣教外，还能够在消毒后为术中规划截骨范围、辨认肿瘤团块大小和邻近神经血管结构提供参考（图22-1）[4]。

各种个体化的模型应用成功显示出其实用性强的特点。例如，在髋臼周围转移癌的病例中，3D打印的生物模型优化了手术切口，减少了手术时间，因为更精确和可预见的解剖导航，自然最大化减少了出血量[5]。据Mao等团队的报道，3D打印的聚苯乙烯模型能够进行内固定物的植入及成功改善冠状位和矢状位参数，证明了它们在

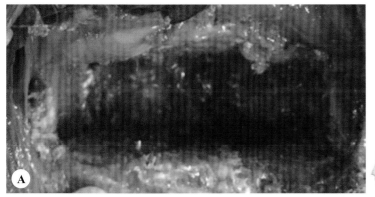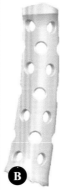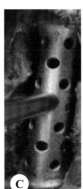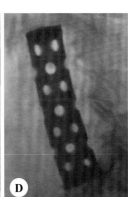

▲ 图 22-1　三维模型的术中应用

A. 颈椎截骨部位；B. 打印好的内植物；C. 植入过程；D. 侧位 X 线片确认内植物位置良好

复杂的脊柱重建过程中的重要作用[6, 7]。Xiao 等报道了 5 例施行整块切除手术的颈椎恶性肿瘤患者（3 例软骨肉瘤，2 例脊索瘤），证实在 3D 模型辅助下有助于更好地了解正常结构与肿瘤的关系[8]。类似的，Kim 等在 2015 年报道用 3D 模型改进 2 例胸椎原发恶性肿瘤整块切除的术前规划[9]。

尽管 3D 建模对于手术规划大有好处，但需要超过 1000 美元的成本和数日的生产周期，这意味着成本和时间是制约其使用的主要因素[7]。3D 打印模型可以在术中提供良好的立体定位，除此之外可以更好地对患者进行宣教。相较于传统的计算机和数字模型，3D 打印模型以其独特的视觉和触觉成分有望更广泛地应用于临床。

（二）手术导板

由于脊柱本身解剖复杂，且肿瘤的存在使邻近结构边界不清，因此手术导板可以用来应对此挑战。3D 导板为肿瘤的切除、重建和固定提供了更独特的途径。

椎弓根螺钉固定在这一领域取得进展，并在文献中得到了很好的证明。使用 3D 打印模板进行椎弓根螺钉置入，可以减少手术时间、并发症和辐射剂量，同时提高准确性[10-13]。Otsuki 等对 3 例解剖畸形的颈椎翻修术患者进行了定制螺钉置入导板的评估，术后 CT 扫描显示螺钉置入成功[14]。Lin 等利用 3D 技术设计了截骨导板，成功切除一名 23 岁女性的骶骨神经鞘瘤[15]。利用术前 CT 成像，制作截骨导板，并在术中安装到骶骨中部，从而安全地切除肿瘤。与存在迭代问题的机器人和导航不同，特制的模板与患者术中的位置变化无关。

尽管 3D 导板已经能够被用来设计椎弓根螺钉通道，其大部分优势仍然被机器人和导航所掩盖[16]。虽然一次性模板的费用已经降低，但这些挑战可能会延迟或限制个体化 3D 打印导板成为脊柱内固定领域的主流方法。

（三）外科内植物

3D 打印技术在增加人们对个体化医疗服务的兴趣和定制植入物在骨科、耳鼻喉科和脊柱外科等多个领域之间成功应用，产生一种协同作用[17-19]。3D 打印被用来制作现成（off the shelf, OTS）或定制的植入物。由 PEEK 或钛合金等人工合成的内植物，可被用作融合器从而发挥结构上的支持作用。但在颈椎融合器中，即便可以添加一些元素来改善其表面或内部的界面，但还是不够个体化[20]。

现成植入物并不是为患者定制的，与传统的大批量生产的植入物相比，尺寸和植入的相关因素并不具有优势（图 22-2）。另外，定制内植物可以做到完全个体化配置。Wei 等用 3D 打印技术定制了一个假体来治疗骶骨脊索瘤[21]。在这个病例中，他们完成了一期整块骶骨切除术和定制假体植入。虽然 1 年后假体失败（无症状），3D 打印技术依然为更广泛的应用指明了方向。同样，Kim 等使用 3D 打印为 1 例骶骨骨肉瘤患者定制了钛合金半骶骨假体，1 年后 CT 显示关节融合良好[22]。

3D 打印技术也被应用于颈椎手术中（图 22-3）。1 例 12 岁的尤因肉瘤患者，采用 3D 打印的椎体，用于脊柱分期切除手术的重建工作[23]。在另一报道中，1 例 C_1~C_2 脊索瘤的切除和重建手术使用了 3D 打印的植入物。作者表示，通过避免手工测量和不同内植物的选择，缩短了手术时间[24]。

胸腰段是原发恶性肿瘤和转移瘤的多发部位，文献报道 3D 打印也被用于脊柱胸腰段手术。1 例 14 岁 T_9 原发肿瘤并椎体后凸畸形患者，采用 3D 打印的多孔终板钛制椎体，不仅能够填充缺损，还纠正了冠状面和矢状面平衡[25]。Mobbs 等在一名 L_5 原发肿瘤的 64 岁男性病例中比较了定制植入物与现成植入物的优缺点，在脊椎整块切除后，用定制的可膨胀钛笼填充缺损，可以节省 26 倍以上的时间[17]。3D 打印在前路手术中也显示了一定

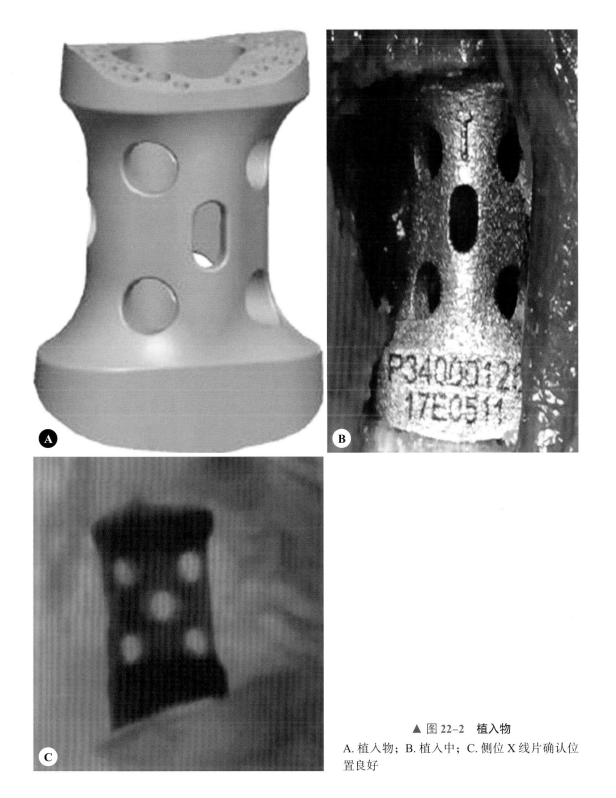

▲ 图 22-2　植入物

A. 植入物；B. 植入中；C. 侧位 X 线片确认位置良好

的作用，如包括颈椎在内的脊柱肿瘤的诊断中常遇到病理性骨折[20, 26, 27]。

大多数作者未讨论的一个关键问题是，外科医生需要考虑定制植入物生产所需时间。并不是所有的病例都有时间允许先设计一个定制的 3D 打印植入物，比如当存在脊髓压迫、肿瘤相关疼痛或力学不稳的时候，可能需要更紧急的干预。定制植入物较高的成本是另一个影响其广泛应用的问题。不过随着 3D 打印应用的增加和更多的企业进入市场，预计的生产成本和时间有望明显减少。

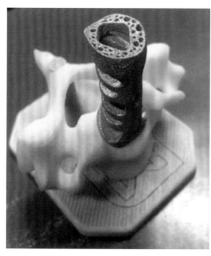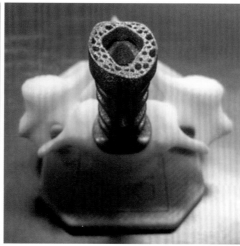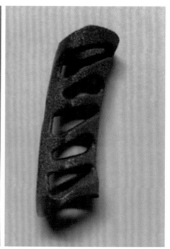

▲ 图 22-3　为两节段颈椎椎体切除定制的假体（FDA 尚未批准，此仅作为技术概念的佐证）

涵盖模型、导板和内植物在内的 3D 打印技术为人们提供了一种协同增效的工作方法且拥有广泛应用前景。

二、机器人导航

目前，图像导航（image guidance，IG）、机器人、虚拟现实、增强现实等技术研究日益深入。图像导航和机器人系统作为脊柱手术强有力的辅助，其应用日益广泛。广义上，机器人手术系统分为三类：①监测控制类；②远程手术系统；③共享控制系统[28]。其中共享控制系统，允许外科医生和机器人同时控制，目前应用最为广泛，常用于椎弓根螺钉置入[28]。一些脊柱手术机器人系统已经开发成功，如 Mazor（Medtronic，Minneapolis，MN，USA）、Excelsius GPS（Globus Medical，Audubon，PA，USA）和 ROSA Spine（MedTech Surgical，Newark，NJ，USA）。它们协助外科医生进行内固定的作用类似，但在注册方法、导航能力、安装方式上有所不同[16]。

机器人系统对长期预后的影响尚未完全确定，特别是在神经损伤和螺钉移位翻修率方面。一项纳入 23 项研究，共计 5992 枚螺钉的 Meta 分析表明，尽管使用图像导航后，置钉准确率有所提高，但统计学上无显著差异[29]。近期一项单中心回顾性临床预后研究显示，胸腰椎融合术中，使用多

平面透视辅助导航相对于徒手和（或）透视引导，能够使螺钉位置不良、住院时间、再入院率及内固定失败风险显著下降[30]。

在脊柱肿瘤的治疗方面，机器人和导航的应用已经越来越成功。机器人技术已被用于指导精确切除整块骶骨、骶前肿瘤及椎旁肿瘤[31-33]。Hu 等报道了 9 例伴随神经压迫的脊柱肿瘤病例，利用图像导航成功地规划出了椎弓根螺钉钉道[34]。射线暴露与富血管骨肿瘤如转移性肾细胞癌和甲状腺癌的相关，而更精确和更微创的方法或许能够减少射线暴露。

三、机器学习 / 人工智能

当前最佳证据

在现代手术室中，机器学习和人工智能对功能系统的控制越来越多。人工智能（artificial intelligence，AI）的首要目的是模仿人类的学习和思维过程，协助医疗专业人员进行临床判断。预测模型的制订可以预测术后并发症、死亡率和术后生活质量等[35, 36]。机器学习（machine learning，ML）是指通过不断学习数据集和算法，使计算机的功能进化，从而能够更高效地分析和适应新的输入信息[37, 38]。通常采用五重交叉验证方法保证算法的精度，同时评估每个数据集算法的过拟合。算法基于 80% 数据的随机样本进行开发，然后用

剩下的 20% 数据对模型进行测试。其准确性由受试者工作曲线下面积（area under receiver operating curves，AUC）判定[39]。

AI 已应用于脊柱外科的多个领域。一项研究对患者进行分组并分析手术情况，并以此来预测病情的 2 年改善率和并发症发生率[35]。这样的算法可能会让医生在尽量减小手术风险的同时，为患者选择最佳的治疗方案。类似的系统还被应用于预测转移性脊柱肿瘤患者的生存期和脊柱融合术后并发症的相关危险因素[38, 39]。一些模型对手术相关危险因素，同时也是术后并发症如心脏问题、伤口愈合问题、静脉血栓栓塞症和死亡率进行了研究。与线性回归相比，逻辑回归形式的机器学习提高了识别危险因素的准确性[38]。

线性回归虽然简单易用，但它假设数据呈正态分布且线性相关，而复杂数据并不总是如此[40]，而逻辑回归同时考虑了线性相关和多层次分类。不过在非线性相关情况下，两者的数据分析都将不十分精准[40]。而机器学习模型 K 近邻算法（K-nearest-neighbor，KNN）是一种非参数模型，可以识别非线性关联，提高信噪比；不过它不能计算置信区间，分析速度较慢。KNN 与决策树相似，都是非参数模型。然而，决策树比 KNN 更快，可以显示交互关系[40]。随机森林是一个高度精确但缓慢的机器学习模型，其使用多个决策树来提高精度[41]。这些模型表明，算法的选择必须基于数据本身特点，没有一个模型放之四海而皆准[41]。

在广泛的医疗环境中，机器学习的预测能力的优越性显而易见[36, 42, 43]。这些模型使外科医生能够使用诸如美国外科医生学会国家手术质量改进计划（American College of Surgeons National Surgical Quality Improvement Program，ACS NSQIP）的手术风险计算器，来优化患者的治疗，同时降低发病率和死亡率[44]。风险计算器也可用于评估重大手术（如下肢截肢手术）后 30 天内的死亡率[45]。骨科医生已经在使用风险计算器来评估低风险组与高危组的术前差异，以及对脊柱外科术后并发症的影响[46, 47]。总之，机器学习通过为患者提供更好的风险评估、辅助以进行临床决策，并帮助患者和医生判断预后，能够对临床工作产生积极影响。

四、神经定位

术中神经定位是一种创新，在精准切除肿瘤的手术过程中保护脊髓和神经根安全，从而改良手术切除界限，保证切缘阴性[48]。最早报道是在脊柱侧凸术中对体感诱发电位（somatosensory-evoked potential，SSEP）进行监测，以预测脊髓背索的功能[49, 50]。后来，运动诱发电位（motor-evoked potential，MEP）和 D 波被用来评估皮质脊髓束的功能[51, 52]。SSEP 和 MEP 已被积极应用于脊柱肿瘤手术，特别是当涉及颈椎、胸椎或上腰椎时（图 22-4）[53]。

多模式监测的独特之处在于，它可以同时监测神经的上行传导通路和下行传导通路，且已被证实可以减少术后神经并发症的发生[54]。对于涉及脊柱畸形和脊髓肿瘤的手术，MEP 和 SSEP 都是具有高敏感性和特异性的神经定位方法[55, 56]。

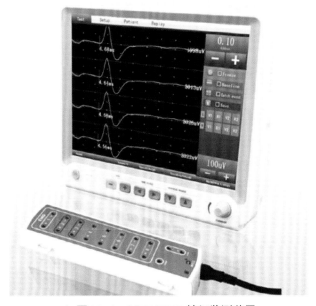

▲ 图 22-4 SSEP/MEP 神经监测装置

具体来说，MEP 和 SSEP 对估计不良预后具有很高的敏感性[55]。神经定位技术不仅可以帮助评估预后，还有助于准确切除肿瘤。这些技术还包括经颅电运动诱发电位（transcranial electric motor-evoked potential，tcMEP）和 D 波[57]。这些技术具备在高风险脊髓手术中减少严重神经并发症的能力[58]。

脑磁图（magnetoencephalography，MEG）是一种较新的神经定位技术，它通过测量脑内神经电活动在颅外产生的微弱磁场信号发挥作用，监测实时的大脑功能状态。脑磁图以往用于癫痫患者的诊治和神经外科的术前评估，但它有可能被更广泛地应用于临床其他方面[59]。低强度聚焦超声（low-intensity focused ultrasound，LIFUS）可以通过下调皮层诱发电位和调控皮层动态振荡来追踪和修正大脑行为。虽然 LIFUS 的用途尚未完全确定，但其具有潜在的调控神经离子通道和浆膜的功能，或许能够广泛应用于临床[60]。总的来说，这些尖端技术尚处于研究阶段，还未广泛应用于脊柱外科，尽管这些技术的实施可能会改善脊柱肿瘤患者的术中管理。

五、增强现实 / 虚拟现实

目前，已有文献记载了三种主要类型的仿真系统：①虚拟现实（virtual reality，VR），即整个仿真都是虚拟的；②混合现实（mixed reality），即虚拟和物理成分的结合；③增强现实（augmented reality，AR），即虚拟组件被叠加到物理现实上。将计算机生成的虚拟图像投射到物理视图上，外科医生才能够将虚拟世界和物理世界结合起来。外科医生通常不希望在手术过程中将视野从患者身上移开，而"增强现实"的主要用途就在于，能够使医生在评估相关轨迹和解剖结构时保持视线不变。

Abe 等研究了 AR 在人体行"经皮椎体成形术"中的安全性和有效性，未发现椎弓根破坏[61, 62]。利用光学摄像机和运动跟踪设备可以减小辐射，AR 在脊柱肿瘤手术中的应用前景被十分看好[63, 64]。最近，AR 已应用于颈椎前后路手术，

这项技术对需要快速稳定和最小化创伤的原发及转移性病变的治疗大有裨益（图 22-5）[65]。最后，AR 对资历较浅的医生来说是一个很有用的培训工具[66]。

VR 作为一种学习和培训工具，允许外科医生和学员学习和掌握脊柱肿瘤手术的相关技术，而不必担心在患者身上可能出现的风险。在一项医学生练习腰椎椎弓根置钉的研究中，研究人员试图探索 VR 与传统学习方法相比是否有优势[67]。一组使用传统的视觉和语言指导，而另一组使用"ImmersiveTouch"虚拟现实模拟器。作者认为，后者在所有指标（包括钉道、螺钉误差深度和椎弓根破坏）上都优于传统学习组，这归因于序贯学习、深度感知能力和对 3D 解剖结构理解的增强。尽管其临床意义尚未确定。

六、荧光引导手术

（一）概述

当材料被短波长的光照射后，发出较长波长的光时，就出现了荧光。基于染料的选择性积累、组织代谢特性、自身荧光特性或针对特定组织设计的荧光探针，已经实现了荧光的术中应用。人们可以根据其代谢特性和发出可检测信号的能力来选择不同的染料。如原卟啉IX（protoporphyrin IX，PPIX）可发射 635nm 的红光。荧光素可发射独特的黄绿色荧光，峰值波长为 525nm（人眼的峰值光敏度为 555nm），并与 5- 氨基乙酰丙酸（minolevulinic acid，ALA）一起被批准用于手术[68]。其他染料，如吲哚菁绿（indocyanine green，ICG），其峰值发射波长为 830nm[69]，由于它们发出的荧光波长位于电磁光谱的红外区域，肉眼无法感知。

（二）荧光：当前最佳证据

Spiegel 和 Wycis 在 1947 年首先提出了立体定向神经导航[70]，无框架神经导航系统在 20 世纪 90 年代改进了这一模式[71, 72]。有趣的是，5-ALA 本

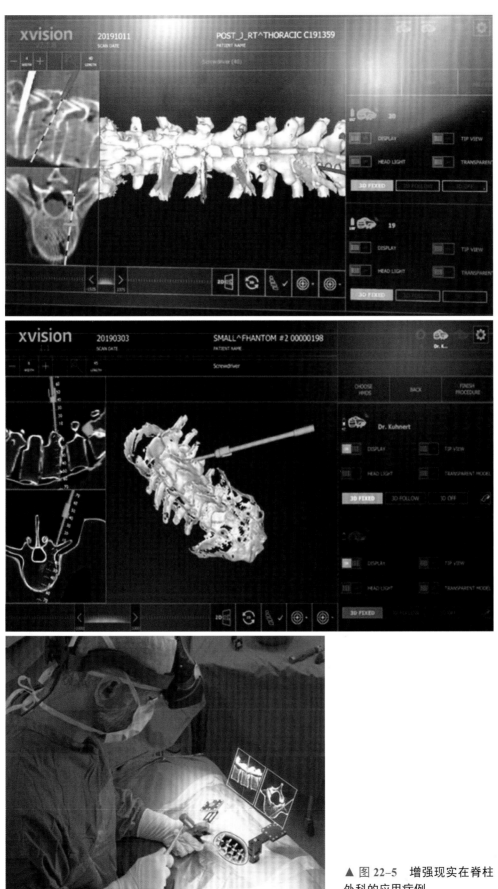

▲ 图 22-5　增强现实在脊柱
外科的应用病例

身并不能发出荧光，而是被胶质瘤细胞选择性吸收，然后代谢成 PPIX 发挥作用[73-75]。5-ALA 是一种高度敏感的药物，在诊断胶质瘤方面具有接近 100% 的阳性预测价值，这使得其在欧洲和美国获得 FDA 批准[76-85]。一些小型回顾性研究表明，5-ALA 引导下可以更好地识别肿瘤和正常组织之间的界限[86-89]，近年的文献报道更多地集中在室管膜瘤切除术上[90]。

荧光药物具有时间依赖性、成本和皮肤致敏性等局限性，不过这也给新药物的开发带来了契机，如荧光素钠。这种水溶性染料能穿透受损的血脑屏障，并在肿瘤部位富集，医生可以使用带滤波片的显微镜进行观察[91]。荧光素在脊髓髓内肿瘤切除术（intramedullary spinal cord tumor, IMSCT）中的成功应用，节省了成本，术中管理更方便，不良反应也更少[91]。

我们已经看到荧光技术的未来应用方向，如通过硬膜外注射荧光耦联的（E，E）-1，4- 双（p- 氨基酸）-2- 甲氧基苯，将可能有助于实现脊柱肿瘤的可视化。类似地，活性细胞穿膜肽可以将荧光耦联抗体，如参与肿瘤生长的基质金属蛋白酶抗体等运送到细胞外裂解活性高的区域[92-94]。最新研究表明可以利用 pH 响应的细胞穿膜肽将药物运送至肿瘤细胞内部[95]。荧光耦联抗体已经被用于显像 HER2、VEGF 及人乳腺癌细胞相关的表达人 IGFR-1 和 MCF-7 的胚胎成纤维细胞[96-99]。

参考文献

[1] Bourgeois AC, Faulkner AR, Bradley YC, et al. Improved accuracy of minimally invasive transpedicular screw placement in the lumbar spine with 3–dimensional stereotactic image guidance: a comparative meta-analysis. J Spinal Disord Tech. 2015;28:324–9.

[2] D'Urso PS, Askin G, Earwaker JS, et al. Spinal biomodeling. Spine. 1999;24:1247–51.

[3] Wu A-M, Shao Z-X, Wang J-S, et al. The accuracy of a method for printing three-dimensional spinal models. PLoS One. 2015;10:e0124291.

[4] Rankin TM, Giovinco NA, Cucher DJ, et al. Three-dimensional printing surgical instruments: are we there yet? J Surg Res. 2014;189:193–7.

[5] Punyaratabandhu T, Liacouras PC, Pairojboriboon S. Using 3D models in orthopedic oncology: presenting personalized advantages in surgical planning and intraoperative outcomes. 3D Print Med. 2018;4:12.

[6] Mao K, Wang Y, Xiao S, et al. Clinical application of computer-designed polystyrene models in complex severe spinal deformities: a pilot study. Eur Spine J. 2010;19:797–802.

[7] Izatt MT, Thorpe PLPJ, Thompson RG, et al. The use of physical biomodelling in complex spinal surgery. Eur Spine J. 2007;16:1507–18.

[8] Xiao J-R, Huang W-D, Yang X-H, et al. En bloc resection of primary malignant bone tumor in the cervical spine based on 3–dimensional printing technology. Orthop Surg. 2016;8:171–8.

[9] Kim MP, Ta AH, Ellsworth WA 4th, et al. Three dimensional model for surgical planning in resection of thoracic tumors. Int J Surg Case Rep. 2015;16:127–9.

[10] Liu K, Zhang Q, Li X, et al. Preliminary application of a multi-level 3D printing drill guide template for pedicle screw placement in severe and rigid scoliosis. Eur Spine J. 2017;26:1684–9.

[11] Sugawara T, Higashiyama N, Kaneyama S, et al. Accurate and simple screw insertion procedure with patient-specific screw guide templates for posterior C1–C2 fixation. Spine. 2017;42:E340–6.

[12] Guo F, Dai J, Zhang J, et al. Individualized 3D printing navigation template for pedicle screw fixation in upper cervical spine. PLoS One. 2017;12:e0171509.

[13] Chen H, Wu D, Yang H, et al. Clinical use of 3D printing guide plate in posterior lumbar pedicle screw fixation. Med Sci Monit. 2015;21:3948–54.

[14] Otsuki B, Takemoto M, Fujibayashi S, et al. Utility of a custom screw insertion guide and a full-scale, color-coded 3D plaster model for guiding safe surgical exposure and screw insertion during spine revision surgery. J Neurosurg Spine. 2016;25:94–102.

[15] Lin C-L, Fang J-J, Lin R-M. Resection of giant invasive sacral schwannoma using image-based customized osteotomy tools. Eur Spine J. 2016;25:4103–7.

[16] Sayari AJ, Pardo C, Basques BA, et al. Review of robotic-assisted surgery: what the future looks like through a spine oncology lens. Ann Transl Med. 2019;7:224.

[17] Mobbs RJ, Choy WJ, Wilson P, et al. L5 En-Bloc vertebrectomy with customized reconstructive implant: comparison of patient-specific versus off-the-shelf implant. World Neurosurg. 2018;112:94–100.

[18] Crafts TD, Ellsperman SE, Wannemuehler TJ, et al. Three-dimensional printing and its applications in otorhinolaryngology-head and neck surgery. Otolaryngol Head Neck Surg. 2017;156:999–1010.

[19] Wong KC. 3D-printed patient-specific applications in orthopedics. Orthop Res Rev. 2016;8:57–66.

[20] Choy WJ, Parr WCH, Phan K, et al. 3–dimensional printing for anterior cervical surgery: a review. J Spine Surg. 2018;4:757–69.

[21] Wei R, Guo W, Ji T, et al. One-step reconstruction with a 3D-printed, custom-made prosthesis after total en bloc sacrectomy: a technical note. Eur Spine J. 2017;26:1902–9.

[22] Kim D, Lim JY, Shim KW, et al. Sacral reconstruction with a 3D-printed implant after hemisacrectomy in a patient with sacral osteosarcoma: 1–year follow- up result. Yonsei Med J. 2017;58:453–7.

[23] Xu N, Wei F, Liu X, et al. Reconstruction of the upper cervical spine using a personalized 3D-printed vertebral body in an adolescent with Ewing sarcoma. Spine. 2016;41:E50–4.

[24] Mobbs RJ, Coughlan M, Thompson R, et al. The utility of 3D printing for surgical planning and patient-specific implant design for complex spinal pathologies: case report. J Neurosurg Spine. 2017;26:513–8.

[25] Choy WJ, Mobbs RJ, Wilcox B, et al. Reconstruction of thoracic spine using a personalized 3D-printed vertebral body in adolescent with T9

primary bone tumor. World Neurosurg. 2017;105:1032.e13–1032. e17.

[26] Mobbs RJ, Parr WCH, Choy WJ, et al. Anterior lumbar interbody fusion using a personalized approach: is custom the future of implants for anterior lumbar interbody fusion surgery? World Neurosurg. 2019. https://doi.org/10.1016/j.wneu.2018.12.144.

[27] Siu TL, Rogers JM, Lin K, et al. Custom-made titanium 3–dimensional printed interbody cages for treatment of osteoporotic fracture-related spinal deformity. World Neurosurg. 2018;111:1–5.

[28] Nathoo N, Cenk Çavuşoğlu M, Vogelbaum MA, et al. In touch with robotics: neurosurgery for the future. Neurosurgery. 2005;56:421–33.

[29] Verma R, Krishan S, Haendlmayer K, et al. Functional outcome of computer-assisted spinal pedicle screw placement: a systematic review and meta-analysis of 23 studies including 5,992 pedicle screws. Eur Spine J. 2010;19:370–5.

[30] Xiao R, Miller JA, Sabharwal NC, et al. Clinical outcomes following spinal fusion using an intraoperative computed tomographic 3D imaging system. J Neurosurg Spine. 2017;26:628–37.

[31] Bederman SS, Samuel Bederman S, Lopez G, et al. Robotic guidance for en bloc sacrectomy. Spine. 2014;39:E1398–401.

[32] Oh JK, Yang MS, Yoon DH, et al. Robotic resection of huge presacral tumors: case series and comparison with an open resection. J Spinal Disord Tech. 2014;27:E151–4.

[33] Yang MS, Kim KN, Yoon DH, et al. Robot-assisted resection of paraspinal Schwannoma. J Korean Med Sci. 2011;26:150–3.

[34] Hu X, Scharschmidt TJ, Ohnmeiss DD, et al. Robotic assisted surgeries for the treatment of spine tumors. Int J Spine Surg. 2015;9:1. https://doi. org/10.14444/2001.

[35] Ames CP, Smith JS, Pellisé F, et al. Artificial intelligence based hierarchical clustering of patient types and intervention categories in adult spinal deformity surgery: towards a new classification scheme that predicts quality and value. Spine. 2019;44:915–26.

[36] Jiang F, Jiang Y, Zhi H, et al. Artificial intelligence in healthcare: past, present and future. Stroke Vasc Neurol. 2017;2:230–43.

[37] Shavlik JW, Dietterich T, Dietterich TG. Readings in machine learning. San Mateo (Calif.): Morgan Kaufmann; 1990.

[38] Kim JS, Merrill RK, Arvind V, et al. Examining the ability of artificial neural networks machine learning models to accurately predict complications following posterior lumbar spine fusion. Spine. 2018;43:853–60.

[39] Paulino Pereira NR, Janssen SJ, van Dijk E, et al. Development of a prognostic survival algorithm for patients with metastatic spine disease. JBJS. 2016;98:1767.

[40] Varghese D. Comparative study on classic machine learning algorithms. Medium. 2018 Available at https://towardsdatascience. com/comparative-studyon- classic-machine-learning-algorithms-24f9ff6ab222. Accessed 19 July 2019.

[41] Varghese D. Comparative study on classic machine learning algorithms, part-2. Medium. 2018. Available at https://medium.com/@ dannymvarghese/ comparative-study-on-classic-machine-learning-algorithms-part-2–5ab58b683ec0. Accessed 19 July 2019.

[42] Lee S, Mohr N, Street N, et al. Machine learning in relation to emergency medicine clinical and operational scenarios: an overview. West J Emerg Med. 2019;20:219–27.

[43] Ahmad T, Lund LH, Rao P, et al. Machine learning methods improve prognostication, identify clinically distinct phenotypes, and detect heterogeneity in response to therapy in a large cohort of heart failure patients. J Am Heart Assoc. 2018;7(8):e008081. https://doi. org/10.1161/jaha.117.008081.

[44] Lone Z, Hall S, Terakawa T, et al. Accuracy of American College of Surgeons national surgical quality improvement program universal surgical risk calculator in predicting complications following robot-assisted radical cystectomy at a National Comprehensive Cancer Center. J Endourol. 2019;33:383–8.

[45] Jolissaint JS, Shah SK, Martin MC, et al. Risk prediction of 30–day mortality after lower extremity major amputation. J Vasc Surg. 2019;70(6):1868–76. https://doi.org/10.1016/j.jvs.2019.03.036.

[46] Kohler J, Glass N, Noiseux NO, et al. Might doctors really "know best"?: utilizing surgeon intuition to strengthen preoperative surgical risk assessment. Iowa Orthop J. 2018;38:203–8.

[47] Veeravagu A, Li A, Swinney C, et al. Predicting complication risk in spine surgery: a prospective analysis of a novel risk assessment tool. J Neurosurg Spine. 2017;27:81–91.

[48] Scibilia A, Terranova C, Rizzo V, et al. Intraoperative neurophysiological mapping and monitoring in spinal tumor surgery: sirens or indispensable tools? Neurosurg Focus. 2016;41:E18.

[49] Owen MP, Brown RH, Spetzler RF, et al. Excision of intramedullary arteriovenous malformation using intraoperative spinal cord monitoring. Surg Neurol. 1979;12:271–6.

[50] Macon JB, Poletti CE. Conducted somatosensory evoked potentials during spinal surgery. Part 1: control conduction velocity measurements. J Neurosurg. 1982;57:349–53.

[51] Merton PA, Morton HB. Stimulation of the cerebral cortex in the intact human subject. Nature. 1980;285:227.

[52] Marsden CD, Merton PA, Morton HB. Direct electrical stimulation of corticospinal pathways through the intact scalp in human subjects. Adv Neurol. 1983;39:387–91.

[53] Deletis V, Founder, International Society for Intraoperative Neurophysiology (ISIN). Intraoperative neurophysiology and the motor-evoked potentials methodology. US Neurol. 2008;04:73.

[54] Sutter M, Eggspuehler A, Grob D, et al. The diagnostic value of multimodal intraoperative monitoring (MIOM) during spine surgery: a prospective study of 1,017 patients. Eur Spine J. 2007;16(Suppl 2):S162–70.

[55] Park T, Park J, Park YG, et al. Intraoperative neurophysiological monitoring for spinal cord tumor surgery: comparison of motor and somatosensory evoked potentials according to tumor types. Ann Rehabil Med. 2017;41:610.

[56] Chang SH, Park YG, Kim DH, et al. Monitoring of motor and somatosensory evoked potentials during spine surgery: intraoperative changes and postoperative outcomes. Ann Rehabil Med. 2016;40:470–80.

[57] Barzilai O, Lidar Z, Constantini S, et al. Continuous mapping of the corticospinal tracts in intramedullary spinal cord tumor surgery using an electrified ultrasonic aspirator. J Neurosurg Spine. 2017;27:161–8.

[58] Sala F, Dvorak J, Faccioli F. Cost effectiveness of multimodal intraoperative monitoring during spine surgery. Eur Spine J. 2007;16(Suppl 2):S229–31.

[59] Hari R, Baillet S, Barnes G, et al. IFCN-endorsed practical guidelines for clinical magnetoencephalography (MEG). Clin Neurophysiol. 2018;129:1720–47.

[60] Fomenko A, Neudorfer C, Dallapiazza RF, et al. Low-intensity ultrasound neuromodulation: an overview of mechanisms and emerging human applications. Brain Stimul. 2018;11:1209–17.

[61] Kirkman MA, Ahmed M, Albert AF, et al. The use of simulation in neurosurgical education and training. J Neurosurg. 2014;121:228–46.

[62] Abe Y, Sato S, Kato K, et al. A novel 3D guidance system using augmented reality for percutaneous vertebroplasty. J Neurosurg Spine. 2013;19:492–501.

[63] Gottschalk MB, Tim Yoon S, Park DK, et al. Surgical training using three-dimensional simulation in placement of cervical lateral mass screws: a blinded randomized control trial. Spine J. 2015;15:168–75.

[64] Halic T, Kockara S, Bayrak C, et al. Mixed reality simulation of rasping procedure in artificial cervical disc replacement (ACDR) surgery. BMC Bioinform. 2010;11(Suppl 6):S11. https://doi. org/10.1186/1471–2105–11–s6–s11.

[65] Mascitelli JR, Schlachter L, Chartrain AG, et al. Navigation-linked heads-up display in intracranial surgery: early experience. Oper

Neurosurg. 2018;15:184–93.

[66] Luciano CJ, Pat Banerjee P, Bellotte B, et al. Learning retention of thoracic pedicle screw placement using a high-resolution augmented reality simulator with haptic feedback. Oper Neurosurg. 2011;69:ons14–9.

[67] Gasco J, Patel A, Ortega-Barnett J, et al. Virtual reality spine surgery simulation: an empirical study of its usefulness. Neurol Res. 2014;36:968–73.

[68] Kuroiwa T, Kajimoto Y, Ohta T. Development of a fluorescein operative microscope for use during malignant glioma surgery: a technical note and preliminary report. Surg Neurol. 1998;50:41–8; discussion 48–9

[69] Raabe A, Beck J, Gerlach R, et al. Near-infrared indocyanine green video angiography: a new method for intraoperative assessment of vascular flow. Neurosurgery. 2003;52:132–9; discussion 139

[70] Khoshnevisan A, Allahabadi NS. Neuronavigation: principles, clinical applications and potential pitfalls. Iran J Psychiatry. 2012;7:97–103.

[71] Willems PWA, van der Sprenkel JWB, Tulleken CAF, et al. Neuronavigation and surgery of intracerebral tumours. J Neurol. 2006;253:1123–36.

[72] Nimsky C, Ganslandt O, Cerny S, et al. Quantification of, visualization of, and compensation for brain shift using intraoperative magnetic resonance imaging. Neurosurgery. 2000;47:1070–9; discussion 1079–80

[73] Stummer W, Stocker S, Wagner S, et al. Intraoperative detection of malignant gliomas by 5–aminolevulinic acid-induced porphyrin fluorescence. Neurosurgery. 1998;42:518–25; discussion 525–6

[74] Montcel B, Mahieu-Williame L, Armoiry X, et al. Two-peaked 5–ALA-induced PpIX fluorescence emission spectrum distinguishes glioblastomas from low grade gliomas and infiltrative component of glioblastomas. Biomed Opt Express. 2013;4:548–58.

[75] Colditz MJ, Jeffree RL. Aminolevulinic acid (ALA)– protoporphyrin IX fluorescence guided tumour resection. Part 1: clinical, radiological and pathological studies. J Clin Neurosci. 2012;19:1471–4.

[76] Stummer W, Novotny A, Stepp H, et al. Fluorescence-guided resection of glioblastoma multiforme utilizing 5–ALA-induced porphyrins: a prospective study in 52 consecutive patients. J Neurosurg. 2000;93:1003–13.

[77] Zhao S, Wu J, Wang C, et al. Intraoperative fluorescence-guided resection of high-grade malignant gliomas using 5–aminolevulinic acid–induced porphyrins: a systematic review and meta-analysis of prospective studies. PLoS One. 2013;8:e63682.

[78] Roberts DW, Valdés PA, Harris BT, et al. Coregistered fluorescence-enhanced tumor resection of malignant glioma: relationships between δ-aminolevulinic acid–induced protoporphyrin IX fluorescence, magnetic resonance imaging enhancement, and neuropathological parameters. J Neurosurg. 2011;114:595–603.

[79] Coburger J, Engelke J, Scheuerle A, et al. Tumor detection with 5–aminolevulinic acid fluorescence and Gd-DTPA–enhanced intraoperative MRI at the border of contrast-enhancing lesions: a prospective study based on histopathological assessment. Neurosurg Focus. 2014;36:E3.

[80] Valle RD, Solis ST, Gastearena MAI, et al. Surgery guided by 5–aminolevulinic fluorescence in glioblastoma: volumetric analysis of extent of resection in single-center experience. J Neuro-Oncol. 2011;102:105–13.

[81] Neurosurgery, 2009. Five-aminolevulinic acid for fluorescence-guided resection of recurrent malignant gliomas: a phase II study. 2009. academic. oup.com. Available at https://academic.oup.com/neurosurgery/article-abstract/65/6/1070/2556044.

[82] Yeh S-CA, Sahli S, Andrews DW, et al. 5–aminolevulinic acid induced protoporphyrin IX as a fluorescence marker for quantitative image analysis of high-grade dysplasia in Barrett's esophagus cellular models. J Biomed Opt. 2015;20:036010.

[83] Quinones-Hinojosa A, Raza SM. Controversies in neuro-oncology: best evidence medicine for brain tumor surgery. Stuttgart: Thieme; 2013.

[84] Lakomkin N, Hadjipanayis CG. Fluorescence-guided surgery for high-grade gliomas. J Surg Oncol. 2018;118:356–61.

[85] Valle RD, Hadjipanayis CG, Stummer W. Established and emerging uses of 5–ALA in the brain: an overview. J Neuro-Oncol. 2019;141:487–94.

[86] Millesi M, Kiesel B, Woehrer A, et al. Analysis of 5–aminolevulinic acid–induced fluorescence in 55 different spinal tumors. Neurosurg Focus. 2014;36:E11.

[87] Eicker SO, Floeth FW, Kamp M, et al. The impact of fluorescence guidance on spinal intradural tumour surgery. Eur Spine J. 2013;22:1394–401.

[88] Inoue T, Endo T, Nagamatsu K, et al. 5–Aminolevulinic acid fluorescence-guided resection of intramedullary ependymoma. Oper Neurosurg. 2013;72:ons159–68.

[89] Aghakhani N, David P, Parker F, et al. Intramedullary spinal ependymomas: analysis of a consecutive series of 82 adult cases with particular attention to patients with no preoperative neurological deficit. Neurosurgery. 2008;62:1279–85; discussion 1285–6

[90] Moreno RG, García LMB, Bastidas HI, et al. Fluorescence guided surgery with 5–aminolevulinic acid for resection of spinal cord ependymomas. Asian Spine J. 2019;13:119–25.

[91] Acerbi F, Cavallo C, Schebesch K-M, et al. Fluorescein-guided resection of intramedullary spinal cord tumors: results from a preliminary, multicentric, retrospective study. World Neurosurg. 2017;108:603–9.

[92] Talvensaari-Mattila A, Pääkkö P, Turpeenniemi-Hujanen T. Matrix metalloproteinase-2 (MMP-2) is associated with survival in breast carcinoma. Br J Cancer. 2003;89:1270–5.

[93] Zhou CX, Gao Y, Johnson NW, et al. Immunoexpression of matrix metalloproteinase-2 and matrix metalloproteinase-9 in the metastasis of squamous cell carcinoma of the human tongue. Aust Dent J. 2010;55:385–9.

[94] De la Garza-Ramos R, Bydon M, Macki M, et al. Fluorescent techniques in spine surgery. Neurol Res. 2014;36:928–38.

[95] Zhang Y, Li L, Chang L, et al. Design of a new pH-activatable cell-penetrating peptide for drug delivery into tumor cells. Chem Biol Drug Des. 2019;94(5):1884–93. https://doi.org/10.1111/ cbdd.13537.

[96] van Scheltinga AGTT, van Dam GM, Nagengast WB, et al. Intraoperative near-infrared fluorescence tumor imaging with vascular endothelial growth factor and human epidermal growth factor receptor 2 targeting antibodies. J Nucl Med. 2011;52:1778–85.

[97] Rosenthal EL, Kulbersh BD, King T, et al. Use of fluorescent labeled anti-epidermal growth factor receptor antibody to image head and neck squamous cell carcinoma xenografts. Mol Cancer Ther. 2007;6:1230–8.

[98] Zhang H, Zeng X, Li Q, et al. Fluorescent tumour imaging of type I IGF receptor in vivo: comparison of antibody-conjugated quantum dots and small-molecule fluorophore. Br J Cancer. 2009;101:71–9.

[99] Vandercappellen J, Van Damme J, Struyf S. The role of CXC chemokines and their receptors in cancer. Cancer Lett. 2008;267:226–44.